# 구조학개론

INTRODUCTION OF **RESCUE**


## 편집 위원

**조병준** 강원대학교 교수
**이재민** 광주보건대학교 교수
**윤형완** 전주비전대학교 교수
**박영석** 선문대학교 교수
**이 덕** 서울소방본부

## 저자 명단

**최도식** 강원대학교 교수
**주미진** 강원대학교 교수
**김진현** 공주대학교 교수
**김수태** 동남보건대학교 교수
**강보라** 마산대학교 교수
**홍선정** 춘해보건대학교 교수
**추연정** 강원대학교 강사
**고장식** 강원대학교 강사
**김용석** 건양대학교 교수
**이태현** 강원대학교 박사
**최일순** 강원대학교 박사
**최승철** 강원대학교 연구원
**박대성** 광주보건대학교 교수
**김수일** 선린대학교 교수
**원영덕** 전주기전대학교 교수
**강광순** 대전보건대학교 교수
**정한호** 마산대학교 교수
**박상섭** 충청대학교 교수
**윤병길** 건양대학교 교수
**박종복** 중앙119구조본부
**유지환** 강원소방본부
**김영래** 중앙소방학교
**안남철** 서울소방본부
**안지원** 강원소방본부
**이효철** 호남대학교 교수
**김진수** 중앙119구조단 호남119특수구조대
**유지한** 중앙119구조단 호남119특수구조대
**이준상** 충주119화학구조센터
**김준호** 동남보건대학교 교수
**박찬석** 서원대학교 교수
**이상민** 경북도립대학교



DAIHAK PUBLISHING COMPANY

# PREFACE
## 머리말

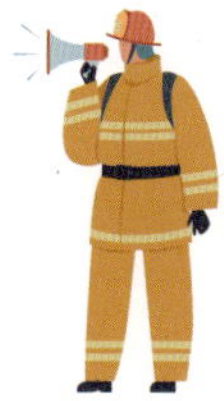

구조대상자의 안전과 권리, 인권이 강조되고 있는 구조상황에서, 실제 구조 경험을 통해 구조대상자의 구조하는 것은 현실적으로 어려움이 있다. 그러므로 구조를 배우는 이들에게 실제 상황에 직면했을 때 당황하지 않고, 올바른 구조가 가능하도록 실제 구조현장 상황을 기반으로 한 구조훈련과 안전교육이 절실히 요구된다.

실제 구조현장에서 사용하는 다양한 구조장비와 현장실무 기반의 구조기술은 구조대원의 사고현장직무능력 향상에 중요한 접점이 될 것이다. 그리고 구조대원의 현장직무평가 지표가 될 것으로 생각한다.

본 교재는 사고현장에서 구조자 중심의 구조장비와 기술 등 구조직무 기반으로 작성된 다양하게 구성된 교재이다. 구조학 개론 교재에 있는 내용에서 총론과 각론으로 구성한 것이며, 하나의 장비를 선택, 그에 맞는 사고현장 상황을 준비하신 후, 학생이 직접 구조평가와 구조기술법에 참여 및 디브리핑 등 토론하는 형식으로 진행하면 된다.

각종 사고현장을 구현한 후, 구조장비와 구조기술법을 사용하고 역할과 학습법, YouTube를 통한 구조기술 등을 활용함으로써 적절한 의사결정 및 올바른 기술(skill) 등을 익히도록 설계되었다. 특히, 사고현장 상황을 얼마나 충실하게 실제의 현장상황에 가깝게 재현했는지에 따라 교육효과가 결정될 것이다. 현장 기반의 구조기술법은 실제와 거의 유사한 상황을 재현하고 있다. 그러므로 교육효과는 무엇보다 높게 나타날 것이다. 또한, 구조현장실습을 진행한 후 디브리핑을 시행함으로써 팀 구성원들이 업무를 어떻게 리딩하였는지, 팀워크는 적절하였는지 그리고 구조대상자에게 시행한 처치가 적절하였는지에 대한 개개인의 술기를 관찰하고 평가할 수 있기 때문에, 개인이나 팀의 역량을 평가하기에 이상적이다. 무엇보다도 현재 응급구조학 분야에서 구조학 교육은 미국과 호주 등 외국에서 Rescue Trained Paramedic 보편화되어 있으며, 빠르게 변화하고 있는 구조현장에서 구조대상자의 안전을 최우선 고려해야 하는 학문 분야가 응급구조학이라는 점에서, 구조 기반 교육은 필수불가결한 응급구조교육방법이다. 응급구조학과는 구급 및 구조 능력을 향상을 위한 융합교육을 실시하여 소방 직무능력을 강화하는 전문교육이 필요하다. 기본적으로 생활안전구조, 수상구조사, 산악구조사 교육을 받는 응급구조사를 위한 기본교재가 되었으면 한다. 119 구조구급에 관한 법률에 따라 구조대원과 구급대원에게 구조교육과 구급교육을 융합 교육 및 직무능력 향상 및 개선 교육을 통한 전문인력을 양성해야 한다.

이런 시대적 흐름과 맞닿아 있는 구조학 개론은 PART Ⅰ과 PART Ⅱ로 구성되어 있다. PART Ⅰ은 구조개론으로 정의, 외국의 시뮬레이션 최근 현황과 경향(정보 문헌조사)을 수록하였다. PART Ⅱ는 구조장비와 구조기술 순서로 구성되어 있다. 그리고 소방청 연구보고서(해외구조기법 및 사례연구를 통한 국내 표준구조모델 개발. 연구보고서. 구조학 총론, 구조학 각론. 2022.)를 발췌하여 교재로 활용을 허락 해 주신 구조과 관계자들에게 감사를 드립니다.

이 책을 출판하기 위해 수고하신 여러 교수님들과 대학원생 그리고 출판에 협조해 주신 소방청 구조과 및 대학서림 윤진영 회장님께 감사를 드립니다.

2022년 12월

저자일동

CONTENTS
목 차

# PART I 총론

## 구조학 개론

## 구조 장비론



## PART Ⅱ 각론

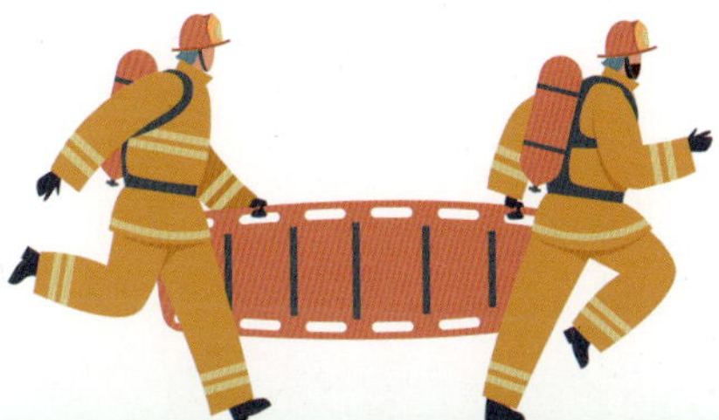

# PART Ⅰ

# 총론

## 구조학 개론

- STEP 01 구조학 개요
- STEP 02 구조학 해외사례
- STEP 03 구조대 안전관리 의의와 개념
- STEP 04 구조현장 안전관리
- STEP 05 구조운영 및 계획
- STEP 06 구조활동 개요
- STEP 07 구조현장의 통제

## 구조 장비론

- STEP 08 구조 장비 개요
- STEP 09 구조 장비

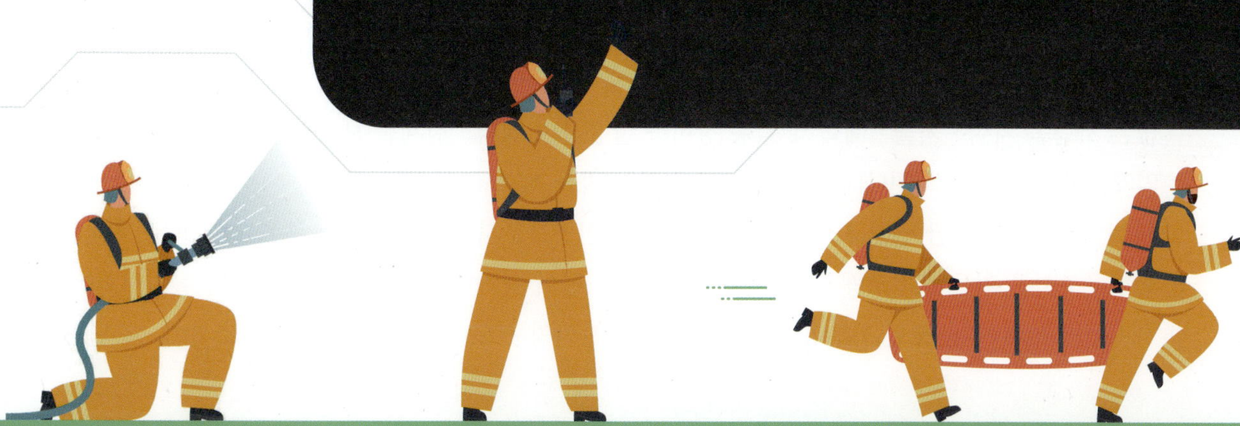

# STEP 01 구조학 개요

**학습목표 >**

1. 구조의 개념을 정의하고 설명할 수 있다.
2. 구조의 기본 범주를 설명할 수 있다.
3. 구조의 기준을 정하는 규정을 설명할 수 있다.
4. 구조에서 전반적으로 대원의 역할을 설명할 수 있다.

## 1 구조대 안전관리의 의의

### 1) 근거 및 배경, 역사

구조는 1948년 정부수립 이후 화재 중심의 구조활동을 수행해 오다가 1958년 3월 11일 법률 제485호로 소방법을 제정함에 따라 풍수해 · 설해에 의한 구조업무가 추가되었으나, 1967년 4월 14일 법률 제1955호로 소방법을 개정함에 따라 또다시 화재 구조만을 담당하게 되었다. 구조업무는 경제성장과 더불어 삶의 질에 대한 관심이 증가하면서 안전에 대한 국민의 요구가 크게 형성되고, 복잡한 사회 구조만큼이나 각종 사고가 빈발하며, 사고유형도 다양해짐에 따라 높은 수준의 전문성과 고도로 훈련된 구조대원이 필요하게 되었다. 구조분야에 대한 투자가 한 국가의 복지후생수준을 평가할 만큼 소방구조분야의 수요가 급증했다(참고문헌 : 문기식, 2016, 소방조직의 발전방안, 연구전남대학교 행정대학원 행정관리전공).

우리나라에서는 구조란 119구조 · 구급에 관한 법률 제2조에서 보면「화재, 재난 · 재해 및 테러, 그 밖의 위급한 상황(이하 "위급상황"이라 한다)에서 외부의 도움을 필요로 하는 사람(이하 "구조대상자"라 한다)의 생명, 신체 및 재산을 보호하기 위하여 수행하는 모든 활동」이라고 정의한다. 그리고 구조란 인명구조사 교육 및 시험에 관한 규정 제2조에 의하면「급박한 신체적 위험 상황 또는 위급한 상황에서 자력으로 벗어날 수 없는 사람을 지식 · 기술 · 체력 및 각종 장비를 활용하여 생명 · 신체를 보호하고 안전한 장소로 구출하는 일체의 활동」으로 정의된다(119구조 · 구급에 관한 법률 제2조(2022)).

전문인명구조사는 1급 인명구조사를 취득하고 전문인명구조사 교육과정 수료증을 교부받은 사람 또는 1급 인명구조사를 취득하고 소방공무원으로 근무경력 3년이 경과한 사람으로 필기시험과 실기시험에 합격한 사람에게 부여한다. 또한 전문성을 높이기 위해 전문인명구조사는 3개 분야(복합구조분야 · 수난구조분야 · 특수구조분야)로 나누어 자격시험을 실시하며, 응시자는 회차별로 3개 전문분야 중 1개 분야에만 선택하여 응시할 수 있다. 다만, 280시간 이상의 통합교육을 수료한 자는 3개 분야 중 1개 분야에만 선택하여 응시할 수 있고, 140시간 이상의 해당 분야별로 교육을 수료한 사람은 그 분야에만 응시할 수 있다(참고문헌: 인명구조사 교육 및 시험에 관한 규정 제13조(응시자격 및 원서접수), 제23조(전문인명구조사 인증시험에 관한 사항).

구조에 있어 근간이 되는 법률은 '119구조 · 구급에 관한 법률'로서 화재, 재난 · 재해 및 테러, 그 밖의 위급한 상황에서 119구조 · 구급의 효율적 운영에 관하여 필요한 사항을 규정함으로써 국가의 구조 · 구급 업무 역량을 강화하고, 국민의 생명 · 신체 및 재산을 보호하며 삶의 질 향상에 이바지함을 목적으로 한다. 이 법은 화재, 재난 · 재해 및 테러, 그 밖의 위급한 상황에서 119구조 · 구급의 효율적 운영에 관하여 필요한 사항을 규정함으로써 국가의 구조 · 구급 업무 역량을 강화하고, 국민의 생명 · 신체 및 재산을 보호하며 삶의 질 향상에 이바지함을 목적으로 한다. 외국의 경우 수색과 구조로 나눠 구분하지만, 우리나라의 경우 '구조'활동 안에 수색의 개념이 포함되는 상위 개념 방식이다(119구조 · 구급에 관한 법률 제1조(2022)).

### (1) 구조대 발족

제24회 서울올림픽대회의 완벽한 개최를 위하여 우발사태, 교통사고, 테러에 의한 화재사고 등을 담당할 조직이 요구되었고, 폭발, 풍 · 수해 등의 산업재해와 자연재해 등 각종 재해 발생 시 고도로 전문화된 구조기술과 장비를 갖춘 구조대 설치의 필요성이 절실히 요구되었다. 이러한 시대적 추세에 따라 1987년 이전에는 각 소방서에서 신체 건강하고 희생정신이 왕성한 직원을 선발, 소방서 난위로 1개 대 5~7명 기준으로 2개 대(갑, 을반)를 편성, 구조 특공대를 조직하여 고층건물 등 화재현장에서의 구조에 주력해 왔다. 1987년 이후에는 1987년 9월 4일 119특별구조대 설치 운영계획을 수립하고, 1988년 8월 1일 올림픽이 개최되는 7개 市에 119특별구조대 9개 대(서울 3, 부산, 대구, 인천, 광주, 대전, 수원)를 설치하여 구조대원 114명과 구조공작차 9대로 화재 및 각종 화재 시 구조 활동을 수행하게 되었다.

### (2) 구조업무의 법제화 및 구조대의 설치 확대

1989년 12월 30일 법률 제4155호로 소방법 개정 시 구조업무를 소방의 기본업무로 법제화함과 동시에 서울, 부산과 기타 주요 도시에 11개 대(서울 3, 부산, 춘천, 청주, 전주, 목포, 포항, 울산, 마산)의 특별구조대를 설치해 구조대원 132명을 배치하였고, 특별구조대가 설치되지 아니한 소방서에는 서당 1개 대 10명으로 편성되는 일반구조대를 두고 화재 시 구조 활동을 수행토록 하였다.

당시 특별구조대 설치추진 과정을 살펴보면 다음과 같다.[1]

① 1987. 2. : 119특별구조대설치운영계획 입안(보류)

② 1987. 9. 4 : 119특별구조대설치운영계획 수립 시달(시 · 도)

③ 1988. 2. 10 : 구조대운영에 관한 지침 시달

④ 1988. 2. 11 : 소방구조장비조작 및 훈련기준 제정 시달

1) 한국소방행정사/중앙소방학교/2009.12(발간등록번호 11-1660000-000452-01)

⑤ 1988. 3. : 구조대원 선발편성 완료
⑥ 1988. 4. 27 ~ 6. 4 : 특별구조반 소방학교 전문교육 완료(6주, 114명)
⑦ 1988. 7. 20 : 구조차 및 장비 구입 완료
⑧ 1988. 8. 1 : 119 특별구조대 발족, 현장 배치

이때의 특별구조대원은 군 특수부대 출신자, 소방관으로 군 특수훈련 이수자, 소방왕 선발대회(1983년 이후 전국소방관기술경연대회) 입상자 중에서 선발 편성하여, 내무부 및 서울시 소방학교의 특별구조반 교육 6주(1988. 4. 27 ~ 6. 4)를 이수시킴으로써 구조 전문요원으로 양성하였다. 특별구조대는 구조공작차 1대, 유압 · 절단 · 파괴 · 수난 · 산악장비 등 구조장비 68종 181점을, 일반구조대는 보호 · 파괴 장비 등 일반구조장비 23종 77점을 확보하여, 어떠한 재해 현장에도 즉각 출동하여 구조 활동을 수행할 수 있는 체제를 갖추었다. 1991년 4월 23일 대통령령 제13357호로 내무부 직제가 개정되었고, 민방위본부 내 민방위국에 방재계획관이 설치되어 건설부로부터 재해대책업무를 이관 받았으며, 1992년 12월 23일 대통령령 제14400호로 국가의 재난예방기능을 강화하기 위하여 방재계획관을 방재국 체제로 확대 · 개편하고 방재국 내에 방재계획과, 재해대책과, 재해복구과를 두어 국가적 또는 지역적 재난에 신속히 대응할 준비태세를 갖추기 시작하였다. 이후 태풍 글래디스('91), 로빈('93), 제니스('95) 등 자연재해뿐만 아니라 1993년 1월 7일 충북 청주 우암아파트 상가 붕괴사고, 1993년 7월 26일 전남 해남군 아시아나 항공기 추락사고, 1993년 10월 10일 서해 위도 훼리호 침몰사고, 1994년 10월 21일 성수대교 붕괴사고, 1994년 10월 24일 충주호 유람선 화재 등의 발생으로 구조 · 구급수요가 급증함에 따라 일상생활의 안정 및 안전을 바라는 국민들의 요구는 크게 늘어 이에 부응하기 위한 신속하고도 전문적으로 구조구급활동을 할 수 있는 구조체계 구축의 필요성이 절실하게 요구되었다. 이에 따라 1994년 11월 10일 방호13820-327호로 소방긴급구조 · 구급체계 확충계획을 시달하여 50만 이상 시 · 군 · 구 소방서는 구조구급전담부서 설치를 위하여 시 · 도 직제 및 정원 관리부서와 협의 후, 내무부로 구조구급과 설치에 따른 직제승인 및 증원 요구를 하도록 하였다.

이 계획 시달 시에는 그동안 대부분 지역에 특별구조대가 설치되고 일반구조대가 거의 없어지게 되어 기존의 일반구조대, 특별구조대 구분이 사실상 무색하게 됨에 따라 기존의 「119특별구조대」를 「119구조대」로 명칭을 바꾸게 한 뒤 내무부에서는 국고보조금을 확보하여 전국 주요 재난 발생 우려 지역에 지역별 특수성에 따라 특별구조대를 설치케 하였는데 이는 다음과 같다.

① 수난구조대 : 3개 대(한강, 남이섬, 충주호)
② 산악구조대 : 5개 대(설악산, 지리산, 한라산, 내장산, 소요산)
③ 화학구조대 : 5개 대(여천, 울산, 인천, 대산, 거제)

이 계획이 시달됨에 따라 서울시는 1995년 5월 1일 제2684호로 "서울특별시직제규칙"을 개정하여 구조구급과를 설치하였으며, 이를 전후하여 각 시 · 도에서도 소방본부에 구조구급과를 설치하였고, 구조대 및 구급대를 대폭 확충하였다.

### (3) 중앙119구조대 신설 등 구조업무의 발전

1995년 4월 28일 대구시 달서구 지하철공사장 폭발사고, 1995년 6월 29일 서울 삼풍백화점 붕괴사고 등 각종 인위적 재난의 발생으로 재난을 자연재해와 인위재난으로 나눈다. 자연재해를 제외한 인위적 재난을 관리할 수 있는 전담부서를 두어야 한다는 민방위본부 일반직공무원들의 여론에 따라 1995년 10월 19일 대통령령 제14791호로 「민방위본부」를 「민방위재난통제본부」로 개칭하고, 재난관리국을 신설하였다. 그리고 대형 및 특수재난사고 발생 시 현장에서의 긴급구조구난 활동능력을 보강하기 위하여 소방국에 구조구급과와 장비통신과를, 중앙소방학교에는 중앙119구조대를 신설하였다. 1997년 12월 20일에는 "구급대편성운영등에관한규정"과 "구조대운영에관한지침" 및 "소방항공대운영규정"을 통합하여 내무부령 제727호로 "구급대 및 구조대의편성 · 운영 등에 관한 규칙"으로 제정하였다. 또한 구조대의 편성과 구조대원의 자격기준, 구조대의 장비보유기준, 구조대의 출동구역, 구조대원의 교육훈련, 소방항공기의 운항 · 통제 · 비행시간제한 · 소방항공훈련 · 사고의 수습 등과 구급 · 구조대원 및 소방항공대원에 대한 복제 등을 보완하여 규정하였다.

이러한 가운데 발전을 거듭하던 구조업무는 1998년 IMF 구제금융지원체제와 더불어 출범한 국민의 정부에서 큰 어려움을 맞게 되었다. 국민의 정부에서는 IMF가 제시한 구조조정방안에 따라 금융, 공공, 기업, 노동 등의 4개 영역에 대해 구조조정을 단행했으며, 그중 자본과 노동 측의 반발로 어려움이 발생할 것이 예상되는 다른 세 부문을 선도하기 위해서라도 공공부문의 구조조정을 특별히 강하게 추진했다. 이에 따라 1998년 4월부터 각 시 · 도 행정조직에 대한 구조조정이 시작되었으며, 그 여파 속에서 일부 시 · 도 본부(서울, 부산, 대구, 인천) 외의 구조구급과와 방호과는 방호구조과로 축소 통합되었다. 하지만 이러한 가운데서도 현장 활동에 임하는 구조대는 축소되지 않고 늘어 가는 수요에 비례해 지속적으로 확대되어 갔다. 또한, 1997년 8월 미국령 괌에서 발생한 대한항공(KAL)기 추락사고, 1999년 터어키(8월)와 대만(9월)의 지진, 2003년 알제리(5월)와 이란(12월)의 지진 등에서 재외국민 보호와 인도적 국제협력 차원의 지침에 의해 비상설로 편성 · 운영되어 오던 국제구조대는 2004년 6월 1일 소방방재청 개청과 더불어 시행되는 재난 및 안전관리 기본법 제58조와 2005년 8월 4일 소방기본법 제34조로 각각 해외긴급구조대와 국제구조대로 명문화되었다.

2005년 8월 22일 구조대 및 구급대의 편성 · 운영 등에 관한 규칙을 개정하여 구조대별로 갖추어야 하는 장비의 기준을 소방방재청장이 고시하도록 하고, 단순 문 개방, 동물의 단순 처리 · 포획 및 구조 등 비긴급 상황에 대해 구조요청을 거절할 수 있도록 했다. 그리고 2005년 12월 30일에는 제3차 구조구급능력확충 5개년 계획(구조구급팀~1456)을 수립하여 성수대교 붕괴사고 이후 1995년부터 1차(7개년, 1995~2001), 2차(5개년, 2002~2006)에 걸쳐 이어져 온 구조구급역량 강화에 혼신의 노력을 기울였다. 이러한 노력으로 각종 사고 발생 시 소방의 현장대응능력은 크게 향상되었으며 명실공히 재난대응 대표기관으로서 자리매김했다. 이러한 노력으로 2005년에는 공무원단체로는 유일하게 "대한민국을 대표하는 아름다운 30인상"을 수상하기도 했다. 현재 구조업무는 시대적 상황 변화에 발맞추어 119시민수상구조대, 테러대응전문구조대 등 다양한 유형의 전문구조대를 편성 · 운영하며, 국민의 신뢰 속에 최고의 공공서비스가 되기 위해 지속적으로 노력하고 있다(중앙소방학교, 2009).

일반적으로 사람들의 가장 중요한 믿음은 '장수하고, 행복하고 건강하게 살 수 있다'라는 것이다. 그래서 사람들을 교육하기도 하고 특별한 검사 및 치료 장비를 동원하며 전문화된 과학기술을 통하여 우리 자신의 죽음을 지연시키는 것이 우리에게 가장 중요한 것 중 하나가 되었다. 따라서 누군가의 생명을 구하는 행동은 일반적으로 사명감이 있고, 명예롭다고 생각하고 존경받을 만한 것이라고 생각한다.

구조는 많은 기간 동안 세계적으로 행하여 왔지만, 최근에서야 이러한 행위를 통칭하여 구조이라고 말하기 시작하였다. 사람이 미지의 세계를 탐험한 이래로 그 사람들은 위험에 처하기도 하고, 자력으로 그 위험을 해결할 수 없을 경우에 특별한 도움이 필요하게 되었다. 이러한 상황에서 적절한 기능을 하는 장비나 기술, 지식을 가진 사람들은 여러 가지 이유로 도움을 주기 위해 그 사고 현장으로 출동하였다. 예를 들면 산간오지, 바다, 산악지형 등에서 어떤 사람들이 위험에 처하게 된다면 그 지형을 잘 알고 있고, 적절한 장비를 가진 그 지역 구조대가 출동할 것이다. 도시, 산간오지, 바다, 산악지역 그리고 다른 환경에도 위와 같은 일들이 반복된다. 아마도 적절한 장비, 술기 그리고 관련 지식을 가진 구조대가 위험에 처한 사람들을 구조하기 위해 출동하는 것은 당연한 일이 될 것이다.

과학기술의 발달과 더불어 사람들은 인류 역사를 통하여 몸에 새겨 놓은 여러 생존 기술을 잃어버리기 시작하였고, 점점 더 많은 과학기술에 의존하는 경향으로 변해가고 있다. 문화가 발달하고 인구의 증가는 복잡성을 초래하였고, 이러한 복잡성은 다양한 위험을 우리에게 초래하고 있다. 그래서 문화 발달 이전의 위험성보다 더 많은 위험이 발생하면서 구조대는 많은 사람들을 구조해야 할 상황이 되었다. 즉 최근에 여러 국가에서는 전쟁에 쓰였던 잠수함과 항공기, 그리고 군인들을 대상으로 구조를 할 수 있는 특정 능력을 부여할 필요가 있었다. 대부분 국가의 경우에는 정부의 많은 자원이 건물 붕괴, 다중차량사고, 추락한 항공기, 실종 선박, 폭발하지 않은 병기 그리고 적지를 찾거나 찾은 것을 구조, 회수하거나 파괴시키는 조치를 하는 데에 쓰였는데, 이러한 분위기에서 정부의 지원을 받는 구조팀이 탄생하였다. 이와 같이 전쟁과 관련된 문제, 자금 그리고 전반적인 과학기술 발전이 오늘날의 구조대를 만드는 초석을 마련하였다고 할 수 있다.

최근 구조시스템은 다양한 환경에서 부상, 사망, 실종, 붕괴, 좌초 그리고 부상당한 사람들을 위해 그 대처 · 대응 방법을 제공한다. 어떤 경우에는 불모지, 황무지는 산악, 바다, 하천, 대형 공원이나 산간오지와 같은 지역으로 묘사되기도 하고, 도시지역으로 지진이나 대형 태풍 등과 같은 재난으로 인해 황폐화된 지역을 가리키는 경우도 있다. 구조가 대부분의 재난 상황, 화재, 법률, 응급의료서비스(EMS) 그리고 군사 태세에서 매우 중요한 역할을 담당하고 있는 이유를 잘 설명해 준다.

세계 대부분의 사람들이 도시에 살고 있고 재난은 과거보다 흔하게 발생하기 때문에 응급구조 인력인 구조대는 자연에서 발생한 산간오지 뿐만 아니라 도시에 발생한 사고현장에 출동할 경우가 높다.

구조장비와 인력은 세계적으로 다양하기 때문에 구조는 다양한 정의와 의미가 있다. 오늘날 우리가 사용하고 있는 의미인 구조라는 용어는 1946년, PICAO (Provisional International Civil Aviation Organization, 임시국제민간항공협약)가 구조라는 용어를 도입하였으며 이를 "비상 상황에서 생존자를 찾아 안전한 곳으로 옮기는 행위"라고 정의하였다고 하였다. Setnicka(1980)는 구조를 문제 상황에 직면하여 스스로 문제를 해결할 수 없는 사람을 돕는 것을 목표로 하는 모든 행위"라고 정의하였다.

국제항공 및 해양 수색과 구조(IAMSAR) 매뉴얼(2016)과 같이 좀 더 현대적인 참고 자료를 들여다보면

"수색"과 "구조"에 대해 각각 유용한 정의를 찾을 수 있다. 여기에서 "수색은 위험에 처한 사람을 찾기 위해 이용 가능한 인력과 시설을 사용하는 활동이며, 구조는 위험에 처한 사람을 찾아 최초의 의료적 또는 기타 지원을 제공하고 안전한 곳으로 이동시키는 활동"이라 정의하고 있다.

## 2) 법규에 따른 구조대의 편성 · 운영

### (1) 구조대의 편성 · 운영

119구조대의 편성과 운영에 대해서는 119구조 · 구급에 관한 법령 제8조(시행령 제5조 119구조대의 편성과 운영)에서 정하고 있다. 소방청장 등은 위급상황에서 구조대상자의 생명 등을 신속하고 안전하게 구조하기 위하여 119구조대를 편성하여 운영하여야 한다. 소방청장은 국외에서 대형재난 등이 발생한 경우 구조활동을 위하여 국제구조대를 편성하여 운영할 수 있다. 또한 소방청장 또는 소방본부장은 초고층 건축물 등에서 구조대상자의 생명을 안전하게 구조하기 위하여 항공구조구급대를 편성하여 운영할 수 있다.

#### ① 일반구조대

시 · 도의 규칙으로 정하는 바에 따라 소방서마다 1개 대(隊) 이상 설치하되, 소방서가 없는 시 · 군 · 구(자치구를 말한다. 이하 같다)의 경우에는 해당 시 · 군 · 구 지역의 중심지에 있는 119안전센터에 설치할 수 있다.

#### ② 특수구조대

소방대상물, 지역 특성, 재난 발생 유형 및 빈도 등을 고려하여 시 · 도의 규칙으로 정하는 바에 따라 다음 각 목의 구분에 따른 지역을 관할하는 소방서에 다음 각 목의 구분에 따라 설치한다. 다만, 고속국도구조대에 따른 고속국도구조대는 제3호에 따라 설치되는 직할구조대에 설치할 수 있다.

- 화학구조대: 화학공장이 밀집한 지역
- 수난구조대: 「내수면어업법」 제2조제1호에 따른 내수면지역[2]
- 산악구조대: 「자연공원법」 제2조제1호에 따른 자연공원 등 산악지역
- 고속국도구조대: 「도로법」 제10조제1호에 따른 고속국도(이하"고속국도"라 한다)[3]
- 지하철구조대: 「도시철도법」 제2조제3호가목에 따른 도시철도의 역사(驛舍) 및 역 시설

#### ③ 직할구조대

대형 · 특수 재난사고의 구조, 현장 지휘 및 테러현장 등의 지원을 위하여 소방청 또는 시 · 도 소방본부에 설치하되, 시 · 도 소방본부에 설치하는 경우에는 시 · 도의 규칙으로 정하는 바에 따른다.

---

2) 내수면: 하천, 댐, 호수, 늪, 저수지와 그 밖에 인공적으로 조성된 담수(淡水)나 기수(기수: 바닷물과 민물이 섞인 물)의 물 흐름 또는 수면을 말한다.

3) 고속국도는 도로교통망의 중요한 축을 이루며 주요 도시를 연결하는 도로를 말한다.

④ 테러 대응 구조대(비상설 구조대)

테러 및 특수재난에 전문적으로 대응하기 위하여 소방청과 시 · 도 소방본부에 각각 설치하며, 시 · 도 소방본부에 설치하는 경우에는 시 · 도의 규칙으로 정하는 바에 따른다.

⑤ 국제구조대(비상설 구조대)

소방청장은 국외에서 대형재난 등이 발생한 경우 재외국민의 보호 또는 재난발생국의 국민에 대한 인도주의적 구조 활동을 위하여 국제구조대를 편성하여 운영할 수 있다. 현재 소방청에 설치하는 직할구조대인 중앙119구조본부에서 업무를 담당하고 있다.

⑥ 항공구조구급대

소방청장 또는 소방본부장은 초고층 건축물 등에서 구조대상자의 생명을 안전하게 구조하거나 도서 · 벽지에서 발생한 응급환자를 의료기관에 긴급히 이송하기 위하여 항공구조구급대를 편성하여 운영한다.

⑦ 119시민수상구조대

소방청장 · 소방본부장 또는 소방서장(이하 "소방청장등"이라 한다)은 여름철 물놀이 장소에서의 안전을 확보하기 위하여 필요한 경우 민간 자원봉사자로 구성된 구조대를 지원할 수 있다.

⑧ 119시민수상구조대의 운영, 그밖에 필요한 사항은 시 · 도의 조례로 정한다.

⑨ 구조대의 출동구역은 행정안전부령으로 정한다.

- 소방청에 설치하는 직할구조대 및 테러대응구조대: 전국
- 시 · 도 소방본부에 설치하는 직할구조대 및 테러대응구조대: 관할 시 · 도
- 소방청 직할구조대에 설치하는 고속국도구조대: 소방청장이 한국도로공사와 협의하여 정하는 지역
- 그 밖의 구조대: 소방서 관할 구역
- 다음 각 호의 어느 하나에 해당하는 경우에는 소방청장 등의 요청이나 지시에 따라 출동구역 밖으로 출동할 수 있다.
  - 지리적 · 지형적 여건상 신속한 출동이 가능한 경우
  - 대형재난이 발생한 경우
  - 그 밖에 소방청장이나 소방본부장이 필요하다고 인정하는 경우

## 3) 구조대원의 자격 기준

119구조대원의 자격 기준은 119구조 · 구급에 관한 법령 제8조(시행령 제6조 119구조대원의 자격기준)에서 정하고 있다. 구조대원은 소방공무원으로서 다음 어느 하나에 해당하는 사람 중에서 소방청장 · 소방본부장 또는 소방서장이 임명한다. 다만 항공구조구급대원은 구조대원의 자격기준 또는 구급대원의 자격기

준을 갖추고, 소방청장이 실시하는 항공 구조 · 구급과 관련된 교육을 마친 사람으로 한다.

① 소방청장이 실시하는 인명구조사 교육을 받았거나 인명구조사 시험에 합격한 사람
② 국가 · 지방자치단체 및 '공공기관의 운영에 관한 법률'제4조에 따른 공공기관의 구조 관련 분야에서 근무한 경력이 2년 이상인 사람
③ '응급의료에 관한 법률' 제36조에 따른 응급구조사 자격을 가진 사람으로서 소방청장이 실시하는 구조 업무에 관한 교육을 받은 사람

## 4) 구조대원의 교육훈련

구조대원의 교육훈련은 일상교육훈련 및 특별구조훈련으로 구분하여 실시한다.

일상교육훈련은 구조대원의 일일근무 중 실시하고 구조장비 조작과 안전관리에 관한 내용을 포함해야 한다. 그리고 구조대원은 연 40시간 이상 방사능누출, 생화학테러 등 유해화학물질 사고에 대비한 화학구조훈련, 하천(호소(湖沼: 호수와 늪)를 포함한다), 해상(海上)에서의 익수 · 조난 · 실종 등에 대비한 수난구조훈련, 산악 · 암벽 등에서의 조난 · 실종 · 추락 등에 대비한 산악구조훈련, 그 밖의 재난에 대비한 특별한 교육훈련의 내용을 포함하는 특별구조훈련을 받아야 한다(출처: 119구조구급에 관한 법률 시행규칙 제24조(구조대원의 교육훈련)).

참고문헌

– 소방청. 해외구조기법 및 사례연구를 통한 국내 표준구조모델 개발. 연구보고서. 구조학 총론, 구조학 각론. 2022.

# STEP 02 구조학 해외사례

**학습목표 >**

1. 해외의 구조학에 대해 설명할 수 있다.
2. 국가 간 구조교육훈련에 대해 설명할 수 있다.

## 1 국가 간 구조교육훈련 비교

### 1) 구조교육훈련 과정 운영 비교

미국[4], 영국[5] 등 구조교육 훈련의 경우, 민간주도의 자격 표준화 및 과정으로 운영이 이루어지고 있음. 독일의 경우에는 비간부와 간부(초중급, 고급)로 구분되어 운영해야 하는 교육 훈련과정이 명시적으로 정해져 있으며, 과정의 표준화로 인하여 소방교육 훈련기관 간 훈련생의 교환 교육 훈련이 가능한 체제이다.

일본의 경우 표준교육과정의 제정을 통해 시간 및 교육 과정의 대분류는 제시하고 있으나, 대분류 내에서는 해당 지자체에서 자유롭게 운용이 가능하도록 하고 있다. 우리나라의 경우 화재대응능력 1, 2급 및 인명구조사 1, 2급을 제외하고는 표준화된 교육 과정이 없다고 할 수 있으며 신임 소방사의 경우 교육 기간을 명시해 둔 것 외에는 어떤 과정으로 운영해야 하는지에 대한 지침 또한 마련되어 있지 않고 있다. 전문과정의 경우에도 시간과 대상만을 제시할 뿐으로 해당 지자체에 따라 교육 과정의 운용 및 내용에 상당한 차이를 보인다.

국가 간 구조분야 전문교육과정 교육 이수시간을 보면, 미국의 NFPA 1006의 구조 관련 자격과목은 320시간 이수해야 하며, TEEX에서 운영되는 과정은 426시간이다. 영국의 경우 필수과정으로 563시간의 구조교과가 운영되고 있으며, 일본은 315시간의 선택제 전문 구조 교과과정이 운영되고 있다. 우리나라 구조분야 교육 과정의 경우 중앙소방학교에서 전문인명구조사 및 1급 인명구조사 양성 프로그램을 운영하고 있으나 교육이수시간이 부족하다고 할 수 있다. 도시탐색구조 과정의 비교만 하더라도 미국은 '제한공간 + 탐색구조'의 영역에 144시간을 운용하는 반면, 중앙소방학교의 경우 40시간만 배정하여 운영하고 있다.

---

4) 미국의 경우 소방관의 자격은 NFPA코드, 교재는 IFSTA발행본을 활용함.

5) 영국의 경우 IFE(International organisation for fire Professionals)의 자격기준을 활용하여 국가직업 기준에 적용하고 있으며 소방관 자격은 4단계로 구분운영 되고 있음.ife.org.uk The Institution of Fire Engineers, IFE

[표 2-1]

<table>
<tr><th rowspan="2">직무</th><th colspan="3">한 국</th><th colspan="3">미 국</th><th rowspan="2">영국 (웨스트미들랜드)</th><th rowspan="2" colspan="2">일본 (동경)</th></tr>
<tr><th colspan="2">중앙 (교관)</th><th>서울</th><th>NFPA 1006</th><th colspan="2">TEEX</th></tr>
<tr><td rowspan="7">구조</td><td>일반</td><td>11</td><td rowspan="7">175</td><td rowspan="7">320</td><td>트렌치</td><td>92</td><td rowspan="7">563</td><td rowspan="3">전문</td><td rowspan="3">175</td></tr>
<tr><td>로프</td><td>49</td><td>한정공간</td><td>72</td></tr>
<tr><td rowspan="2">화학</td><td rowspan="2">37</td><td>탐색</td><td>72</td></tr>
<tr><td>차량</td><td>36</td><td rowspan="4">수난</td><td rowspan="4">140</td></tr>
<tr><td>도시탐색</td><td>40</td><td>붕괴심화</td><td>50</td></tr>
<tr><td rowspan="2">수난</td><td rowspan="2">69</td><td>급류</td><td>32</td></tr>
<tr><td>로프</td><td>72</td></tr>
<tr><td>총계</td><td colspan="2">206</td><td>175</td><td>320</td><td colspan="2">426</td><td>563</td><td colspan="2">315</td></tr>
</table>

유해화학물질 사고 분야의 교육시간에서 가장 큰 차이를 나타내는 데 한국은 중앙소방학교의 54시간, 서울소방학교의 34시간인데 비해 미국은 NFPA자격과정 220시간, TEEX의 관련교과는 726시간이 운영되고 있으며, 영국은 136시간, 동경소방학교는 105시간으로 우리나라와 비교했을 때 2배 이상의 시간이 운용되고 있다.

[표 2-2]

<table>
<tr><th rowspan="2">직무</th><th colspan="3">한 국</th><th colspan="2">미 국</th><th rowspan="2">영국 (웨스트미들랜드)</th><th rowspan="2">일본 (동경)</th></tr>
<tr><th colspan="2">중앙</th><th>서울</th><th>NFPA 472</th><th>TEEX</th></tr>
<tr><td rowspan="2">유해 화학물질</td><td>현장</td><td>19</td><td rowspan="2">34</td><td rowspan="2">220</td><td rowspan="2">729</td><td rowspan="2">136</td><td rowspan="2">105</td></tr>
<tr><td>사이버</td><td>35</td></tr>
<tr><td>총계</td><td colspan="2">54</td><td>34</td><td>220</td><td>729</td><td>136</td><td>105</td></tr>
</table>

## 2) 국가 간 소방교육훈련 법·제도

소방교육 훈련 제도는 해당국의 소방조직의 운영방식과 연계되어 국가별로 상이한 체제로 구성되어 있음. 비교 대상으로 삼은 미국, 일본, 영국, 독일은 모두 지방 소방체제를 유지하고 있다. 우리나라와 일본은 국가의 법 · 제도를 기반으로 소방교육훈련이 실시되고 있으며, 미국은 광역 단위의 규정을 적용하면서 연방정부의 지침과 민간기관의 전문코드를 활용하는 체제이다. 영국은 국가지방재정부담 완화 조치의 일환으로 지방소방에 대한 재정지원을 줄이면서 중앙 정부의 역할을 축소하고 지방의 규정과 민간의 전문코드를 활용하는 체제로 구성되어 있다.

[표 2-3]

| 국가명/구분 | 교육훈련제도 | 교육훈련전담조직 | 소방관 채용 | 연속성 |
|---|---|---|---|---|
| 한국 | 소방공무원교육훈련규정 등 | 중앙소방학교, 지방소방학교, 소방교육대 | 소방사/간부 | X |
| 미국 | 광역단위(State)규정 NFPA코드 | Training Division | 소방사 전문직종 | ○ |
| 일본 | 국가규정(지침수준) | 지자체별 소방학교 | 소방사/간부 (학력별) | X |
| 영국 | 지방규정 NOS66)기준 적용/NFPA 코드 활용 | 민간교육기관 + 직장훈련 | 소방사 | ○ |
| 독일 | 국가규정 | 소방서, 소방학교 | 소방사/간부 (학력별) | ○ |

독일은 엄격한 국가규정 하에 운영되고 있으며, 소방교육훈련기관 간 상호 협조를 통해 현장대응능력의 강화를 도모하고 있는 체제이다. 그리고 독일, 일본의 경우 소방사와 간부급은 채용단계부터 엄격히 분리되어 운영된다.

미국, 영국에서는 고유의 재난현장 직무영역별 신임자과정과 심화과정으로 구분되어 운영하고 있고, 심화과정의 등급화를 통한 경력 관리를 실시하고 있다. 일본의 경우에는 해당 전문영역을 이수한 자만이 해당 업무를 수행할 수 있게 함으로써 대원의 전문성 보유를 기하고 있다. 또 독일의 경우에는 간부와 비간부의 엄격한 분리체제 내에서 재난현장에서 일어나는 모든 일에 대한 직능을 보유할 수 있는 소방공무원의 양성 체제라 할 수 있다.

그러나 우리나라의 경우 신임자와 승진자에 대한 의무교육과정의 지정 외에 전문교육과정은 고유의 직무영역으로 분류되어 있지 않으며, 대상자도 소방위 이상 또는 이하 등으로 기술되어 있어 해당 과정 이수자의 역량 및 경력관리가 전혀 이루어지지 않는 체제로 운영되고 있다.

소방교육훈련 법 · 제도의 불분명한 대상과 교육과정 지정의 개념 혼재로 인하여 교육훈련 체제의 효율성이 저하되고 있는 상황이라 할 수 있다. 한편 승진 시 필수적으로 이수해야 하는 과목은 지휘역량 과목에 한정되어 있고 각 계급별 50여 시간의 지휘역량 관련 교육과정을 이수하는 체제로 되어 있다. 또한 신임자 과정 이후에 개인의 자발적 성취동기 또는 차출식 교육훈련에 동원되지 않을 경우 직장 내 훈련으로 의무교육훈련은 대부분 완수할 수 있는 수준이다. 소방공무원의 연차별 지속적 교육 훈련이 이루어질 수 있는 체제로의 전환이 필요하다.

또 훈련을 통해 학습되어야 하는 과목이 다수 사이버 과목 또는 강의식 교육으로 이루어지고 있어 실질적 교육훈련 효과가 확보되기 어려운 측면이 있다. 화재현장 대응요령, 유해화학물질 사고대응 등 실질적으로 훈련을 해 보지 않으면 현장에서 대응활동이 불가능한 직무영역까지 교육훈련 여건 등의 확보 문제로 사이버 교육 등으로 대체되고 있는 상황으로 반복적 훈련을 통해 익혀야 하는 기술의 문제를 태도 및 동기 영역의 개발방식과 혼용하여 사용하고 있다. 표준화되지 않은 커리큘럼과 태도 · 동기 연관 과목인 공통소양과목의 중복적 배치를 통해 현장대응직무와 관련된 교육훈련 제공시간이 상대적으로 매우 적다. 재난현장 대응직무와 관련된 영역의 과정이 표준화되어 있지 않고, 전문영역별 필수이수시간, 전공과목 등 이수 체계가 객관화되어 있지 않아 공통된 역량의 확보 및 평가, 확인이 매우 어려운 체제이며 집합교육의 모든 과목에서 119소방정신 및 국정철학 등과 같은 공통 소양 과목에 시간을 할애함으로써 재난현장 대응역량에 필요한 실효적 교육 훈련이 이루어지지 못하고 있다.

### 3) 국가 간 소방교육훈련 시설 비교

우리나라를 제외한 대상국 모두에서 소방교육훈련시설에 대한 기준을 보유하고 있으며 훈련의 충실성, 현장재현성 강화를 위해 많은 노력을 기울이고 있다.

미국은 미연방소방학교에서 소방교육 훈련기관의 인증제도를 운영하고 있으며, 캘리포니아, 텍사스 주 등에서는 자체적으로 별도의 강화된 인증기준을 보유하고 있다. 이러한 인증기준과 동시에 NFPA의 소방교육 훈련시설 및 실화재 훈련시설의 기준을 준용한다. 민간코드의 준용은 교육 훈련시설의 안전 및 유지관리 측면에서 활용되며, 주나 NFA의 인증은 교육 훈련프로그램 및 교수요원의 자질, 보유 여부, 교보재 보유현황 등 교육훈련을 운용하는 체제 전반에 대한 인증을 실시한다.

영국의 경우에도 국가가 소방교육훈련시설의 인증, 사용허가 등의 기능을 보유하고 있으며 시설적 차원의 인증규격은 EN규격을 활용하며 독일의 경우에는 DIN규격을 활용한다. 또, 일본의 경우 소방학교를 설치해야 하는 지자체를 정하고 소방학교로서 최소한 갖추어야 할 시설 및 교보재를 소방청 고시로 지정하고 있으며 시설인증기준 등은 보유하고 있지 않다.

최근의 소방교육훈련시설의 동향은 화재예방기술 등의 발전으로 인해 대형화재 발생 감소 등 현장에서 경험을 통해 축적되는 소방관의 역량이 축소됨에 따라 교육훈련시설에 대한 현장재현성 강화 노력이 이루어지고 있다.

[표 2-4]

| 국가명/ 구분 | 시설기준 보유여부 | 보유기준명 | 재난현장 재현시설 | | |
|---|---|---|---|---|---|
| | | | 화재 | 구조 | 특수사고 |
| 한국 | X | 해당사항 없음 | △ | ○ | X |
| 미국 | ○ | 주별 자체인증기준/ NFPA 1402, 1403 | ○ | ○ | ○ |
| 일본 | ○ | 소방청 총무성 고시 제1호 | ○ | ○ | X |
| 영국 | ○ | EN-14093 1~4 | ○ | ○ | ○ |
| 독일 | ○ | DIN-14093 1~4 | ○ | ○ | ○ |

## 4) 국가 간 구조분야 비교

### (1) 미국

**미국 구조사 표준코드(NFPA 1006)**

구조대원으로 임용되기에 필요한 필수적인 지식과 기술을 규정

**① 구조업무 숙련도에 따라 Level 1, 2로 구분, 내용으로는 총 14장* 및 부록으로 구성**

* 1. 행정사항, 2. 관련출판물, 3. 언어정의, 4. 구조전문인력, 5. 구조업무 수행 요구사항, 6. 로프구조, 7. 수상구조, 8. 자동차 및 기계구조, 9. 폐쇄공간구조, 10. 붕괴건축물구조, 11. 함몰구조, 12. 지하구조, 13. 잠수구조, 14. 황야 오지 구조

가. 구조사 교과목: 구조이론(관련법률, 안전관리 등)

나. 미국 NFPA 1006(구조대원자격표준)

Tower rescue (철탑 구조) Rope Rescue (로프 구조) Trench Rescue (구덩이 구조) Cave Rescue (동굴 구조) Helicopter Rescue (헬리콥터 구조)

– 구조사 교과목: 로프구조

다. 미국 NFPA 1006(구조대원자격표준)

Structural Collapse Rescue (붕괴건축물 구조)

Confined Space Rescue (협소공간 구조)

Mine and Tunnel Rescue (광산 및 터널 구조)

– 구조사 교과목: 탐색구조(Search and Rescue)

라. 미국 NFPA 1006(구조대원자격표준)

Vehicle Rescue (차량 구조) Machinery Rescue (기계장치 구조)

– 구조사 교과목: 유압장비구조

마. 미국 NFPA 1006(구조대원자격표준)

Animal Technical Rescue (동물구조) *벌집제거 등

– 구조사 교과목: 생활안전구조

바. 미국 NFPA 1006(구조대원자격표준)

Surface water Rescue (수상 구조) Swiftwater Rescue (급류구조)

Surf Rescue (해안 구조) Floodwater Rescue (홍수 구조) Ice Rescue (빙상구조)

– 구조사 교과목: 수상구조

사. 미국 NFPA 1006(구조대원자격표준)

Dive Rescue (다이빙 구조) Watercraft Rescue (선박 구조)

– 구조사 교과목: 수중구조

### (2) 한국

#### ① 구조대의 편성·운영

119구조대의 편성과 운영에 대하여는 「119구조 · 구급에 관한 법령」에서 정하고 있다. 소방청장 등은 위급상황에서 요구조자의 생명 등을 신속하고 안전하게 구조하기 위하여 119구조대를 편성하여 운영하여야 하고, 소방청장은 국외에서 대형재난 등이 발생한 경우 구조활동을 위하여 국제구조대를 편성하여 운영할 수 있다. 또한, 소방청장 또는 소방본부장은 초고층 건축물 등에서 요구조자의 생명을 안전하게 구조하기 위하여 항공구조구급대를 편성하여 운영한다.

가. 일반구조대

시 · 도의 규칙으로 정하는 바에 따라 소방서마다 1개 대(隊) 이상 설치하되, 소방서가 없는 시 · 군 · 구의 경우에는 해당 시 · 군 · 구 지역의 중심지에 있는 119안전센터에 설치할 수 있다.

나. 특수구조대

소방대상물, 지역 특성, 재난발생 유형 및 빈도 등을 고려하여 시 · 도의 규칙으로 정하는 바에 따라 지역을 관할하는 소방서에 설치한다. 다만, 고속국도구조대는 직할구조대에 설치할 수 있다.

- 화학구조대 : 화학공장이 밀집한 지역
- 수난구조대 : 「내수면어업법」 제2조제1호에 따른 내수면 지역[6]
- 산악구조대 : 「자연공원법」 제2조제1호에 따른 자연공원 등 산악지역
- 고속국도구조대 : 「도로」 세10조제1호 따른 고속국도[7]
- 지하철구조대 : 「도시철도법」 제2조제3호가목에 따른 도시철도의 역사(驛舍) 및 역 시설

다. 직할구조대

대형 · 특수 재난사고의 구조, 현장지휘 및 지원 등을 위하여 소방청 또는 소방본부에 설치하되, 소방본부에 설치하는 경우에는 시 · 도의 규칙으로 정하는 바에 따른다.

라. 테러대응구조대(비상설 구조대)

테러 및 특수재난에 전문적으로 대응하기 위해 필요한 경우 소방청 또는 소방본부에 설치하는 것을 원칙으로 하되, 구조대의 효율적 운영을 위하여 필요한 경우에는 화학구조대와 직할구조대를 테러대응구조대로 지정할 수 있다.

마. 국제구조대(비상설 구조대)

소방청장은 국외에서 대형재난 등이 발생한 경우 재외국민의 보호 또는 재난발생국의 국민에 대한 인도주의적 구조활동을 위하여 국제구조대를 편성하여 운영할 수 있다. 현재 소방청에 설치하는 직할구조대인 중앙119구조본부에서 업무를 담당하고 있다.

---

6) 하천, 댐, 호수, 늪, 저수지와 그 밖에 인공적으로 조성된 담수(淡水)나 기수(기수: 바닷물과 민물이 섞인 물)의 물 흐름 또는 수면

7) '고속국도'라 함은 도로교통망의 중요한 축을 이루며 주요 도시를 연결하는 도로

바. 항공구조구급대

소방청장 또는 소방본부장은 초고층건축물 등에서 요구조자의 생명을 안전하게 구조하거나 도서 · 벽지에서 발생한 응급환자를 의료기관에 긴급히 이송하기 위하여 항공구조구급대를 편성하여 운영한다.

### ② 구조대원의 자격 기준

구조대원은 소방공무원으로서 다음 어느 하나에 해당하는 사람 중에서 소방청장 · 소방 본부장 또는 소방서장이 임명한다. 다만, 항공구조구급대원은 구조대원의 자격기준 또는 구급대원의 자격기준을 갖추고, 소방청장이 실시하는 항공구조 · 구급과 관련된 교육을 마친 사람으로 한다.

구조대원 자격기준(119구조·구급에 관한 법률 시행령 제6조)

- 소방청장이 실시하는 구조사 교육을 받았거나 구조사 시험에 합격한 사람
- 국가지방자치단체 및 「공공기관의 운영에 관한 법률」 제4조에 따른 공공기관의 구조관련 분야에서 근무한 경력이 2년 이상인 사람
- 「응급의료에 관한 법률」 제36조에 따른 응급구조사 자격을 가진 사람으로서 소방청장이 실시하는 구조업무에 관한 교육을 받은 사람

119항공대원의 자격기준(119구조·구급에 관한 법률 시행령 제17조)

- 항공구조구급대원은 제6조에 따른 구조대원 자격기준 또는 제11조에 따른 구급대원의 자격기준을 갖추고, 소방청장이 실시하는 항공 구조·구급과 관련된 교육을 마친 사람으로 한다.

### ③ 구조대원 교육훈련

「119구조 · 구급에 관한 법률 시행규칙」제24조(구조대원 교육훈련)법령에 근거하여 소방청에서 매년 초 구조대원 교육훈련 계획을 수립하여 각 시 · 도 소방본부에 공문을 발송한다. 각 시 · 도 소방본부에서는 일선 소방서로 구조대원 교육훈련 계획을 시달한다. 각 소방서에서는 지역 특성에 맞게 교육훈련 계획을 수립하여 훈련을 실시한다. 교육대상은 소방위 이하의 구조대원이며, 교육훈련은 일상교육훈련, 특별구조훈련, 항공구조훈련을 실시한다. 대원별 연 40시간 이상 훈련을 실시하고 개인별 실시기록표를 작성하여 관리한다.

- 일상교육훈련 : 구조대원의 일일근무 중 실시하되, 구조장비 조작과 안전관리에 관한 내용을 포함하여 구조대의 실정에 맞게 실시한다.
- 특별구조훈련 : 구조대원은 연 40시간 이상 특별구조훈련을 받아야 한다. 화학구조훈련, 수난구조훈련, 산악구조훈련, 그 밖의 재난에 대비한 특별한 교육훈련을 실시한다.
- 교육시간 : 연 40시간 이상

  ! 구조대원의 당해년도 복무기간에 따라 특별구조훈련 시간을 다음과 같이 차등 적용하고, 당해년도 구조사 교육을 이수한 대원은 교육훈련을 모두 이수한 것으로 인정

[표 2-5]

| 당해년도 복무기간 | 3개월 이하 | 4~6개월 | 7~9개월 | 10개월 이상 |
|---|---|---|---|---|
| 훈련시간 | 10시간 이상 | 20시간 이상 | 30시간 이상 | 40시간 이상 |

[표 2-6] 주요 교육내용

| 구 분 | 주요 내용 |
|---|---|
| 가. 화학구조훈련 | 방사능 누출, 생화학테러 등 유해화학물질 사고 대비 훈련 |
| 나. 수난구조훈련 | 동 · 하절기 하천, 해상에서의 익수, 조난, 실종 등에 대비한 훈련 |
| 다. 산악구조훈련 | 산악, 암벽 등에서의 조난, 실종, 추락 등에 대비한 훈련 |
| 라. 도시탐색구조훈련 | 지진 및 해일 등에 따른 건물붕괴 등 도심에서 발생할 수 있는 대량인명피해 가능성의 각종사고에 대비한 탐색 및 구조훈련 |
| 마. 기타 훈련 | 국내외 탐색 · 구조관련 전문기관 및 단체 등의 외부 교육훈련<br>폭발, 대형화재, 대규모 정전사태, 터널화재, 교통사고, 고속철도 및 지하철 역사 사고 등 지역별 특성에 따라 소방기관의 장이 실시하는 교육훈련<br>「인명구조사 교육 및 시험에 관한 규정」의 인명구조사 교육<br>그밖에 구조활동 관련 교육훈련 등으로 소방기관의 장이 인정하는 교육 (사이버 교육 포함)<br>외상환자 응급처치법 및 심폐소생술<br>기관장이 인정한 지역별 특성화 교육훈련 및 세미나 · 토론회 등 |

• 항공구조대원 교육훈련

구조대원은 연 40시간 이상 항공구조훈련을 받아야 한다. 구조 · 구난과 관련된 기초학문 및 이론, 항공구조기법 및 항공구조장비와 관련된 이론 및 실기, 항공구조활동 시 응급처치와 관련된 이론 및 실기, 항공구조활동과 관련된 안전교육 등이 있다.

항공구조훈련 대상은 항공구조구급대원에 한함

• 위탁교육 등 : 국내 · 외 전문기관 · 단체에 위탁 실시하는 교육 · 훈련 등
  – 소방교육기관 : 중앙소방학교, 시 · 도 소방학교, 중앙119구조본부
  – 유관교육기관 : 국립공원관리공단, 한국원자력의학원, 화학물질안전원 등

[표 2-7] 중앙소방학교 및 시·도 소방학교 구조 교육과정 운영 현황

| | 전문인명 구조사 | 인명구조사 1급 | 인명구조사 2급 | 드론 | 생활안전 | 도시탐색 | 항공기 사고대응 | 급류구조 | 동굴구조 | 구조대원 직무향상 |
|---|---|---|---|---|---|---|---|---|---|---|
| 중앙 | ○ | | | ○ | | ○ | | | | |
| 서울 | | ○ | ○ | ○ | ○ | ○ | | | | |
| 경기 | | ○ | ○ | | | | | ○ | | |
| 강원 | | ○ | ○ | | | | | ○ | ○ | ○ |
| 경북 | | ○ | ○ | ○ | | | | ○ | | |

| | 전문인명 구조사 | 인명구조사 1급 | 인명구조사 2급 | 드론 | 생활안전 | 도시탐색 | 항공기 사고대응 | 급류구조 | 동굴구조 | 구조대원 직무향상 |
|---|---|---|---|---|---|---|---|---|---|---|
| 충청 | | | ○ | ○ | ○ | | | ○ | | |
| 광주 | | ○ | | ○ | ○ | | | | | |
| 인천 | | ○ | ○ | ○ | ○ | | ○ | | | |
| 부산 | | ○ | ○ | ○ | | | | ○ | | |

| | 유해 화학물질 | 수난구조 | 수상 구조사 | 화생방 테러대응 | 수중구조 | 헬기생환 훈련 | 연안인명 구조훈련 | 라이프 가드 | 지진대응 원자력대응 | 방사능 사고대응 | 산악 항공구조 |
|---|---|---|---|---|---|---|---|---|---|---|---|
| 중앙 | ○ | | | ○ | | | | | | | |
| 서울 | | ○ | | ○ | | | | | | | |
| 경기 | | | ○ | ○ | | | | | | | |
| 강원 | ○ | | | | | | | | | | |
| 경북 | ○ | ○ | | ○ | | | | | ○ | | |
| 충청 | ○ | | | ○ | | | | | | | ○ |
| 광주 | ○ | | | | | | | | | | |
| 인천 | | | | | | | | | | | |
| 부산 | ○ | ○ | ○ | ○ | ○ | ○ | ○ | ○ | | | |

### ④ 구조대 현황 및 활동분석

(설치근거) 119구조·구급에 관한 법률 제8조(119구조대의 편성과 운영)

- 소방청장·소방본부장 또는 소방서장은 위급상황에서 요구조자의 생명 등을 신속하고 안전하게 구조하는 업무를 수행하기 위해 119구조대 편성·운영
- 일반구조대, 특수구조대(화학구조대, 수난구조대, 산악구조대, 고속국도구조대, 지하철구조대), 직할구조대, 테러대응구조대, 119시민수상구조대 등 편성·운영

(설치현황) 119구조대는 총 279개대 5,663명으로 구성·운영(2021년 기준)

- 일반구조대 235개대 4,376명, 특수구조대 23개대(수난 13, 산악 9, 화학 2), 본부직할구조대 20개대 951명(서울 1, 부산 1, 대구 1, 인천 1, 광주 1, 대전 1, 울산 1, 경기 1, 경기북부 1, 강원 2, 충북 1, 충남 1, 전남 1, 경북 1, 경남 1, 중앙4), 119항공대 19개대 운영
  - * 직할특수구조대 (20) : 서울, 부산, 대구, 인천, 광주, 대전, 울산, 경기, 경기북부, 강원, 충북, 충남, 전남, 경북, 경남, 중앙
  - * 수난구조대 (13) : 서울4(여의도,뚝섬,반포,광나루), 부산2(낙동강,수상), 인천1(정서진), 경기2(김포,양평), 강원1(소양강), 충북1(충주호), 경북1(안동)
  - * 산악구조대 (9) : 서울3(도봉산,북한산,관악산), 인천1(마니산), 광주(무등산),강원1(설악산), 전남1(순천), 경남2(산청, 함양)
  - * 화학구조대 (2) : 인천1, 전남1(여수)
  - * 항공구조대 (19) : 서울, 부산, 대구, 인천, 광주, 대전, 울산, 경기, 강원2, 충북, 충남, 전북, 전남, 경북, 경남, 제주, 중앙2

(구조대의 역할) 일반구조대, 직할구조대, 특수구조대(수난, 산악, 화학), 테러대응구조대, 119시민수상구조대, 119국제구조대 등은 법적 근거에 따라 설치, 운영하며 각 구조대는 그 설치 목적에 따른 역할을 수행

- 일반구조대 : 주요 업무는 화재출동 및 일상적인 구조 활동을 수행, 최근 동물구조 등 생활민원성 안전사고 관련 구조 활동도 전담
- 특수구조대 : 화학공장 밀집 지역의 화학구조대, 내수면지역의 수난구조대, 산악지역의 산악구조대, 고속국도의 고속국도구조대, 도시철도 등의 지하철 구조대 등으로 설치되어 있으며, 그 특수 목적에 따른 업무를 수행
- 직할구조대 : 서울, 부산 등 광역 단위의 구조업무를 담당하며, 해외 재난 시 국제구조업무를 관할
- 테러대응구조대 : 테러 및 특수재난에 전문적으로 대응할 필요성에 의해 설치되었으며, 대테러 긴급구조 업무를 수행
- 119시민수상구조대 : 물놀이 안전을 확보하고 강, 계곡 등의 위험지역에 의용소방대원, 자원봉사자 등과 협력하여 업무 추진
- 119국제구조대 : 해외 재난발생국가에서 국제구조 업무를 위해 구조반, 탐색반, 의료반, 안전평가반 등으로 구성하여 국제구호 활동을 수행

## 가. 구조대 활동 분석 및 효율적 운영의 필요성

- (환경변화 및 기후변화의 다양화에 따른 구조 활동 증가) 최근 다양하고 복잡한 환경변화 및 기후변화로 인해 재난유형이 다변화되고 있으며, 태풍, 집중호우, 지진 등 구조유발요인이 다양화됨에 따라 구조활동도 증가하고 있다.
  - 최근 10년간(2011~2020년) 2011년 대비 구조 건수 316,776건에서 2020년 665,744건으로 52.4% 증가
  - 10년간 연평균 증가율은 출동건수는 6.6%, 구조활동건수는 7.3% 증가 추세

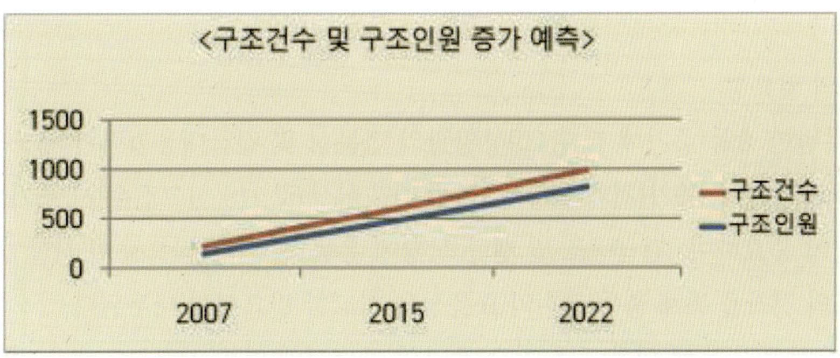


[그림 2-1] 환경변화에 따른 구조 건수 및 구조 인원 증가 추이

- (국민 생활안전 및 안전사고 예방 성격의 구조활동 증가) 구조활동건수는 큰 폭으로 증가한 반면 구조인원은 소폭 증가하게 된 원인은 벌집 제거, 동물구조, 위치추적 등 국민 생활안전과 직결된

안전사고 예방 성격의 구조활동 증가에 기인. 이로 인해 대형 재난상황 발생 시 구조인력, 장비 등을 신속하게 이동 및 운영할 수 없는 문제가 발생할 가능성이 높다.

[표 2-8] 최근 10년간 구조 활동 현황

| 년도 구분 | 2012 | 2013 | 2014 | 2015 | 2016 | 2017 | 2018 | 2019 | 2020 | 2021 |
|---|---|---|---|---|---|---|---|---|---|---|
| 출동(건) | 565,753 | 531,699 | 598,560 | 630,197 | 756,987 | 805,194 | 837,628 | 893,606 | 838,194 | 1,062,612 |
| 구조(건) | 427,735 | 400,089 | 451,050 | 479,786 | 609,211 | 655,485 | 663,526 | 719,228 | 665,744 | 799,669 |
| 구조인원 | 98,533 | 110,133 | 115,038 | 120,393 | 134,428 | 115,595 | 104,335 | 99,922 | 86,714 | 85,297 |

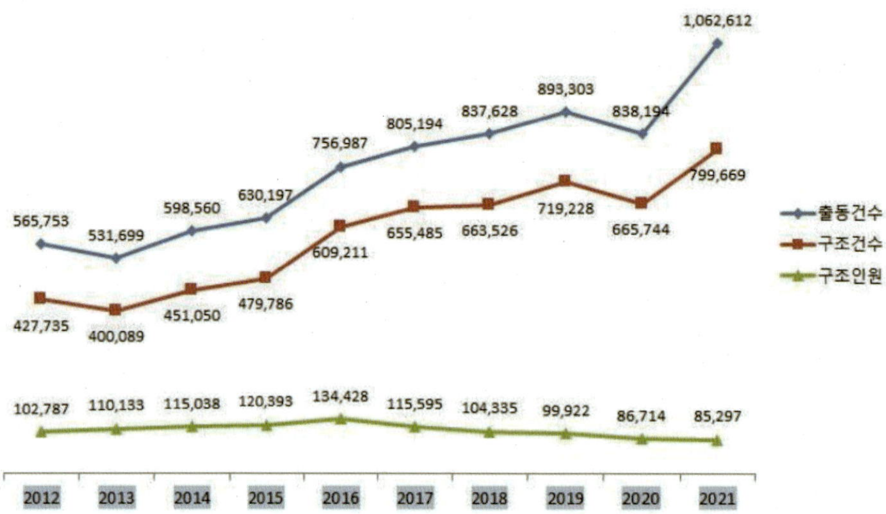


[그림 2-2]

나. 효율적 운영의 필요성

- (구조와 무관한 출동 증가에 따른 119상황관리 전문성 및 긴급대응협력관 제도의 정착 필요) 구조와 무관한 출동 건수 증가(전체 출동 건수의 40% 이상)로 119 신고접수 시 초기대응 상황관리직원의 전문성이 중요하며, 긴급구조 및 재난 상황에 유동적 · 역동적으로 대처할 수 있는 긴급대응협력관 제도의 정착을 통해 출동 건수의 효율성을 재고할 필요성이 대두된다.
- (위험물, 유독물질 등에 의한 구조 건수 증가의 가능성에 따른 긴급구조대응 전문능력과 지휘 · 통제시스템 구축이 시급) 위험물, 유독물질 등에 의한 출동 건수가 해마다 증가함에 따라 지휘 훈련 시뮬레이션 시설 확충을 통해 긴급재난 및 구조 상황에 효과적으로 대처. 위험물, 유독물질 등의 확산을 미연에 방지하고 인명을 구조할 수 있는 현장 맞춤식 교육체계를 마련해 효과적으로 대응해야 한다.

• (위험물, 유독물질 등의 구조 증가에 따른 119구조대원 화생방 특수사고 전문교육 강화) 위험물, 유독물질 등의 출동 건수의 증가에 따른 119구조대원의 2차 피해 발생 여지가 다분히 존재함에 따라 119구조대원 화생방 특수사고 전문교육 강화 필요. 이는 119구조대원의 생명과 직결된 문제로 절실히 필요하다.

• (자연재해(태풍, 지진)에 의한 재난 발생 시 긴급구조 대응역량 강화) 구조 건수 증가에 따른 긴급구조 대응 및 구조전문능력 역량 강화가 필요하며, 자연재해의 경우 2014년 1,317건, 2015년 1,216건, 2016년 8,079건, 2017년 6,731건, 2018년 11,943건, 2019년 21,149건, 2020년 18,784건으로 경주 지진 및 태풍 등 발생 요인과 예측 예보의 어려움이 있기에 국가 주요 기반시설에 대한 긴급구조 대응 역량과 신속한 현장 투입을 통해 2차 대형 재난을 방지할 수 있는 비상통신체제 구축 및 현장지휘 일원화가 요구된다.

• (생활안전 구조출동 증가에 따른 119상황 관리 전문성 제고) 119생활안전 구조 건수를 보면, 2011년 대비 58%(232,104건) 상승함에 따라 사고 유형의 유사성 인지를 통해 초동 대처능력과 긴급 상황 시 신속한 대처능력의 요구에 따른 119종합상황실의 상황 요원의 역할 중요하다.

**[표 2-9] 최근 10년간 119생활안전 활동현황**

(단위 : 건)

| 연도별 | 합 계 | 벌퇴치, 벌집 제거 | 갇힘사고 (실내, 차량, E/V 등) | 위해 동물 포획 퇴치 | 전기, 가스 안전 조치 | 급배수 지원 | 위험 고드름 제거 | 기타 안전 조치 | 비화재보 출동 |
|---|---|---|---|---|---|---|---|---|---|
| 2012 | 240,507 | 129,500 | 33,091 | 47,924 | 902 | 11,297 | 776 | 14,358 | 2,659 |
| 2013 | 280,039 | 86,681 | 82,287 | 47,446 | 5,031 | 13,697 | 1,588 | 26,559 | 16,750 |
| 2014 | 333,451 | 117,534 | 37,731 | 63,677 | 5,281 | 44,676 | 409 | 46,565 | 17,578 |
| 2015 | 336,036 | 128,444 | 29,858 | 75,707 | 3,140 | 18,049 | 197 | 56,938 | 23,703 |
| 2016 | 377,575 | 178,603 | 57,045 | 103,887 | 2,179 | 2,053 | 684 | 25,777 | 7,347 |
| 2017 | 423,055 | 158,588 | 70,194 | 125,423 | 5,440 | 3,653 | 862 | 44,418 | 14,477 |
| 2018 | 396,343 | 147,003 | 69,785 | 88,050 | 5,669 | 3,347 | 3,485 | 58,559 | 20,445 |
| 2019 | 430,534 | 172,055 | 55,002 | 97,676 | 5,736 | 5,309 | 744 | 68,992 | 25,020 |
| 2020 | 400,103 | 136,438 | 52,001 | 93,951 | 5,449 | 3,988 | 638 | 69,474 | 38,119 |
| 2021 | 538,672 | 200,310 | 61,327 | 95,192 | 6,222 | 3,555 | 2,772 | 76,428 | 92,866 |

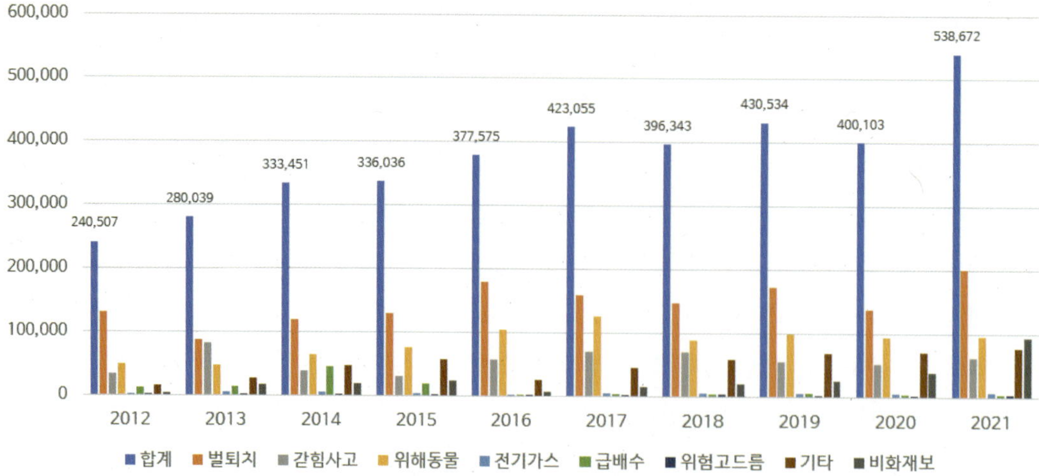


[그림 2-3] 최근 10년간 119생활안전 활동현황

- (구조의 신속한 이송체계와 구조장비보강) 구조에서부터 병원이송까지의 신속한 이송체계가 필요하며 노후한 구조장비로 인해 구조 및 응급처치의 어려움이 있다.
- 최근 구조대 현황
  - (구조대) `16년 대비 `21년에는 8개대(3%)증가, 구조대원은 1,242명(30.7%)이 확충되었다(연평균 증가율 : 구조대 설치 0.6%, 구조대원 배치 5.6%).

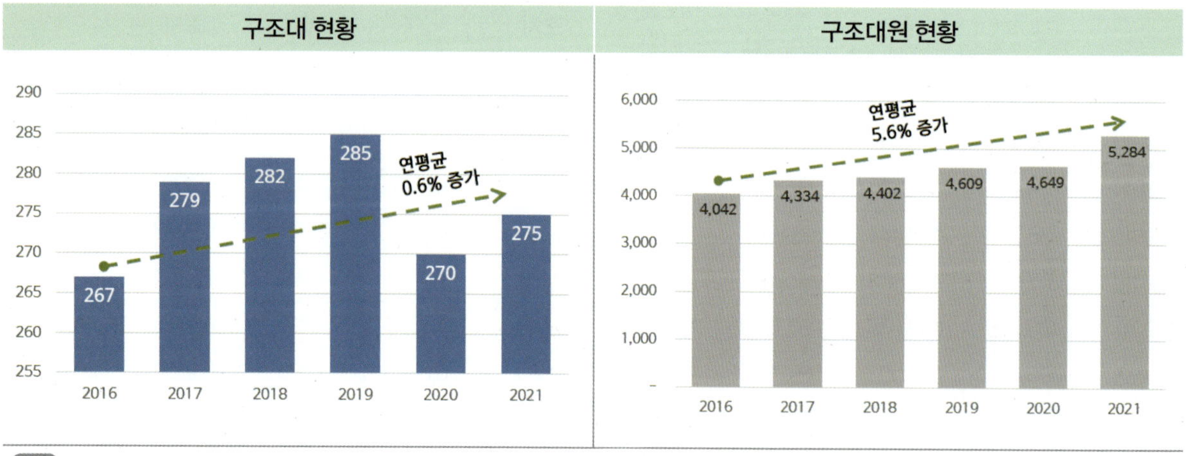


출처 2022년 소방청 통계연보

[그림 2-4] 구조대 및 구조대원 현황

- 장비 보유율 ⇨ 구조 95.5%
  - `20년 구조장비(137,751점) 보유율은 95.5%로 '16년 대비 12.7%가 증가하고, 노후율은 15.9%에서 2.1%로 낮아져 장비 가용성이 개선되었다.

⑤ 구조활동 현황

• 지난 년도 기본계획에 따른 구조활동 현황

– (구조출동 건수) `20년부터 코로나19 발생 등의 상황에 의해 출동 · 구조 건수가 이전에 5.7%의 증가세가 감소 추세로 전환되었다.

– (구조인원) 구조(출동) 건수와 대비해 볼 때 최근 5년간 연평균 9.4% 감소세를 보이고 있는 만큼 구조(출동) 건수 감소세가 예상된다.

– 감소세의 주요 요인은 국민 안전의식 확산이 지대한 영향을 미친 것으로 추정된다. 가령, 다양한 안전교육 · 홍보 활동 및 국민들의 초기대응 능력 향상 등 전반적인 구조활동 분야에 대한 국민의식 상승된 것으로 추정된다.

• 지난 년도 및 최근 구조활동 분석

– 최근 10년간 구조 활동은 연평균 7.7% 이상 지속적으로 증가 추세이다.

구조활동 건수의 급격한 증가는 화재발생, 자연재난, 위치추적, 동물포획 등 재난대응 및 생활안전 활동이 증가 추세에 있는 반면에 구조인원은 연중 2%의 감소 추세를 지속적으로 보이고 있다.

`21년의 구조 건수는 `12년의 구조 건수에 비해 187% 증가하였지만 구조인원은 13.4% 감소하여 85,297명을 구조했다.

구조인원 감소의 주요 요인 중 하나는 해마다 증가하는 생활안전출동 증가가 주요 원인으로 파악된다.

대국민 신고 활성화에 따른 동물포획 · 벌집제거 등 생활안전사고 예방 성격 증가로 긴급구조에 투입될 구조인원이 생활안전출동 및 안전사고 예방 성격의 구조 활동으로 긴급한 구조 지체 유발

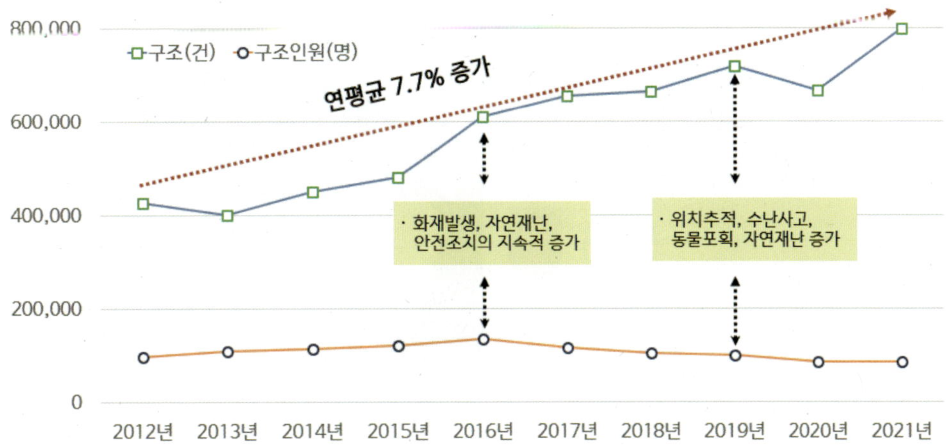


[그림 2-5] 지난 년도 및 최근 구조활동 분석

## (3) 오스트리아

알프스를 소유하고 있는 국가별로 형성되기 시작한 산악구조대는 1948년에 이르러 개별적으로 축적된

산악구조의 경험과 기술을 교류해 산악구조의 수준을 향상시키고자 산악구조국제위원회(ICAR : International Commission for Alpine Rescue)를 창립했다.

ICAR에는 산악, 눈사태, 헬기구조, 고산의학으로 구분된 네 가지 분야의 기술위원회가 활동한다. 각 위원회는 소속 가맹단체로부터 성공사례, 구조대원 사고사례, 구조실적, 사용하고 있는 구조기법 등에 대한 보고서를 제출받고 총회에서 문제점, 개선점을 토론 의결해 구조기술과 안전지침 등을 정한 지침(권고문) 발행을 통해 구조기술향상과 구조대원 안전사고 예방에 힘쓰고 있다.

지난해를 기점으로 유럽지역을 넘어 미국, 캐나다, 일본, 네팔, 한국(대한산악구조협회 가입 중) 등 37개국 국가 · 지자체 · 민간의 103개 산악구조대가 가입해 ICAR이 축적한 산악구조의 기술력과 안전지침을 제공받아 구조를 수행하고 있다.

회원 산악구조대는 매년 워크숍을 통해 많은 자료를 공개하고 있으며 로프구조시스템은 등반장비와 최소장비를 활용한 로프시스템에서 테크니컬로프시스템(TRR)까지 다양한 방식을 구사한다.

2011년 산악지형이 80%를 차지하는 강원도에서는 산악구조 능력 향상을 위해 3년에 걸쳐 총 9명을 오스트리아 보랄베르그 산악구조대로 보내 선진 산악구조체계와 시스템을 습득할 수 있는 훈련을 했으며 오스트리아 산악구조대 매뉴얼을 번역 · 활용(인쇄, 교육자료)하는 것에 동의해 줘 국내 최초로 산악구조 매뉴얼을 발간할 수 있었다.

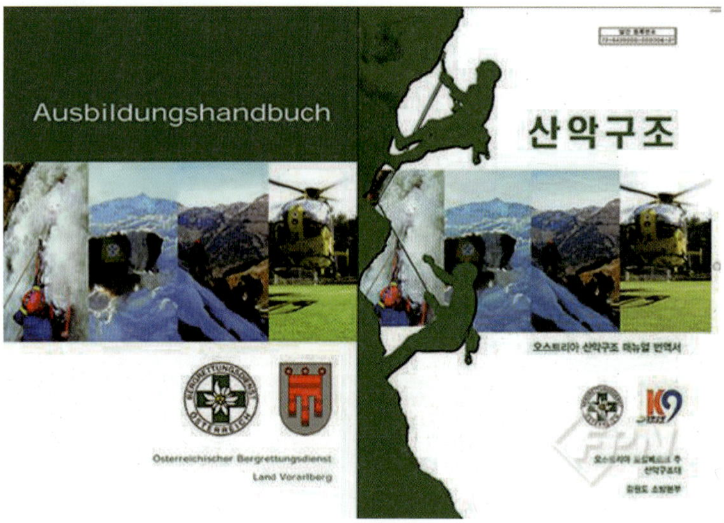


[그림 2–6] 오스트리아 산악구조 매뉴얼

오스트리아 산악구조서비스(AMRS, Austria Mountain Rescue Service)는 1896년부터 근대적 구조시스템을 마련해 운영하고 있다. 운영 주체는 국가나 지방정부가 아닌 시민봉사자 연합이다.

국민에 대한 사회적인 안전망을 제공해야 하는 정부의 책임을 수행하기 위해 산악구조서비스라는 공익적

업무를 수행하는 AMRS에게 주정부에서는 산악구조대 청사와 연간 운영비의 1/3가량을 보조금으로 지원한다.

AMRS는 7개 주에 설립된 산악구조대 본부연합체로 주 산악구조대가 독립적으로 재정을 집행하고 구조활동, 산악사고 예방활동을 담당한다. 주정부 연방공화국 체제인 오스트리아 국가체계와 같은 맥락으로 이해된다. 주별로 설치된 산악구조본부는 본부 직할인 헬기베이스와 거점지역별로 산악구조베이스 · 구조견 수색팀을 편성해 구성하고 있다.

오스트리아는 산을 찾는 개인의 자유를 최대한 존중한다. 모든 산이 연중 24시간 개방돼 원하는 사람은 시간과 기후에 구애 없이 자연의 아름다움을 만끽할 수 있다. 특별한 경우(악천후, 폭설 등)에는 위험지역에 대한 경고가 권고될 뿐이다.

산림을 통한 행복 추구를 만끽할 자유를 국가가 간섭하지 않는 대신, 자유와 행복추구 과정에서 발생되는 위험에 대한 책임 또한 개인에게 먼저 돌아간다.

AMRS는 일정한 비용을 개인이 부담하도록 제도화되어 있다. 구조상황 시 산악구조대가 출동할 경우 비용이 청구되며 구조 난이도나 사용 장비 등의 변수에 따라 비용이 추가된다. 헬기가 투입되는 경우도 빈번하고 고가의 장비가 투입될수록 상당한 비용이 발생된다. 이러한 구조비용의 수혜자 부담 원칙은 연방 법률에서 규정돼 오스트리아의 내국민은 물론 방문 외국인에게도 적용된다.

구조비용 실비 납부의 편리성과 운영비 확보의 대안으로 AMRS는 산악구조보험(기금)제도를 운영한다. 보험에 의한 무상서비스에는 지상구조대원과 구조견은 물론 산악구조헬기까지 포함된다. 이는 우리나라에도 보험제도의 도입 필요성이 있고 특히 불법 산행으로 인한 구조 요청 시 자기 부담에 따른 비용이 청구될 필요가 있음을 시사한다.

오스트리아는 약 1년간 의무병역제도를 갖추고 있다. 대체복무시스템 활성화로 일정 경력 보유 청년은 산악구조대원으로 대체 복무가 가능하다. 이런 병역 대체복무요원을 활용해 상근구조대원을 확보한다.

산악구조협회는 산악지형에서 발생하는 구조업무와 사고예방, 교육, 홍보활동을 전개한다. 구조활동으로는 암벽, 빙벽, 눈사태 등 전형적인 산악구조뿐만 아니라 스키 사고나 산림과 접한 험한 지형 내 계곡(레프팅, 케뇨닝) 사고, 행글라이더 추락 · 항공기 추락, 행방불명자 수색, 케이블카 사고 등 산악지형을 배경으로 한 모든 유형의 구조업무를 수행한다.

예방활동으로는 일반인을 대상으로 한 산악스포츠 안전교육, 홍보활동 그리고 구조관련 기관과의 유기적 협력관계 구축이 중요한 활동이다.

회장과 임원을 비롯한 모든 산악구조대원은 명예 봉사직으로 구성된다. 구조활동비(출동수당) 또는 구조대원 개인피복 등 산악구조대원 임무를 수행하면서 소요되는 개인적 비용에 대한 지원은 없었다.

이들은 산악구조업무를 명예롭게 봉사하는 직무로 받아들인다고 한다. 다만 산악구조협회의 상근으로 고용된 사무국의 2명과 헬기 탑승 의사 · 조대원의 임금만 지급된다. 1,250명이 넘는 회원을 거느린 커다란 조직이 자원봉사를 기반으로 인건비를 최소화해 효율적인 시스템을 운영하고 있다.

[표 2-10] 표준구조매뉴얼 2개 과정

| 연번 | 과정명 | 비고 |
|---|---|---|
| 1 | 로프, 매듭, 기초구조법 | |
| 2 | 확점 | |
| 3 | 윈치,도르레 | |
| 4 | 스키리프트, 나무에서의 구조 | |
| 5 | canyoing 구조 | |
| 6 | 출동대 편성 | |
| 7 | 헬리콥터 구조 | |
| 8 | 무선통신 | |
| 9 | GPS | |
| 10 | 독도법 | |
| 11 | 나침판, 방향찾기 | |
| 12 | 눈사태 구조 | |
| 13 | 눈, 빙하, 크레바스, 눈사태원리 | |
| 14 | 구조현장 응급처치 | 별도 |
| 15 | 외상후 스트레스 관리 | |
| 16 | 기상학 | |
| 17 | 등산안전수칙 | |
| 18 | 청소년 안전수칙 | |
| 19 | 홍보, 미디어관리 | |
| 20 | 협회정관 | |

산악구조대원은 산악구조협회의 회원으로 등록하고 구조대원이 되기 위한 구조기술을 습득해야 한다. 31개 Rescue Base 소속 회원 중 구조대원 교육희망자를 선별해 협회에 교육을 요청한다. 협회는 연중 프로그램을 편성해 지속적인 교육으로 구조대원을 양성한다.

매뉴얼은 로프매듭, 독도법, 무전기사용법 등 총 20개 과정으로 구성되어 산악구조에 필요한 실무 전반에 대한 지침이 실려 있다.

일련의 교육과정을 거쳐 산악구조대원으로 약 2년간 활동하면 Specialist가 될 수 있는 자격이 주어진다. Specialist는 구조팀의 중추적 역할을 하고 구조대원교육에 강사로 참여한다. Specialist가 되기 위한 교육과정은 세 가지를 이수하고 마지막 코스인 시험을 보게 된다.

- Summer course(암벽 구조) 3일
- Ice course(빙하 구조) 3일
- Winter course(설상 구조) 3일
- Master course(자격검정) 3일

실제 우리는 'Ice course' 과정과 'Winter course' 과정, 케뇨닝 구조훈련에 참여해 현지 구조대원들과 함께 훈련할 수 있었다. 3일간의 실전훈련기간에 본 Specialist의 권위는 대단했다. 교육시간은 물론 자유로운 휴식시간에도 Specialist 지시와 통제에 구조대원 모두가 철저히 순응했다.

교육은 하루 동안 진행되기도 하고 산중의 교육 장소에서 2박 3일간 이어지기도 한다. 교육에 필요한 장비, 식사, 잠자리 비용은 모두 협회에서 부담한다. 보랄베르그 지역에 협회 소유 산장이 23개가 있어 훈련 거점으로 적의 활용한다.

### (4) 독일

Bundesanstalt Technisches Hilfswerk (THW, Federal Agency for Technical Relief)는 독일 연방 시민 보호기관으로 독일 연방 정부에 의해 통제된다. 79,543명의 회원(2019년) 중 99%가 자원봉사자이다.

THW의 연방기호

#### ① 업무

THW의 업무는 THW-act(THW-Gesetz)라는 법률에 설명되어 있다. 이러한 작업은 다음과 같다.

- 다른(독일) GO, NGO 또는 소방대, 경찰 또는 관세청과 같은 기타 기관에 대한 기술 및 물류 지원
- 정부가 지정한 외국의 기술 또는 인도적 구호
- 국가 시민 보호 조치의 일환으로 독일의 기술 구호

THW의 메인 로고

#### ② 현장조직

THW는 Ortsverb · nde(OV)라고 하는 668개 지역 지부에서 독일 전역에 주둔하고 있다. 약 15,000명의 젊은 자원봉사자(THW Youth 회원)를 포함하여 약 80,000명이 이 조직에서 활동하고 있다. 그들 중 대부분은 자원봉사자들이며, 약 1,800명은 행정부에서 풀타임으로 일하고 있다. 각 지역 지부(Ortsverband)는 1개 이상의 테크니슈 취게(기술 소대)를 보유하고 있으며, 각 소대는 4명의 지원병과 9명에서 12명의 지원병으로 구성된 1개의 베르궁스그루페(구조대)와 4명에서 18명의 지원병으로 구성된 1개의 파흐그루펜(기술대)으로 구성되어 있다.

THW 유닛의 주요 유형은 두 개의 Bergungsgruppen (1차 및 2차 구조 그룹) 중 하나이며, 유압 절단 장치, 전기톱 및 공압 해머와 같은 중장비를 갖추고 있다. 그들의 차량은 1st Rescue Group을 위한 Ger · tekraftwagen 1 (GKW 1)(장비 트럭 1)과 Mehrzweckkraftwagen (MzKW)(다목적 트럭) 또는 구형 Ger · tekraftwagen 2 (GKW 2)입니다. 2차 구조대를 위해 Fachgruppen (기술 단위)에는 다음과 같다.

- 브리지 빌딩(Brückenbau)
- 잔해물 정리(Räumen)
- 철거/발파(Sprengen)
- 인프라(Infrastruktur)
- 기름 오염(Ölschaden)
- 수색 및 구조(Ortung)

- 전력 공급(Elektroversorgung)
- 비상 공급 및 유지 보수(Notinstandsetzung & Notversorgung, 이전 기술 유닛 조명 및 많은 2차 구조 유닛을 대체하기 위해 2019년 도입)
- 물 피해 / 펌핑(Wasserschaden / Pumpen)
- 워터 해저드(Wassergefahren)
- 물 공급 및 처리(Trinkwasserversorgung )
- 회복(베르궁)

또한, 기술 소대 외부에는 두 가지 유형의 기술 단위가 존재합니다. 주요사고 또는 다중지역 작업 중에 주로 지원을 제공한다.

- 물류 (Logistik)
- 명령, 제어 및 통신(Führung und Kommunikation)

③ 제공되는 서비스

**기술적 위협 방지**

- 지역 조명
- 클리어링 및 블라스팅
- 홍수 및 침수 방지
- 수색 및 구조 및 인양
- 수상 구조

**인프라 기술 지원**

- 전기 공급
- 비상 교량 공사
- 식수 공급
- 폐수 처리

**기술적 지원**

- 다이빙
- 임시 도로 공사
- 비상우물, 대피소 등 민방위시설 유지관리
- 높은 곳에서 구출
- 교통 경로에 대한 기술 지원

**명령 및 통신, 물류**

- 운영 직원 케이터링 및 관리
- 사령부 구축 및 운영
- 명령 지원
- 임시 통신 시스템 생성
- 물류거점 구축 및 운영
- 임무 장비의 자재 유지 보수 및 유지 보수 작업
- 임무 수행을 위한 소비재 운송

**환경 보호 기술 지원**

- 기름 피해와의 싸움
- 물 분석

**인구의 제공**

- 전기 및 식수 제공
- 일치하는 인프라를 갖춘 비상 숙소 및 수집 지점의 구축 및 장비
- 폐수 처리

④ 조직

가) 매크로 데이터

THW에는 15,192명의 젊은 도우미(THW-Jugend e.V.의 구성원)와 약 1,800명의 정규직 직원을 포함하여 83,698명의 자원봉사자가 있다. 2011년 독일에서 일반 징집이 중단되고 관련 민사 보호의 의무화 옵션과 함께 현역 응급 서비스의 수도 눈에 띄게 감소했다. 이는 2010년 말 41,127개에서 2012년 말 38,604개로 감소했다. 이는 6% 감소에 해당한다. 반면에 여성의 수는 2006년에서 2015

년 사이에 41% 증가하여 최근 몇 년 동안 크게 증가했다. 13,732명의 여성 중 자원봉사자 중 여성의 비율은 16.41%이다.

[표 2-11]

| 년도 | 총 THW 회원 수 | 긴급 서비스* | 청소년 | 여성 | 근무시간 내륙 |
|---|---|---|---|---|---|
| 2003년 | 76,725 | – | 13,843 | – | – |
| 2004년 | 77,021 | – | 14,481 | – | – |
| 2005년 | 79,044 | – | 15,202 | – | – |
| 2006년 | 80,615 | 41,279 | 14,696 | 7,489 | 901,000 |
| 2007년 | 82,486 | 41,945 | 15,497 | 7,792 | 623,000 |
| 2008년 | 83,351 | 42,036 | 15,203 | 7,937 | 392,000 |
| 2009년 | 83,351 | 41,887 | 15,497 | 8,086 | 494,000 |
| 2010년 | 83,807 | 41,127 | 14,696 | 8,209 | 856,000 |
| 2011년 | 82,444 | 39,326 | 14,791 | 8,696 | 570,000 |
| 2012년 | 87,711 | 38,604 | 15,098 | 9,187 | 349,000 |
| 2013년 | 83,830 | 38,781 | 15,264 | 9,873 | 1,862,000 |
| 2014년 | 83,625 | 38,986 | 15,072 | 10,149 | 455,519 |
| 2015년 | 81,332 | 66,601 | 14,731 | 10,576 | 1,108,489 |
| 2016년 | 79,514 | 64,406 | 15,108 | 10,874 | 448,763 |
| 2017년 | 78,756 | 63,286 | 15,470 | 11,264 | 478,085 |
| 2018년 | 78,541 | 62,695 | 15,846 | 11,654 | 698,138 |
| 2019년 | 79,543 | 63,363 | 46,180 | 12,229 | 667,542 |
| 2020년 | 79,927 | 64,550 | 15,377 | 12,525 | 1,124,398 |
| 2021년 | 83,698 | 68,506 | 15,192 | 13,732 | 3,747,161 |

*(2015년에 더 이상 구분이 이루어지지 않을 때까지: 활성 도우미, 즉 덜 소위 "예비군" 및 "오래된 도우미")

출처 THW 연차 보고서 2005[26], 2010[27], 2014[28], 2015[29], 2016[30], 2017[31], 2018[32], 2019[33], 32 2021년[25] 최신: 2022년 7월

연방 내무부 부서의 권위로서 THW는 대통령이 이끌고 있다. THW 관리본부가 본 렝스도르프(Bonn – Lengsdorf)에 있으며 연방 시민 보호 및 재난 지원 사무소(BBK)와 공동 소유하고 있다.

668개의 THW 지역 지사, 66개의 지역 사무소, 8개의 주 지부, 3개의 교육센터 및 Bonn THW 경영진이 행정 및 조직 구조에 관여한다. 지역 지사에서는 자원봉사자들만이 일하고, 다른 조직 단위에서는 상근 직원을 고용한다.

### ⑤ 협업

THW는 수많은 협력을 운영하고 있다. 지역 수준에서 소방대, 의료 서비스 및 시 행정부와 연락이 유지된

다. 이것은 거의 항상 제3자를 대신하여 작동하기 때문에 THW의 운영에 매우 중요하다. 예를 들어, THW의 바이에른 지부는 2014년 10월 13일 독일 아마추어 라디오 클럽(DARC)과 협력 계약을 체결했다.

- 다른 통신 연결을 사용할 수 없거나 충분히 사용할 수 없는 한 무선 통신 연결 설정을 통해 THW 에 대한 DARC 지원 가능한 지원
- 임무에 대비하여 합동훈련행사 및 무선연습 실시

THW가 기반 시설을 수리하고 전기, 식수 및 폐수 분야에서 비상공급을 설정할 수 있는 능력으로 인해 THW는 민간기업과도 협력한다. 예를 들면 Deutsche Bahn, 독일 물 관리 협회, 폐수 및 폐기물, 에너지 공급 회사가 있다.

KGR(Kultur Gut Retter) 프로젝트의 일환으로 연방연구소는 독일 고고학 연구소(DAI) 및 로마-게르만 중앙 박물관(RGZM)과 함께 연방 외무부 및 독일 연방의회의 지원을 받아 다음을 개발하고 있다. "위기 상황에서 문화유산에 대한 신속한 지원을 위한 메커니즘" 요청 시 멸종 위기에 처한 예술 보물과 문화자산을 구조하고 확보할 수 있도록 자연재해, 기후 영향 및 갈등. 미셸 뮌테 퍼링에 따르면 모듈식 개념에는 무엇보다도 보존을 위한 이동식 실험실이 있다. 또한 THW와 그 재단은 수년 동안 수많은 응용 중심 연구 프로젝트의 후원자이자 파트너였다.

#### ⑥ 교육

THW에서의 훈련은 THW 서비스 규정 2(THW-DV 2)에 의해 규제된다. 그런 다음 훈련은 3단계이다.

THW의 도우미는 먼저 기본교육을 거쳐 도우미 자격을 얻는다. 이 과정에서 예비 도우미는 장비 취급의 일반적인 기본 사항을 배운다. THW의 구조 및 구조에 대한 안전조치 및 지식도 제공된다. 기본 교육은 이론 부분과 실습 부분으로 구성된 시험으로 교육내용 및 시험은 시험규정에 규정되어 있다. 파상풍, 디프테리아, A형 및 B형 간염에 대한 예방접종과 건강검진 G26.1도 운영자격을 위해 필요하며, 이것이 없으면 도우미는 현장에서 일할 수 없다.

기본교육을 성공적으로 마친 후 도우미는 지역협회 내에서 일하도록 지정된다. 다음에는 여러 교육 섹션을 결합한 교육 수준 2 "전문가 교육"이 이어진다. 전문교육은 THW 운영 부서에서 도우미가 전문작업을 수행할 수 있도록 준비하는 역할을 한다. 특정 기능은 기능교육의 일부로 별도의 추가 교육이 필요하다. 마지막으로 해외연수는 도우미를 양성하는 역할을 하고, 해외 임무에 문제가 되고 위험지역의 문화 간 의사소통 및 안전원칙과 같은 측면도 다룬다. 또한, 도우미가 해외에서 일하려면 연장된 예방접종을 받아야 한다.

교육수준 3 "추가자격"에서 도우미는 지식수준을 유지하고 혁신적인 기술을 전달받기 위해 지속적인 교육을 받는다. 교육 수준에 설명된 교육 요구사항은 교육 시스템에 의해 보장된다. 기술교육은 원칙적으로 현장교육을 통해 이루어진다. 지역훈련은 무엇보다도, 특정 주제영역에 대한 교차지역 협회 교육(예: 무선통신수 교육) 및 유사 공무원(예: 기관사 교육) 교육으로 이루어진다. 학교기반교육은 물론 다른 형태의 교육에 추가하여 전체 범위의 전문가 자격을 보장한다. THW는 Hoya(Lower Saxony), Neuhausen auf den Fildern (Baden-Württemberg) 및 Brandenburg an der Havel(Brandenburg) [84] 후자는 2019년에 설립되었으며 THW에서 연방 자원봉사를 수행하는 사람들의 훈련에 중점을 둔다. e-러닝 영역에는 교

육 및 추가 교육, 커뮤니케이션, 배포 준비, 구현 및 후속조치를 위한 인터랙티브 인터넷 기반 포털이 있다. Bad Neuenahr-Ahrweiler의 Federal Academy for Civil Protection and Civil Defence, Nienburg의 DEULA, IBK Heyrothsberge 및 BVA의 과정도 있다.

훈련 시스템은 또한 다른 형태의 훈련을 제공하는 특별한 형태의 훈련으로서 운영 현실을 반영하기 위한 연습 및 대회를 제공한다.

THW는 기부금을 요구하지 않으며, 수입 손실 및 여행 경비를 상환하기 위해 연방 및 철도 사고 보험을 통해 훈련 및 대회 동안 도우미의 생활을 보장한다. 작업복 및 보호복이 제공되며 지역협회 및 훈련센터에서의 훈련은 모든 도우미에게 무료이다.

### ⑦ 원칙

기본 원칙은 다음과 같다.

1. 우리는 항상 독일과 전 세계에서 도울 준비가 되어 있다.
2. 우리는 목표 지향적이고 성실하게 업무를 수행한다.
3. 우리는 함께 일하고, 함께 계획하고, 책임 있는 결정을 한다.
4. 우리는 교육과 실천을 중요하게 생각한다.
5. 우리는 의식적으로 행동하고 서로를 보호한다.
6. 우리는 서로를 존중하고 모범적으로 행동한다. 우리 관리자에게는 특별한 책임이 있다.
7. 우리는 목표가 있고 정직하며 이해할 수 있는 방식으로 의사소통한다.
8. 우리는 민주주의에 전념하고 어떠한 차별도 용납하지 않는다.
9. 우리는 또한 THW에서 우리 사회의 다양성에 전념한다.
10. 우리는 젊은이들이 THW와 책임감에 대해 책임을 다한다.

### ⑧ 바이에른주 소속 레긴스부르크 소방학교 기술지원과정 시간표(Technische Hilfeleistung)

- 오일구조반
  - 코스 참가자는 오일 배리어, 오일 스키밍 장치, 오일 분리기 및 폐기 트레일러를 작동하고, 적절하게 유지 · 관리하고, 오일 구조장비를 전술적 · 기술적으로 올바르게 사용할 수 있어야 한다.

[표 2-12]

| 월/일 | 요일 | 1교시 9:00 ~ 9:50 | 2교시 10:00 ~ 10:50 | 3교시 11:00 ~ 11:50 | 4교시 13:00 ~ 13:50 | 5교시 14:00 ~ 14:50 | 6교시 15:00 ~ 15:50 | 7교시 16:00 ~ 16:50 | 비고 |
|---|---|---|---|---|---|---|---|---|---|
| 7월 5일 | (월) | 석유 구조 조직, 기름 처리 공장, 휴대용 오일 붐 | | | | | | | |
| | | 학교교관 | | | | | | | |
| 7월 6일 | (화) | 안전 규정, 벨트 스키머, 스키머 | | | | | | | |
| | | 학교교관 | | | | | | | |

| 7월 7일 | (수) | 휴대용 오일 분리기, 모프마틱 시련기 콤팩트 유닛 | |
|---|---|---|---|
| | | 학교교관 | |
| 7월 8일 | (목) | 오일 바인더, 물 위에서의 실전 훈련 | |
| | | 학교교관 | |

[표 2-13] 경영진을 위한 고급 과정 – 기술 지원

| 월 / 일 | 요일 | 1교시 9:00 ~ 9:50 | 2교시 10:00 ~ 10:50 | 3교시 11:00 ~ 11:50 | 4교시 13:00 ~ 13:50 | 5교시 14:00 ~ 14:50 | 6교시 15:00 ~ 15:50 | 7교시 16:00 ~ 16:50 | 비고 |
|---|---|---|---|---|---|---|---|---|---|
| 3월 4일 | (월) | 도로교통사고(자동차, 버스, 트럭), 차량용 대체 구동 시스템, 건설 및 토목 사고 | | | | | | | |
| | | 학교교관 | | | | | | | |
| 3월 5일 | (화) | 광범위한 기술 지원을 받는 소방대의 임무 | | | | | | | |
| | | 학교교관 | | | | | | | |

[표 2-14] 기술 지원반 4 – 트럭 및 버스 사고

| 월 / 일 | 요일 | 1교시 9:00 ~ 9:50 | 2교시 10:00 ~ 10:50 | 3교시 11:00 ~ 11:50 | 4교시 13:00 ~ 13:50 | 5교시 14:00 ~ 14:50 | 6교시 15:00 ~ 15:50 | 7교시 16:00 ~ 16:50 | 비고 |
|---|---|---|---|---|---|---|---|---|---|
| 8월 3일 | (월) | 트럭 및 버스 사고, 행동 중심 스테이션 교육 및 배치 연습을 통한 트럭 기술 | | | | | | | |
| | | 학교교관 | | | | | | | |

[표 2-15] 기술 지원반 1–4

| 월 / 일 | 요일 | 1교시 9:00 ~ 9:50 | 2교시 10:00 ~ 10:50 | 3교시 11:00 ~ 11:50 | 4교시 13:00 ~ 13:50 | 5교시 14:00 ~ 14:50 | 6교시 15:00 ~ 15:50 | 7교시 16:00 ~ 16:50 | 비고 |
|---|---|---|---|---|---|---|---|---|---|
| 2월 27일 | (월) | 기본 활동,(절단, 분리, 펴기 등), 이동 하중 (다목적 기차, 리프팅 백 시스템 등) | | | | | | | |
| | | 학교교관 | | | | | | | |
| 2월 28일 | (화) | 교통, 건설 및 기계 사고 | | | | | | | |
| | | 학교교관 | | | | | | | |
| 3월 1일 | (수) | 트럭 및 버스 사고 | | | | | | | |
| | | 학교교관 | | | | | | | |
| 3월 2일 | (목) | 행동지향적인 기지 훈련과 작전 훈련 | | | | | | | |
| | | 학교교관 | | | | | | | |

### (5) 대만의 소방. EMS

#### ① 소방영역 인력 규정

"소방장비 및 지방정부 인력배치 기준"

- 시민 10,000명 : 소방차 1대(엔진, 사다리, 구조대차)
- 트럭 1대당 약 6명(트럭 종류에 따라 다름. 조정 허용됨)
- 보트 정박지, 공항/비행장, 자체 소방서가 있는 산업지역은 자체 기준을 정함

#### ② 소방대원에 대한 훈련

2항목: 학력 시험이나 국가 시험

- 학원 경로 : 고등학교 → 경찰학원(소방과학) → 소방공무원 국가고시 → 배정 및 훈련
  ⇨ 학업 학생은 준학사 학위를 보유하게 되며, 대부분의 훈련은 학과 배정 후에 이루어 짐
- 국가고시 경로 : 대학 → 소방공무원 국가고시 → 연수원 → 배정
  ⇨ 센터 내 훈련은 EMT-1, 소방관-1, 기본 swift water 등이 있으며, 총 훈련기간은 1년

#### ③ Advanced Firefighter Ttrainings

- 구조훈련 : 주로 로프구조기술, 신속수난구조, 차량구조 등에 중점을 둔 10주간의 훈련 포함
- USAR 훈련 : INSARAG 기준에 따른 지진 대응에 중점을 두고 8주간의 훈련
- EMT-P 교육 : 위와 같은 훈련
  ⇨ 화재 예방 교육이 언급되지 않음

#### ④ 미래 비전(Future vision)

- 재해 방지 강화
- 훈련 및 구조 작업의 안정성 향상
- 민간 최초 대응 의식 제고
- 화재 예방 강화
- 화재 및 EMS 대응 능력 향상
- 정신 건강 인식 향상
- 국제 USAR 대응 능력 향상
- 신기술 구현
- 공공 인프라 안전 강화
- 새로운 법률 및 규정 홍보

### (6) 일본

일본의 소방관 구조훈련은 다음과 같다. 안전관리개론, 구조장비관리 훈련, 사다리, 로프구조, 구조훈련항공대란훈련, 광도,방재항공대, 재해구조대책(전기사고), 유수 구조, 미국식도시형구조, 관계법규, 재해구조대책(엘리베이터, 에스컬레이터), 중량물배제 · 파괴 · 절단기구, 다수사상자, 화재구조 등으로 구성되어 있다.

[표 2-16] 소방직원 전과교육 제00기 구조과 시간표 (2월 16일~3월 13일)

| 월 / 일 | 요일 | 1교시 9:00 ~ 9:50 | 2교시 10:00 ~ 10:50 | 3교시 11:00 ~ 11:50 | 4교시 13:00 ~ 13:50 | 5교시 14:00 ~ 14:50 | 6교시 15:00 ~ 15:50 | 7교시 16:00 ~ 16:50 | 비고 |
|---|---|---|---|---|---|---|---|---|---|
| 2월 16일 | (월) | 입교수부 | 입교식 | 훈련시설설명 | 체육 | | | | |
| | | 학교교관 | 학교교관 | 단당교관 | | | | | |
| 2월 17일 | (화) | 안전관리개론 | | | 구조기구취급훈련<br>(셔터 문개방 · 파괴/전기톱 취급훈련) | | | | |
| | | 담당교관 | | | | | | | |
| 2월 18일 | (수) | 안전관리 | 공기호흡기취급 · 검삭훈련 | | | | | | |
| | | 단당교관 | | | | | | | |
| 2월 19일 | (목) | 안전관리 | 삼면 사다리, 양면 사다리 | | | | | | |
| | | 단당교관 | | | | | | | |
| 2월 20일 | (금) | 효과측정<br>(안전관리) | 일개소적 구조 · 주상구조 · 앵커 · 지점 | | | | | | |
| | | 단당교관 | | | | | | | |
| 2월 23일 | (월) | 구급 ˜ 외상현장 응급처치 | | | | | | | 구급과 |
| | | 각소방 본부구급구명사 | | | | | | | |
| 2월 24일 | (화) | 구조훈련(항공대란훈련) | | | | | | | |
| | | 광도현방재항공대 | | | | | | | |
| 2월 25일 | (수) | 재해구조대책(전기사고) | | | 유수 구조(공개강좌) | | | | |
| | | 중국전력광도배영업소 | | | | | | | |
| 2월 26일 | (목) | 미국식도시형구조 (공개강좌) | | | | | | | |
| | | | | | | | | | |
| 2월 27일 | (금) | 관계법규 | | | 외력구조(공개강좌) | | | | |
| | | 단당교관 | | | 재일미해군통합소방국 | | | | |
| 3월 2일 | (월) | 유럽식도시형구조 (공개강좌) | | | | | | | |
| | | | | | | | | | |
| 3월 3일 | (화) | 재해구조대책(엘리베이터 에스컬레이터) | | | 재해구조대책(열차사고대책) 교외연수 | | | | |
| | | | | | J R서일본 | | | | |
| 3월 4일 | (수) | 관계법규 | 중량물배제 · 파괴 · 절단기구 | | | | | | |
| | | 단당교관 | 오시소방국 | | | | | | |
| 3월 5일 | (목) | 다수상병자(사전설명) | | 화재구조 | | | | | |
| | | 학교교관 | | | | | | | |
| 3월 6일 | (금) | 다수사상자(ドクターヘリ) | | | | | | | |
| | | 학교교관 · 광도시소방국 | | | | | | | |

<table>
<tr><th>월 / 일</th><th>요일</th><th>1교시<br>9:00<br>~<br>9:50</th><th>2교시<br>10:00<br>~<br>10:50</th><th>3교시<br>11:00<br>~<br>11:50</th><th>4교시<br>13:00<br>~<br>13:50</th><th>5교시<br>14:00<br>~<br>14:50</th><th>6교시<br>15:00<br>~<br>15:50</th><th>7교시<br>16:00<br>~<br>16:50</th><th>비고</th></tr>
<tr><td rowspan="2">3월 9일</td><td rowspan="2">(월)</td><td>효과측정<br>(관계법규)</td><td colspan="6">총합훈련(BC재해대응훈련)</td><td rowspan="2">현장<br>지휘</td></tr>
<tr><td>단당교관</td><td colspan="6"></td></tr>
<tr><td rowspan="2">3월 10일</td><td rowspan="2">(화)</td><td rowspan="2">재해구조대책<br>(사례검토회)</td><td colspan="6">총합훈련(N재해대응훈련　PPV전술)</td><td rowspan="2">현장<br>지휘</td></tr>
<tr><td colspan="6"></td></tr>
<tr><td rowspan="2">3월 11일</td><td rowspan="2">(수)</td><td colspan="3">재해구조대책(사례검토회)</td><td colspan="4">재해구조대책(전기차 대책)(공개강좌)</td><td rowspan="2">현장<br>지휘</td></tr>
<tr><td colspan="3">단당교관</td><td colspan="4"></td></tr>
<tr><td rowspan="2">3월 12일</td><td rowspan="2">(목)</td><td colspan="7">총합훈련(고소 · 저소 · 거량교통구조훈련)</td><td rowspan="2">현장<br>지휘</td></tr>
<tr><td colspan="7"></td></tr>
<tr><td rowspan="2">3월 13일</td><td rowspan="2">(금)</td><td colspan="3">현장지휘합동훈련</td><td colspan="2">교통구조</td><td>기기운용<br>(자기재정비)</td><td>수료식</td><td rowspan="2">현장<br>지휘</td></tr>
<tr><td colspan="3">학교교관</td><td colspan="2">단당교관</td><td>단당교관</td><td>학교교관</td></tr>
</table>

## (7) 미국

### ① 뉴욕 소방국 Rescue Paramedic 프로토콜

가. 목적

- 병원 전 911시스템에서 뉴욕 소방국은 전문적인 Paramedic (AEMT-P) 구조대의 범위를 정의하는 프로토콜이 있음

나. 범위

- 뉴욕시 소방국은 제한된 수의 AEMT-P를 광범위하게 훈련하여 갇힌 희생자를 구조/복구 중에 병원 전 전문적인 응급 의료 서비스를 수행함
- 소방국은 구조대에 배치된 Paramedic이 FDNY 의료 담당실(OMA) 의사의 지시에 따라 독점적으로 사용할 수 있는 특정 프로토콜을 수립함
- 이러한 프로토콜은 현장 혈액화학분석 및 우수한 임상 판단과 함께 사용해야 하는 지침이며 기존 뉴욕시 REMAC 프로토콜과 함께 활용하기 위함참고: 어떠한 상황에서도 구급대원이 FDNY OMA 의사에게 연락하거나 사전 지시를 받지 않고 자유재량 프로토콜을 사용하여 치료 제공할 수 없음

다. 훈련

- 모든 Rescue Paramedics는 뉴욕주 보건국 응급 의료 서비스국과 뉴욕시의 지역 응급 의료 자문위원회(REMAC)를 만났음
- 구조 AEMT-P는 뉴욕주 화재예방통제국(New York State Office of Fire Prevention and Control)의 인증을 받은 FDNY HazMat 기술자임
- FDNY Fire Academy : 기술 구조 학교를 통해 제한된 공간구조, 구조적 붕괴구조, 참호구조 및

하이앵글 로프구조 기술을 가르침

- Rescue AEMT-P는 크러시 증후군, 구획 증후군 및 기술구조 상황에서 발생하는 기타 고유한 의료 및 수술 문제의 의료 관리에 대한 고급교육을 받고, 특수의료장비 사용 자격이 있으며, 교육기록은 FDNY HazTac 본부에서 관리됨

라. 세부 프로토콜

- 프로토콜은 "Rescue Paramedic" 수준으로 훈련되고 자격을 갖춘 FDNY EMS Paramedics가 특별히 사용하도록 설계되었다. 고정 명령 이외의 모든 치료에는 FDNY OMA 의사의 지시가 필요함
- 프로토콜에는 크러쉬 증후군, 고칼륨혈증, 고열, 저체온증, 화상, 사지절단, 기도관리, 진정, 통증관리 분야의 응급치료 내용을 담고 있음

② Pro Board 공인 인증

- 1972년에 설립된 Pro Board는 NFPA Professional Qualification 시리즈 표준에서 식별된 다양한 분야 및 수준에 대해 후보자를 인증하는 기관의 인증을 위한 최초의 소방서비스 시스템임
- Pro Board의 인증을 받은 70개 이상의 기관, 북미 및 전 세계 소방서비스 전문가에게 공인 인증을 제공함

PRO BOARD®

가. SPOTSYLVNIA, 소방, 구조 & 응급 관리

- 화재진압 및 응급 의료 인력 전문성 개발을 위한 필수 교육 수업의 일정 및 제공을 조정하고 필요한 부서 및 주 인증을 유지하는 데 도움을 줌

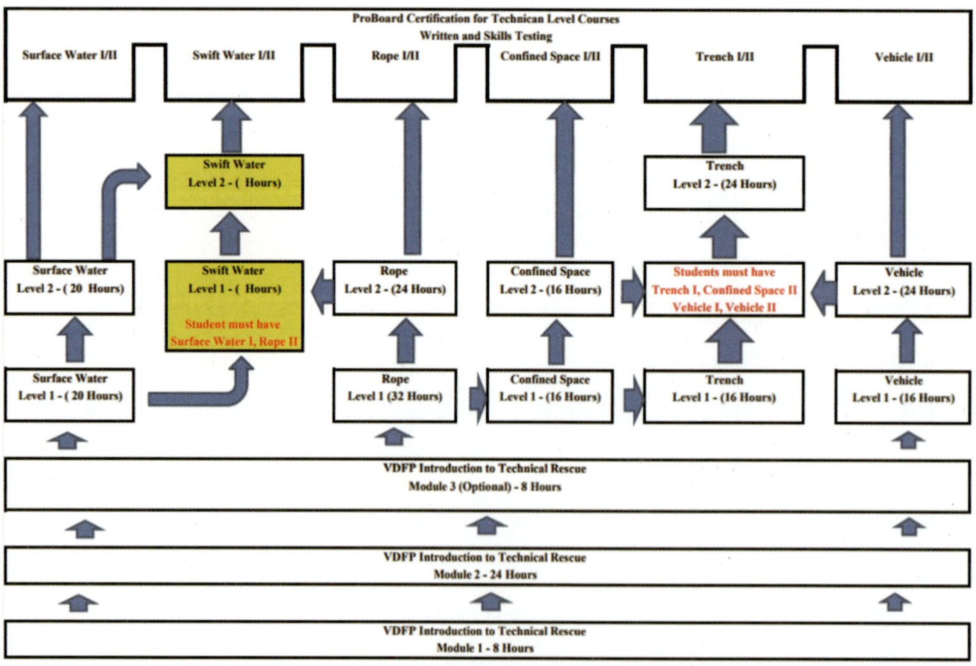


[그림 2-7] ProBoard Certification for Technican Level Courses Written and Skills Testing

출처 https://www.spotsylvania.va.us/

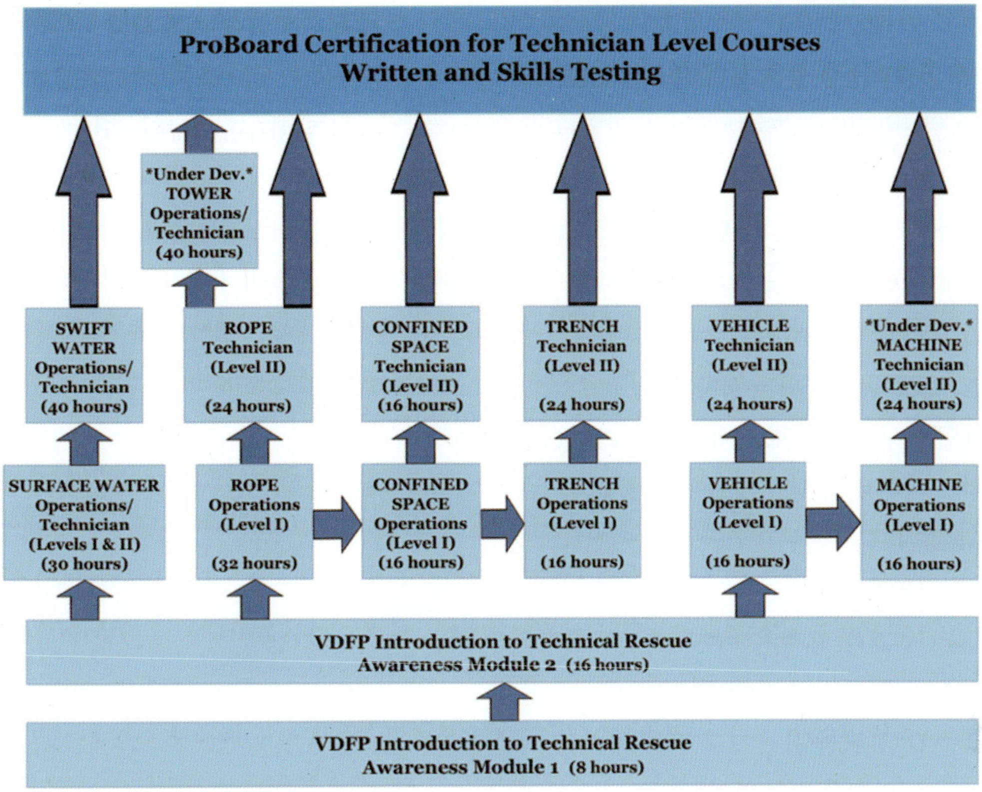


**[그림 2-8]** ProBoard Certification for Technician Level Courses Written and Skills Testing

출처 https://www.spotsylvania.va.us/

### (8) 호주

① Australian Paramedical college

- 자기 주도식 과정을 통해 자신의 시간에 온라인으로 공부하고, 임상 워크숍을 통해 실용적인 기술을 습득하고, 응급 의료 분야에서 경력을 시작하기 위한 현장 실습을 통해 실제 현장경험을 얻을 수 있으며 세 가지 코스 과정이 있다 (출처: https://www.apcollege.edu.au/).

가. 코스 종류

- Certificate IV in Health Care (HLT41120)
  - 18개월(학습량에 따라 줄어들 수 있음)
  - 온라인, 대면 집중적인 임상 워크숍 및 임상 배치
  - 디플로마 과정을 밟거나 기본 소생술 메딕으로 바로 업무
- Diploma of Emergency Health Care (HLT51020)
  - 24개월(학습량에 따라 줄어들 수 있음)
  - 온라인, 대면 집중적인 임상 워크숍 및 임상 배치
  - 대학과정을 밟거나 전문 소생술 메딕으로 바로 업무
- Certificate Ⅲ in Non-Emergency Patient Transport (HLT31120)

- 12개월(학습량에 따라 줄어들 수 있음)
- 온라인, 대면 집중적인 임상 워크숍
- Certificate IV 또는 디플로마 과정을 밟거나, 환자이송담당자(PTO)로 바로 업무

나. 구조 Paramedic이 되는 방법

- 등록된 Paramedic 된 후에 구조 Paramedic이 되고자 한다면 스스로 기술을 연마할 것을 제안
- Standard 11과 같은 위의 전문 과정은 대부분 2일밖에 걸리지 않거나 바로 이력서에 추가할 수 있는 짧은 온라인 과정으로 구성

다. 구조 Paramedic이 되는 희망자격

- 졸업장 구급 과학 또는 학사 구급 과학
- 현재 사전 관리 생명 지원 인증서
- AREMT/PA 등록
- Cert III 지뢰 구조
- Cert IV 교육 및 평가
- 석탄 보드 의료/구조 CBM
- 표준 11 GIQ(지상)
- 약물 및 알코올 검사 자격
- 현재 수동 운전면허
- 경차 RIVEH201D 작동

- 4W 드라이브 H305D 작동 및 유지 관리
- 파상풍 및 A&B형 간염에 대한 예방 접종은 최신 상태(증거 필요)

② Corporate Protection Australia Fire and Rescue

- Corporate Protection Australia Fire and Rescue는 자사의 사내 교육 회사인 Baseline Training Pty Ltd(RTO No. 110029)와 협력하여 광업, 건설 및 석유 및 가스 산업에 특화된 교육뿐만 아니라 광범위한 화재 및 구조교육과정을 제공한다(출처: https://corporateprotect.com.au/).

가. Baseline

- Baseline은 등록된 교육 기관(RTO)이며, VET 품질 프레임워크의 산하에서 Baseline은 모든 작업장 안전 및 화재 및 구조 교육 과정이 모든 국가 및 주 입법요구사항과 관련한 호주 표준을 완전히 준수하는지 확인한다.
- 현장뿐만 아니라 브리즈번 사무소의 종합 교육장에서 광범위한 교육과정을 제공하며, 호주 전역에 지사를 두고 있는 Baseline은 진정한 전국 교육 제공업체이다.

나. Baseline 교육과정 범위 (이에 국한되지 않음)

- 소규모 작업장 비상사태 제한(최초 대응) 인증서 II 및 III 공공 안전(소방 및 비상 운영)
- 인증서 III 광산 비상대응 및 구조

- 고각도 높이에서 작업
- 제한된 공간
- 작업 허가
- 직업 건강 및 안전/위험
- 저전압 구조
- 소화기 사용 책임자 및 비상 관리자

참고문헌

- 소방청. 해외구조기법 및 사례연구를 통한 국내 표준구조모델 개발. 연구보고서. 구조학 총론, 구조학 각론. 2022.

# STEP 03 구조대 안전관리 의의와 개념

### 학습목표 >

1. 구조대 안전관리 및 구조역량에 대해 설명할 수 있다.
2. 안전관리 선행연구에 대해 설명할 수 있다.
3. 안전관리 및 위험성평가에 대해 설명할 수 있다.

## 1 구조대 안전관리 및 구조역량 의의

### 1) 구조대 안전관리 역량의 의의[8)]

#### (1) 역량의 개념

"역량"에 대한 개념 정의는 아래의 〈표 3-1〉에서 보는 바와 같이 학자들에 따라 매우 다양하다.

[표 3-1] 역량의 개념

| 연구자 | 역량의 개념 |
|---|---|
| Parry (1966) | 직무수행과 관련하여 조직에서 인정되는 기준에 따라 측정될 수 있고 교육훈련과 개발을 통해 개선될 수 있는 지식, 기술, 태도의 총체 |
| Klemp (1980) | 어떤 개인이 어떤 역할을 수행함에 있어 성공적인 결과를 가져오게 하는 내재적 특성 |
| McLagan (1989) | 직무나 역할 수행에서 뛰어난 수행자와 관련된 개인의 능력 특성 |
| Spencer & Spencer (1993) | 특정한 상황이나 직무에서 구체적인 준거나 기준에 비추어 평가했을 때 효과적이고 우수한 성과의 원인이 되는 개인의 내적 특성 |
| Spencer et al. (1997) | 특정한 상황이나 직무에서 구체적인 준거나 기준과 인과적으로 관련되어 우수한 성과를 가능하게 하는 동기, 특질, 자기개념, 지식, 기술 등 개인의 내적 특성 |
| Strebler (1997) | 업무 영역에서 새로운 상황에 지식과 기술을 전이하는 능력을 포함하는 광범위한 개념 |

8) 본 내용은 소방청 연구용역 「구조품질 강화방안 연구」(2021.07)의 연구보고서의 일부 내용 재인용

| 연구자 | 역량의 개념 |
|---|---|
| McClelland (1998) | 현장에서의 우수한 직무성과를 예측하게 하는 개인의 내재적 특성 |
| Hoffmann (1999) | 탁월한 수행성과를 창출하는데 요구되는 투입요인"으로서 개인의 내적 특성인 지식, 기술, 태도 등을 그 내용으로 하는 개념 |
| Boyatzis (1982) | 외적 성과 준거에 비추어 평가하였을 때 효과적인 행동과 인과적으로 관련되어 있는 개인의 일반적인 지식, 기술, 특질, 동기, 자기이미지 혹은 사회적 역할 |
| Schippmann (1999) | 측정 가능하고, 업무와 관련되고, 개인의 행동적 특징에 기초한 특성 또는 능력 |
| 주용국 · 홍선이 (2002) | 직무역량을 과업을 달성하는데 필요한 핵심적인 행동특성으로 우수수행자가 보다 자주, 보다 효과적으로 활용하는 지식, 기술, 태도 등의 통합체 |
| 배을규 · 김대영 (2007) | 개인이 성공적으로 직무를 수행하기 위해 필요한 핵심적인 행동특성으로 우수한 직무수행자가 보다 자주, 그리고 효과적으로 활용하는 지식, 기술, 태도, 동기, 신체적 · 감성적 특성 등의 통합체 |
| 문광수 외 (2016) | 성공적인 직무 수행에 기여하는 종사자의 지식, 기술, 능력 그리고 다른 속성과 특징들의 집합 |

앞에서 살펴본 바와 같이 연구자들에 따라 역량은 다양하게 정의되나, 연구자들이 정의하고 있는 다양한 역량 개념의 공통요소(또는 특징)를 정리하면 다음과 같다.

첫째, 역량은 지식, 기술, 태도 등 개인적 특징의 집합개념이다.

둘째, 역량은 직무수행과 관련된 개념이다.

셋째, 역량은 측정가능 하여야 한다.

넷째, 역량은 성과 지향적이어야 한다.

다섯째, 역량은 우수한 성과의 예측요인으로 구성된다.

### (2) 안전관리의 개념

조승현(2016)은 소방활동에서의 안전관리를 "화재진압, 구조 · 구급, 재난수습 등 현장 소방활동 임무수행 시 사고가 발생하지 않는 상태를 유지하여, 소방공무원의 신체와 소방장비 등을 보호하기 위한 제반활동"으로 정의하면서 안전관리의 핵심은 잠재적 위험의 사전 배제에 있다고 주장하였다.

또 조승현(2016)에 따를 때 소방조직에서의 안전관리는 일반기업과도 근본적으로 다르며, 이는 돌발성(또는 예측불가능성)이라는 소방활동의 특수성에서 기인한다고 보았다.

한편 '안전관리'에 관한 법규상 개념 정의가 있는 바, 「소방공무원 현장 소방활동 안전관리에 관한 규정」 제3조 제1항 제14호에서는 안전관리를 "각종 사고의 원인을 미리 발견하여 이를 바로잡고 제거함으로써 사고를 예방하고, 사고 발생 시 피해를 최소화하는 조치와 활동"으로 정의하고 있다.

### (3) 구조대 안전관리 역량의 의의

상술한 역량 및 안전관리 개념을 고려하여 이 연구에서 사용하는 구조대 안전관리 역량의 개념을 "구조업무 수행에 있어 발생 가능한 각종 사고의 예방 또는 피해 최소화를 위한 구조대원 개인 및 구조대 조직적 차원의 내재적 특성"으로 정의한다.

일반적으로 역량은 개인적 특성을 의미하나, 이 연구 분석단위가 구조대원 개인이 아닌, 구조대라는 점을 고려할 때 조직역량을 포함한 개념으로 설정하는 것이 바람직하다. 조직역량은 단순히 조직 구성원 개인의 총합이 아니며, 지식 · 기술 · 태도 등 개인적 역량 이외에도 예산 · 인력 · 장비 등의 조직적 역량이 별도로 고려되어야 할 것이기 때문이다.

### 2) 구조대 구조전문 역량의 의의

#### (1) 구조전문 역량의 개념

「119구조 · 구급에 관한 법률」 제2조 제1호에서는 구조를"화재, 재난 · 재해 및 테러, 그 밖의 위급한 상황에서 외부의 도움을 필요로 하는 사람의 생명, 신체 및 재산을 보호하기 위하여 수행하는 모든 활동"으로 정의하고 있다.

따라서 구조전문 역량이란 효과적인 구조활동을 위해 필요한 전문역량을 의미하며, 결국 구조전문 역량은'효과적인 구조활동에 기여하는 개인 및 조직차원의 내재적 특성'으로 정의할 수 있다.

## 2 안전관리 및 위험성 평가

### 1) 현장안전관리

소방대원은 각종 현장에서 국민의 생명을 먼저 보호하는 것을 목표로 하므로 현장에 도착한 대원은 현존하는 위험요소와 다양하게 변화하는 위험요소의 복잡성에서 안전관리에 대하여 주의 깊게 확인하여야 한다.

그러나 위험요소를 확인하는 과정에서 어떤 위험요소가 더 중요한지, 덜 중요하지를 구별하는 기준은 간단하게 설명할 수 없다. 그래서 현장 안전관리에 대한 설명에서 다양한 현장에서 일반적인 위험요소를 익히고, 실제 현장활동 상황에서 다양한 요소를 직접 경험하는 것이 가장 좋을 것이다.

소방관점에서 현장 안전관리는 다른 조직에서 시행하는 안전관리와 다른 측면을 가지고 있다. 예를 들면, 화재현장에서 구조가 필요한 사람의 위치 확인 곤란, 주변을 싸고 있는 농연, 변동하는 화염의 방향 등이다.

각종 화재, 구조, 구급현장에서 사고의 원인은 대부분 불안정한 환경, 즉 교통 흐름, 일반시민, 불안정한 구조 또는 소방대원의 불안한 심리 등에 의하여 발생한다고 할 수 있다. 이런 상황에서 안전사고를 당하게 되면, 소방대원 자신과 자신의 가족, 팀 동료뿐만 아니라 결국 소방조직 전체에 부정적인 결과를 가져온다고 할 수 있다. 이런 문제를 사전에 방지하는 것이 가장 좋다고 할 수 있으며, 이를 위해서는 각종 사고현장의 위험요소에 대한 기본적인 인식, 예측능력 강화, 안전사고 방지를 위한 사전 사고수습계획수립 연습과 현장적용 등 교육훈련을 통하여 준비되어야 할 것이다.

각종 현장에서 소방활동은 안전관리와 긴밀하게 연결되어(일체성) 있으며, 각종 위험성으로부터 안전사고가 발생하지 않도록 효과적이고 적극적으로 활동을 전개하여야 하며(적극성), 위험성이 항존한다는 특이성, 각종 위험성과 필수적으로 실시하여야 하는 안전확보는 양면성을 가지고 있다고 할 수 있다. 또한 안전관리에 대한 준비는 근무교대 후 아침, 저녁점검 시, 평소 교육훈련 장소에서, 출동에서부터 귀소까지 계속되어야 하는 계속성, 그리고 반복 숙달이 요구되는 부분이라고 할 수 있다(반복성).

## 2) 위험성 평가

현장평가와 환자평가는 응급의료전화상담원(Dispatch)의 정보와 최초 신고자의 재통화에 의한 정보를 통합하거나 현장에 도착한 후 목격자 등 사고와 관련된 인원으로부터 정보를 전달받아 기록하여야 한다.

응급처치팀에게 적절한 정보를 제공하기 위한 현장정보수집 과정은 사고 장소에 도착하자마자 시작되며 환자와 소통을 시작하기 전에 현장안전을 위한 여러 문제, 추정된 사고의 원인과 영향, 목격자 관찰 사항을 정리하여야 한다.

전반적인 현장모습은 응급처치를 포함한 전체 활동에 큰 영향을 끼친다. 전체적인 정보는 사람의 감각을 사용한 정보들, 예를 들면 보기, 듣기, 냄새 맡기 등에서부터 손상기전, 환자 수, 전반적인 안전의 정도 등을 포함하여 가능한 한 많은 정보를 목록화하는 것으로 얻어진다.

현장평가 목적은 응급처치와 구조를 제공하는 동안 출동 인원이 위해를 받지 않는다는 것을 확보하는 것이다. 현장평가는 작은 위험성까지 전체 위험요소를 확인하는 것이다. 구체적인 구조활동과 응급처치가 이루어지기 전에 현장평가가 이루어지는 것은 대단히 중요하다. 왜냐하면 현장평가는 출동 인원인 구조대원, 구급대원, 기타 안전요원들에게 중요한 정보를 제공하기 때문이다.

## 3) 현장 응급처치

현장에 도착하면 응급구조사(구급대원)는 환자나 동료의 안전을 우선적으로 확보한 다음 환자의 생명을 위협하는 문제점을 우선 고려하여야 한다. 즉 환자의 기도유지와 확보, 호흡의 적절성, 순환의 정상을 확인하여야 하며, 이런 요소들의 문제를 즉시 교정하여야 한다. 그다음 환자를 구조하고 이송시키는 방법을 고려하여야 한다.

어떤 경우에는 현장에서 환자를 구조하기 전에 정맥로를 확보하고 충분한 수액을 투여하여 순환을 안정화시키는 응급처치가 필요한 경우도 있다. 또한 응급처치 과정이 좁은 곳에 갇혀있는 환자, 다수의 환자가 발생한 경우 등 어려운 경우도 많다. 응급처치가 끝난 후에는 긴척추고정판이나 들것으로 환자를 구급차량까지 이동시킨다. 이 경우에도 이동장비는 환자와 가장 가까운 곳에 위치시켜서 응급처치 인원의 에너지 소모를 최소화하여야 한다.

환자의 생명이 위급한 경우를 제외하고는 환자의 이동에 대한 순위와 계획을 간단하게나마 계획 수립하여 서두르지 않고, 응급구조사는 현장에서 침착하게 업무를 수행할 필요가 있다. 왜냐하면 추가 손상을 방지하고 손상 정도가 악화되는 것을 방지하는 것이 또한 응급구조사(구급대원)의 중요한 역할 중의 하나이기 때문이다.

참고문헌

– 소방청. 해외구조기법 및 사례연구를 통한 국내 표준구조모델 개발. 연구보고서. 구조학 총론, 구조학 각론. 2022.

STEP 04

# 구조현장 안전관리

**학습목표 >**

1. 안전사고 위험요인 분석 및 위험요인 회피능력을 배양한다.
2. 소방 안전관리 목표 및 특성을 이해한다.
3. 사고유형별 안전관리 준수사항을 이해한다.

## 1 안전사고 발생이론

사고의 일반적 양상은 물건의 충돌 또는 접촉에 의하여 발생하는 것이고, 그 요인은 인적, 물적, 환경적 요인 또는 이들 상호 간의 불안전한 행위·상태에 의해 일어나는 것이다. 이와 같이 볼 때 이론적으로는 이들 위험요인을 사전에 제거하면 사고는 일어나지 않을 것이다.

### 1) 사고 발생의 기본적 모델

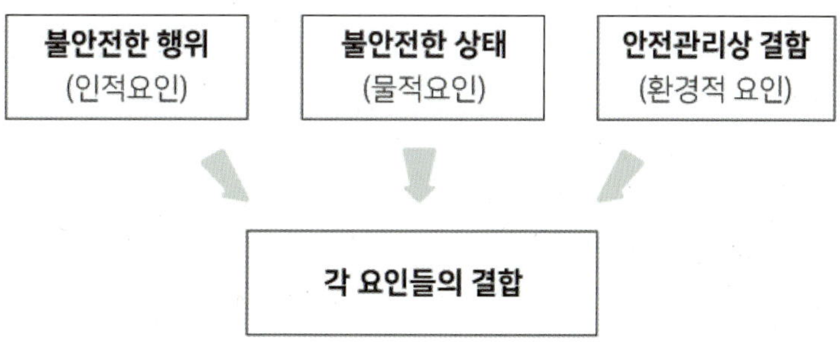


[그림 4-1] 사고 발생의 모델

### 2) 위험요인 분석

#### (1) 인적 요인(불안전한 행위)

안전한 상태를 불안전한 상태로 변하게 하는 사람의 행동이나 행위가 사고 발생 요인이 된다.

| 구분 | 위험요인 |
|---|---|
| 모른다 | • 안전행위에 대한 지식 부족<br>– 교육 불충분, 이해 및 기억 불충분, 망각 |
| 할 수 없다 | • 능력 부족으로 완전하게 실행할 수 없다<br>– 기능 미숙, 작업량 과다, 어려움<br>• 능력은 있지만 완전하게 발휘할 수는 없다.<br>– 심신 부조화, 환경의 불량, 조건의 부적합 |
| 하지 않는다 | • 안전행위에 대하여 지식은 있지만 실행하지 않는다<br>– 상황파악의 오류, 무의식, 고의<br>• 규율준수에 잘못이 있다<br>– 무의식(의식저하), 고의, 수줍음 |

### (2) 물적 요인(불안전한 상태)

건물이나 시설, 설비 등의 미비, 결함이 있는 경우에 사고 발생 위험이 높다.

| 구분 | 위험요인 |
|---|---|
| 장소<br>시설<br>설비<br>기자재<br>장비<br>피복 | • 상태의 불량<br>– 강도 부족, 강도 저하(노화, 부식, 손괴, 소손)<br>• 기능의 불량<br>– 기능 저하, 고장<br>• 구조의 불비<br>– 조작, 취급 불량<br>• 흠결 등<br>– 설계 불량, 재질 불량 |

### (3) 환경적 요인

기후, 현장 부근의 입지조건 등 환경이 불안정한 경우 사고 위험이 증가한다.

| 구분 | 위험요인 |
|---|---|
| 자연환경 등 | • 기후, 기상 등의 불량<br>– 비, 바람, 서리, 냉해, 연기, 유해가스 등 |
| 훈련(작업) 환경 | • 정리 · 정돈의 불량<br>– 불용품의 방치, 정리 · 정돈 불량, 흠결<br>• 형상배치 불량<br>– 협소, 지형, 요철, 불비, 난잡<br>• 설비의 불량.<br>– 소음, 조명, 환기, 경보 등 |

### 3) 위험요인 회피능력 배양

위험요인을 피하기 위해서는 대원 스스로 위험한 현상을 관찰하고 위험요인을 예측하여 이에 대한 대응능력을 익히고 실천하여야 한다.

**① 외적 위험요인 예지능력**

과거의 경험과 지식, 오감 등으로 판단하여 주위의 위험요인을 발견해내는 능력

**② 내적 위험요인 통제능력**

내면에 있는 위험요인 즉, 자기중심적인 사고나 감정을 올바른 방향으로 통제할 수 있는 능력

**③ 실행능력**

외적・내적 위험요인을 판단하고 이를 행동으로 실행하는 능력

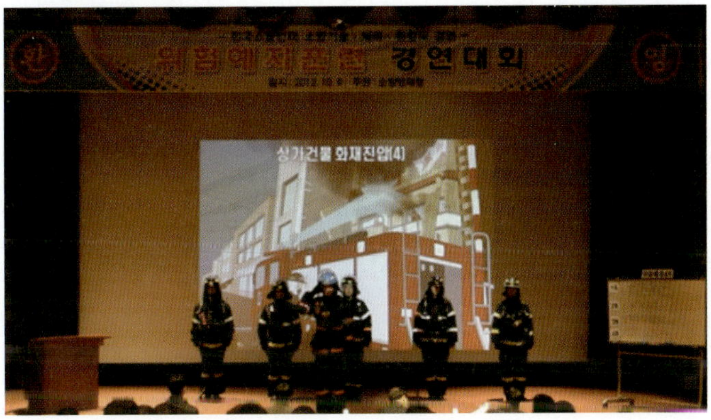


[그림 4-2] 전국 소방인의 위험예지훈련 경연대회

### 4) 건강과 체력의 유지

소방업무는 모든 작업 중에서도 가장 위험하고 가장 힘든 일에 속한다고 할 수 있다. 화재를 진압하고 장애물을 제거하며 무거운 장비를 운반하고 구조대상자를 구출하는 등의 업무는 강한 근력과 심폐지구력이 필요하다. 따라서 모든 대원은 주어진 업무를 충분히 수행할 수 있도록 체력을 강화하고 체계적인 체력훈련 프로그램을 운영하여야 한다.

이러한 체력단련 프로그램에는 근력 강화를 위한 웨이트 트레이닝과 심폐지구력 향상을 위한 유산소 운동, 신체의 유연성을 강화하기 위한 스트레칭 등이 포함되도록 구성하고 일과시간 중에 규칙적으로 시행하여야 한다.

건강(health)의 정의는 질병이 없거나 허약하지 않은 것만 말하는 것이 아니라 신체적, 정신적, 사회적으로 완전히 안녕한 상태에 놓여 있는 것이라고 세계보건기구(WHO)가 정의하고 있다. 사람은 인종, 종교, 정치, 경제, 사회의 상태 여하를 불문하고 고도의 건강을 누릴 권리가 있다는 것을 명시한 것이다. 즉 과거에

는, 건강이란 육체적·정신적으로 질병이나 이상이 없고, 개인적으로 정상적인 생활을 영위할 수 있는 신체 상태를 말하였으나, 오늘날에는 개인이 사회생활에 의존하는 경향이 커짐에 따라서 사회가 각 개인의 건강에 기대하는 것도 많아졌기 때문에 사회적인 건강이란 면에서 이와 같은 정의가 생겨난 것으로 보인다. 한국의 헌법에는 건강을 "모든 국민이 마땅히 누려야 할 기본적인 권리"라고 규정하고 있어 건강을 하나의 기본권적 개념으로 보고 있다. 또한 질병이 없는 상태라는 수동적 건강에 대한 태도에서, 금주, 금연 등 생활습관의 변화나 운동 같은 적극적으로 건강해지려는 노력 등 능동적 태도가 강조되고 있다.

윈슬로(Winslow, C.E.A.)에 의하여 이미 20세기 초에 피력된 바에 따르면 "건강이란 육체적으로나 정신적으로 다 같이 그 기능을 효과적으로 발휘하는 상태를 말한다. 이것은 개인과 단체, 공간과 시간의 차이에 따라 상대적인 동시에 절대적인 의미를 지닌다. 그것은 내적·외적 여러 요소, 선천적인 것과 후천적인 것, 개인적인 것과 집단적인 것, 사회적인 것과 공적인 것, 의학·환경 및 사회적 요인 등이 결집된 산물이다. 그리고 건강은 문화와 경제, 법률과 정부에 의하여 좌우된다."고 하였다(한국민족문화대백과, 한국학중앙연구원).

구조대원의 경우, 신체적, 정신적, 정서적 건강이 중요하다. 안전한 생활습관과 건강한 식이섭취와 꾸준한 운동을 하고, 적절한 운동방법과 이송원칙을 준수하고 안전운전을 생활화하며 중독성이 강하고 해로운 약물과 물질을 섭취하지 말아야 한다.

보건과 안전수칙에 대한 정보를 생활화하면, 행동응급 및 폭력적인 사람, 사고현장 위험요소, 구급차 사고 및 전염성 감염 등의 위험을 더욱 효과적으로 예방할 수 있다.

또한 구조대원의 영양 상태와 체력은 근무 활동하는 데 있어서 필수적인 요수이다. 위급한 현장활동 분야에서는 체력이 중요하다. 무게가 많이 나가는 요구조자를 들어 올리고 옮기는 것은 큰 부상을 초래할 수 있다. 구조대원은 건강한 생활습관과 운동 그리고 식이섭취를 유지해야 한다. 구조대원의 자신이 건강 유지를 일상생활에서 실천해야 한다. 식이요법(dietetic therapy)은 질병을 치료하기 위하여 식사를 조절하는 보조의료법이다. 어떤 종류의 질병(특히 당뇨병·신질환·위장질환·간질환 등)을 적극적으로 치료하기 위해 의사의 지시에 따라 정상 식사를 수정함으로써 소화·영양흡수를 가능하게 하고, 동시에 병상을 호전시키는 중요한 보조의료 방법이다. 식이요법으로는 당질보다 단백질·지방이 좋다. 이유는 단백질이나 지방이 천천히 가수분해되기 때문이다. 십이지장에서는 고체음식이 액체음식보다 낫다. 식사 때는 물이나 다른 액체를 마시지 말아야 하며, 액체는 식전·식후 45분~1시간에 주어야 한다(두산백과).

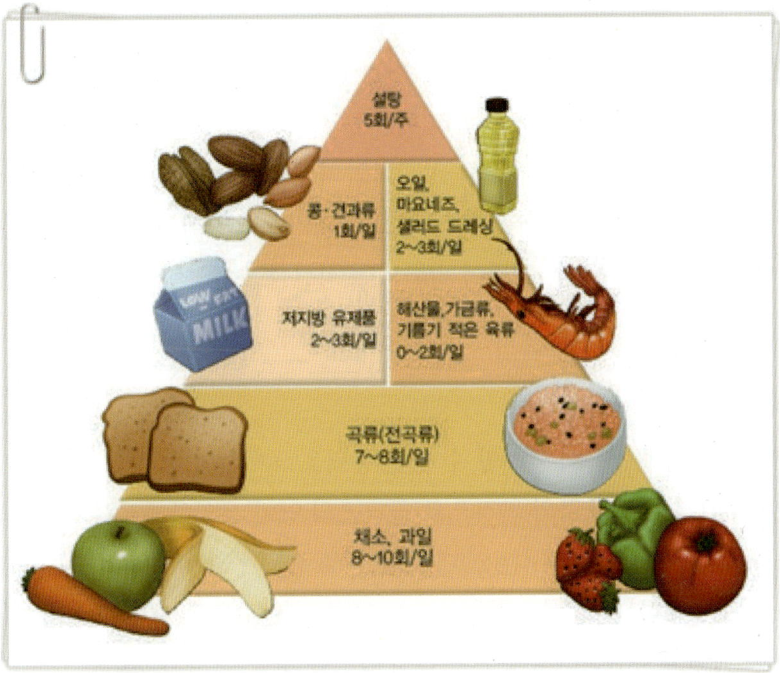


**[그림 4-3]** 건강한 식단관리

### (1) 체력단런

구조대원에게 적절한 체력단련이 주는 장점으로는 휴식 시 심박수와 혈압을 떨어뜨리고, 산소 운반량, 근육 강화, 신진대사량을 증진시켜서 각종 질병과 손상에 대한 저항력을 개선시켜 준다. 이러한 체력강화는 삶의 질과 작업능률을 증가시킬 수 있다. 신체 단련은 정신적 시아를 넓히고, 불안을 감소시키는 효과가 있다. 체력단련은 일상생활을 통해 건강한 유지와 운동능력을 개선시켜 준다. 체력단련의 주요 요소들은 심폐지구력, 근력 및 근지구력, 신체조성, 유연성이다. 운동이나 스트레칭 요법을 시작하기 전에 현재의 자신의 체력 상태를 파악하는 것이 중요하다. 그리고 체력 트레이너나 다른 운동전문가로부터 도움을 구할 수 있다(한국스포츠정책과학원, 2020; Hettinger, 2017; Cureton, 1969).

체력단련을 한 구조대원은 허리와 무릎 부상으로 인한 문제없이 환자를 돌볼 수 있다. 구조차량이나 교통사고 현장에서 경각심을 유지하도록 훈련이 된 구조대원은 부상을 예방할 수 있다. 안전과 부상 예방이 중요하며, 구조출동에 따른 사고가 부상에 주요한 원인으로 작용하고 있다. 이러한 손상을 최소화하기 위한 전략에는 구조차량 및 장비의 기능개선과 구조장비 조작에 익숙해야 된다. 구조 인력이 종종 24시간이 넘는 초과 근무하곤 한다. 근무시간이 길어지면 정신적으로 그리고 신체적으로 힘들어진다. 수면 부족으로 인해 생체 리듬이 무너지고 집중하지 못하고 무기력한 신체 피로로 근무를 하게 된다. 구조대원은 손상을 입거나 피로 누적과 질병이 발생할 수 있다.

구조대원은 효과적인 체중 관리와 금연은 허리 건강에 대단히 긍정적인 영향을 준다. 마지막으로 충분한 휴식을 취할 경우에는 척추의 부담을 줄여 손상된 추간판이 회복될 수 있다.

### (2) 건강 체력

허리를 손상을 개선하는 데 있어서 기초 체력과 주어진 업무에 대한 만족도는 변화시킬 수 있는 위험 요소로 작용한다고 한다.

지속적이고 적정한 체력단련은 정상심박수와 정상혈압의 유지, 산소전달능력의 개선, 근육량과 대사량의 증대, 질병 및 손상에 대한 저항력을 개선한다. 적절한 체력단련은 삶의 질도 개선되고, 건강 체력과 체격 이미지에 긍정적인 상관관계가 있다. 체력이 강화되면 정신적인 활동이 개선되고 불안이 감소하고 운동능력을 개선시킨다.

#### ① 근력 및 근지구력

근력은 특정한 저항에 대하여 근육이 발휘할 수 있는 능력을 의미하며 이러한 근력은 기본적 신체활동 및 기능과 밀접한 연관이 있다. 특히 노화의 과정으로 골격근의 양이 유의하게 감소하게 되는데 50대에서 약 10%의 감소가 나타나며, 80대에 이르러서는 20대의 약 40% 정도가 감소되는 것으로 나타났다.

근력은 골격근의 양과 비례하는 경향이 있는데, 70~80대의 근력은 20대와 비교할 때 약 20~40% 정도 감소된다. 그러나 지속적이고 규칙적인 운동은 근력의 감소를 늦출 수 있다.

근지구력은 특정한 저항에 대하여 근육이 얼마나 힘을 지속할 수 있는가를 의미한다. 근력과 마찬가지로 근지구력 역시 노화 과정에 의하여 감소된다. 다만 반복적인 저항성 운동은 근지구력을 유지할 수 있도록 도움을 준다.

근육강화는 힘을 가하여 근육을 훈련시키고 지구력을 기르기 위한 것으로 규칙적으로 운동을 해야 강화된다. 운동에는 근육수축이 없는 운동과 근육을 수축시키는 운동이 있다.

근육을 수축시키는 방법에 따라 등척성 운동과 등장성 운동, 등속성 운동으로 나누어 볼 수 있다. 등척성 운동은 몸을 움직이지 않는 정적인 운동으로서 근육의 수축은 일어나지만, 어떤 부하에 의한 이동이 없고 전체적으로 근육의 길이가 변하지 않는 운동을 말한다. 예를 들어 요가의 경우 한 자세를 만들어 일정 시간 유지하는 동작이 많은데 바로 이렇게 근육의 길이가 변하지 않는 운동이라고 하여 등척성(isometric) 운동이라고 하는 것이다. 이러한 등척성 운동은 일반적인 근육의 길이가 변하는 운동에 비해 지방연소효과가 매우 적으므로 몸매교정과 정신적인 효과 등을 목적으로 선택하는 것이 좋다. 등속성 운동은 안전적으로 속도가 정해지므로, 운동 범위 중 저항이 적은 구간에 이르면 더 힘껏 밀거나 당겨 저항을 증가시키는 운동이다.

가. 등척성 운동(isometric exercise)

등척성 운동(isometric exercise)은 일정한 저항을 받으며 하는 능동운동으로 근육의 길이는 일정하게 유지된다. 벽이나 문틀 등 고정된 물체를 세게 밀거나 당겨서 하는 근육 운동을 말한다. 이와 같은 운동은 평소 움직이지 않던 근육에 압박을 가하게 되며, 한 번에 한 곳의 근력만 집중적으로 공략할 수 있는 장점이 있다(체육학사전, 2012, 스포츠북스 체육학연구회).

등척성 운동은 근육의 수축이 일어나지만 길이에는 변화가 없는 형태의 운동이다. 따라서 관절의 움직임도 없다. 예를 들어 사람이 자동차를 들어 올리려 한다고 해도 차는 움직이지 않을 것이다. 하지만 이때 근육은 수축하여 긴장이 증가하는 상태가 등척성 수축이다. 주먹을 꽉 쥐어 전완부 근육을 수축시키는 것, 잠긴 문을 열려고 애를 쓰는 동작 등이 모두 등척성 수축이라고 할 수 있다. 등척성 운동은 근육 운동 중 관절이 움직이지 않는다는 특성 때문에, 부상 후 재활 운동으로 자주 이용된다.

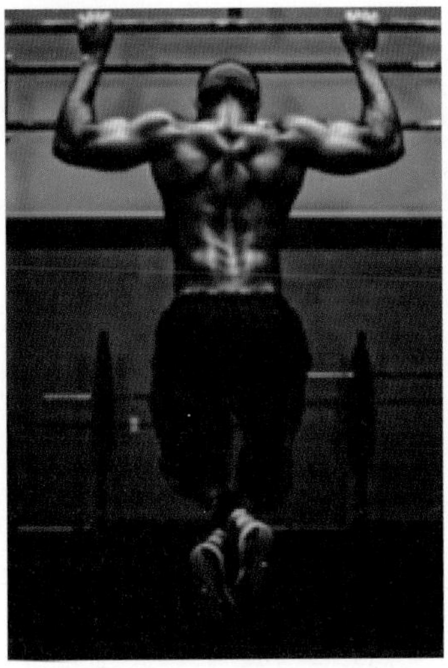

[그림 4-4] 등척성 운동(isometric exercise)

등척성 운동을 시행하는 방법은 다음과 같다. 근육을 최대한으로 수축시킨 상태에서 5초간 유지한다. 미는 동작이건 당기는 동작이건 자신의 힘을 최대한으로 발휘해야 한다. 이때 숨을 참으면 안 된다. 각 운동을 10회 반복한다. 주 3~4회 시행하고 중요한 요소는 호흡이다. 등척성 운동 시에는 흉곽 내에 공기를 들어 마신 상태에서 숨을 참음으로써 일시적으로 파워를 증가시키는 발살바 기법를 사용하는 경우가 많은데, 일시적으로 혈압을 증가시켜 일부의 사람에게는 위험한 상황을 초래할 수 있다.

나. 등장성 운동(isotonic exercise)

등장성 운동(isotonic exercise)은 근육의 가동운동범위를 움직이는 동안 일어나는 능동운동근육을 강화하는 좋은 방법으로는 웨이트리프트 훈련이고, 들어 올리는 무게, 들어올리는 시간, 빈도 등을 다양하게 할 수 있다. 어느 방법이든 자신에게 적합한 운동을 하며, 상반신, 어깨, 흉부와 등 그리고 하반신을 돌아가면서 강화시켜야 하며, 특히 복부 운동은 격일마다 하는 것이 좋다. 덤벨이나 바벨처럼 움직일 수 있는 기구를 이용하여 근육에 압박을 주어 근력을 키우는 운동이다. 관절 운동 범위의 처음부터 끝까지 운동속도는 상관없이 일정한 무게의 부하로 움직인다.

가장 흔히 행해지는 근력운동 방법으로서, 바벨, 덤벨, 기계 혹은 고무줄 등 정해진 강도의 저항을 이용한다. 무게를 올리고 내릴 때는 최대한 부드러운 동작으로 시행하며, 근육의 긴장이 지속적으로 유지되도록 노력한다.

등장성 운동을 할 때 근육에는 두 가지 종류의 수축이 일어난다. 중량을 들어 올릴 때에는 근육의 길이가 줄면서 관절을 이루는 두 뼈 사이의 각이 줄어드는데 이것을 '구심성 수축(concentric contraction)'이라고 한다. 한편 웨이트를 내릴 때에는 역시 수축을 하지만 중력에 저항하며 근육의 길이는 오히려 늘어나게 되는데, 이것을 '원심성 수축(eccentric contraction)'이라고 한다.

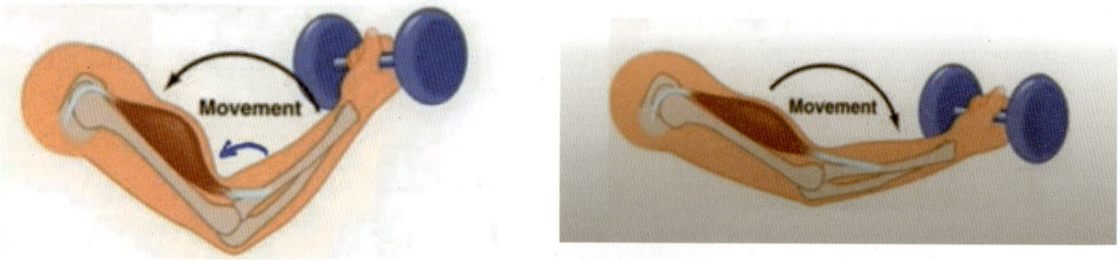


[그림 4-5] 등장성 운동(isotonic exercise)

원심성 수축은 구심성 수축보다 효과적으로 일을 수행하기 때문에, 실제 사람은 들어 올릴 때보다 훨씬 더 많은 웨이트를 내릴 수 있다. 일반적으로 들어 올리는 웨이트의 두 배를 내릴 수 있는 것으로 알려져 있다. 따라서 일정하게 정해진 웨이트를 이용하는 등장성 운동만으로는 근육의 원심성 수축 과정까지 충분한 저항으로 훈련시키기가 어렵다. 그래서 일단 구심성 수축으로 들어 올릴 수 있는 능력 이상의 웨이트를 보조의 도움(spot)을 받아들어 올린 후, 웨이트를 내리는 과정에서 원심성 수축을 훈련시키는 방법을 쓰며, 이를'네거티브 훈련'이라고 부른다. 예를 들어 팔 이두근의 네거티브 훈련을 위해서는 일단 보조의 도움을 받아 능력 이상의 웨이트를 들어 올린 후 자신의 힘으로 버티며 내리게 된다. 허벅지 사두근에 대해'레그 익스텐션'을 시행할 때 네거티브 훈련을 겸하려면, 두 다리로 웨이트를 밀어 올린 후 내릴 때에는 한 쪽만 사용하여 버티며 내리는 방법을 쓸 수 있다.

다. 등속성 운동(isokinetic exercise)

등속성 운동(isokinetic exercise)은 근의 수축력에 관계없이, 각운동속도를 일정하게 유지하여 근육이 수축, 이완을 반복하는 운동을 말한다. 관절의 부위가 동일한 속도로 움직이는 수축이다. 일반적으로는 cybex isokinetic 운동기기를 이용하여 측정한다.

등속성 운동은 일정한 속도로 움직이도록 미리 프로그램된 특수한 기구를 이용한 운동이다. 등속성 운동기구(isokinetic machine)는 운동하는 사람이 가하는 힘에 따라 반응하여 설정한 속도를 유지한다. 그 결과 등속성 운동 중에는 밀거나 당길 때의 구분 없이 전 운동 범위에 걸쳐 근육이 최대의 수축을 유지하게 된다.

이러한 등속성 운동의 특징으로 인해 얻을 수 있는 장점은 다음과 같다.

등장성 운동 중에는 일정한 중량을 사용하지만, 실제 근육에 가해지는 저항은 역학적인 이유로 인해 동작 범위의 구간마다 달라지게 된다. 그 결과 저항이 가장 커지는 '약점'가 생기고, 이 부위에서 들 수 있는 최대의 무게가 결정되므로, 결과적으로 나머지 범위에서는 근육에 대한 자극이 충분치 못하게 된다. 이와는 달리 등속성 운동은 무게가 아닌 속도가 정해지므로, 운동 범위 중 저항이 적은 구간에 이르면 더 힘껏 밀거나 당겨 저항을 증가시킬 수 있다. 운동 범위에 걸쳐서 근육에 최대한의 자극을 유지하게 된다.

등속성 운동의 다른 장점은 안전성이다. 무게를 들어 올리던 중 갑자기 근육에 통증이 발생했다면 등장성 운동 중에는 무게를 떨어뜨리는 수밖에는 없을 것이다. 하지만 등속성 운동 중 문제가 생긴 경우에는 단지

가하던 힘을 중단하기만 하면 기계도 즉시 반응을 멈춘다. 이런 이유에서 등속성 운동은 재활 과정에 많이 이용된다.

② 심폐지구력

심폐지구력은 주로 유산소성 능력을 평가하는데 호흡기관이나 순환계가 오랜 시간 동안 지속되는 운동에 대하여 버티어 낼 수 있는 능력을 의미한다. 이러한 심폐지구력은 운동선수뿐만 아니라 일반인에 있어서도 심혈관 질환 및 많은 질환들의 발병률/사망률과 밀접한 연관이 있다. 심폐능력은 1METs(1METs : 안정상태를 유지하는데 필요한 산소량)로 표시하는데, 이러한 1METs이 증가하면 심혈관 질환의 사망률도 12% 정도 감소한다.

심폐지구력 운동의 빈도는 체력단련을 통해 얻을 수 있는 건강증진과 체력향상에 필수적인 요소이다. 유산소 운동은 주당 3~5회를 30분 이상 권고하고 있으며, 운동에 따라 빈도는 조정될 수 있다. 주당 3회 미만인 경우 그 효과는 미약하다. 그리고 주당 5일을 초과하여 격렬한 운동을 하는 경우에는 근골격 손상 발병률이 증가될 수 있기 때문에 권장하지 않는다. 이에 자신에게 맞는 목표 심박수에 도달할 수 있도록 운동을 하여야 한다. 많은 사람들은 달리기와 같은 유산소운동을 멀리한다. 그러나 산소 소비량을 증가시키기 위해 운동선수가 될 필요는 없지만, 빠르게 걷기, 달리기, 수영 등 다양한 운동을 할 수 있다. 중요한 것은 평상시 운동하는 지속적이고 반복적으로 꾸준하게 지속하는 운동을 하는 것이 필요하다(ACSM, 2010).

미국심장협회(AHA)에서는 최대하검사를 퇴원 전 심근경색 환자(약 심근경색 후 약 4~6일)의 예후를 평가하기 위해 신체활동조언과 운동처방을 위해 의학적 치료를 평가하기 위해 강력하게 추천하고 있다. 특히, 최대하검사는 건강/체력 환경에서 심혈관 사건의 위험성이 높은 사람에게 선호될 수 있다.

이러한 검사는 120회의 심박동수, 여유심박수의 70%, 연령으로 예측된 최대심박동수의 85%, 또는 5MET 운동강도 수준을 미리 설정해 놓고 이에 도달하면 종료하지만, 이러한 종료 기준은 휜지와 임상적 판단에 따라 다양화될 수 있다.

가. MET (Metabolic Equivalent) : 대사당량

㉠ 몸이 소비하는 산소량 또는 에너지 또는 운동의 상대적인 세기를 나타내는 단위이다.

㉡ 단위 : mL/min/kg

㉢ 1MET = 3.5mL/min/kg로 분당 3.5mL의 산소량을 사용한다는 뜻이다.

㉣ 휴식 중에 있어 숨만 쉬고 있을 때 1MET활동

나. 최대심박수(MHR%), 안정시심박수(RHR%), 여유심박수(HRR%)

㉠ 최대심박수(MHR%: Maxial Heart Rate) : (MHR%) = 220 − 나이

㉡ 안정시심박수(RHR: Resting Heart Rate) : 편안한 상태에서 1분 동안의 심박수(10초 동안 뛴 심박수 × 6을 하면 빠르게 계산된다)

㉢ 여유심박수(HRR%: Heart Rate Reserve), HRR% = 최대심박수 − 안정시심박수

다. 목표심박수

㉠ 목표심박수(THR : Target Heart Rate), THR = [(최대심박수−안정시심박수) × %강도] + 안정

시심박수

여기서 최대심박수는 (220−나이)로 계산하지만 이 공식은 최대심박수를 예측한 것이다. 사람마다 차이가 있다는 점을 유의하여야 한다(ex. 심장질환 등으로 인한 심박수의 제한).

㉡ 강도는 중강도인 60%로 운동한다고 예를 들면,
최대심박수 = 220−20 =200, 안정시 심박수 = 80

㉢ 목표심박수 : [(200 − 80) × 0.6] + 80 = 152

㉣ 목표심박수 범위는 152이고, 운동을 하면서 심박수가 152의 구간에서 운동을 하면 60%의 목표 강도로 운동을 할 수 있다.

Check!

운동강도 70%의 심박수 계산
① 220 − (자신의 나이: 25) = (최대 심박수: 195)
② 최대 심박수: 195 − (휴식 시의 심박수: 70) = 계산 값(125)
③ 계산 값(125) × 0.7(운동강도 70%) = 87.5
③ 계산 값(87.5) + (휴식 시의 심박수: 70) = 자신의 목표 심박수: 157.5
⇒ [(220 − 25세)] − 70] × 0.7] + 70 = 157.5(운동강도 70%의 목표심박수)

− 신체 조성은 체내의 구성성분의 비율을 의미하며, 크게는 체지방량과 근육과 같은 지방을 제외한 부분(제지방)으로 나누어 분석한다. 노화가 진행될수록 체지방은 증가하며 제지방은 감소하는 경향이 있다. 특히 노화가 진행하면 피하지방보다는 내장지방이 더욱 늘어나는 경향이 있으며, 이러한 내장지방의 증가는 심혈관 질환의 발병률을 높인다.

신체구성 분석 중에 신체질량지수(Body Mass Index, BMI)법이 있다.

Check!

신체질량지수 : 체중(㎏)/신장(㎡) = ㎏/㎡

신체질량지수는 체격을 평가하는 지표로 체중을 신장의 제곱으로 나눈 값이다. 일반적으로 체적지수라고도 하며, 체지방 정도를 반영하기 때문에 비만을 평가하는데 널리 이용된다. 세계보건기구(WHO)에서는 비만을 30 이상으로 분류하고 있다(WHO, 1997), 과체중을 25 이상으로 기준을 설정하고 있으나 대한비만학회(2014)는 자체적으로 세분화하여 설정하고 있다. 기준 BMI(kg/㎡) 저체중 18.5 미만, 정상 18.5~22.9, 과체중 23~24.9, 경도 비만(비만 1단계) 25~30, 중등도 비만(비만 2단계) 30~35, 고도 비만(비만 3단계) 35 이상이다(대한비만학회(2014).

BMI는 체지방률을 기준으로 비만을 판단하지 않고, 키와 몸무게만 가지고 판단하는 것이기 때문 과체중 또는 비만을 판정하기에 아직까지 부정확한 방법이라는 지적이 있다. 운동을 많이 한 사람은 근육이 많고 지방은 적어 지방이 많은 사람보다 BMI가 높게 나온다. 근육 밀도(1.065kg/L)가 같은 부피의 지방 밀도(0.092kg/L)보다 무겁기 때문이다.

허리둘레는 허리의 둘레를 잰 길이로 신체의 장기 내부나 장기와 장기 사이의 지방분포 정도를 파악하여 복부비만 여부를 판단한다. 허리-엉덩이 둘레비(WHR)보다 복부 내장지방 및 비만 관련 대사 이상과 연관성이 더 높다(Seidell et al., 1988; Despres et al., 1991). 허리둘레는 측정이 용이하고 측정자간 신뢰도가 높아 현장에서 유용하게 활용 가능하다. 복부비만으로 질병 발생의 위험요인을 예측할 수 있으며, 허리둘레는 복부 지방량을 잘 반영한다. 허리둘레는 BMI보다도 질병 발생 위험을 더 잘 반영하며, 특히 BMI가 25kg/m² 미만인 경우에도 허리둘레가 크면 제2형 당뇨병, 고지비만 관련 대사 이상의 발생 위험이 '증가' 혹은 '상당히 증가'하며, 증가하는 분별점을 남자 94cm, 여자 80cm로, '상당히 증가'하는 분별점을 남자 102cm, 여자 88cm로 제시하였다(NIH-NHLBI, 1998). WHO에서는 남자 94cm, 여자 80cm를 복부 비만의 기준으로 제시하였으나(WHO, 1997) 이 기준점 역시 백인들을 대상으로 한 연구결과에 근거한 수치이므로 우리나라를 포함한 아시아인들에게 적용하기에는 무리가 있다. WHO 서태평양지역 회의에서는 잠정적으로 남자 90cm, 여자 80cm를 아시아인을 위한 기준치로 제시하였다(WHO, 2000).

유연성은 각 관절이 발휘할 수 있는 움직임의 가동범위를 의미한다. 이러한 유연성이 높을수록 관절의 가동범위가 넓으며 부드러운 동작의 실행이 가능하다. 반대로 유연성이 떨어지면 가동범위가 낮아지며 움직임이 자연스럽게 이어지지 않는다. 이러한 유연성은 규칙적인 스트레칭 등을 통한 운동법으로 개선할 수 있다. 유연성을 갖추기 위해 주요 근육군을 지속적으로 스트레칭을 하며 풀어준다. 과도한 스트레칭은 근육과 접합 조직에 조그마한 파열이 일어날 수 있기 때문에 스트레칭을 할 때는 무리하게 몸을 과신전과 과굴곡하지 않는다. 신체를 최소 60초간 그 상태로 유지한다. 유연성이 강화되면 허리통증을 예방하거나 완화시킬 수 있다. 스트레칭은 휴식 중이나 텔레비전을 보면서 할 수 있는 운동이다.

### ③ 전문체력

전문체력은 건강체력과는 다르게 스포츠 등과 같이 격렬한 활동을 요구하는 상황에서 충분한 신체 기술을 발휘하는데 필요한 요소를 말한다(한국스포츠정책과학원, 2020; Hettinger, 2017; Cureton, 1969). 전문체력은 운동체력, 기능 관련 체력 등과 같은 용어로 혼용하여 사용되고 있다. 전문체력은 순발력, 민첩성, 평형성을 포함한다.

순발력은 특정단위 시간 안에 수행한 일의 양이며, 대부분의 스포츠에서 매우 중요한 체력요인으로 인식되고 있다. 순발력 측정은 보통 제자리 멀리 뛰기, 수직점프 등과 같이 동적인 상태에서 순간적인 근수축에 의하여 힘이 발휘되는 동작을 사용한다.

민첩성은 얼마나 빠르고 정확하게 몸의 방향과 위치를 전환할 수 있는가를 의미한다. 민첩성은 신체의 전신동작이나 부분적 동작 모두를 포함한다. 민첩성의 측정은 왕복달리기, 사이드 스텝, 버피테스트, 일리노이 민첩성 검사 등이 있다.

평형성은 신체를 평형 상태로 얼마나 잘 유지할 수 있는가를 의미한다. 평형성은 동적인 신체의 움직임 상태에서 중력 중심의 다양한 변화에 따라 적절한 자세를 취하여 넘어지지 않고 안정적 자세를 유지할 수 있도록 한다.

평형성의 측정방법은 한발 서기(stork stand), 눈감고 한 발로 서기(close-eyes foot balance), 막대 위 서기 테스트(bass stick test), 직선 주행 검사(straight walking test), 물구나무서기 등이 있다.

체력 측정은 다음과 같은 방법을 활용할 수 있다.

- 체력의 측정은 측정 장소에 따라서 필드와 실험실 측정으로 나누어진다. 〈표 4-1〉는 대표적인 체력요인에 따른 측정법이다.

**[표 4-1] 대표적인 체력요인에 따른 측정법(한국스포츠정책과학원, 2020)**

| 체력요인 | 측정법 |
|---|---|
| 근력 | 악력, 배근력, 최대근력(1RM) 측정 등 |
| 근지구력 | 반복점프, 푸쉬업, 싯업, 턱걸이, 오래 매달리기, 버피테스트 등 |
| 근파워 | 제자리멀리뛰기, 제자리높이뛰기, 메디신볼던지기, 수직 팔 뻗기 검사 등 |
| 민첩성 | 사이드스텝, 전신반응검사(초), 스탭핑, 셔틀런, 버피테스트 등 |
| 반응시간 | 전신반응검사, 손·발 반응 검사, 선택반응검사 등 |
| 신체조성 | 체질량지수측정, 피하지방측정, 생체전기저항측정, 수중체중법 등 |
| 심폐지구력 | 폐활량 측정, 하버드스텝, 셔틀런 등 |
| 스피드 | 30m·0m·0m달리기, 30m플라잉스타트, 스피드 스폿 슈팅검사 등 |
| 유연성 | 체전굴, 체후굴 측정 등 |
| 평형성 | 바스(Bass)의 밸런스 테스트, 직선보행검사, 눈감고(뜨고) 외발서기 등 |
| 협응성 | 소프트볼 던지기 테스트, 버피테스트, 선택반응(초) 등 |

- 심폐지구력의 측정방법으로는 1,200m 달리기, 하바드스텝 테스트와 트레드밀 검사 등이 있다(한국스포츠정책과학원, 2020). 1,200m 달리기는 보통 400m 트랙을 3바퀴 뛴 후 시간(초)으로 심폐지구력을 판정한다.
- 하바드스텝 테스트는 일정한 높이의 계단 오르기 운동을 실시한 후 심박수 측정한다. 계단, 의자, 박스 등을 사용하여 오르고 내리기를 분당 30회 속도로 3분간 실시 후 1분~1분 30초, 2분~2분 30초, 3분~3분 30초 사이의 심박수를 측정한다. 3회 측정된 심박수를 아래의 공식에 대입하여 심폐지구력을 판정한다. 신체효율지수 = (운동지속시간(초)×100)/2×(회복기 3회 측정한 심박수의 합). 공식에 의하여 도출된 값을 판정 기준에 대입하여 본다.
- 근력과 근지구력의 측정은 윗몸일으키기와 팔굽혀펴기로 판정할 수 있다. 윗몸일으키기는 주로 복부근의 근력과 지구력을 요구한다. 측정 자세는 누운 상태에서 무릎을 접어서 세우고 팔을 가슴에 엇갈리게 접는 것에서 시작한다. 그 상태로 윗몸을 일으켜 양팔꿈치가 무릎에 닿도록 반복하며 60초 동안에 수행한 총 횟수를 기록한다.
- 팔굽혀펴기는 팔과 가슴 부위의 근력과 근지구력을 주로 측정한다. 60초 동안 반복하는 총 횟수를 기록하며, 여성의 경우는 무릎을 바닥에 댄 상태에서 실시한다.

## 2 안전관리 목표

소방대원은 국민의 생명, 신체 및 재산을 화재로부터 보호하는 중대한 사명을 가지고 그 임무를 수행하기 위하여 현장으로 출동한다. 그러나 소방활동을 전개하는 현장은 예측할 수 없는 위험요소가 존재하는 곳이다.

더구나 위험요소와 상황의 변화가 현저하여 안전하게 소방업무를 수행할 수 있는 "안전 한계"를 구체적으로 어디까지 설정하는가 하는 기준을 정하는 것이 매우 곤란하기 때문에 지휘자는 물론 대원 각자도 항상 안전에 대하여 주의를 기울이고 불안전한 요인이 없는지 확인하며 임무를 수행하여야 한다.

이와 같이 임무가 위험성을 수반하는 경우에 어떠한 방법으로 안전한 활동을 보장할 수 있는가 하는 안전관리의 방법이 중시된다. 즉 안전관리는 임무의 완벽한 수행을 전제로 하는 적극적 행동대책이라고 정의할 수 있다.

### 1) 안전관리

소방의 안전관리는 일반기업에서 시행하는 안전관리와는 근본적으로 다른 의미를 갖는다. 일반 기업체에서 시행하는 공사의 경우에는 안전관리는 모든 것에 우선하는 고려대상이다. 그러나 화재현장에 있는 소방대원이 연소 중인 건물 내부의 정보를 사전에 완전히 파악하고, 소방활동에 임하는 경우는 거의 없다. 따라서 현재 이디서 이떻게 연소되고 있으며 어디로 연소가 확대되는지, 구조대상자의 상황은 어떠한지 등의 기본적인 상황도 파악할 수 없는 경우가 많다. 그렇다고 안전에 필요한 정보를 확인하기 위하여 소방활동을 지연시키면, 화재는 점점 확대되어 구조대상자나 그 주위의 위험이 커진다. 이러한 피해의 확대방지와 인명위험의 배제를 위하여 소방대는 상황 파악과 병행하여 인명검색, 구조, 연소저지 등의 활동을 진행시키는 것이다.

이와 같이 소방활동은 공사현장의 작업진행 과정과는 다르며 소방대의 활동이 화재의 진행을 따라가는 것이 보통이므로 가능한 한 빨리 화재를 소방의 통제하에 두고 활동하도록 하는 것이다. 따라서 소방활동은 재해의 진압과 안전의 확보를 동시에 진행시켜야 하는 특수성을 가지고 있다.

#### (1) 안전관리 10대 원칙

① 안전관리는 임무수행을 전제로 하는 적극적 행동대책이다.

② 화재현장은 항상 위험성이 잠재하고 있으므로 안일한 태도를 버리고 항상 경계심을 가지고 행동한다.

③ 지휘자의 장악으로부터 벗어난다는 것은 중대한 사고에 연결되는 것이므로 독단적 행동을 삼가고 적극적으로 지휘자의 장악 안에 들어가도록 한다.

④ 위험에 관한 정보는 현장 전원에게 신속하고 철저하게 주지시키도록 한다. 위험을 먼저 안 사람은 즉시 지휘본부에 보고하고 긴급 시는 주위에 전파하여 위험을 사전 방지한다.

⑤ 흥분, 당황한 행동은 사고의 원인이 되므로 어떠한 상황 하에서도 냉정, 침착성을 잃지 않도록 한다.

⑥ 기계, 장비에 대한 기능, 성능 한계를 명확히 알고 안전조작에 숙달한다.

⑦ 안전확보의 기본은 자기방어이므로 자기안전은 자기 스스로 확보한다.
⑧ 안전확보의 첫걸음은 완벽한 준비에서 시작된다. 완전한 복장과 장비를 갖추고 안정된 마음으로 정확한 행동으로 옮긴다.
⑨ 안전확보의 전제는 강인한 체력, 기력이므로 평소 체력, 기력을 연마한다.
⑩ 사고사례는 생생한 교훈이므로 심층 분석하여 행동지침으로 생활화한다.

## 2) 안전관리 지향

소방활동 현장에서 발생하는 사고는 대부분 불안전한 현장상황 혹은 대원의 불안전한 행동 등 잠재된 위험요인에 의하여 발생하는 것이다.

소방업무를 수행하는 과정에서 사고가 발생하면 본인과 그 가족의 고통은 물론이고 사회적으로도 많은 손실을 가져온다. 따라서 사고방지를 위해서는 단편적인 대응책보다는 화재현장에 내재하는 잠재적 위험요인을 확인하고 배제할 수 있는 능력을 기르는 것을 우선해야 한다.

잠재 위험요인을 배제하기 위해서는 우선 현장의 위험성에 대한 감각, 감수성을 길러 위험요소를 올바르게 예지, 예측하고 사전에 계획된 안전대책을 적용시켜 필요한 준비를 취하도록 하는 것이다.

## 3) 소방 안전관리의 특성

### (1) 안전관리의 일체성 · 적극성

화재현장에 있어서 소방활동은 안전관리와 면밀하게 연결되어 있다. 예를 들면, 화재가 발생한 건물로부터 호스를 분리하여 연장하는 것은 낙하물이나 화재에 의한 복사열로부터 호스의 손상방지를 도모하기 위한 것이지만 효과적인 소방활동을 전개하여 대원 자신을 지키는 결과를 얻을 수 있다.

### (2) 안전관리의 특이성 · 양면성

소방활동은 임무수행과 안전확보의 양립이 요구된다. 위험성을 수반하는 임무수행 시에 안전관리 개념이 성립된다. 화재현장의 위험을 확인한 후에 임무수행과 안전확보를 양립시키는 특이성 · 양면성이 있다.

### (3) 안전관리의 계속성 · 반복성

안전관리는 반복하여 실행해야 한다. 소방활동의 안전관리는 출동에서부터 귀소하기까지 한순간도 끊임없이 계속된다. 따라서 평소의 교육, 훈련이나 장비점검 등도 안전 관리상 중요한 요소이다.

## 3 사고유형별 안전관리

### 1) 일반 구조활동

화재 이외의 구조작업으로는 기계, 건물, 공작물, 전기, 교통사고, 수난, 풍수해 및 산악 등지에서의 사고가 있으며 일반적으로 활동환경이 열악하고 행동장애가 많으므로 2차적인 재해 발생에 의한 대원의 부상 위험성이 높다.

① 구조장비의 사용방법을 잘 모르거나 성능한계를 초과하여 사용하면 장비의 오작동, 고장 등 사고의 위험이 있으므로 장비의 정확한 작동방법과 제원, 성능을 파악하고 취급에 숙달되어야 한다.

② 윈치 등을 이용하여 로프를 설치하는 경우에는 로프의 인장력을 초과하여 당기게 되기 쉬우며, 이 경우 로프가 절단되거나 지지물의 파손, 붕괴 등 뜻하지 않은 사고가 발생할 우려가 있다. 로프가 지나친 장력을 받지 않도록 주의해야 한다. 아울러 지지물 파손 등에 의한 2차 사고를 방지하기 위하여 안전한 장소를 선정한다.

③ 구조활동을 위해 설치한 로프나 와이어, 유압호스 등에 대원이 걸려 넘어지기도 하고, 설치된 장비가 작동하지 않는 경우에는 오히려 장애물이 될 수도 있다. 특히 야간에는 조명기구를 설치하여 사고방지에 노력한다.

④ 현장에 설치한 장비가 쓰러져 대원이 부상당할 위험이 있으므로, 잘 정리하여 둔다. 장시간 구조활동을 전개할 때에는 피로가 누적되어 주의력이 산만해지고, 부상당할 우려가 있으므로 장시간 작업자는 교대할 수 있도록 한다.

### 2) 교통사고(자동차 사고)

사고 발생에 따라서 차체가 파손, 변형되면 불안정한 상태가 되기도 하고, 구조활동 시에는 구조대상자의 부상부위 악화방지에도 주의하여야 하므로 신중한 행동이 요구된다. 또한 보통 작업장소가 좁기 때문에 대원행동이 제한되며 활용할 수 있는 장비가 제한되는 등 활동 장애 요인이 많다.

① 출동한 차량은 주행차량으로 인한 2차적 사고를 방지할 수 있는 장소에 주차하고, 작업장소 후면에 경광등 또는 반사 표지판을 설치하여 구조활동 중임을 표시한다.

② 일반 차량이 주행하는 도로에서 작업할 때에는 불의의 접촉사고가 발생할 위험이 높으므로, 사고가 발생한 차선 밖으로 나가지 않도록 조심하고 로프 등으로 활동구역을 설정한다.

③ 구조활동 중에 사고차량이 움직이지 않도록 확실히 고정한다.

④ 사고차량으로부터 누설된 연료나 오일에 인화하여 구조대원 및 구조대상자가 화상을 입을 위험이 있으므로, 사고차량의 엔진정지 및 배터리 단자를 제거하는 등의 안전조치를 한다. 가스절단기 등 불꽃이 발생하는 장비를 사용할 때에는 주변의 가연물을 제거하고, 소화기 또는 경계관창을 배치하여 화재에 대비토록 한다(그림 4-5).

⑤ 파괴된 유리창에 붙어있는 유리조각은 완전히 제거하고, 파손된 금속 등 예리한 부분은 안쪽으로 꺾어 놓은 후 천 등으로 덮어 사고방지를 도모한다.

⑥ 화물차의 경우에는 적재물이 낙하 또는 붕괴하여, 구조대원이 부상을 입거나 활동에 장애를 받을 수 있으므로 사전에 제거, 고정 등 확실한 조치를 취한다.

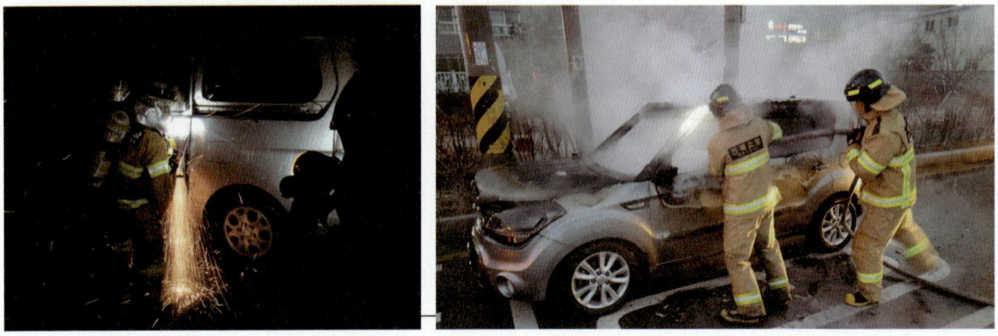

**[그림 4-6]** 불꽃이 발생하는 장비를 사용할 때에는 주변의 가연물을 제거 및 경계관창을 배치

## 3) 수난사고

### (1) 육상에서의 구조

수난사고일지라도 연안이나 하천가, 교량의 하부 등지에서 사고가 발생하면, 구조할 수 있는 거점을 육상에 두게 되지만 발판이 불안정한 장소가 거점이 되는 경우에는 넘어지거나 물에 빠질 위험이 있다.

① 연안, 방파제 위에서는 장애물 등의 유무를 확인하여 넘어지거나 물에 빠지지 않도록 주의한다.

② 사다리차를 활용하여 구조할 경우에는 회전 등에 의해 대원이 부상당할 위험이 있으므로 평탄하고 지반이 견고한 장소를 선정하여 부서한다.

③ 연안 등에서 구조대상자에게 구명환을 투입하는 경우에는 신체의 균형에 주의하고, 안정된 자세로 행하며 필요에 따라 구조자의 몸을 확보한다.

④ 물속에는 금속 등의 위험한 물품과 부유물 등 장애물이 있으므로 맨발로 입수하지 않는다.

⑤ 익수된 요구자에게 주의하지 않고 접근하면, 물속으로 끌려 들어갈 우려가 있으므로 구조대상자의 후면으로부터 신중히 접근한다. 또한 이 경우에 구조대원은 구명자켓 또는 구명환에 확보로프를 연결하여 안전을 확보한다(그림 4-7).

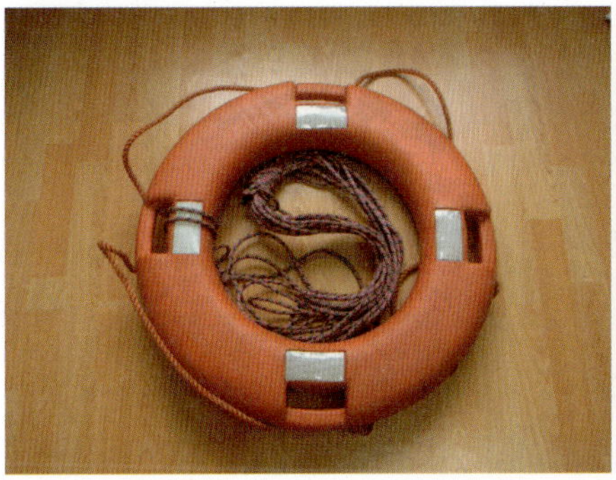
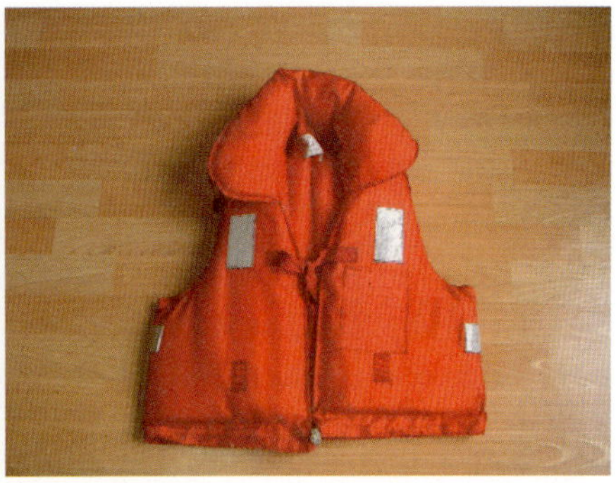

[그림 4-7] 구명환/구명자켓

### (2) 배에 의한 구조

작은 선박은 파도의 영향을 받아 크게 동요되고 대원의 이동, 구조대상자의 수용 등에서 배의 균형이 깨지면서 대원이나 장비가 물속으로 빠질 위험이 있다.

① 승선하는 대원은 구명조끼를 착용하고, 물속에 빠지는 경우에도 쉽게 수영할 수 있도록 간편한 복장을 착용하는 등 사전에 대비한다.

② 승선할 때에는 물속으로 빠지지 않도록 대원 상호 간에 신체를 유지하여 서서히 체중을 이동한다.

③ 승선 중 대원이 이동할 때는 자세를 낮추어 물속으로 빠지지 않도록 주의한다.

④ 야간이나 짙은 안개 속에서는 항해 중인 선박과 충돌할 우려가 있으므로 등화 및 확성기 등으로 항해 중인 선박에 주의를 환기한다.

⑤ 운항 중에는 횡파를 받아 전복할 우려가 있으므로 항해에 주의한다.

⑥ 작은 선박 위에서 구조대상자를 직접 구조하는 경우에는 선수나 선미 측에서 신체를 확보하고 배의 균형 유지에 주의한다. 상황에 따라 구명환 등을 사용한다(그림 4-8).

⑦ 단선에 구조대상자를 인도할 때는 불안정한 측면을 피하여 배 후미에 부서한다.

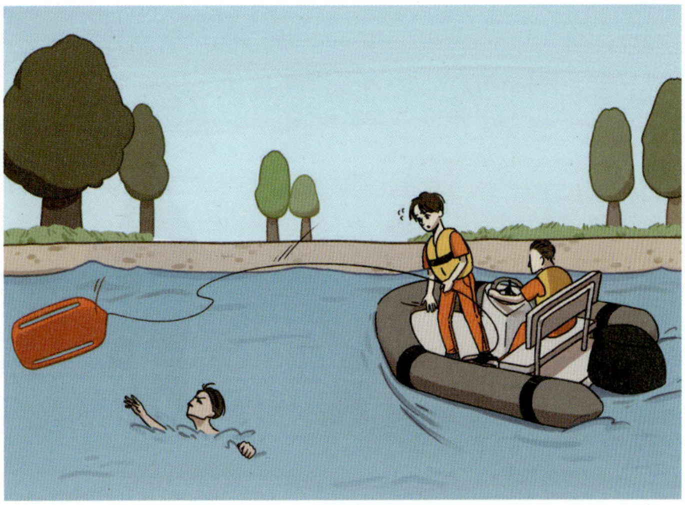

[그림 4-8] 구명환 등을 이용하여 구조

### (3) 잠수구조

잠수활동은 물의 속도, 수온, 수심, 수중시계 저하 및 장애물 등에 의해 육체적인 피로, 정신적, 생리적인 부담이 크고 직접 대원의 생명에 관한 위험이 잠재하고 있으므로, 대원 상호 간에 연계가 필요하다.

① 잠수활동 중에는 활동구역 주변에 경계선을 배치하여 감시를 강화하고 확성기, 부표, 적색등, 기타 등화 등으로 일반 항해선에 잠수활동 중이라는 것을 주지시키고, 활동구역 부근으로 진입하지 않도록 통제한다.

② 잠수대원은 수시로 압력계를 확인하고, 스쿠버장비 고장 등 긴급 시에는 동료에게 알려 상대의 호흡기를 사용하여 상호 호흡하거나, 상대방의 비상용 호흡기를 사용하여 규정의 속도로 부상한다.

③ 잠수 중 어망 등의 장애물에 걸린 경우에는 동료에게 알리고 냉정히 행동한다. 또한 잠수할 때는 수중의 장애물을 제거할 수 있도록 스쿠버나이프를 반드시 휴대한다.

④ 잠수대원은 스쿠버장비를 사용하여 잠수 중 긴급 부상할 때에는 감압병을 방지하기 위하여 반드시 숨을 쉬면서 상승한다(그림 4-9).

⑤ 잠수대원이 선박에 접근하는 경우에는 승선원과 연락을 취해 스크루가 정지된 상태임을 확인하여 사고 방지에 유의한다.

⑥ 폐수 등으로 오염된 현장에서 잠수 활동을 할 경우에는 구조활동 종료 후 맑은 물로 신체를 세척한다.

⑦ 잠수활동 종료 후에 잠수시간, 잠수 심도에 따라 체내가스 감압을 위하여 규정의 휴식시간을 취한다.

⑧ 잠수대원은 다음과 같은 질병 또는 피로 등 신체적 정신적 이상이 있을 때는 잠수하지 않는다.
- 중풍, 두통, 소화기계 질환 또는 질환에 의해 몸 조절이 나쁜 자(눈병, 치통 등 국부적인 것도 포함)
- 외상, 피부병, 기타 피부에 이상이 있는 자
- 피로가 현저한 자
- 정신적 부담, 동요 등이 현저한 자

⑨ 잠수대원은 잠수 중 사고방지를 위한 조치를 숙지한다.
- 잠수기구 고장에 대응한 조치
- 잠수 장애의 배제 또는 사고발생시 조치
- 수압 감압에 대응하는 조치 등

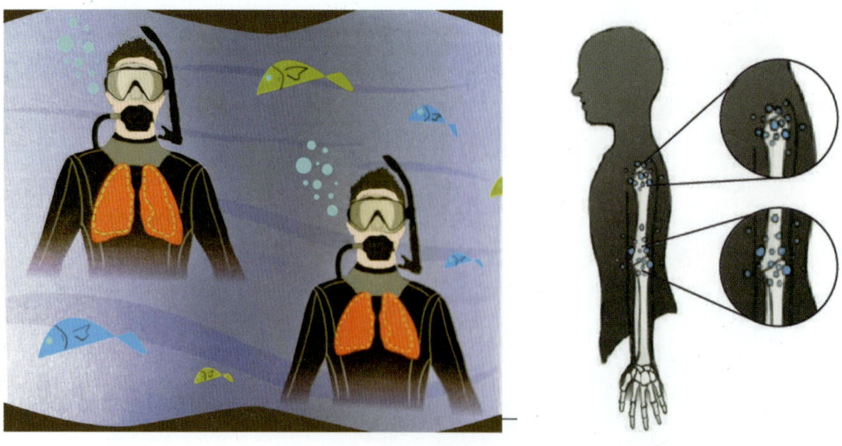

[그림 4-9] 잠수대원은 감압병을 방지하기 위하여 반드시 숨을 쉬면서 상승

## 4) 건물, 공작물

### (1) 공통사항

건물 부대시설 또는 공작물 사고에서 구조대상자는 도괴물이나 공작물의 틈에 끼어 탈출이 곤란한 경우가 많다. 작업위치도 불안정하고 좁은 장소에서 발생하므로, 활동상 장애가 많고 대원의 2차적 사고 발생 위험도 높다.

① 발코니, 베란다 등은 외관상 견고하게 보여도 쉽게 무너지는 경우가 있으므로, 진입 전에 개인만능도끼(연장한 사다리를 흔들어서) 등으로 이용하여 강도를 확인한다.

② 철제 트랩 등은 부식하여 무너지기 쉽게 되어있는 경우가 있으므로 한 계단씩 강도를 확인하면서 오르내린다.

– 무거운 장비를 휴대한 경우 가급적 다른 통로를 이용한다.

③ 로프 확보지점으로 활용하는 창틀과 기둥 등은 강도 부족으로 빠지거나 떨어지는 위험이 있으므로, 가능한 한 로프 결속하기 전에 끌어당기는 등 방법으로 강도를 확인한다. 이때 로프의 경유점은 2개소 이상으로 하여야 한다.

④ 작업장소가 높고 협소한 경우에는 대원 간에 부딪혀서 추락하거나 로프에 휘감기는 등의 위험이 있으므로, 진입하는 대원은 최소한으로 제한하고 장비를 정리하여 활동공간을 확보한다.

⑤ 좁은 복도와 계단에서 들것을 이용하여 구조대상자를 운반할 경우에는 들것을 놓쳐 발에 떨어뜨리기도 하고, 허리에 부딪혀서 부상당할 위험이 있으므로 대원 상호간에 신호를 하고 발 앞을 확인하면서 행동한다.

### (2) 도괴[9] 시

건물, 공작물 도괴현장에서 부주의한 파괴나 도괴물을 들어 올릴 때에는 2차적인 도괴와 전체 붕괴[10] 등의 위험성이 있으므로 대원의 구출행동은 신중해야 한다.

① 도괴현장에서는 유리조각이나 함석판 등의 예리한 물체에 부상당할 위험이 있으므로, 활동범위 내의 파편 등 날카로운 부분은 구부려 꺾거나 목재, 천 등으로 덮어둔다.

② 도괴현장에는 못, 볼트 등을 대원이 밟아 찔릴 위험이 있으므로 안전화를 신고 산란물 위를 부주의하게 걷지 않는다.

③ 대원이 도괴물 위를 넘어가는 경우 넘어지거나 무너지는 등의 위험이 있으므로 발 앞의 강도, 안정도 등을 확인한 후 체중을 걸친다.

④ 도괴물을 파괴하여 제거할 경우에는 그 충격으로 예상외의 장소가 붕괴하여 부상당할 위험이 있으므

---

9) 도괴란?
① 토사, 적재물, 구조물, 건축물, 가설물 등이 무너짐으로써 적재물 및 낙반 등에 매몰, 충돌, 협착 되는 경우를 말한다.
② 적재물이 경사면으로 일괄적으로 무너져 내리면서 가해하는 경우를 말한다.

10) 붕괴란?
① 외력의 증가 없이 구조물의 변형이 갑자기 증가하는 상태를 말한다.
② 건물이 파괴하여 무너져 내리는 것을 말한다.

로 주위 상황을 확인하면서 서서히 힘을 가한다.

⑤ 모래, 먼지 등이 부유하는 장소에는 눈과 호흡기를 보호하기 위하여 방진안경, 방진 마스크 등을 활용한다.

### (3) 높은 곳에서의 활동

높은 곳에서 활동할 때는 대원이 떨어지거나 파괴물 혹은 기자재 등의 낙하에 의한 대원의 부상위험이 있으므로, 안전로프를 결착하여 낙하를 방지하고 아래쪽에는 출입을 규제하는 등의 안전조치를 취할 필요가 있다.

① 사다리차의 사다리에서 곤돌라 등의 불안정한 장소로 옮길 경우에는 미끄러지거나 균형을 잃기도 하고, 혹은 공포심 등으로 신체가 생각지도 않게 움직여 추락할 위험이 있으므로, 로프를 사다리에 묶든지 견고한 지지물에 결속하고 진입할 장소에 설치된 발판의 안정도를 확인한다.

② 높은 곳에서의 구조활동은 일반적으로 활동공간이 좁고 장소가 한정된 경우가 많으므로, 낙하위험이 있는 기자재는 로프 등으로 낙하방지 조치를 취한다. 또한 아래쪽의 낙하 예측범위에 경계구역을 설정하고 감시요원을 배치하여 출입을 규제한다.

### (4) 지하공작물

건물, 공작물 지하부분 및 낮은 곳에 있어서 구조활동은 일반적으로 어둡고 협소하여 활동이 힘들고 큰 장비는 활용이 어려우므로 공간을 고려하여 장비를 선택하여야 한다. 또한 환기가 불충분하거나 유독물질이 체류하는 경우가 많으므로 호흡보호에 주의하여야 한다.

① 공사현장에서의 구조활동은 지반, 기자재 등에 걸려 넘어지기도 하고 추락할 위험이 있으므로 주의한다.

② 낮은 곳으로 내리는 구조기자재는 떨어뜨릴 위험이 있으므로, 확실히 결속하여 수납주머니에 넣는 등 낙하에 의한 부상 방지를 도모한다. 또한 수직의 상・하수관 등의 장소에서 작업을 할 경우에는 활동장소의 직하에 위치하지 않도록 하고 상호연락을 긴밀히 한다.

③ 좁은 계단과 어두운 지하실 내에서는 대원이 넘어지거나 추락할 위험성이 있으므로 갈고리 등을 유효하게 활용하여 안전을 확인한다.

④ 현장에서 조달한 기자재, 크레인 등을 활용할 때에는 관계자로부터 성능, 강도를 확인한다. 전문적 지식, 기술을 필요로 하는 것은 작업순서와 소방대와의 연계요령을 이해시킨 후 관계자에게 실시한다.

⑤ 폐쇄된 지하공간으로 진입할 때에는 반드시 공기호흡기를 착용한다.

### (5) 산소결핍 사고

① 산소가 결핍되어 있는 경우에는 단 한번만의 호흡으로도 의식을 잃을 수 있으므로 내부진입 시 반드시 공기호흡기를 착용하고, 면체 사이에 틈이 발생하지 않도록 세심한 주의를 기울인다.

② 산소결핍 여부를 측정할 때에는 반드시 공기호흡기를 착용하고, 맨홀 등의 주변에서 개구부를 향하여 순차적으로 행하고 산소결핍 상태가 나타날 때에는 조기에 경계구역을 설정한다. 또한 산소결핍 여부의 측정과 병행하여 가연성 가스의 유무에 대해서도 확인하여 폭발위험이 있을 때는 송풍기 등으로 가

연성가스를 제거하면서 구조활동을 개시한다.

③ 진입대원은 맨홀 등의 입구가 좁은 장소에서 구조대상자에게 공기호흡기를 착용시키고, 구출하는 경우 보조자와의 연계불능 등으로 면체가 이탈하지 않도록 주의한다.

④ 좁은 장소에서 여러 개의 로프를 취급하는 경우에는 로프를 잘못 당기면 진입한 대원이 넘어져 면체가 벗겨질 수 있으므로 구출로프, 확보로프를 목적별로, 대원별로 구분하여 지정하는 등 사용로프를 명확히 구별한다.

⑤ 지하수조 내에서는 대원 상호 간 또는 장애물 등에 부딪히거나 넘어져 면체가 벗겨져 유독가스를 흡입할 우려가 있으므로 조명기구를 사용하고, 대원 간에 신뢰형성하고 의사전달을 명확히 한다.

⑥ 의식이 혼미한 구조대상자는 진입한 대원에 의지하여 돌발적인 행동을 취할 수도 있으므로 면체가 이탈되지 않도록 주의를 기울인다.

### (6) 폭발사고

가연성가스 또는 인화성 위험물에 의한 폭발사고는 건물, 공작물 등 파괴와 붕괴에 의하여 강도저하를 일으켜 불안정한 상태인 경우가 많고, 대원의 부주의한 행동에 의해 재붕괴 등 2차적인 재해가 발생할 위험성이 있다.

① 폭발에 의해 붕괴된 지붕, 기둥, 교량 등은 갈고리 등으로 강도를 확인하면서 행동한다. 붕괴위험이 있는 기둥 등은 진입하기 전에 제거하거나 로프 등으로 고정한다.

② 대원이 왕래하는 장소에 유리조각, 철근 등이 돌출하고 있을 때는 장갑을 착용하고 예리한 부분은 갈고리 등으로 제거하든지 구부려 두고 필요에 따라 천 등으로 덮어 조치한다.

③ 폭발사고 현장에는 비산물, 독극물에 의한 부상사고를 방지하기 위하여 방화복・방열복과 방수화를 사용한다.

④ 2차폭발의 우려가 있을 때에는 경계구역을 설정하여 인화방지 조치 및 가스의 희석・배출 등 안전조치를 취한다. 경계구역 내로 진입할 때에는 콘크리트 벽체 등을 방어막으로 이용하여 조심스럽게 접근하며, 필요한 최소한의 인원만 진입하도록 통제한다.

### (7) 전기관계 사고

감전사고 또는 전기설비 부근에서 발생한 사고 시에는 구조대원이 넘어지거나 부딪힐 때 전력선에 접촉할 가능성이 매우 높으므로 안전로프 등을 설치하여 전선이나 전기기기에 접근하지 않도록 조치하고, 반드시 전원차단 여부를 확인하여야 한다.

① 모든 전선은 전력차단이 확인되기 전까지는 통전 중인 것으로 가정하여 행동한다.

② 활동장소 부근에 전기설비 통전부가 있는 경우에는 감전될 우려가 있으므로 관계자 등에게 전원을 차단시키고, 절연 고무장갑 등을 착용하며 스위치 등 노출부에 접촉하지 않도록 주의한다.

③ 옥외에서 수직으로 내려간 전선은 통전하고 있는 경우가 있으므로 부주의하게 접근하지 말고, 전력회사의 직원에게 전원을 차단시킨 후 행동한다.

④ 통전상태에 있는 구조대상자는 전원을 차단한 후 구조한다. 긴급한 경우는 내전의 성능범위 내에서 안전을 확보하여 행동한다.

⑤ 침수된 변전실에서 구조활동을 할 경우에는 먼저 전력회사 직원을 통하여 개폐기 등 전원차단을 확인하여야 한다.

⑥ 고압선 주변에서 사다리차를 사용하는 경우 사다리 또는 작업 중인 대원이 전선에 접촉할 위험이 있으므로 전력회사에 송전정지를 요청하고, 사다리 위의 대원과 기관원과의 연락을 긴밀히 하여 전선과 안전거리를 두고 활동한다.

⑦ 철탑, 철주 위에서 발생한 사고 시 등반 전에 고압선, 저압선 모두 송전이 정지되어 있는 것을 확인하고 전선에 접촉하지 않도록 주의한다.

## 8) 산악사고

### (1) 공통사항

산악지역 구조활동은 장시간, 장거리 활동으로 체력소모가 많으며 급경사면이나 수풀, 계곡 등에서의 행동으로 위험요인이 많다. 특히 대원의 발 부상은 보행이 곤란해져 동료 대원에게 부담을 주게 된다.

① 등산길을 선행하는 대원은 후속 대원에게 나뭇가지가 튕기거나 낙석, 붕괴, 낙하 등 위험을 알린다. 수풀에서 행동할 때에는 나뭇가지가 튕겨 되돌아올 경우를 대비하여 보호안경을 사용한다.

② 등산길에는 계단 차이, 요철 등에 주의하고 도로의 가장자리 부분이 붕괴되거나, 발을 잘못 디뎌 추락하는 사고를 방지하기 위하여 등산로 중앙이나 산 쪽으로 보행한다(그림 4-9 左).

③ 지지점으로 활용할 나무나 바위 등은 강도를 확인하고, 가급적 2개소 이상의 지지점을 확보한다.

④ 장시간 활동할 경우는 휴식과 교대를 번갈아 하여 피로경감, 주의력, 집중력 지속에 노력한다.

⑤ 급경사면의 등산길에서 낙석위험이 있는 경우에는 헬멧 등을 장착함과 동시에 반드시 위쪽에 주의하면서 행동한다. 또한 낙석이 발생한 때는 큰소리로 아래쪽의 대원에게 알리고 경사면의 직하를 피해 횡 방향으로 피한다.

### (2) 여름 산

여름의 산악구조 활동은 겨울철과 비교하여 행동하기 쉽지만, 더위와 장시간 활동으로 피로가 축적되기 쉽고 날씨 급변에 의한 사고의 위험이 있다.

① 활동 중 천둥이나 번개가 발생하면 낙뢰사고의 위험이 있으므로 산 정상, 능선에서 곧바로 벗어나고 신체에서 금속물체를 제거하며, 가능한 한 건조한 장소에서 낮은 자세를 취한다.

② 직사열광을 받으며 장시간 활동할 경우에는 열사병 등을 방지하기 위하여 나무그늘 등의 시원한 장소에서 휴식을 취하며 수분을 공급한다.

③ 대원은 독사, 곤충 등으로부터 신체를 보호하기 위하여 노출부가 없도록 하고, 풀숲과 수림에 들어가지 않도록 한다.

④ 여름은 손에 땀이 나서 기자재를 낙하시킬 위험이 있으므로, 손에 땀을 닦아 미끄럼 방지에 주의를 한다. 또한 경사면의 위, 아래에 대원이 있는 경우에는 상호 안전을 확인한다.

### (3) 겨울 산

겨울의 산악구조 활동은 적설과 결빙으로 활동 중 미끄러져 추락하거나 쌓인 눈이 붕괴되는 등 위험성이 높으므로, 장비를 안전하게 설치하고 겨울 산의 기상조건을 충분히 고려하여 행동한다.

① 눈이 얼어붙은 등산길에는 크램폰(아이젠) 등으로 미끄럼을 방지하고, 상황에 따라 대원들 간 상호 로프로 안전을 확보한다.

② 바람, 눈 등으로 시계가 나쁜 경우에는 아래쪽을 보지 못할 수 있으므로 지형도, 컴퍼스를 활용하여 목표가 된 산의 특징, 지형 등을 비교하여 위치를 확인한다.

③ 방한복, 식량, 개인장비 등을 준비하고 대원의 체력을 고려한 보행속도를 유지하여 대열을 흐트러뜨리지 않는다.

④ 겨울산은 청정하여도 햇볕이 미치지 않는 경사면에는 동결되어 있는 곳이 있으므로, 보폭을 작게 하여 넘어지거나 추락하지 않도록 주의한다.

⑤ 눈 쌓인 경사면에서 행동할 경우에는 경사면 전반을 보고 넘는 위치에 감시원을 배치한다. 감시원은 눈이 무너질 위험을 확인하면, 경적 등으로 알려 항상 횡 방향으로 퇴로를 확보하여 둔다.

## 9) 항공기 사고

항공기 사고는 추락이나 활주로에서의 이탈 등에 의해 기체가 파손되어 불안정한 상태가 되어 있는 것이 많고, 부주의하게 행동하면 2차 화재가 발생하기 쉽다. 특히 연료 등의 누출이 있는 경우에는 화재 발생 위험 제거와 병행하여 구조활동을 실시하여야 한다.

① 공항 내에 진입할 때는 반드시 공항 관계자 유도에 따라서 진입한다.

② 화재발생 위험을 예측하여 풍상, 풍횡 측으로 부서 배치함을 원칙으로 한다.

③ 불티를 발하는 기자재는 원칙으로 사용하지 않는다.
  - 부득이 사용할 때에는 소화기를 준비하거나 경계관창을 배치한다.

③ 기내에서 활동하고 있을 때는 별도의 출입구에 연락원을 배치한다.
  - 화재 등 긴급사태 발생에 대비한다.

④ 엔진이 가동 중인 기체에 접근할 때에는 급・배기에 의한 사고를 방지하기 위하여 기체에 횡으로 접근한다.
  - 기체의 크기에 따라 다르지만 여객기의 경우 엔진꼬리부분에서 약 50m, 공기 입구에서 약 10m 이상의 안전거리를 확보한다.

⑤ 프로펠러기와 헬리콥터는 엔진가동 중은 물론이고, 정지 중에도 프로펠러와 회전날개로부터 일정 거리를 유지한다.

⑥ 누출되어 있는 연료와 윤활유가 연소할 우려가 있으므로 방화복 등 적절한 개인보호장비를 착용하여 신체를 보호한다.

## 10) 토사 붕괴 사고

토사 붕괴는 광범위한 지역이 매몰되는 경우와 부분 붕괴사고가 있다. 구조활동 중 재붕괴의 우려가 크고, 토사가 무거워 작업이 진척되지 않아 장시간 걸리기도 하고 활동 장소가 좁아 구조 인원이 제한되는 등 2차적인 위험요인이 많이 있다.

① 붕괴된 토사와 나무 위에서는 발이 빠지기도 하고 미끄러져 넘어질 우려가 있으므로 발판을 안정시키면서 행동한다.

② 토사를 제거할 때에는 2차 붕괴가능성을 충분히 고려한다.

- 재붕괴 위험이 있는 장소는 말뚝 및 방수시트 등으로 안전 확보하면서 작업을 개시한다(그림 4-9 右).

③ 활동 중에는 반드시 감시원을 배치한다.

- 2차적인 토사 붕괴 발생에 대비해 토사 붕괴방향과 직각의 방향에서 퇴로를 확보하여 둔다.

④ 유출된 토사 등은 손 앞에서부터 순차적으로 제거한다.

- 제거된 토사는 활동의 장애가 없는 장소에 운반하고 활동공간을 확보한다.

⑤ 작업 시간이 장시간으로 이어질 경우에는 피로 누적으로 인한 안전사고(주의력 산만 등) 방지를 위해 작업하는 대원을 정기적으로 교대한다.

- 인접 구조대 등에 응원 요청하여 교대할 수 있는 구조대원을 확보한다.

⑥ 붕괴현장의 토사와 가옥 등은 물을 함유하여 예상 이상으로 무거운 경우가 많으므로 허리 등 부상 방지에 주의하여 작업한다.

⑦ 삽과 해머 등을 사용할 때는 파손, 낙하 등의 사고를 방지하기 위해 항상 주위 상황을 확인하여 떨어뜨리지 않도록 조심한다.

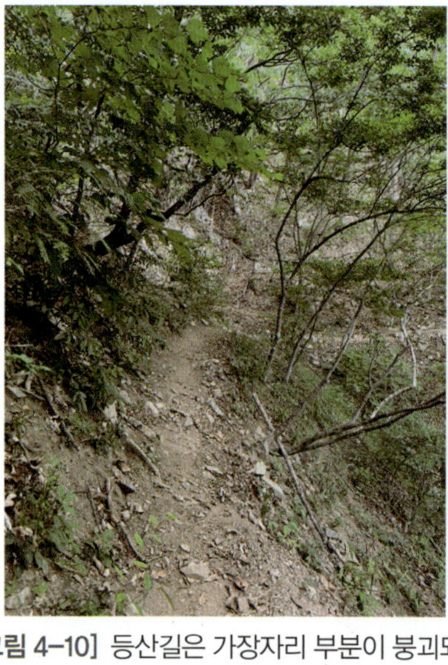

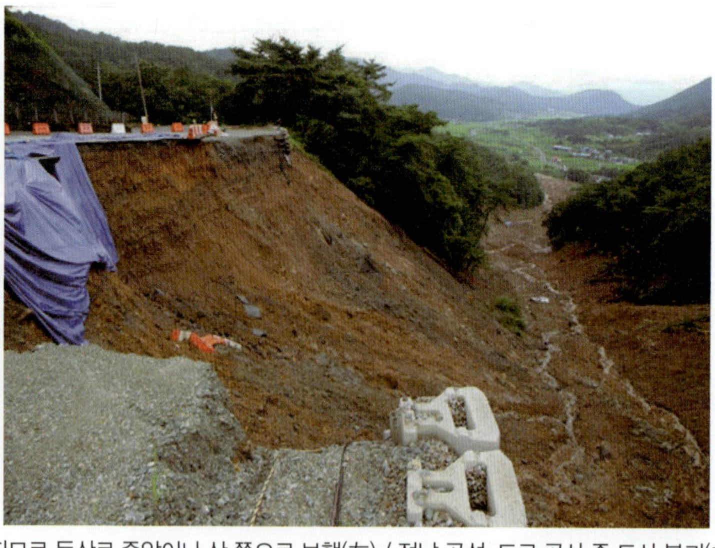

**[그림 4-10]** 등산길은 가장자리 부분이 붕괴되므로 등산로 중앙이나 산 쪽으로 보행(左) / 전남 곡성, 도로 공사 중 토사 붕괴(右)

# STEP 05 구조운영 및 계획

**학습목표 >**

1. 구조운영 및 계획을 설명할 수 있다.
2. 팀워크 및 사고지휘시스템을 설명할 수 있다.
3. 초기대응 절차를 설명할 수 있다.

## 1 구조운영 및 계획

### 1) 구조운영 계획

구조의 운영은 특정 사건에서 일어난 일을 다루고 있으며, 다양한 상황을 다루는 방법에 관한 상식적인 계획으로 6단계인 준비단계, 인지단계, 조치단계, 계획단계, 수행단계, 결론단계로 설명하고 있다.

#### (1) 1단계 : 준비단계

구조활동은 항상 만반의 준비가 갖추어져 있어야 한다. 구조대원이 무거운 장비를 운반하고 구조대상자를 구출하는 업무를 위해 구조대원에게 강인한 순발력, 근지구력과 근력, 심폐지구력, 유연성이 필요하다. 항상 체력을 관리해야 하고 여러 가지 구조상황을 대비하기 위해 전문 구조기술 훈련과 사고사례에 대한 연구 등을 통하여 구조기법의 향상을 위해 노력해야 하며, 항상 구조가 필요한 사고를 대비해야 한다. 특히 사고사례, 지역에서 발생한 사례 등을 검토하고 해당 지역의 특성에 맞는 대비책을 강구해야 한다. 또한 사고현장의 상황은 위험이 항상 발생하기 때문에 개인의 안전관리 및 체력, 기술을 연마하고 장비는 항상 확실하게 점검, 정비하여 둔다. 구조활동은 개인보다는 팀 단위로 이뤄지기 때문에 구조대원 상호 간 믿음과 신뢰가 반드시 필요하다. 따라서 모든 구조대원은 상호 신뢰관계가 이뤄져야 하며, 조직 구성원 간의 원만한 의사소통과 대인관계를 유지하는 것도 중요하다. 또한 평소에 관할 출동 시 도로상황, 문화, 인종, 다문화, 지형, 지역적 특성 등을 사전에 파악하여 재난・사고 발생에 대비하고 준비하는 노력도 필요하다.

### (2) 2단계 : 인지단계

사건사고 현장에서 사람이 도움이 필요하다는 것을 인지하기 전까지는 구조대원은 아무런 대응도 할 수 없다. 인지 단계에서는 사람이나 항공기나 선박이 위험에 처해 있거나 그럴 가능성이 있다는 정보를 받는다. 초기 구조활동을 취하기 위한 충분한 정보가 될 수 없을 수도 있으며 특별한 조치가 필요하지 않을 수도 있다.

### (3) 3단계 : 조치단계

충분한 정보를 얻으면 즉시 초기 조치를 취해야 한다. 첫 번째 조치는 이용 가능한 정보를 평가하고, 더 많은 정보를 얻으려 노력하며, 어느 정도 심각한 상황인지 파악하는 일이다. 비상 상황 단계는 구조대가 유용한 정보에 대한 신뢰 수준과 차량, 기차, 항공기 또는 선박 및 승객의 안전에 대해 제기하는 우려 수준을 고려하는 데 사용된다. IAMSAR(International Aeronautical and Maritime Search and Rescue, 국제 항공 및 해상 수색 구조) 매뉴얼에는 불확실성, 경보, 조난의 3가지 비상 단계가 설명되어 있다. 불확실성 단계에는 항공기 또는 선박 및 승객의 안전이 확실하지 않은 상황이며, 경보 단계에는 항공기 또는 선박 및 승객의 안전이 우려되는 상황이다. 그리고 조난 단계에는 항공기 또는 선박 및 승객이 심각하고, 즉각적인 위협을 받고 있으므로, 즉각적으로 도움이 필요하다는 확신이 합리적으로 생각되는 상황이다.

예를 들면, 항공기가 추락했을 때 구조활동이 늦게 이루어지는 여러 가지 이유가 있다. 담당 관리자는 비상 상황의 단계를 이용하면서 사용 가능한 정보 중 타당성, 긴급성 및 초기 조치의 범위에 해당하는 정보를 요약하여 전달할 수 있어야 한다. 비상 상황 단계를 바탕으로 초기 조치를 실시하도록 하고 있다.

### (4) 4단계 : 계획단계

구조 대비 시 포괄적인 계획은 매우 중요한데, 특히 문제 상황이 발생한 장소를 알 수 없고 대상자들이 이동하고 있을 때 더욱 중요하다. 적절하고 정확한 계획은 구조 임무에서 매우 중요하다. 만약 현장을 제대로 발견하지 못하면 구조대원들이 가진 구조기술이나 노력 여부와 상관없이 생존자를 찾을 가능성은 거의 없다. IAMSAR 매뉴얼은 수행 계획을 세울 때 컴퓨터를 이용하며, 수색 계획에서 사용할 방법들을 포함하도록 하고 있다. 구조대원과 구조대상자의 안전을 확보할 수 있도록, 정확하고 빠른 판단이 필요하다. 조치 내용을 모든 구조대원에게 명확히 알려, 구조활동에 있어서 팀의 일체성을 가져야 할 것이다. 사고현장에서 자의적인 행동을 하게 되면, 해당 구조대원 자신과 활동하고 있는 구조팀 전체, 그리고 구조대상자까지 위험에 빠질 수 있다. 현장의 위험요인 및 현장상황 변화에 주의하고 보고체계 확립 및 통일성을 가지고 현장 활동을 해야 하며, 대원 자신의 안전 및 다른 구조대원의 안전을 확보하여야 한다. 또한 구조활동을 진행할 때에는 사고의 형태, 현장 여건과 팀의 구조활동 능력 등을 종합적으로 고려하여 임무 부여 및 구조방법을 결정하여야 한다. 장소가 안전하고 구조작전을 펼치기에 적합한지를 판단하고 구조대상자의 안전한 구조와 재산상의 손실을 최소화하는 방법을 결정하는 것에 따라 구조활동의 성공과 실패가 나뉘게 된다. 현장 활동에서 위험을 미칠 수 있는 모든 요소들과 2차적 위험요인을 파악하여 사전에 제거하는 등 안전조치가 필요하다.

### (5) 5단계 : 수행단계

수행단계는 위험에 빠진 사람들을 구조하고 도움을 주는 수색과 관련된 모든 신체적인 활동을 말한다. 간단히 말해 이 단계에서 이전의 계획이 수행된다.

응급상황을 처리하는 첫 번째 단계에는 구조대상자의 위치를 인지하는 것이다. 이것은 주소를 직접 묻는 것처럼 단순할 수도 있고, 실종자를 찾기 위해 오랜 시간이 걸리는 것처럼 복잡한 일이 될 수도 있다.

만약, 대상자를 쉽게 찾는다면 구조자는 바로 접근 단계로 넘어간다. 그러나 대상자를 찾기 어렵다면 구조상황에서 가장 곤란한 단계가 되기도 한다. 출동지령을 통해 출동하는 경우 사고발생 장소, 사고의 종류 및 개요, 도로상황과 해당 건물 상황, 구조대상자의 수와 상태, 사고의 확대 가능성 등 위험요인과 구조활동 장애요인 여부를 확인하여야 한다. 현장으로 출발 전 사용할 장비를 선정하고, 필요한 장비가 있으면 추가 적재한다. 현장도착 전까지는 취합된 정보를 토대로 구출방법을 검토하고, 사고 발생장소, 건물의 규모, 사고발생 위치, 사고의 규모, 현장에 잠재된 위험성과 현장진입 장애 유무, 구조대상자의 유무와 수, 구조대상자의 위치・부상 부위・상태 등과 감전, 유독가스, 낙하물, 붕괴, 전락 등의 활동 중 장해와 2차 재해 위험 파악 등이 필요하다. 또한 도착 시까지 출동경로(최단시간)와 현장 진입로를 결정하여야 한다. 현장도착 전까지는 최대한 많은 정보를 수집하도록 노력해야 한다. 예를 들면, 사고발생 장소와 무선정보 등에 의한 출동지령 장소에 변경이 없는가를 확인한다. 출동지령과 상황이 변경되는 경우도 많으므로, 지속적으로 무선정보를 통해 추가정보를 파악하여 필요할 경우에는 구출방법 및 임무분담 등 재검토한다. 장소의 변경이 있는 경우에는 출동경로, 진입로 등 변경이 필요하기도 한다. 이러한 정보의 변경이 있을 시 전 대원에게 상황을 전파하여 혼선이 없도록 한다.

접근 단계는 대상자의 위치를 인지하면, 이제 구조대원들이 접근하여 대상자의 부상을 치료하고, 현장상황을 판단하여 문제를 해결해야 한다. 간단하게 길을 따라 걸어가서 대상자에게 접근할 수도 있고, 오르기 어려운 암벽을 오르는 것처럼 험난한 과정이 될 수도 있다. 어느 쪽이든 만일의 사태에 대비해 수행을 할 준비를 해야 한다. 사고 상황과 구조에 필요한 활동여건을 신속히 파악하여 구출방법을 결정하고 필요한 장비 등 인원 등을 결정해야 한다. 사고가 발생한 장소가 고속도로 또는 도로변인 경우에는 적색 회전등 또는 비상정지등을 활용하여 2차 사고를 방지해야 한다. 특히, 교통사고의 경우 후속 차량이 연쇄 추돌할 위험이 있으므로 현장에 출동한 차량 중 구조차나 펌프차 등 2선 차량을 사고 차량 후미 사선의 작업 중인 대원의 안전을 확보한다. 아무리 경미한 사고라도 사고현장과 주변을 철저히 확인하고, 필요한 정보를 파악하여야 하는데 구조대원이 철수한 후에 사상자가 발견되는 상황을 방지하기 위함이다. 안정화 단계 전에 반드시 혼란을 줄이고 불필요한 인원을 줄이기 위해 반드시 안전구역의 설정과 활동공간의 확보를 하여야 한다. 경계구역을 설정하고 안전선이나 로프 등 즉시 이용할 수 있는 물품을 이용하여 일반인의 출입을 차단하는 지역임을 표시한다(그림 5-1). 경계구역을 설정할 때에는 인원뿐만 아니라 각종 장비 활용에 장애가 되지 않도록 기자재 운반 및 차량 정지 위치 등에 주의하여 유효한 활동공간을 확보하여야 한다. 특히, 유독가스가 누출되었거나 폭발 또는 건축물 붕괴 등 대량사고의 위험성이 있다고 판단되는 경우에는 인근 주민을 대피시키는 등 안전조치에 만전을 기해야 한다. 그리고 필요에 따라 보건소, 전문기관, 시청, 소방서, 경찰 등 유관기관과 협조하여 경계요원을 배치하고, 주변의 교통을 통제하거나 통행을 차단해야 한다. 사고현장에 위험물, 전기, 가스 등 복합적인 위험요인이 혼재하는 경우에는 위험이 큰 요인부터 순차적으로 제거하면서 구조활동을 전개한다(그림 5-2).

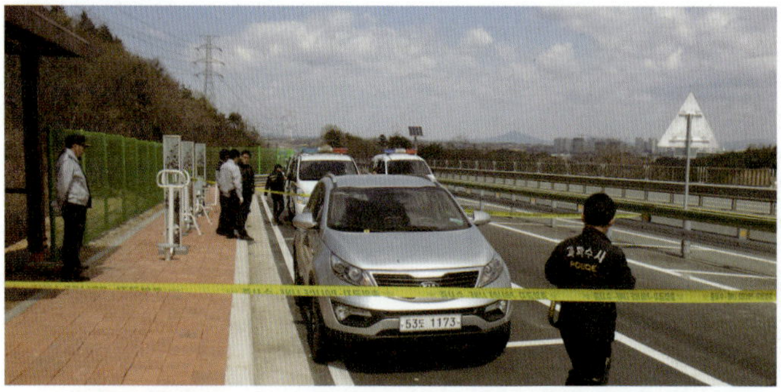

[그림 5-1] 경계구역을 설정하고 일반인의 출입 차단

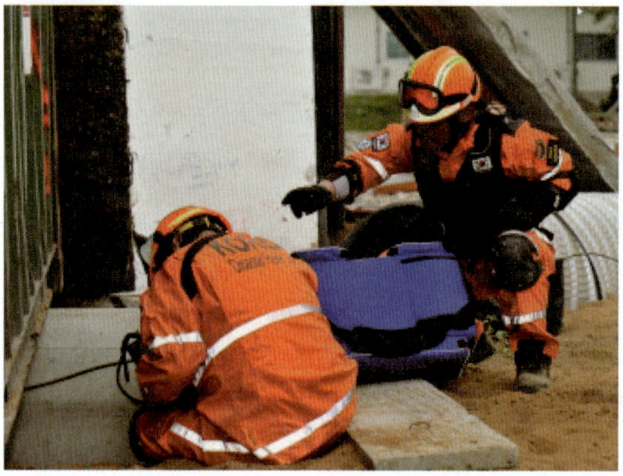

[그림 5-2] 구조활동 전개

안정화 단계에는 세 가지 주요 구성 요소가 있다. 이는 물리적, 의료적, 감정적 요소이다. 일단 구조대원이 구조대상자에게 접근한 후에는 주변의 환경 때문에 물리적으로 위험한지를 판단해야 한다. 판단 시에는 현장의 안전을 확보하는 것이 가장 먼저 해야 할 일이다. 물리적 안정화의 예로, 절벽 가장자리에서 위태롭게 차를 타고 가는 일을 생각해 보자. 구조대원과 환자를 보호하기 위해서는 의료적 지원 전에 일단 상황을 안정화해야 한다(그림 5-3). 환자를 더 다치지 않도록 보호해야 하고, 위험요소를 제거하는 것 또한 물리적 안정화의 예이다.

일단 물리적인 환경이 안정화되고 급박한 위험요소가 제거되었다면, 의료적인 처치를 시작한다. 이 과정은 보통 정해진 절차를 따른다. 1차, 2차 검사를 한 후에는 1차 외상 또는 내과응급처치나 심폐소생술을 실시한다. 이 과정에서는 확인된 질병과 부상에 대해 적절한 처치를 하며 반드시 현장에서 환자를 보호해야 한다. 보통 의료적 안정화의 목표는 대상자를 적절한 병원으로 이송하기 전에 준비시키는 것이다. 만약 의료적인 지원이 불필요하다면, 이송 전 이러한 사실을 확인하는 것이 이 단계에서 해야 할 일이다.

환자의 불안함은 구조대원과 구조대상자 자신에게 위험이 될 수 있기 때문에 감정적 안정화가 필요하다. 구조대원과 구조대상자 모두 보호하는 것이다. 구조대상자와 단순하고 차분하게 이야기를 나누면서 어떤 상황이 벌어졌는지 천천히 설명하고 구조대원이 무엇을 하고 있는지 말해 주는 것은 불안을 잠재우는 데 충분할 수 있다.

안정화는 평가와 마찬가지로 이송 단계에서도 계속되어야 한다. 전반적인 목표는 대상자를 적절한 병원에 도착하기 전까지 안전하고 편안하게 해주는 것이다.

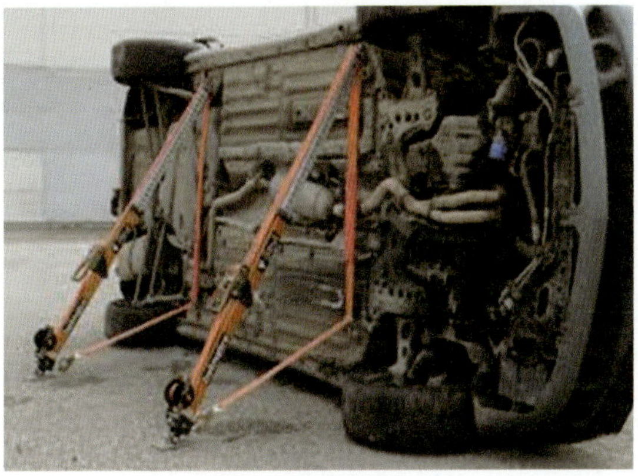

[그림 5-3] 차량안정화

이송 단계에서 대상자는 구급차를 이용하여 병원으로 이송하게 된다. 안전하고 효과적으로 이동시키기 위해 환자 상태 안정화와 평가를 지속한다. 이송 방법에는 환자가 직접 걷게 하거나 구급차, 선박, 항공기로 직접 오게 하는 것 등 여러 가지 방법이 있다. 이송 방식은 날씨, 환자의 부상의 종류와 정도, 전반적인 중증도, 지형, 이용 가능한 자원 등을 고려해서 선택한다.

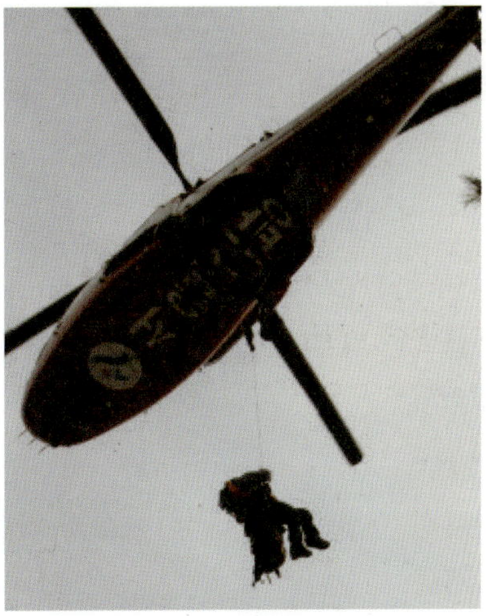

[그림 5-4] 구조대상자 이송 방법 결정

#### (6) 6단계 : 결론 단계

모두가 위험에서 벗어나 구조가 끝날 때, 아무것도 발견하지 못할 때, 구조가 취소될 때에는 이 마지막 단계에 이르게 된다. 이 단계에서 구조팀은 모든 임무가 완료되었다는 통지를 받는다.

### 2) 구조활동의 원칙

구조대원은 강인한 체력과 함께 전문적인 구조지식과 기술을 갖추고, 반드시 구조대상자를 구조하겠다는 정신력이 있어야 한다. 그러나 그것만으로는 완전하다 할 수는 없다. 사고현장에서 구조활동을 할 때에는 반드시 지켜야 할 원칙이 있다.

#### (1) 현장의 안전 확보

재난・사고가 발생한 현장은 대부분의 경우에는 추가적인 사고가 발생할 위험이 있다. 자칫 주의를 소홀히 하면 구조대상자는 물론 구조대원 자신에게도 심각한 위험이 발생할 수 있으므로 구조대원은 행동에 들어가기 전에 자기 자신의 안전을 먼저 확인해야 한다. 그러므로 현장의 안전을 확보하고 자신의 안전을 지키는 일은 어떠한 구조현장에 있어서도 절대적으로 지켜야 할 가장 중요한 원칙이다.

구조대원들은 자신이 사고를 발생시킨 것이 아니라는 사실을 기억하고, 불필요한 위험을 감수하지 않도록 한다. 적절한 훈련을 받지 않았거나 개인의 능력 한계를 초과하는 상황에서 무리하게 활동하면, 결국 구조대원 자신이 위험에 빠지게 되어 사고현장에 구조대상자 숫자를 하나 추가하는 결과를 초래한다. 따라서 사고의 양상과 주변의 위험요인을 파악하고, 자신의 능력이 감당할 수 있는 한계 내에서 구조활동에 임하도록 한다.

#### (2) 명령통일

구조활동은 현장을 장악한 현장지휘관의 판단 하에 엄정한 규율을 바탕으로 조직적인 부대활동을 기본원칙으로 하며, 자의적인 단독행동은 절대로 해서는 안 된다.

구조현장뿐만이 아니라 모든 소방활동에 있어서 명령의 통일성을 유지하는 것은 매우 중요하다. 명령통일이라고 하는 것은'한 대원은 오직 한 사람의 지휘관에게만 보고하고, 한 사람의 지휘만을 받는다'는 것이다. 단지 계급이 높다고 해서 자신의 직접 명령계통에 있지 않은 대원에게 지시・명령을 내리는 것은 현장의 혼란을 가중시킬 뿐이므로, 절대적으로 피해야 한다. 대원의 안전에 위협이 되는 심각한 위험상황이 발생하여 현장에서 긴급히 대원을 철수하는 등 급박한 경우 외에는 반드시 명령통일의 원칙을 준수하여야 한다.

#### (3) 현장 활동의 우선순위 준수

모든 사고현장에 있어서 가장 우선하여 고려할 사항은 인명의 안전(Life safety)이고, 그다음 사고의 안정화(Incident stabilization), 재산가치의 보존(Property conservation)의 순서이다.

어떠한 경우라도 위험 속에서 인명을 구조하는 조치가 가장 우선적으로 고려되어야 할 사항이다. 구조 가능한 모든 구조대상자가 구출되면 더 이상 사고가 확대되지 않도록 안전조치를 취하고, 이 과정에서 가능한 한 재산 손실이 최소화되도록 노력을 기울여야 한다.

### 3) 구조 활동의 성패를 좌우하는 요인

#### (1) 구조대원의 능력

구조 활동을 실시할 때 구조대원의 지식과 기술, 체력은 구조대상자를 구조하는데 매우 필수적인 요인이며, 이러한 요인들의 수준이 높고 각 요소가 밀접하게 결합될수록 구조 활동의 성공가능성이 높아진다.

구조 활동에 필요한 지식이란 구조대상자에게 닥친 위험과 상황을 냉철하게 분석하고 예측하여 효과적인 구조대책을 찾아내는 힘을 말한다. 기술은 구조 활동에 이용하는 숙달된 방법이나 능력을 말하며, 지식을 바탕으로 다양한 훈련과 현장활동 경험을 통해서 얻을 수 있다.

결국 구조대원의 능력은 다양한 구조상황에서'성공적으로 구조대상자를 구출할 수 있게 하는 힘'으로써 지식과 기술, 체력에 더하여 구조대상자를 꼭 구출하겠다는 강인한 책임감과 정신력이 작용할 때에는 최고의 능력을 발휘할 수 있게 되는 것이다.

#### (2) 신속한 대응

사고가 발생한 초기대응 현상에서는 구조 활동이나 응급처치 등 모든 것이 시간과의 싸움이며, 초기대응 시간을 놓치면 상황은 심각하게 악화될 수 있다. 구조현장에서 시간이 경과할수록 구조대상자에게 미치는 위험이 증가하므로 신속하게 구조 활동이 이루어져야 한다.

지난 1995년 삼풍백화점 붕괴 당시 최후로 구출된 박승현 양(당시 19세)은 377시간(15일 17시간) 만에 구조되었고, 오스트리아의 안트레아 마하베츠(당시 18세)는 1979년 사고로 인해 18일 동안 갇혀 있다가 구조돼 음식물이 공급되지 않은 상황에서 가장 오래 생존한 기록을 세우기도 했다. 그러나 대부분의 경우에는 재난에서 생존한 사람들은 3일 이내에 구출된 사람이며 3일 이상이 경과하면 생존확률은 급격히 낮아진다. 신속한 구출은 구조대상자의 생존을 좌우하는 매우 중요한 요인으로 작용한다. 그러므로 구조대원이 쉽고 자신 있는 방법을 선택해야만 준비가 빠르고, 성공 가능성도 높아진다. 가장 손쉽고 간단하게 대처할 수 있는 방법이 무엇인지를 찾아내는 것이 구조대원의 능력이다.

구조기술 개발과 교육, 실행에 관하여 세계적 권위를 인정받는 조직인 레스큐 3 (Rescue Three)에서는'항상 단순한 방법을 선택하라(Always Keep It Simple)'의 머리글자를 따서'AKIS'로 표현한다. 방법이 복잡할수록 귀중한 시간이 소모되고, 위험성은 증가된다는 사실을 명심해야 한다. 다만, 이 신속함이 결코 무작정 서두르라는 의미인 것은 아니다. 자신의 안전이 확보되는지를 확인하고'이제는 괜찮다'라는 확신이 있어야 한다(참고문헌: 김수환, 2017, 소방활동 현장의 초동지휘자에게 요구되는 역량, 공주대학교 안보과학대학원).

### (3) 구조활동의 우선순위

인명을 구조하는 과정에 있어서는 구조대상자의 생명을 보전하는 것이 가장 중요하므로 「구명」을 최우선으로 하고, 다음에 「신체구출」, 「정신적, 육체적 고통경감」, 「피해의 최소화」의 순으로 구조활동의 우선순위를 결정한다.

즉, 구조작업에 임하여서 최우선적으로 취할 조치는 구조대상자의 생명을 보전하기 위하여 긴급히 필요한 조치로써, 현장상황과 구조대상자의 상태에 따라 구조대상자 주변의 고압선이나 인화물질 등 위험요인을 제거・차단하는 조치와 생명 유지에 직접적으로 관련되는 기도확보 및 산소공급, 심폐소생술 등의 응급처치이다. 물론 구조대상자가 붕괴 직전의 건물 내부에 있는 경우이거나 사고 현장 가까이 폭발 직전의 유류탱크가 있는 등 급박한 위험이 있다면, 신속히 현장에서 구출하는 것이 더 나은 선택이라 할 것이다.

구조대상자를 구출할 때에는 구조대상자의 신체적 고통을 덜어주고, 심리적 안정을 도모하여야 한다. 가능한 파괴 부분을 최소화하면서 신속한 방법을 선택하여 재산피해 경감에도 노력해야 한다.

## 2 사전 계획

구조는 사전 계획이 잘 갖추어져 있어야 한다. 구조대원은 무거운 장비를 운반하고 구조대상자를 구출 업무를 위해 강인한 체력 훈련을 통해 잘 완성해야 하고, 여러 가지 구조 현장 상황을 대비하기 위해 전문구조 훈련으로 사고에 대비해야 한다.

구조대원은 상호 신뢰관계가 이뤄져야 하며 조직 구성원 간의 원만한 의사소통과 대인관계를 유지하는 것도 매우 중요하다. 재난・사고 발생에 대비하고 사전 계획을 준비하는 노력이 필요하다.

구조 대비 시 사전 계획은 매우 중요한데, 특히 문제 상황이 발생한 장소를 알 수 없고, 구조대상자들이 이동하고 있을 때에는 더욱더 중요하다. 현장의 위험요인 및 상황변화에 주의하고 보고체계 확립 및 통일성을 가지고 활동해야 하며, 자신의 안전 및 다른 구조대원의 안전을 확립하도록 한다. 또한 구조활동을 진행할 때에는 사고의 형태, 현장 여건과 팀의 구조활동 능력 등을 종합적으로 고려하여 개인임무 및 구조방법을 결정하는 것이 중요하다. 사전에 장소가 안전하고 구조작전을 펼치기에 적합한지를 판단하고, 구조대상자의 안전한 구출과 재산상의 손실을 최소화하는 구조방법을 결정하는 것이 필요하다. 위험을 미칠 수 있는 모든 요소들과 2차적 위험요인을 파악하여 사전에 제거하는 등 안전조치가 필요하다.

## 3 팀워크 및 사고지휘시스템

사고지휘시스템(ICS, Incident Command System)은 효율적인 재난관리를 위하여 시설, 장비, 인력, 절차, 통신 등을 포함한 표준형식으로 확립한 지휘체계 공통 시스템이다. 표준화된 사고지휘시스템은 모든 유형 또는 모든 형태의 긴급 상황에 적용이 가능하도록 한다. 특히, 여러 관할 지역과 다수 기관의 인력들을 하나의 지휘조직으로 구성하여 운영하는 것이 가능하도록 한다. 그리고 현장 활동부서에 효율적인 지원이 가능하도록 한다.

최근, 강원도에서는 거의 매년 산불화재로 인하여 막대한 피해가 발생하였다. 이를 방지하기 위하여 각 지역의 산불대응에 관련이 있는 여러 기관들이 공동으로 해결책을 모색하였고, 마침내 그들은 대응 활동에 있어서 반복되는 심각한 문제점들을 발견하게 되었다.

① 출동한 기관이나 단체 간, 지역별 이동 및 활동범위제한과 표준화되지 않은 용어를 사용함으로써 나타나는 의사소통의 혼란
② 화재 상황 변화에 따른 지휘체계의 확장 및 축소가 불가능해서 겪는 어려움
③ 통신체계가 표준화되지 않았거나 기관 간의 통신체계의 부재로 발생하는 문제점
④ 출동한 유관기관 사이에 공동으로 수립되고 공식적으로 확정된 대응활동 계획의 부재
⑤ 사고대응을 위해 필요한 자원시설의 부재로 인한 문제 등

위와 같은 문제점을 해결하기 위하여 미국 캘리포니아에서 처음으로 사고지휘시스템을 개발하게 되었다.

### 1) 관할권

효율적인 ICS는 각 사고 현장에 어떤 기관이 책임을 지고 있는지 정확하게 명시하고 있다. 여러 지역에 걸쳐져 있는 구조적인 화재나 대형사고 현장에서는 관할권을 확실시하는 게 큰 의미가 없을 수 있다. 그러나 책임 소재가 겹칠 경우, ICS를 통해 지휘체계를 통일시키는 것이 필요하다. 이를 통해 상이한 법률적, 지형적, 기능적 책임을 조화시켜, 좀 더 효율적으로 구조 작업을 계획하고 실행할 수 있다. 통일된 지휘체계에서는 특정 기관이 주체가 되지 않고, 다양한 주체가 함께 결정을 한다.

### 2) 모든 위험에 대응하는 시스템

ICS는 설계할 때부터 응급상황이 아닌 사고나 대중들이 모여 있는 상황 등과 같이 다양한 종류의 사건・사고에 적용할 수 있게 되어 있다. 따라서 대형사건 현장뿐만 아니라 일상적인 수행 상황에서도 ICS가 사용된다. 이렇게 ICS를 자주 사용함으로써 대원들은 ICS의 진행 과정과 용어에 익숙해진다.

### 3) 지휘체계의 통일

ICS가 제대로 작동할 경우에는 사건 현장에서 일하는 대원들에게는 단 한 명의 직접적인 관리자가 존재한다. 모든 임무과 명령은 이 관리자에게서 직접 전달받으며, 대원들은 같은 관리자에게 보고하게 된다. 이 관리자는 자신의 상위 관리자에게 보고를 하는 방식으로 일이 진행된다.

### 4) 지휘의 범위

ICS는 인력과 자원의 관리 가능한 범위를 정해준다. 대부분의 경우 관리자 한 명이 효과적으로 관리할 수 있는 인원수는 3명~7명이며, 5명이 가장 이상적이다. ICS 하에서 사건 지휘관은 사건 현장의 모든 인원의 임무에 책임을 지는 것이 아니라 최대 5명과 상호작용하며 정보를 받는다. 개별 관리자와 자원들 또한 지휘 범위 안에서 역할을 수행한다. 실제적인 지휘 범위는 사건의 복잡한 정도, 구조활동의 특성에 따라 달라진다.

### 5) 개별 단위 조직

ICS는 개별 단위 조직으로 작동한다. 사건마다 ICS의 모든 조직이 투입되지는 않고, 사건의 특성과 규모에 따라 적절한 개별 단위 조직이 투입된다. 사건 현장을 파악하면서 단위 조직이 더해지거나 빠지기도 한다. 몇몇 단위 조직은 모든 사건 사고 현장에 투입되지만, 어떤 단위 조직은 매우 복잡하고 규모가 큰 현장에서만 쓰인다.

### 6) 용어의 공유

ICS는 사건 현장과 관련된 주체들이 같은 용어를 사용하도록 권장한다. 그럼으로써 상이한 관할권 내지는 국가, 지역, 부서가 다른 것을 같은 용어로 지칭하는 등의 용어에 따른 혼선을 방지할 수 있다. 건물의 지형적인 특성을 파악한다고 할 때에는 어떤 기관에서는 건물의 벽체를 1, 2, 3, 4번이라고 지칭할 수도 있고, 또 어떤 기관은 A, B, C, D라고 부를 수도 있다. 같은 용어를 사용함으로써, 사건 현장에서 일하는 여러 기관들이 원활하게 소통할 수 있다.

### 7) 통합적인 소통

ICS는 지휘체계의 모든 수준에서 원활한 소통을 할 수 있도록 해야 한다. 시스템 내에서 효율적으로 메시지를 주고받는 것은 매우 중요하다. 이는 특히 관리자가 내린 지시를 실제로 대원들이 수행할 때 중요하며, 반대로 수행한 임무를 윗 선에 보고할 때에도 그러하다.

### 8) 통합적인 구조 활동의 계획

ICS를 통해 사건 현장에 있는 모든 이가 동일한 계획을 공유한다. 작은 사건 현장에서는 지휘본부에서 구조계획을 세우고, 큰 규모의 현장에서는 여러 기관이 합작하여 계획을 세운다.

## 9) 사건 현장 내 시설의 명칭

현장 내의 각 시설에서 어떤 일이 벌어지고 있는지, 모든 이가 알 수 있도록 자주 쓰이는 시설의 명칭을 지정하는 것이 필요하다. 베이스, 지휘실, 집결지 등의 명칭이 흔히 사용된다.

## 10) 자원 관리

효율적이고 안전한 구조 작전을 수행하기 위해서는 자원을 배분하고, 추적하는 시스템이 매우 중요하다. 작은 규모의 사건 현장에서는 인원이나 부서를 지정하고 임무를 부여한다. 큰 규모의 사건의 경우에는 보통 현장에 직접 가기보다는 집결지에서 구조대를 파견한다. 부서에 따라 집결지에 도착하여 임무를 부여받거나 다음 임무를 위해 대기하기도 한다. 우리나라의 국가수준의 재난 발생 시 전반적인 재난의 수습, 복구 체계는 다음과 같다.

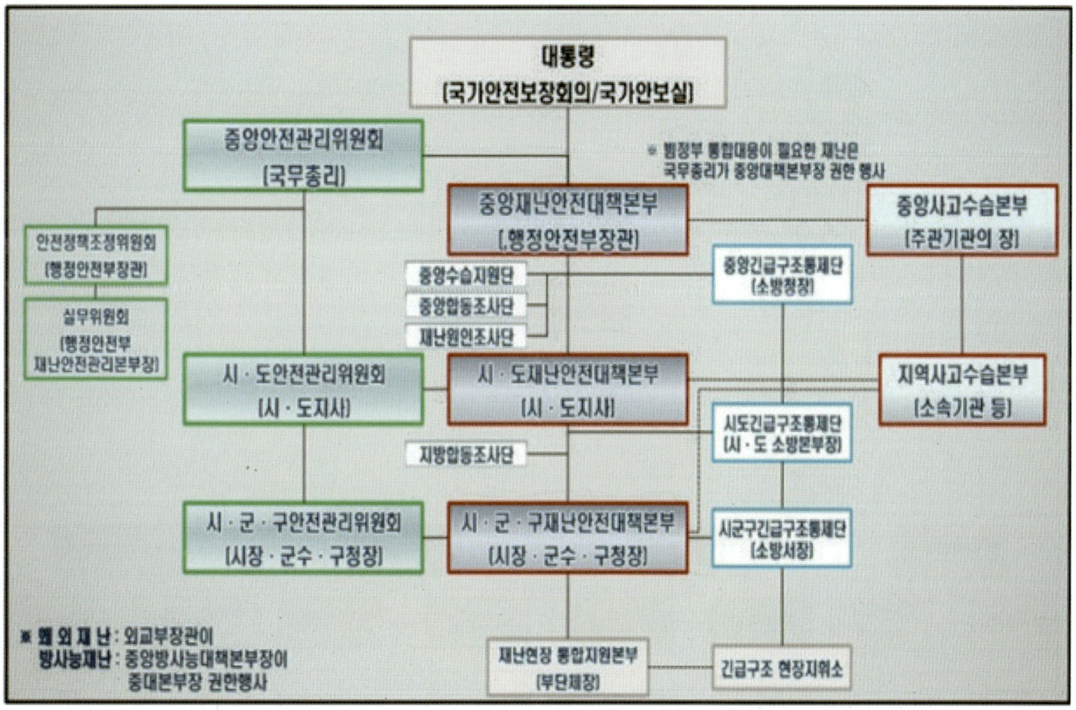


[그림 5-5] 국가 재난 관리 체계도

출처 국가 재난 관리 체계도. 재난응급의료 비상대응 매뉴얼(2022.1.). 행정안전부

국가가수준의 재난발생 시 구체적인 재난의 대응 조직체계는 다음과 같다.

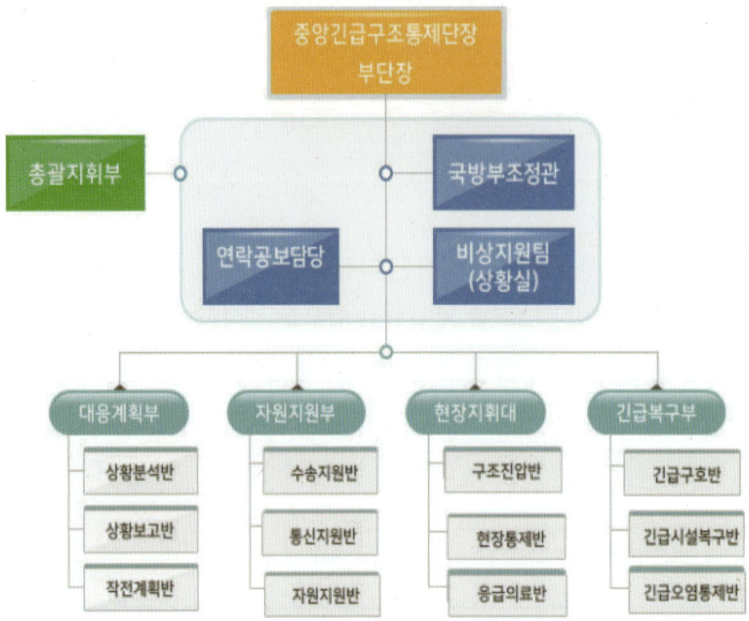


[그림 5-6] 중앙긴급구조통제단 조직도

출처 중앙긴급구조통제단 조직도. 재난응급의료 비상대응 매뉴얼(2022.1.). 보건복지부

지역수준의 재난발생 시 구체적인 재난의 대응 조직체계는 다음과 같다.

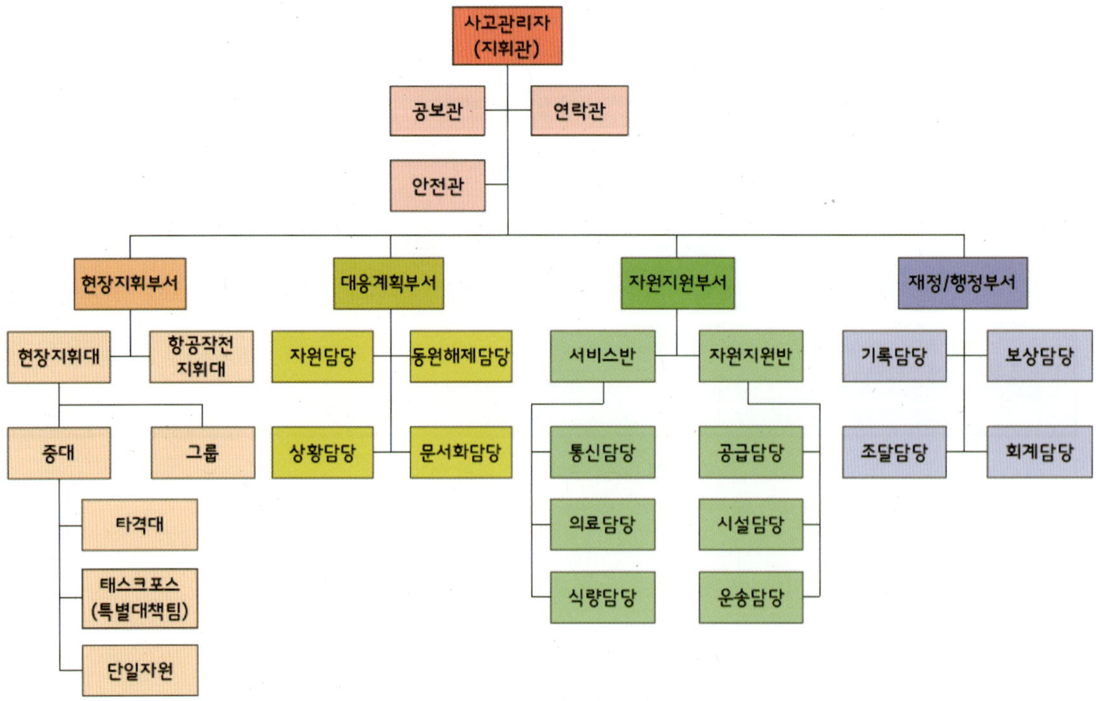


[그림 5-7] 재난현장 지휘체계

출처 재난현장 지휘체계(Incident Command System)에 관한 연구. 소방청. 2018

사고지휘시스템은 효과적이고 효율적인 재난관리를 위하여 공통의 조직구조 내에서 시설, 장비, 인력, 절차, 통신을 조합하여 작동하도록 고안된 것이다. 즉, 사고지휘시스템은 긴급상황 및 재난관리를 위한 조직구조를 계획・구축・적용하는 절차에 대한 지침을 제공한다. 긴급상황 하에서 재난관리자가 신속하게 재난대응의 핵심요소를 확인 가능하도록, 표준형식으로 확립된 기본체계로 다양한 대응현장의 활동을 체계화하기 위하여 활용한다. 복잡하지 않은 재난(1개 기관 대응)에서 심각한 재난(다수기관 대응)까지 유연성 있게 조정하고 공조할 수 있는 핵심수단을 제공한다. 인력・장비・물자와 절차 및 통신체계를 통합하여 효율적이고, 폭넓게 응용 가능한 도구를 제공한다. 또한, 구조기술은 치매환자나 실종자를 찾는 데에도 필요하다. 현장상황의 특성에 따라 그 지역의 대응인력이 대부분의 사건・사고를 처리한다. 그러나 응급상황이 커지고 복잡해지면 외부기관의 도움이 필요할 수가 있다. 그럴 때면 마을, 읍, 시군, 도, 국가기관, 민간부문의 조직이 중요해진다. 최대한의 효과와 효율을 내면서 안전을 확보하기 위해, 여러 부분이 함께 긴밀하게 협력하여야 한다.

사고지휘시스템(ICS, Incident Command System)은 사건・사고 관리를 위한 것으로, 대응 노력의 통합성, 상호 운용을 보장해주기에 국가뿐만 아니라 세계 여러 나라에서도 쓰이고 있다. ICS는 현장의 모든 위험에 대응하는 표준화된 사건・사고 관리체계이다. ICS는 관할 조직과 기관을 존중하면서도 사건・사고의 복잡성과 요구사항에 맞는 통합된 조직구조를 제시해 준다. 비록 ICS가 표준화를 주장하고 있지만, 유연성 또한 갖추고 있다. ICS 조직구조를 확장하거나 사건・사고의 요구에 맞게 변경할 수 있다. 또한 ICS는 자원계획 및 관리를 위한 공통 프로세스를 설정하고, 공통 조직구조 내에서 운영되는 시설, 장비, 인력, 절차 및 통신을 통합해야 한다. ICS는 1970년대 캘리포니아에서 수많은 사상자와 수백만 달러의 재산상의 피해를 냈던 일련의 비극적인 화재 이후 개발되었다. 이러한 대형사고의 관리체계를 평가해 보니, 끔찍한 결과는 부적절한 자원이나 잘못된 선략 때문이 아니린 것이 밝혀졌다. 오히려 다음과 같은 원인 때문에 끔찍한 결과가 발생했다.

① 상황 인지의 부재
② 책임의 부재(지휘체계가 불분명함)
③ 소통의 실패(코드와 용어의 충돌)
④ 질서 정연하고 체계적, 표준화된 관리체계 과정의 부재

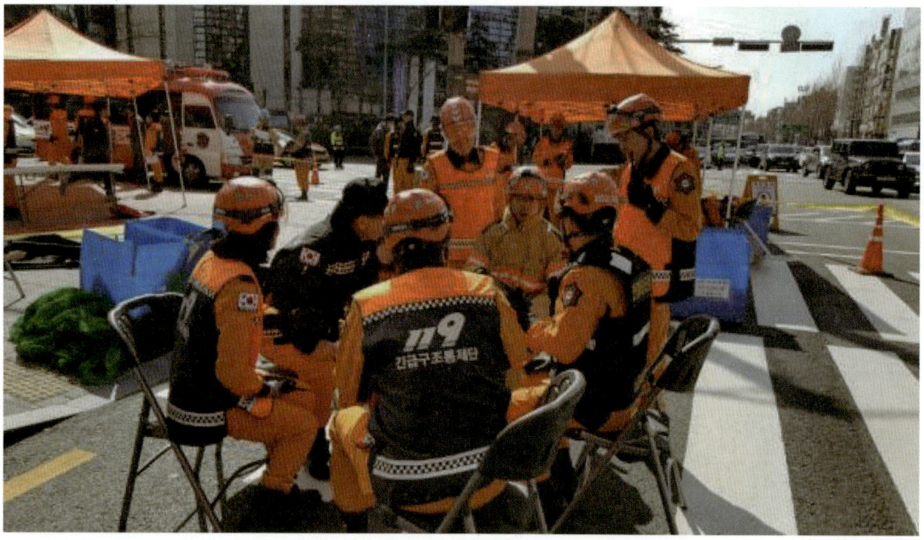


[그림 5-8] 재난관리자가 재난 신속대응

## 4 구조활동의 전개

### 1) 현장지휘소와 경계구역의 설치

일반적으로 하나 또는 둘 정도의 구조대가 출동하는 경우에는 지휘차 또는 구조대차가 도착한 장소가 현장지휘소의 역할을 담당하지만, 사고의 규모가 크거나 상황이 복잡한 경우에는 별도의 구조현장지휘소를 설치해야 한다.

현장지휘소 위치를 정하는 기준은 상황판단이 용이하고, 안전한 장소를 택하는 것으로 '3UP'의 기준을 적용한다. '3UP'이란 'up hill, up wind, up stream'을 말하는 것으로 상황판단이 용이하도록 높은 곳에 위치하고 풍상 측, 상류 측에 위치하여 위험물질의 누출이나 오염 등에 의한 영향을 최소화하려는 것이다.

### 2) 경계구역의 설정과 활동공간의 확보

사고현장의 적절한 통제 혼잡과 혼란을 감소시키며, 불필요한 인원을 감소시킴으로써 안전관리에 크게 도움을 준다. 따라서 사고현장에서 구조활동에 임하는 대원이 활동에 불필요한 제약을 받지 않고, 2차 사고를 방지하기 위하여 구조활동 및 안전확보에 필요한 범위를 경계구역으로 설정한다. 소방활동 안전선(Fire line)이나 로프 등 즉시 활용할 수 있는 물품을 이용하여 일반인의 출입을 차단하는 지역임을 표시한다. 경계구역을 설정할 때에는 인원뿐만 아니라 각종 장비 활용에 장애가 되지 않도록, 기자재 운반 및 차량 정지 위치 등에 주의하여 유효한 활동공간을 확보하여야 한다.

특히, 유독가스가 누출되었거나 폭발 또는 건축물 붕괴 등 대량피해의 위험성이 있다고 판단되는 경우에는 인근 주민을 대피시키는 등 안전조치를 실시해야 하며, 필요에 따라 경찰 등 유관기관과 협조하여 경계요원을 배치하고 주변의 교통을 통제하거나 통행을 차단한다.

### 3) 현장 활동

현장활동은 현장을 파악한 지휘자의 판단 하에 엄정한 규율을 바탕으로 조직적인 부대활동을 기본원칙으로 하여 자의적인 단독행동은 절대로 해서는 안 된다. 사고현장에서 자의적인 판단과 돌발행동은 해당 대원 자신은 물론이고, 현장에서 활동하는 모든 대원과 구조대상자까지도 위험에 빠지게 할 수 있다.

지휘자는 현장의 상황에서 즉시 판단하여 그 판단에 기인하는 구출방법, 구출순서의 결정, 대원의 임무부여 후 구출행동을 이행하도록 한다.

사고현장 범위 내에서 각종 구조활동에 방해되거나 대원에게 위험요소가 되는 장애물은 모두 확인 및 제거하여 현장활동 시 안전사고가 발생되지 않도록 하여야 하고 사고현장에 위험물, 전기, 가스 등 복합적인 위험요인이 혼재하는 경우에는 위험이 큰 장애로부터 순차적으로 제거하면서 구조활동을 전개한다.

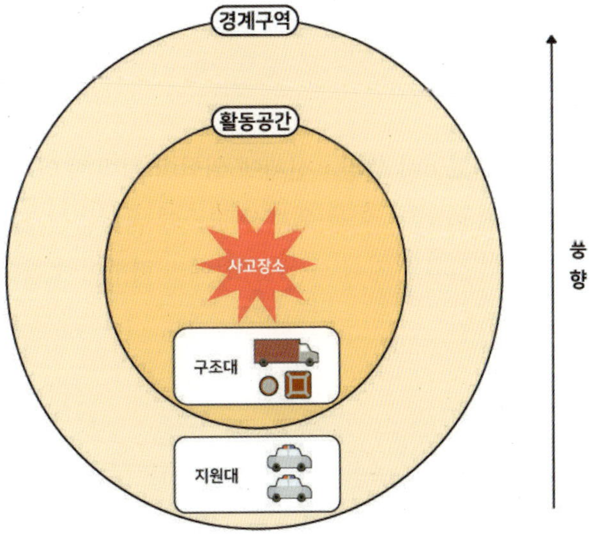


[그림 5-9] 경계구역의 설정

### 4) 장비의 현장조달과 관계자의 활용

구조활동에 필요한 장비는 대부분 소방관서에서 확보하고 있지만, 대형사고가 발생한 경우에는 필요한 장비가 부족할 수도 있다. 그리고 특수한 사고의 경우에는 적합한 장비를 확보하지 못했을 수도 있다. 따라서 현장 또는 현장 부근에서 활용할 수 있는 장비가 있는 경우에는 그 장비를 단독으로 또는 조작요원과 함께 조달하여 활용하는 방안을 고려해야 한다. 사전에 관계자와 비용 보상의 방법 등에 대하여 협의를 해두어야 한다.

특히, 방사성 물질이나 독극물의 누출, 기타 평소에 접해보지 않은 특수한 사고가 발생하여 구조활동에 임하는 경우에는 독단적인 판단으로 활동하지 말고, 현장 관계자 및 관련 전문가, 유경험자 등의 지식과 기술을 적극적으로 활용할 수 있도록 해야 한다. 이와 같이 현장에서 타 기관이나 관련 전문가들과 함께 활동할 경우에는 명령지휘체계의 수립과 각각의 임무분담, 통신수단의 확보 등에 각별히 유의하여야 한다.

### 5) 사생활 및 개인 정보 보호

구조활동 시에는 구조대상자와 그 가족 등의 심리상태를 고려하여 필요에 따라서 현장 주변에 있는 관계자 또는 군중의 접근을 차단하거나 주위의 시선으로부터 보호할 수 있는 조치를 강구하여 구조대상자의 사생활 및 개인 정보 보호에 주의해야 한다. 또한, 무선통신은 보안에 취약하므로 구조대상자의 자세한 신상을 송신하지 않도록 한다. 특히 구조대상자가 유명인사(VIP)이거나 기타 사회적인 영향이 예측되는 경우에는 상급 지휘관에게 보고하고 지시를 따르도록 한다.

## 5 구조대원의 임무

구조대원은 재해 또는 각종 사고에 있어서 생명·신체에 위험이 절박해 있는 구조대상자를 안전하고, 신속하게 구출하여야 하는 임무를 가지고 있다. 이를 위해서 평소에 끊임없는 훈련을 실시하고, 각종 재해사례 등의 연구를 통하여 체력·기력의 강화와 지식·기술향상에 노력하여야 한다.

### 1) 구조대장(현장지휘관)의 임무

#### (1) 신속한 상황판단

현장지휘관은 폭넓은 시각을 가지고 종합적으로 정보를 받아들여 대원과 구조대상자의 안전을 확보할 수 있도록 정확하고 빠른 판단을 내려야 하며, 취하여야 할 조치가 결정되면 의도하는 바를 전 대원에게 명확히 알려 구조활동에 차질이 없도록 하여야 한다.

구출활동을 진행하는 과정에 있어서는 사고의 형태 및 현장 여건과 구조활동 능력 등을 종합적으로 고려하여 구조대상자는 물론 대원과 관계자 등의 2차 사고방지에 만전을 기하여 진행한다.

#### (2) 대원의 안전확보

현장지휘관의 최우선 임무는 구조활동에 임하는 대원들의 안전을 확보하는 것이다. 그러므로 절대로 대원들이 불필요한 위험을 감수하게 되는 구조방법을 선택하여서는 안 된다.

사고현장에 도착한 구조대장은 어느 곳이 안전하고 구조작전을 펼치기에 적합한지를 판단하고, 구조대상자의 안전한 구출과 재산상의 손실을 최소화하는 구조방법을 결정하여야 한다. 따라서 구조대장은 사고현장에서 구조대원과 구조대상자에게 위험을 미칠 수 있는 모든 요소들과 2차적 위험요인을 파악하여 사전에 제거하는 등 안전조치를 강구하고, 대원 및 기자재를 적절히 활용하여 구출할 수 있도록 최선을 다하여야 한다.

#### (3) 구조작업의 지휘

구조대장은 특별한 경우가 아니면, 직접 구조작업에 뛰어들지 말고 구조대 전체를 감독해야 한다. 구조작업을 적절히 지휘 통솔하는 것이 한 사람의 일손을 구조작업에 더 투입하는 것보다 훨씬 중요한 일이다.

구조활동 현장에 복수의 부대가 출동하고, 관할 소방서에서 아직 도착하지 않은 경우에는 선착 구조대장이 구조활동 전반을 지휘한다. 이것은 먼저 도착한 구조대가 현장의 상황을 가장 정확히 파악하고 있기 때문이다. 이후 현장을 관할하는 소방서 또는 소방본부의 구조대가 도착하면, 관할 소방본부 또는 소방서장의 지휘・통제를 받는다.

#### (4) 유관기관과의 협조 유지

사고현장의 관계자 및 관계기관과 연락을 긴밀히 하여 사고현장 실태를 정확히 파악하고, 대원을 지휘함으로써 효율적인 구조활동이 되도록 하는 것도 구조대장의 임무 중 하나이다.

### 2) 대원의 임무

구조대원은 평소에 체력단련과 기술을 연마하고, 모든 장비가 제 성능을 발휘할 수 있도록 점검・정비를 하여야 한다.

현장활동에 임할 때에는 지휘명령을 준수하여 각자에게 부여된 임무를 수행하며, 자의적인 행동을 하지 않도록 한다. 사고현장에서 자의적인 판단과 돌발행동은 해당 대원 자신은 물론이고, 현장에서 활동하는 모든 대원과 구조대상자까지도 위험에 빠지게 할 수 있다.

구조활동 중에는 현장의 위험요인 및 상황변화에 주목하고, 인지된 정보를 구조작업의 진전 상황과 함께 시기적절하게 구조대장에게 보고하고, 구조활동 중에는 대원 자신의 안전은 물론, 다른 대원의 안전에도 주의한다.

참고문헌

– 소방청. 해외구조기법 및 사례연구를 통한 국내 표준구조모델 개발. 연구보고서. 구조학 총론, 구조학 각론. 2022.

# STEP 06 구조활동 개요

**학습목표 >**

1. 구조현장의 실태 파악을 설명할 수 있다.
2. 구조방법의 결정을 설명할 수 있다.
3. 응원요청 방법을 수행할 수 있다.

## 1 사전대비

구조활동은 항상 만반의 준비를 갖추고 대비해야 하는 것이다. 따라서 구조대원은 항상 체력을 단련하고 전문 구조기술 훈련과 재해사례에 대한 연구 등을 통하여 구조기법의 향상을 도모하여 유사시에 대비하여야 한다.

① 과거의 사례, 예상되는 사고내용, 타 지역에서 발생한 사례 등을 검토하고, 지역 특성에 맞는 대응책을 강구한다.

② 효과적인 재난대비 훈련을 실시한다.

③ 구조활동은 구조대에 의한 조직 활동으로써 구조대원 상호 간 굳건한 신뢰를 바탕으로 몸을 의탁하여 행동하는 것이다. 따라서 모든 대원은 상호 신뢰관계의 토대 하에서 원만한 인간관계를 유지하면서 확실한 구조 활동할 수 있음을 인식해야 한다.

④ 체력, 기술을 연마하고 사기진작에 노력한다.

⑤ 장비는 항상 확실하게 점검, 정비하여 관리한다.

⑥ 출동구역 내의 도로상황, 지형, 구획의 구성 등을 사전에 조사・파악하여 재난사고 발생이 예상되는 경우에는 미리 필요한 대책을 고려한다.

## 2 출동

구조활동이 개시되는 것은 사고의 인지, 즉 소방서에서 사고가 발생했다는 것을 인지한 시점으로써 출동을 지령하는 행위 자체가 구조활동 속에 포함된다. 그러나 구조대원의 입장에서는 출동지령이 있어야 비로소 사고가 발생했다는 것을 알 수 있다. 따라서 청내 방송이나 유・무선 통신을 통하여 현장상황을 확실하게 청취하고 출동하여야 한다.

### 1) 출동시의 조치

#### (1) 출동지령을 통하여 확인할 사항

① 사고 발생 장소
② 사고의 종류 및 개요
③ 도로 및 건물의 상황
④ 구조대상자의 인원과 상태
⑤ 사고의 확대 등 위험요인과 구조활동 장애요인 여부

#### (2) 현장의 환경 판단과 출동 전에 조치할 사항

① 사고정보를 통하여 구출방법을 검토한다.
② 사용할 장비를 선정하고, 필요한 장비가 있으면 추가로 적재한다.
③ 출동경로와 현장 진입로를 결정한다. 이때의 출동경로는 지도상의 최단거리가 아니라 현장에 도착시간이 빠른 경로를 선택한다.
④ 필요시 진입로 확보를 위한 조치를 요청한다(유관기관의 교통・인파 통제 및 특수 장비의 지원요청 등).

### 2) 출동 중의 조치

차고에서 벗어나 출동하는 도중에는 교통사고 방지에 각별히 주의하여야 한다. 또한, 출동 중에도 지휘부와 계속 무선통신을 유지하여 현장상황에 관한 정보를 청취하고, 최초 상황판단의 수정・보완과 필요한 응원요청을 한다.

#### (1) 무선 정보를 통해 확인할 사항

① 사고 발생 장소와 무선정보 등에 의한 출동지령 장소에 변경이 없는가를 확인한다.
② 추가 정보에 의해 파악된 사고 개요 및 규모 등이 초기에 판단하였던 구출방법 및 임무 분담 등 결정에 부합되는지를 재확인한다.
③ 사고현장에 최초로 도착한 구조대의 활동내용 및 사용기자재 등을 파악하여 자신의 출동대 임무와 활

동요령을 검토한다.

④ 관계기관 등에 현장상황을 알리고, 이에 따른 조치 상황을 확인한다.

#### (2) 정보의 재검토 및 대응

출동지령 이후 장소의 변경 또는 사고의 영향에 의한 교통폭주 등이 있는 경우에는 출동경로, 진입로 등을 재검토하여 조기에 현장에 도착한다.

① 출동시 결정한 판단의 변경 또는 수정을 요하는 정보를 수집한 경우, 즉시 전 대원에게 상황을 전파한다. 이에 따라 구출방법, 사용기자재의 변경 등 필요한 조치를 한다.

② 청취한 정보에서 관계기관 또는 의료진 등이 대응하고 있는 경우에는 해당 부서와의 연계 활동요령에 대하여 미리 대원에게 전파한다.

③ 도로나 교통사정 등으로 신속하게 현장에 도착하기 곤란하면, 유・무선통신망을 활용하여 상부에 보고하고, 우회도로를 선택할 수 있도록 상황을 전파한다.

④ 선착대로부터 취득하는 정보는 가장 신뢰할 수 있는 최신 정보임을 인식하여 사고 개요, 규모 등을 확실히 청취하고 선착대의 활동내용 등으로부터 임무 등을 확인한 후에는 대원에게 필요한 임무를 부여한다. 또한 상황에 따라 후착대의 현장도착 예정시간 및 사용 가능한 기자재 보유상황 등의 정보를 선착대에 제공한다.

### 3) 현장도착 시 조치사항

지휘자는 현장에 도착하면 사고 상황과 구조에 필요한 활동여건을 신속히 파악하여 구출방법을 결정하고 필요한 지시를 내린다.

#### (1) 차량부서 선정

① 사고가 발생한 장소가 도로 또는 도로변인 경우, 적색회전등 또는 비상정지등 기타 등화를 유효하게 활용하여 주행하고 있는 일반 차량의 주의를 촉구하여 교통사고를 방지한다.

② 현장상황에 눈을 떼지 않고 안전운전에 주의하여 부서한다.

③ 부서 위치는 가스폭발 또는 붕괴 등 2차 사고의 영향을 받지 않는 장소로 선정한다. 특히, 교통사고의 경우에는 후속 차량들이 연쇄 추돌할 위험이 있으므로, 현장에 출동한 구조차량은 원칙적으로 사고 차량의 뒤쪽에 부서하도록 하여 작업 중인 대원들의 안전을 확보한다.

④ 구조활동을 안전하고 원활하게 실시할 수 있는 작업공간을 확보한다.

⑤ 구급대 등 후도착 도착하는 특수차량의 부서 위치를 고려한다.

#### (2) 현장 홍보활동 실시

차량에 설치된 방송설비나 핸드마이크를 활용하여 구조대가 도착한 취지를 알려, 사고 당사자와 인근 주민이 안심할 수 있도록 한다.

① 사고와 관련된 관계자를 호출한다.

② 일반인과 관계자에게 위험이 있다고 예측될 때에는 안전한 장소로 대피시킨다.

③ 경계구역으로 설정된 범위 내에는 필요한 관계자 이외의 출입을 통제한다.

### (3) 장비관리

① 현장에 휴대하는 장비의 종류 및 수량을 정확히 파악하고 통제한다.

② 출동대원 전원이 차량으로부터 이탈하는 경우에는 119종합상황실로 보고하고, 차량 및 기자재의 보안에 필요한 조치를 한다(그림 6-1).

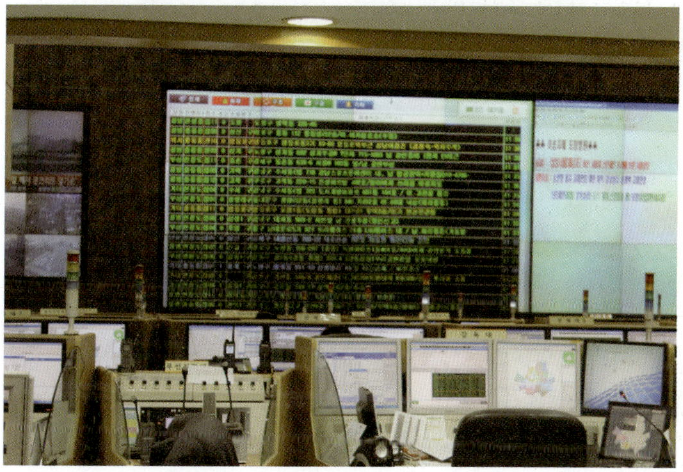

[그림 6-1] 119종합상황실에 상황 보고

## 3 사고현장 상황 조사

소방의 목적은 화재를 진압하고 인명을 구출하는 것이다. 그러나 최근 들어, 소방의 업무가 모든 재난과 사고로부터 인명의 안전을 확보하는 방향으로 확대되고 있다. 화재를 포함하여 모든 재난과 사고현장은 항상 생명에 위협이 되는 위험이 있기 때문에 현장의 상황을 정확히 파악하려는 노력은 필수적인 것이며, 특히 구조대원이 현장에 진입하기 전에 모든 정보를 수집하여 현장상황을 조사해야 한다(그림 6-2).

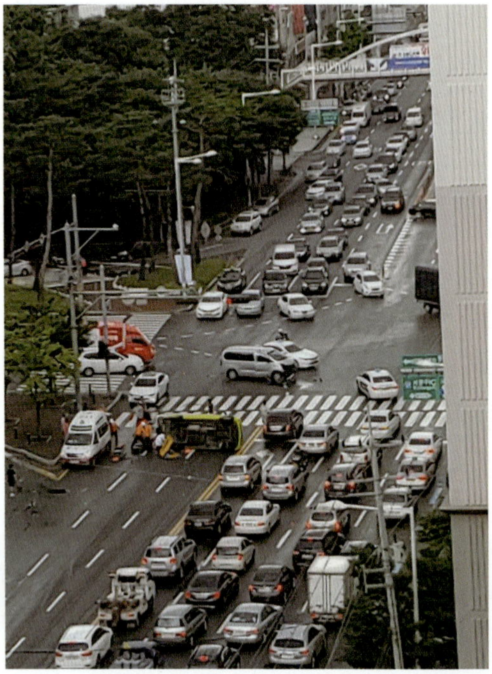

[그림 6-2] 구조대원이 현장에 진입 전에 모든 정보수집 및 현장상황 조사

## 1) 상황확인

아무리 경미한 사고라 할지라도 사고현장과 주변을 철저히 수색하고 필요한 정보를 파악하여야 한다. 경미한 사고로 판단하고 인명검색을 소홀히 한 결과 사고처리를 종료한 후 소방대가 철수한 후에야 사상자가 발견되는 상황이 있어서는 안 된다.

### (1) 사고 장소의 확인

① 발생장소 소재지, 건물의 규모, 사고가 발생한 위치

② 사고의 규모, 현장에 잠재된 위험성과 진입상의 장애 유무

③ 현장 진입수단과 경로의 확인

### (2) 구조대상자

① 구조대상자의 유무와 숫자

② 구조대상자의 위치, 부상부위, 상태 등

③ 구조대상자에게 가해지는 장애요인(형상, 재질, 구조, 중량 등)

### (3) 활동 중 장해와 2차 사고 위험

① 감전, 유독가스, 낙하물, 붕괴, 추락 등 눈에 보이는 위험성

② 현장에 잠재된 2차 사고요인의 파악

#### (4) 기타 사항

① 구조대상자 확인 및 구출에 필요한 기자재의 추가 여부 확인 및 점검
② 관계기관의 대응상황(내용, 인원수, 시간) 파악

### 2) 관계자 등으로부터 정보수집

사고가 발생한 시설물의 소유자나 관리자, 거주자 등 관계자는 그 시설물의 관리현황이나 잠재된 위험성, 평소 거주자 등에 대한 정보를 가지고 있다. 따라서 대상물의 관계자를 찾아 그들이 보고 들은 모든 사항과 필요한 정보를 수집한다.

#### (1) 사고발생 원인

① 사고 발생과 직접 관련되는 정보
② 추가적인 위험요인 등

#### (2) 구조대 도착 전까지 관계자와 관계기관이 취한 조치

① 구조대 도착 전까지 관계자와 관계기관이 취한 조치 파악

#### (3) 구조대상자의 상황

① 구조대상자 숫자 및 그 위치
② 구조대상자의 상태(부상 정도, 구출장애물 등)

## 4 현장보고

재난현장은 사고의 성격에 따라 환경이 고정되는 경우도 있지만 시간의 경과에 따라 유기적으로 변화하는 경우도 많다. 사고의 확대, 부상자의 발생, 구조대상자의 추가발견, 필요한 장비의 추가 등 변화하는 현장 상황을 신속하게 지휘관에게 보고하고 필요한 지시를 받아야 한다.

### 1) 도착 보고

구조대가 현장에 도착한 즉시 육안 관찰 사항 및 관계자로부터 청취된 사항을 보고하며, 가능한 범위에서

다음 내용을 추가한다. 보고내용의 신속한 전파가 가능하도록 무선을 활용한다.

① 사고 발생 장소
② 사고 개요
③ 구조대상자의 상태와 숫자
④ 확인된 부상자 수와 그 정도
⑤ 주위의 위험상태
⑥ 응원대의 필요성
⑦ 기타 구조활동 상 필요한 사항

## 2) 현장보고(상황 또는 활동보고)

### (1) 보고내용

사고의 실태가 대략 판명된 시점 또는 현장 상황과 활동내용이 변화된 경우를 보고하며 다음과 같은 사항을 설명하도록 한다.

① 사고 발생 장소(도착 시 보고에 변경이 있는 때)
② 사고 발생의 원인과 사고형태 및 현장 상황
③ 구조대상자 및 부상자의 상태와 그 주요 내용(무선통신은 보안성이 취약하므로 성별이나 연령 등 자세한 인적사항은 개인정보보호를 위하여 무선으로 통신하지 않도록 주의한다.)
④ 구조대 및 관련 부서별 대응상황과 현재 상황에 있어서 구조활동의 수행여부 확인. 수색・구조 작업이 완료된 곳과 진행 중인 곳, 수색・구조 작업이 불가능한 곳이 있으면 그 사유
⑤ 교통상황과 일반상황, 관계기관의 대응 및 필요한 주위 상황
⑥ 기타 필요한 사항

### (2) 보고 시 주의사항

보고를 할 때에는 추측에 의한 내용은 피하고, 보이는 그대로의 상황과 확인된 내용을 중심으로 보고한다.

① 개인의 사생활에 관한 내용이나 사회적인 파장이 예측되는 내용이 있을 때는 지휘관에게 보고하고 지시를 따른다.
② 보고는 간결, 명료하게 하고 전문적인 용어에는 설명을 붙인다.
③ 무선에 의한 보고 시에는 혼선을 방지하기 위하여 통신담당자를 지정하고 보고내용의 우선순위를 정하여 보고한다.

# 5 구조활동

정확한 사고의 실태가 파악되기 전까지는 수집된 정보를 바탕으로 사전에 구출방법을 검토하고 사용 장비를 결정하여 대원별로 임무를 부여한다. 정확한 사고실태가 판명되면 사고 내용, 규모 및 곤란성과 구조대의 활동 능력을 고려하여 종합적으로 분석한 후에 구출 우선순위와 구출방법을 결정하고 사용할 장비 및 대원의 임무를 수정・변경한다. 또한 구조활동에 임할 때에는 현장에 출동한 구조대의 대원과 장비에만 한정하여 구조활동을 전개하지 말고, 유관기관 응원요청과 관계 전문가의 활용 등을 다각적으로 검토한다.

## 1) 구조방법의 결정

### (1) 구출방법의 결정 원칙

① 가장 안전하고 신속한 방법

② 상태의 긴급성에 맞는 방법

③ 현장의 상황 및 특성을 고려한 방법

④ 실패의 가능성이 가장 적은 방법

⑤ 재산피해가 적은 방법

### (2) 구출방법의 결정 시 피해야 할 요인

① 일반인에게 피해가 예측되는 방법

② 2차 사고의 발생이 예측되는 방법

③ 개인적인 추측에 의한 현장판단

④ 전체를 파악하지 않고 일면의 확인에 의해 결정한 방법

### (3) 구조활동의 순서

① 현장 활동에 방해되는 각종 장해요인을 제거한다.

② 2차 사고의 발생위험을 제거한다.

③ 구조대상자의 구명에 필요한 조치를 취한다.

④ 구조대상자의 상태 악화 방지에 필요한 조치를 취한다.

⑤ 구출활동을 개시한다.

### (4) 장애물 제거 시의 유의사항

① 필요한 기자재를 준비한다.

② 대원의 안전을 확보한다.

③ 구조대상자의 생명・신체에 영향이 있는 장애를 우선 제거한다.

④ 위험이 큰 장애부터 제거한다.

⑤ 장애는 주위에서 중심부로 향하여 순차적으로 제거한다.

## 2) 임무 부여

### (1) 대원 선정상 유의사항

대원에게 임무를 부여할 때는 각 대원의 경험, 능력, 성격 및 체력 등을 종합적으로 고려하고 다음과 같은 사항을 유의한다.

① 중요한 장비의 조작은 해당 장비의 조작법을 숙달한 대원에게 부여한다.

② 위험이 따르는 작업은 책임감이 있고, 확실하게 임무를 수행할 수 있다고 확신할 수 있는 대원을 지정한다.

③ 대원에게는 다양한 요소로부터 자신감을 주면서 임무를 부여하도록 한다.

### (2) 현장에서 명령 시 유의사항

현장명령은 구조대장이 결심한 수단과 순서 등을 대원에게 전달하여 목적을 달성하기 위한 의사표시이다. 따라서 명령이 대장의 의도대로 실행되지 않으면 그것은 적절한 명령으로 볼 수 없다. 대장은 이것을 인식하여 다음과 같은 사항에 유의하여야 한다.

① 대원별 임무분담은 현장을 확인하여 구출방법 순서를 결정한 시점에서 대원 개개인별로 명확하게 지정한다.

② 명령을 전달할 때에는 모든 대원을 집합시켜 재난현장 전반의 상황, 활동방침(전술), 대원 각자의 구체적 임무 및 활동상 유의사항을 포함한 내용을 전달한다.

③ 구출작업 도중에 현장 상황의 변화에 따라 명령을 수정할 필요가 있는 경우에도 가능하면 모든 대원에게 변화된 상황과 수정된 명령내용을 전달하여 구조활동에 혼선이 없도록 한다.

## 3) 구조장비 활용

구조활동에 있어서 장비의 적절한 활용은 중요한 요소이다. 구조대상자가 처한 상황과 구조 활동의 장애요인을 면밀히 검토하고, 활용 가능한 장비를 정확히 판단하여 적절히 활용할 수 있어야 한다.

### (1) 장비 선택 시 유의사항

① 사용 목적에 맞는 것을 선택한다.

– 절단 또는 파괴, 잡아당기거나 끌어올리는 등의 구조 활동을 수행하기에 적합한 장비를 선택한다.

② 활동공간이 협소하거나 인화물질의 존재, 감전위험성, 환기 등 현장 상황을 고려하여 특성에 맞는 것을 선택한다.

③ 긴급상황에 맞는 장비를 선택하고, 급할 때는 가장 능력이 높은 것을 선택한다.

④ 동등의 효과가 얻어지는 경우에는 조작이 간단한 장비를 선택한다.

⑤ 확실하게 효과를 기대할 수 있는 장비를 선택한다.

⑥ 위험이 적은 안전한 장비를 선택한다.

⑦ 다른 기관이나 현장 관계자 등이 보유하는 것과 현장에서 조달이 가능한 것 중에서 효과가 기대되는 것이 있으면 활용을 적극적으로 검토한다.

### (2) 장비 활용상 유의사항

① 안전사고가 발생하지 않도록 한다.

② 장비는 숙달된 대원이 조작하도록 한다.

③ 장비가 발휘할 수 있는 최대성능을 고려하여 안전작동 한계 내에서 활용한다.

④ 무거운 장비를 설치할 때에는 현장의 안전을 고려하여 튼튼하게 고정한다.

⑤ 장비를 작동시키는 경우 현장 전체의 상황을 확인하면서 한다.

- 가동범위 내의 안전 상황, 반대 측 상황, 오작동에 의한 위험성 등에 유의한다.

⑤ 장비의 작동에 의한 반작용에 주의한다.

- 필요에 따라 받침목을 활용하거나, 로프로 고정하는 등의 안전조치를 실시한다.

⑥ 장비 작동에 의한 2차 사고에 유의한다.

- 위험구역에 대한 경계관창 배치나 출입제한 등은 담당자를 명확히 지정하여 확실하게 한다.
- 구조대상자의 신체를 담요, 들것 등으로 보호하여 2차 손상을 방지한다.

## 4) 구조대상자의 응급처치

구조활동의 최우선 목적은 구조대상자의 생명을 구하는 것이다. 따라서 구조대상자가 심각한 손상을 입은 것으로 판단되는 경우에는 우선 구출작업을 하거나 또는 구출작업과 병행하여 응급처치를 할 필요가 있다. 특히, 의식을 잃은 상태인 경우에는 최우선 호흡과 맥박을 확인한 후 심폐소생술의 시행 여부를 결정한다. 또한, 추락이나 교통사고 등 환자에게 물리적 충격이 가해진 경우에는 목과 허리의 보호조치를 취하고, 대량 출혈이 있는 환자의 경우에는 지혈을 우선적으로 시행한다.

### (1) 응급처치 내용

① 응급처치의 유의사항

사고 또는 재난의 현장에서 구조대원은 환자의 상태를 파악하고, 응급처치를 시행하여야 한다. 현장에서 구조대원이 행동할 수 있는 응급처치의 범위에 관하여 명확한 한계를 설정하기는 어렵지만, 구조대상자의 응급상태와 현장상황을 고려하여 합리적인 범위 내에서 판단한다. 구조대상자에게 응급처치를 시행하며 무엇보다 구조대상자의 생명보호와 증상 악화 방지를 우선적으로 고려하여야 한다.

② 현장 응급처치

① 의식・호흡 및 순환 장해 시: 기도확보, 인공호흡, 심폐소생술

② 외부출혈의 지혈

③ 쇼크 시: 쇼크체위, 신체적・심리적 안정유도

④ 골절: 부목사용으로 환부 고정

⑤ 체위: 구조대상자의 증상 악화방지 및 고통 경감 등에 적응한 체위

⑥ 체온 유지(담요, 보온포, 방화복 등 활용)

⑦ 기타 구조대상자의 생명유지 또는 증상 악화를 방지하기 위하여 필요하다고 인정되는 경우에는 현장 응급처치 및 응급의료 전문가의 지시에 의한 응급처치

### (2) 기타 유의사항

① 구조대상자의 안정 조치

사고현장에 있어서 구조대상자의 심리상태와 쇼크 등에 주의하고 구조대상자를 안심시켜 안정시킬 필요가 있다. 히스테리나 패닉 등의 상황에 빠지면, 구출작업의 지연은 물론이고 경우에 따라 환자와 구조대원의 안전도 위협받을 수 있다. 또한, 구조대상자가 자신이 심각한 신체적 손상을 입은 상황을 인지하거나 출혈의 목격 또는 사고현장의 인명피해 상황 등을 인지하는 경우에도 정신적 동요의 우려가 있으므로 언어・행동에 주의한다.

② 구출 활동 시의 주의사항

가. 구출작업과 병행하여 환자의 상태를 지속적으로 관찰한다.

나. 구조대상자의 움직임은 최소한으로 하고, 증상의 악화방지와 고통 경감의 조치를 취한다.

다. 상처부위에 구조장비, 오염된 피복 등이 닿지 않도록 하여 상처보호에 주의하고, 구조대원의 위생도 고려하여 처치한다.

라. 유독가스 중에 노출되어 있는 구조대상자는 보조호흡기를 착용시킨다.

마. 구출작업에 의한 부상이 예상되는 경우에는 모포 등으로 부상 방지를 위한 조치를 취한다.

바. 작업이 장시간 소요되어 구조대상자가 물이나 음식물을 요구하는 경우, 반드시 전문가의 자문을 구한다. 의식이 없는 환자에게는 절대로 음식물 투여를 금지한다. 또한, 복부손상이나 대량 출혈이 있는 환자에게도 음식물 제공은 금지한다.

사. 구조대상자를 일반인이나 매스컴 등에 지나치게 노출되지 않도록 주의한다.

## 6 지원요청

현장에 도착한 구조대원과 장비만으로 구조활동에 부족하다고 판단되면, 즉시 필요한 인원과 장비의 지원출동을 요청하며 지원요청 판단기준과 내용은 다음과 같다.

### 1) 지원 요청

#### (1) 구조대 요청

① 사고 개요, 구조대상자의 숫자, 필요한 구조대의 수 및 장비 등을 조기에 판단하고 요청자를 명시하여 요청한다.

② 요청 판단기준

가. 구조대상자가 많거나 현장이 광범위하여 추가 인원이 필요한 경우

나. 특수차량 또는 특수 장비를 필요로 하는 경우

다. 특수한 지식, 기술을 필요로 하는 경우

라. 기타 행정적, 사회적 영향으로부터 필요하다고 생각되는 경우

#### (2) 구급대 요청

구급대가 도착한 경우에는 구급대의 지휘자가 판단하여 요청할 사항이지만 구급대가 도착하지 않은 때에는 다음에 의한다.

① 사고개요, 부상자수, 상태 및 정도를 파악하여 필요한 구급차 수를 요청한다.

② 필요한 구급차의 대수는 구급대 1대 당 중증 또는 심각한 경우는 1인, 중증은 2인, 경증은 정원 내를 대략의 기준으로 한다.

#### (3) 지휘대 요청

구조출동은 일반적으로 관할 지휘대가 출동하지만, 경미한 안전사고로 판단되는 경우 지휘대가 출동하지 않을 수도 있다. 이러한 경우에는 사고개요, 구조대상자의 수, 부상자 수 및 응급정도를 고려하여 지휘대의 출동을 요청한다. 일반적으로 지휘대가 출동하여야 하는 기준은 다음과 같다.

① 사고양상이 2개 이상의 구조대의 대처를 필요로 하는 경우

② 다수의 사상자가 발생한 경우

③ 구급차량을 2대 이상 필요로 하는 경우

④ 기타 관계기관과 연계하여 활동할 경우

⑤ 사고양상의 광범위 등으로 정보수집에 곤란을 수반하는 경우

⑥ 사고양상이 특이하고 고도의 판단을 필요로 하는 경우

⑦ 경계구역 설정이 필요하다고 판단되는 경우

⑧ 소방홍보 상 필요하다고 판단되는 경우
(사고의 특이성, 구조활동의 형태, 기타 특별한 홍보상황이 있는 경우)
⑨ 소방대원, 의용소방대원, 일반인 및 관계자 등의 부상사고가 발생한 경우
⑩ 제3자의 행위에 의한 중대한 활동장애 및 활동에 따르는 고통 등이 있는 경우
⑪ 행정적, 사회적 영향이 예상되는 경우
⑫ 기타 구조활동상 필요하다고 판단되는 경우

## 2) 응급의료종사자의 지원 요청

1급 응급구조사의 지원 여부는 구급대가 도착한 때에는 구급대 지휘자의 판단에 의하는 것이 바람직하지만, 구급대의 도착이 지연되거나 기타 곤란한 상황인 경우에는 다음과 같은 상황을 기준으로 판단하여 종합상황실에 연락하여 응급구조사를 지원을 요청한다.

### (1) 응급구조사에 의한 전문 응급처치가 필요하다고 판단되는 경우

① 구조대상자의 이송 여부 판단이 곤란한 경우
② 구조대상자의 상태 그대로 이송하면 생명에 위험이 있다고 판단되는 경우
③ 다수의 구조대상자가 있는 경우
④ 다량의 출혈 및 가스중독 등이 있다고 판단되는 경우
⑤ 구조대상자가 병자, 노인, 유아 등 체력이 저하된 상태인 경우
⑥ 구출에 장시간이 소요되는 경우
⑦ 기타 필요하다고 인정되는 경우

### (2) 구조대원의 안전관리상 필요한 경우

① 활동상 의학적 조언을 필요로 하는 경우
② 구조작업 중 부상 또는 약품 등에 의한 오염 등이 예상되는 경우

## 3) 관계기관과의 연계

현장에서 관계자 또는 타 기관 등과 활동을 같이하는 경우에는 역할을 분담하며, 순서 및 방법 등을 충분히 협의하여 통제 속에서 활동한다. 또한 구조활동 및 안전확보 등을 위해 관계기관의 협력이 필요하다고 판단되는 때에는 구조활동 현장의 총괄지휘자가 관계기관에 대해 요청한다. 이 경우 다음 사항을 유의한다.

① 교통규제와 일반인의 유도 등이 필요하다고 판단되는 때에는 경찰관 등에게 규제 범위와 그 이유 등을 명시하여 요청한다.
② 가스누설 등으로 대원, 구조대상자 및 일반인 등의 안전확보를 위해 필요한 경우에는 가스관계자에게 조치를 의뢰한다.

③ 급수 차단 등이 필요하다고 판단되면 수도관계자에게 조치를 의뢰한다.

④ 감전위험이 있는 경우는 전력회사에 전원차단 조치를 의뢰한다.

⑤ 현장에 의사가 있는 경우에는 구조대상자 부상 정도, 증상 등 의학적 판단 및 구조활동 상의 조언 등을 구한다.

⑥ 여타의 관계기관 등에서 보유한 장비, 차량 및 기술 등의 활용이 구출수단으로써 가장 효과적이라고 판단된 때에는 지원 협조를 요청한다.

참고문헌

– 소방청. 해외구조기법 및 사례연구를 통한 국내 표준구조모델 개발. 연구보고서. 구조학 총론, 구조학 각론. 2022.

# STEP 07 구조현장의 통제

**학습목표 >**

1. 구조현장의 통제구역을 설정할 수 있다.
2. 장애인의 구조방법을 설명할 수 있다.
3. 구조요청 거절사항을 설명할 수 있다.

## 1 구조현장의 통제

구조현장은 많은 목격자와 구경하는 사람들이 현장에 접근한다. 대부분의 사람들은 호기심이나 걱정 때문에 사고현장에 가까이 접근하려는 경향이 있으며, 그중에는 사고에 관련되었으나 부상을 입지 않은 사람도 있고, 구조대상자의 가족이나 친지도 있다. 구조현장 주변에서 구경하는 사람들은 구조대상자와 구조대원, 그리고 보조요원들의 안전을 위하여 적절히 통제할 필요성이 있다.

### 1) 주민 통제

구조현장의 적절한 통제는 사고현장의 무질서와 혼란을 감소시킬 수 있다. 가장 중요한 것은 현장 주변에서 일반 대중을 통제하는 것이다. 일반적으로 이러한 통제는 경찰이 담당하지만 때로는 구조대원이 직접 통제해야 할 경우도 있다. 현장의 안전을 확보하고 적절히 통제하는 것은 현장지휘관의 역할이다.

#### (1) 통제구역 설정

구조작업과 관련이 없는 사람들은 구조대원과 구조대상자의 안전을 위하여 현장에서 통제하여야 한다. 구경하는 사람의 현장출입을 통제하면, 그들이 일정 거리까지 떨어져 있게 되어 구조대원이 방해를 받지 않고 구조활동을 할 수 있다.

통제구역은 구조대원이 작업하는 데 필요한 공간과 현장의 위험도, 지형 등을 고려하여 설정한다. 통제구역이 설정되면 화재 경계선이나 로프, 소방호스, 기타 주변의 물품을 이용하여 표시하고, 통제구역을 사람들이 넘어오지 못하도록 통제요원을 추가 배치한다.

### 2) 관계자 등에 대한 배려

구조현장에 있는 사람은 감정이 격해져 있는 경우가 많다. 구조대상자의 가족이거나 친구, 친지 등은 물론이고, 특히 사망자의 유가족일 경우에 더욱 그러하다. 구조대원은 이들의 심정을 헤아려 조심해서 응대한다. 이들이 사고현장 가까이 접근하는 것은 통제해야 하지만, 구조 활동과 안전사고 방지에 불가피한 일임을 알려 반감을 사지 않도록 한다. 가능하다면 그들을 위로해주고 구조활동의 상황을 설명해 줄 수 있도록 브리핑을 위한 직원을 배치해야 한다. 구조작업에 대한 회의나 브리핑은 대원이 자유롭게 이야기할 수 있도록 가족이 없는 곳에서 진행하고, 전담요원이 그 결과만을 설명해 주는 것이 좋다.

일몰이나 기상악화 등으로 일시 구조작업을 중단하게 되는 경우에도 가족들은 사고현장을 떠나지 않으려 하기 때문에 언제부터 구조작업이 재개된다는 것을 명확하게 알려줄 필요가 있다. 또한 구조작업을 재개할 때에는 가급적 예정된 시간보다 조금 빨리 시작하는 것이 가족들을 위로할 수 있는 방법이다.

가족들의 심리상태는 매우 불안정하기 때문에 공손하고, 협조적이던 태도가 특별한 이유도 없이 극단적으로 비판적이 되거나, 심지어 적대적으로까지 돌변할 수 있다. 이러한 태도는 대부분 수색 2일째부터 나타난다. 구조대원도 심신이 매우 피로해진 상황이다. 그러기에 구조대원과의 개별적인 접촉은 충돌을 일으킬 수 있으므로 유의해야 한다.

특히, 구조현장에서 소리 내어 웃거나 자극적인 농담을 하는 것을 금지해야 한다. 희생자의 유족이나 친지들의 감정에 신경 쓰지 않는 대원은 구조팀에서 제외시키도록 한다.

### 3) 이해관계자의 설득

구조활동은 최우선적으로 구조대상자의 안전한 구명에 중점을 두어 진행되어야 하지만, 사고현장에 있는 관계자의 감정을 고려하여 대처하여야 한다. 특히, 구조대상자의 부모・형제・친척 등의 경우에는 무엇보다 신속한 구출작업을 기대할 것이므로 구출과정에 대한 적절한 설명으로 오해의 소지가 없도록 하여야 한다. 반면 건물주나 시설물의 관계자 등 이해관계인의 경우, 재산가치의 보호에도 관심을 기울이므로 긴급한 상황이 아니면 재산상의 손실을 최소화할 수 있는 방법을 선택해야 한다.

① 사고발생의 원인 및 구조활동에 착수할 때까지의 경과와 조치 등을 가능한 한 자세히 청취한다.

② 구조활동에 효과적인 조언, 기술, 장비 등이 있으면 그 조언이나 기술을 활용한다.

③ 반드시 필요한 구출활동을 위하여 재산적 가치가 높은 물체를 파괴해야 하는 경우에는 그 소유자, 또는 관계인에게 취지 등을 설명하고 승낙을 얻어야 한다. 물론 소방기본법 제25조에 강제처분에 관한 규정이 있으나, 이는 현장 상황이 급박하여 관계자의 승낙을 얻을 수 없는 불가피한 상황에 한정하여야 한다.

④ 구조대상자의 과거 질병, 건강상태, 기타 정신・신체상의 특이한 이상 여부를 파악하여 필요한 조치를 한다.

⑤ 필요한 경우에는 구출활동 내용과 그 목적 등을 설명하여 이해를 얻는다.

## 2 구조대상자와의 상호관계

구조 활동을 전개함에 있어서 구조대상자와의 의사소통은 그 구조의 성공 여부에 중요한 영향을 미칠 수 있다. 흥분, 공포상태에 빠진 구조대상자를 진정시키고, 구조활동에 필요한 조치에 순응하도록 한다. 구조대원에게는 보이지 않는 위험요인을 파악할 수도 있기 때문에 효과적인 의사전달에 노력하여야 한다.

### 1) 효과적인 의사전달

구조대상자와 대화할 때에는 구조대원의 시선은 구조대상자를 향하여야 한다. 시선을 외면하면 진실성이 없어 보인다. 가능한 한 구조대상자와 눈높이를 맞추는 것이 좋지만 눈을 빤히 바라보는 것이 민망하다고 생각되면 눈썹 부위에서 턱 사이를 보는 것이 무난하다. 특히 중요한 부분의 내용을 말할 때는 꼭 눈을 맞춰야 한다.

대화 시에는 전문용어를 피하고 상대방이 이해할 수 있는 표현을 쓴다. 비속어나 사투리를 사용하지 않고, 정중하고 친절하게 대화를 한다.

호칭을 가능한 한 구조대상자의 이름을 부르는 것이 좋다. 이름을 부르면 구조대상자는 자신이 존중받고 있다는 느낌을 받게 되며, 또한 이름을 알아내기 위해 질문하면서 인적사항을 파악하는 효과적이다.

구조대상자가 자신의 부상 정도나 사고 상황에 대하여 궁금해 하는 내용이 있으면 사실대로 말해 주는 것이 원칙이지만, 구조대상자가 충격을 받을 수 있는 표현을 피하여야 한다. 특히, 구조대원 개인의 의학적 예단을 말하는 것을 금지한다.

### 2) 특수상황의 배려

#### (1) 구조대상자가 고령이거나 어린이인 경우

구조대상자가 고령이거나 어린이인 경우, 또는 정서적으로 예민한 사람은 현장 상황에 대하여 심한 불안감을 느끼고 구조대원의 지시에 따르지 않을 수가 있다. 따라서 현장이 위험한 경우가 아니면 보호자가 곁에 있도록 하고, 차분히 현장상황을 설명하여 안심시킨 후 구조작업을 진행한다.

#### (2) 장애인을 구조하는 경우

장애인을 구출하는 경우 구조대상자가 장애인이라는 선입견, 고정관념을 버려야 한다.

① 청각장애인

청각장애인 구조는 평소에 관련된 기초수어를 익혀두고, 구조대상자가 큰 부상을 입지 않았다면 필기도구를 준비하여 필담을 주고받을 수 있다. 대화에 앞서 구조대상자를 주목시키기 위해서 그의 앞에 서서 이름을 부르거나 팔, 어깨 등을 가볍게 건드리거나 책상, 벽을 두드리는 방법으로 주목을 끈다. 너무 큰 소리를 낼 필요는 없다.

일부 청각장애인들은 입 모양을 보고도 대화하고자 하는 내용을 알 수 있으므로 입 모양을 크고 정확하게 말한다. 이를 구순독법(Lip reading)이라 하는데, 일부러 너무 크게 입을 벌리는 것도 불쾌하게 느낄 수 있으므로 한 글자 한 글자씩 또박또박 말하듯 하는 것이 좋다. 또한 혼잣말을 하는 경우 공연한 의혹을 살 가능성이 있으므로 주의한다.

② 시각장애인

시각장애인은 일반인에 비하여 청각과 촉각이 매우 발달되어 있다. 큰 소리를 내지 않도록 하고 상황을 차분하고 자세하게 설명하여 안심시키도록 한다. 구조대원이 팔을 붙잡거나 어깨에 손을 올리는 등 신체적 접촉을 통해 구조대상자를 안심시킬 수 있다. 반면 구조대상자가 여성인 경우 과도한 관심과 신체접촉은 불필요한 오해를 불러올 수 있으므로 주의하여야 한다.

③ 장애인 보조견

장애인 보조견은 환자의 눈이나 귀를 대신할 정도로 중요하다. 장애인 보조견은 일반적인 애완견의 출입이 금지된 공공장소에도 동행할 수 있으므로 상황에 따라 구조대상자와 동행할 수 있도록 한다.

Check!

**장애인 보조견과 미주했을 때**

장애인 보조견은 시각장애인 안내견과 청각장애인 보조견이 있다. 특히, 시각장애인 안내견은 덩치가 큰 편이지만 물거나 짖지 않으므로 안심해도 된다. 친근감을 표시하는 것은 좋지만, 주인에게 양해를 구하지 않고 함부로 만지는 행위를 해서는 안 된다. 안내견의 반응이 달라지므로 영문을 모르는 주인이 당황하기 때문이다. 또한 안내견에게 먹을 것을 주는 행위도 해서도 안 된다. 정해진 먹이 외에는 눈길도 주지 않도록 훈련을 받았기 때문에 받아먹지 않는다. 만약, 먹이를 따라 안내견이 움직일 경우에는 주인인 장애인이 곤란을 겪게 된다. 장애인 보조견은 버스나 택시 등 대중교통 수단에 탑승할 수 있도록 법률(「장애인복지법」 제40조)에 명시돼 있다. 장애인 보조견은 버스는 물론 승용차에 탑승할 때도 주인의 발과 의자 사이에 얌전히 엎드려 있기 때문에 택시 이용에도 아무런 문제가 없다.

## 3) 가족·관계기관에 연락

보호자가 없는 구조대상자의 구조는 가족이나 관계자를 파악하여 구조경위, 구조대상자의 상태 등을 알려주어야 한다. 구조대상자의 가족이나 관계자의 연락처를 알 수 없을 때에는 구조대상자가 발생한 지역의 기초자치단체장(시장・군수・구청장 등)에게 그 사실을 통보하여 보호에 필요한 적절한 조치가 이루어지도록 한다.

구조대상자가 의식이 없고, 인적사항을 파악할 수 있는 자료가 없는 등 신원확인이 불가능한 경우에는 관할 경찰관서에 신원확인을 의뢰할 수 있다.

## 3 구조요청의 거절

구조대원은 구조대상자의 상태 및 현장상황을 종합적으로 검토하여 구조・응급처치 등 구조활동을 수행하여야 한다. 이 경우 긴급한 상황이 아닌 것으로 판단되면 119구조・구급에 관한 법률 시행령 제20조(구조・구급 요청의 거절)에 의해 구조요청을 거절할 수 있다.

구조요청의 거절이나 비긴급 상황일지라도 무조건 거절하는 것이 아니고, 다른 수단에 의한 조치가 불가능한 경우에는 필요한 안전조치를 취하여야 한다. 구조요청을 거절할 수 있는 범위는 아래와 같지만 이러한 경우라도 현장의 상황을 종합적으로 고려하여 거절하는 범위를 최소화해야 한다.

즉 단순히 잠긴 문의 개방을 요청한 경우에도 실내에 갇힌 사람이 있거나 가스렌지를 켜놓은 경우 등에는 안전조치를 취해 주어야 하고, 시설물의 파손이나 낙하 등으로 피해가 예상되는 경우에는 역시 필요한 조치를 취해야 한다. 또한 구조대상자가 구조대원에게 폭력을 행사하는 등 구조활동을 방해하는 경우에도 구조활동을 거절할 수 있지만 구조대상자가 위급한 경우에는 구조활동을 하여야 한다.

### 1) 구조요청을 거절할 수 있는 범위

① 단순 잠긴 문 개방의 요청을 받은 경우
② 시설물에 대한 단순 안전조치 및 장애물 단순 제거의 요청을 받은 경우
③ 동물의 단순 처리・포획・구조 요청을 받은 경우
④ 그 밖에 주민생활 불편해소 차원의 단순 민원 등 구조활동의 필요성이 없다고 인정되는 경우

### 2) 구조거절 확인서

구조요청을 거절하는 경우에 자칫하면 책임을 회피하거나 구조활동에 성의가 없는 것으로 비춰질 수 있으므로, 구조를 요청한 주민에 대하여 현장의 상황과 구조대의 활동범위, 다른 중요한 상황에 대한 대비 등을 충분히 설명하고 이해를 구하여야 한다.

이와 같이 구조요청을 거절한 경우에는 구조를 요청한 사람이나 목격자에게 알리고,'구조 거절 확인서'를 작성하여 소속 소방관서장에게 보고하고 소속 소방관서에 3년간 보관하여야 한다. 이 구조거절 확인서는 소송 등 분쟁 발생 시 근거자료로 활용될 수 있으므로 현장상황과 조치내용을 자세하게 기록해야 한다.

## 4 구조활동 상황의 기록 등

구조활동에 대한 평가 및 분석을 통해 업무능력을 향상시킬 뿐만 아니라 제도개선의 자료로 활용하고 사후 민원제기, 구조증명서 발급 등에 대비하기 위해 구조활동 상황을 작성・관리한다. 따라서 구조대원은 119구조・구급에 관한 법률 제22조(시행규칙 제17조, 제18조의2)에 따라 '구조활동일지'에 구조활동 상황을 상세히 기록하고, 소속 소방관서에 3년 간 보관하여야 한다. 다만, 구조차에 이동단말기가 설치되어 있는 경우에는 이동 단말기로 구조활동일지를 작성할 수 있다.

구조대원은 근무 중에 위험물・유독물 및 방사성물질에 노출되거나 감염성 질병에 걸린 구조대상자와 접촉한 경우에는 그 사실을 안 때부터 48시간 이내에 119구조・구급에 관한 법률에 따라 소방청장 등에게 보고하여야 한다. 이때 감염성 질병 및 유해물질 등 접촉 보고서를 작성하여 보고(시행규칙 별지 제8호의 2서식)하고, '감염성 질병・유해물질 등 접촉 보고서'및 유해물질 등 접촉 관련 '진료 기록부'등은 구조대원이 퇴직할 때까지 소방공무원 인사기록철에 함께 보관하여야 한다.

119구조 · 구급에 관한 법률 시행규칙 [별지 제8호의2서식] 〈신설 2021. 1. 21.〉

# 감염병 발생 통보서

※ 뒤쪽의 작성방법에 관한 안내를 읽고 작성하시기 바라며, [ ]에는 해당되는 곳에 ✓표를 합니다. (앞쪽)

통보자: [ ]질병관리청장, [ ]( )의료기관의 장

수신자: [ ]소방청장, [ ]( )시 · 도 소방본부장

| [환자의 인적사항] | | | |
|---|---|---|---|
| 성명 | | 생년월일 | |
| 전화번호 | | 휴대전화번호 | |
| 주소 | | | |
| [ ] 거주지 불명 [ ] 신원미상 직업 | | | |

| [감염병명] | | | | |
|---|---|---|---|---|
| 제1급 | [ ] 에볼라바이러스병 | [ ] 마버그열 | [ ] 라싸열 | [ ] 크리미안콩고출혈열 |
| | [ ] 남아메리카출혈열 | [ ] 리프트밸리열 | [ ] 두창 | [ ] 페스트 |
| | [ ] 탄저 | [ ] 보툴리눔독소증 | [ ] 야토병 | |
| | [ ] 신종감염병증후군(증상 및 징후: ) | | | |
| | [ ] 중증급성호흡기증후군(SARS) | | [ ] 중동호흡기증후군(MERS) | |
| | [ ] 동물인플루엔자 인체감염증 | | [ ] 신종인플루엔자 | [ ] 디프테리아 |
| 제2급 | [ ] 결핵(結核) | [ ] 홍역(紅疫) | [ ] 수막구균 감염증 | |

| [감염병 발생정보] | | | | | |
|---|---|---|---|---|---|
| 발병일 | 년 월 일 | 진단일 | 년 월 일 | 통보일 | 년 월 일 |
| 확진검사결과 [ ] 양성 [ ] 음성 [ ] 검사 진행중 [ ] 검사 미실시 | | | | | |
| 환자 등 분류 [ ] 환자 [ ] 의사환자 [ ] 병원체보유자 [ ] 의심자 [ ] 검사 거부자<br>[ ] 그 밖의 경우 | | | | | |
| 비고(특이사항) | | | | | |

| [통보의료기관 등] | |
|---|---|
| 요양기관번호 | 요양기관명 |
| 주소 | 전화번호 |

| [기타 정보] | |
|---|---|
| 국적(외국인만 해당합니다) | |
| 환자의 소속기관명 | 환자의 소속기관 주소 |
| 추정 감염지역 [ ] 국내 | |
| [ ] 국외(국가명 : /체류기간: ~ /입국일: 년 월 일) | |

210mm×297mm[백상지(80g/㎡) 또는 중질지(80g/㎡)]

| 작성방법 |
|---|
| **[통보자]** 해당되는 통보자에 ✓표 하고, 통보자가 의료기관의 장인 경우에는 빈칸에 의료기관의 관할 지역을 적습니다.<br>**[수신자]** 해당되는 수신자에 ✓표 하고, 수신자가 시·도 소방본부장인 경우에는 빈칸에 본부의 관할 지역을 적습니다.<br>**[환자의 인적사항]**<br>(1) 성명: 환자의 성명을 적습니다(외국인의 경우에는 영문으로 적을 수 있습니다).<br>(2) 생년월일: 00년 00월 00일을 적습니다.<br>**[감염병명]** 해당하는 감염병명에 ✓표를 하며, 제1급감염병 중 신종감염병증후군의 경우에는 괄호 안에 그 증상 및 징후를 적습니다.<br>**[감염병 발생정보]**<br>(1) 발병일: 환자의 증상이 시작된 날짜를 적습니다(병원체보유자의 경우에는 발병일이 없으므로 "0000-00-00"을 적습니다).<br>(2) 진단일: 의료기관 등에서 해당 감염병으로 처음 진단한 날짜를 적습니다.<br>(3) 통보일: 질병관리청 또는 의료기관의 장이 소방청장 등에게 통보한 날짜를 적습니다.<br>(4) 확진검사결과: 질병관리청장이 고시한 「감염병의 진단기준」을 참고하여 해당되는 곳에 ✓표를 합니다.<br>(5) 환자 등 분류: 「감염병의 예방 및 관리에 관한 법률」 제2조제15호의2에 해당되는 경우에는 "의심자"란에 ✓표를 하고, 검사결과 해당 감염병환자등이 아닌 것으로 확인된 경우에는 "그 밖의 경우"란에 ✓표를 합니다.<br>**[통보의료기관 등]** 통보자가 의료기관에 소속된 경우에는 요양기관 정보를 적습니다.<br>**[기타 정보]**<br>(1) 국적: 외국인의 경우에만 본인의 국적을 적습니다.<br>(2) 환자의 소속기관명 및 주소: 환자가 소속된 직장(사업장), 학교(어린이집 및 유치원을 포함합니다) 및 군부대 등의 기관명과 주소를 적습니다.<br>(3) 추정 감염지역: 국외 체류 중 감염된 것으로 추정되는 경우에는 "국외"란에 ✓표를 하고, 국가명(체류국가가 여러 개인 경우에는 감염되었을 것으로 추정되는 국가명을 적습니다), 체류기간 및 입국일자를 적습니다.<br>※ 비고<br>결핵의 경우에는 「결핵예방법 시행규칙」 별지 제1호서식(결핵환자등 신고·보고서)에 따라 관할 보건소에 신고되는 결핵환자 정보 이외의 정보 항목(발병일, 진단일 등)은 작성하지 않을 수 있습니다. |

210mm×297mm[백상지(80g/㎡) 또는 중질지(80g/㎡)]

## 참고문헌 제1장


- 119구조 · 구급에 관한 법률 시행규칙 제5조(구조대의 출동구역), 제24조(구조대원의 교육훈련)
- 119구조 · 구급에 관한 법률 시행령 제5조(119구조대의 편성과 운영), 제6조(구조대원의 자격 기준)
- 119구조 · 구급에 관한 법률(2022) 제1조(목적), 제2조(정의), 제8조(119구조대의 편성과 운영), 9조(국제구조대의 편성과 운영), 12조(119항공대의 편성과 운영)
- 국가 재난 관리 체계도. 재난응급의료 비상대응 매뉴얼.보건복지부.(2022).
- 김수환. 소방활동 현장의 초동지휘자에게 요구되는 역량, 공주대학교 안보 과학대학원.(2017).
- 김종서. 현장활동 대원의 안전사고 분석 및 개선방안에 관한 연구, 서울시립대학교 도시과학대학원 석사학위 논문.(2018).
- 김종서, 이동호, 박종태 소방공무원의 현장활동 안전성 확보를 위한 개선방안, 한국화재소방학회;28(1);58–63.(2014).
- 김진태. 소방공무원 공 · 사상자의 사고 사례별 위험 예방에 관한 연구, 강원대학교 산업과학대학원 석사 학위 논문.(2016).
- 김태범, 변혜정, 강태선 현장 소방활동 안전사고 원인에 대한 4M 분석, 한국산업보건학회지;27(3);231–237.(2017).
- 문광수 외. 관리자 안전 리더십 평가지표 및 향상 코칭 프로그램 개발 및 검증, 신진연구자지원사업 중앙대학교 과제.(2016).
- 문광수 외. 원전 인적오류 예방을 위한 안전 역량, 행동 지표 및 측정 방법 개발, 한국안전학회;31(1);132–138.(2016).
- 문기식(2016). 소방조직의 발전방안, 연구전남대학교 행정대학원 석사학위 논문.
- 박찬석 외. 구조품질(구조대 안전 역량) 강화 방안 연구, 서원대학교 산학협력단.(2021).
- 배을규, 김대영. 기업체 인적자원개발 담당자의 역량 모형 개발, 한국직업교육학회;26(2); 63–87.(2007).
- 유현희, 전병순, 이주호, 양기근 재난현장 소방공무원의 안전관리 강화 방안 – 전국 7개 광역시 · 도 소방공무원 인식조사를 중심으로 –, 위기관리 이론과 실천; 11(5);69–94.(2015).
- 유현희. 소방공무원 안전사고 분석 및 개선 방안에 관한 연구, 원광대학교 일반대학원 석사학위논문.(2014).
- 이재호. 소방공무원의 현장안전사고에 대한 의식과 대책에 관한 연구, 서울시립대학교 석사학위 논문.(2010).
- 인명구조사 교육 및 시험에 관한 규정 제13조(응시자격 및 원서접수), 제23조(전문인명구조사 인증시험에 관한 사항)
- 재난현장 지휘체계(Incident Command System)에 관한 연구. 소방청.(2018).
- 조성일. 순직 · 공상 소방공무원 사례 분석을 통한 안전사고 예방에 관한 연구, 경기대학교 대학원 석사학위논문.(2011).
- 조승현. 소방공무원 안전사고 방지방안에 관한 연구, 한국자치행정학보; 30(4); 323–342.(2016).
- 중앙긴급구조통제단 조직도. 재난응급의료 비상대응 매뉴얼. 보건복지부.(2022).
- 특수구조대 운영규정(소방청훈령 제199호)
- Boyatzis, R. F. The Competent Manager: A Model for Effective Performance, New York: John Wiley and Sons.(1982).
- Eric H. Martin Introduction to Search and Rescue. National Association for Search and Rescue. NASAR. Firehouse.(2008).
- International Association of Fire Chiefs; Fundamentals of Technical Rescue, Jones and Bartlett Publishers.(2010).
- Janina. Helicoptor mountain rescue., Wilder.(2018).
- Klemp, G. The assessment of occupational competencies, Report to the National Institute of Education, Washington D.C.(1980).
- Loui McCurley, Tom Vines. 『Rope Rescue principles and practice』, Fourth Edition, Jones & Bartlett Learning.(2022).
- McLagan, P. A. Models for HRD Practice. Training and Development Journal, September, 49–59.(1989).
- National Association for Search and Rescue. Fundamentals of Search and Rescue. Jones and Bartlett Learning. VA.(2019).
- Parry, S. R. The quest for competencies. Training, 33(7). 48–56.(1996).
- Schippman J. S. Strategic Job Modeling : Working at the Core of Integrated Human Resources.Mahwah NJ : Erlbaum.(1999).
- Shippmann, J. S., R. A. Ash, M. Battista, L. Carr, L. D. Eyde, B. Hesketh, J. Kehoe, K. Pearlman, and J. I. Sanchez. "The Practice of Competency Modeling," Personnel Psychology, 53, pp.703–740.(2000).
- Spencer, L. M. & Spencer, S. M. Competence at Work : Models for Superior Performance, New York: John Wiley & Son Inc.(1993).
- Spencer, L. M. McClelland D. C., Spencer, S.M. (1990). Competency Assessment Methods : History and State of the Art. Boston : Hay/McBer Research Press.
- Tom Pendley(2017). The essential Technical Rescue Field Operations Guide. Desert Rescue Research.(2017).
- 소방청. 해외구조기법 및 사례연구를 통한 국내 표준구조모델 개발. 연구보고서. 구조학 총론, 구조학 각론. 2022.

# STEP 08 구조 장비 개요

## 1 인명구조장비 기준

### 1) 인명구조장비 보유 기준

인명구조 활동에 있어서 다양한 장비를 보유하고 이를 적절히 활용할 줄 아는 것은 구조활동의 성패와 직접적으로 연관되는 매우 중요한 요인이다. 따라서 지금까지 구조현장의 많은 경험과 축적된 노하우를 바탕으로 소방청에서는 고시로 '구조장비 기준'을 마련하였다.

소방청 고시 제2015-110호(2015.7.30.) '구조장비 기준'은 각 구조대와 구조대원이 보유하여야 할 장비의 최소 보유 기준을 정하고 있다. 구조대원은 평소 다양한 구조장비의 특성과 사용법을 알고 구조현장 상황에 맞게 신속하고 안전하게 작업할 수 있는 장비를 선택할 수 있는 능력을 길러야 한다.

### 2) 장비의 조작방법과 인증

구조현장에서 사용되는 장비는 평소 점검과 정비를 철저히 하고, 사용 중에도 구조대상자와 대원의 안전에 주의를 기울여야 한다. 특히 같은 종류의 장비라도 제작회사에 따라 제원 및 특성과 조작방법이 다르므로 무리한 조작은 금지하여야 한다.

장비별 특성과 조작방법을 익히기 위해서는 제작회사에서 제공하는 사용설명서를 숙지하여야 하며, 사용설명서에서 명시적으로 금지하는 무리한 조작이나 허가받지 않고 개조한 장비로 안전사고가 발생할 수 있으므로 각별히 주의해야 한다.

장비는 구입과 사용, 정비에 관하여 꼼꼼히 기록하여 두면 장비의 노후나 취급 또는 정비불량 등으로 인한 사고를 방지할 수 있다. 수리 기록을 정확하게 하면 장비의 이상이나 잘못된 취급으로 발생하는 안전사고의 원인을 밝혀낼 수 있으므로 매우 중요하다.

구조장비는 사람의 생명과 연관된 장비이므로 구체적이고 명확한 표준이 있어야 하며, 적절한 시험 등을 통해 인증을 거친 장비를 사용해야 한다. 다음은 구조장비 관련 표준과 인증기관에 대한 내용이다.

[표 8-1] 표준과 인증(National fire Protection Association, 2021)

| | | |
|---|---|---|
| ANSI American National Standards Institute | 미국 국가표준 협회<br>(American National Standars Institute) | 미국 규격협회. 한국의 KS에 상응하는 것으로 미국 내의 공업 규격을 제정하고 관리하는 협회 |
| ASTM INTERNATIONAL | 미국 재료시험협회<br>(American Society for Testing Materials) | 미국에서 공업원료 및 그 시험법의 표준화를 관장하는 기관 |
| CE | 유럽인증<br>(Conformite Europeenne Mark) | EU시장 내 안전에 관련된 통합 인증마크 |
| EUROPEAN NORM EN | 유럽규격<br>(European Standards) | 유럽규격의 약칭으로 정식 절차를 거쳐 가맹국의 투표로 승인되어, 제정된 통일규격 |
| UIAA | 국제산악연맹<br>(Union International Association Alpinist) | 등반장비의 표준을 설정하는 국제공인기구 |
| UL | 미국 보험협회 안전시험소<br>(Underwriters Laboratories) | 1894년 미국에서 설립되어 제품 안정에 관한 표준개발 및 인증 서비스를 제공하는 국제적 안전인증 시험기업. |
| KFI | 한국소방산업기술원<br>(Korea Fire Equipment Inspection Corporation) | 소방기기에 대한 국가공인 검정기관 |
| NFPA | 미국방화협회(화재예방협회)<br>(National fire Protection Association) | 미국 최대규모의 재해방지 단체.<br>많은 공업표준을 만들어 발표하고 있으며, 국가 법령 기초자료로 채용되고 있는 권위 있는 단체 |

## 2 인명구조 장비 분류

인명구조장비 분류는 현장 활동에 효용성을 제공하거나 대원에 대한 보호 성능을 가진 유형의 물품 또는 물건으로서 관리가 가능한 것으로 구분한다. 장비분류는 대분류, 중분류, 소분류, 세분류 등으로 해서 관리한다. 인명구조 장비분류는 현재 체계가 잘 되어 있는 소방장비관리법을 준용해서 관리하는 방법이 있다.

인명구조장비 분류 구분에서 "대분류"란 「소방장비관리법」에 따른 8종을 말한다. "중분류"란 소분류로 분류된 장비 중에서 대분류가 동일하고 장비의 사용 목적 또는 주된 기능이 유사한 장비끼리 묶어서 하나의 그룹으로 하는 분류 단위를 말하며, 여러 명칭을 포괄하는 용어로 표현한다. "소분류"란 장비의 주된 사용 목적과 기능을 다른 장비와 구분되도록 정의하여 분류하는 단위를 말하며, 단일 물품을 특정할 수 있는 용어 또는 포괄용어로 한다. "세분류"란 소분류로 분류된 장비 중에서 중요 기능 또는 용도가 추가되어 다르게 분류할 필요가 있는 장비를 분류하는 단위를 말하며, 단일 물품을 특정할 수 있는 용어를 사용하며 기능·용도가 별도로 추가되지 않은 경우에는 소분류 명칭을 그대로 사용한다. "세세분류"란 세분류로 분류된 소방장비 중에서 크기 또는 적용대상이 달라 따로 구분할 필요가 있어 분류하는 단위로써 추가 분류가 필요 없는 경우 세세분류는 하지 않을 수 있다.

장비는 성질별로 내구성 물품과 소모품으로 분류하는데 내구성 물품은 내용연수가 부여되어 1년 이상 계속하여 사용할 수 있는 물품이고, 소모품은 다시 사용할 수 없거나, 1년 이상 계속하여 사용할 수 없는 물품을 말한다. 아래 장비분류는 소방장비 분류 중 중요수순으로 새작성한 표이다.

**[표 8-1] 장비 분류**

대분류에서 세분류로 정리됨(2022. 소방장비 분류 등에 관한 규정 - 별표 1)

| 대분류 | 중분류 | 소분류 | 세분류 | |
|---|---|---|---|---|
| 구조장비 | 일반구조장비 | 개방장비 | • 승강기비상키 | • 차량문개방기 |
| | | 조명기구 | • 개인랜턴<br>• 헤드랜턴 | • 휴대용탐조등<br>• 이동식조명기구 |
| | | 총포류 | • 로프발사총 | |
| | | 동물포획장비세트 | • 동물포획장비<br>• 마취총 | • 벌집제거장비 |
| | | 일반구조 통신장비 | • 통화식 무전기 | |
| | | 이송 및 안전장비 | • 구조용들 것<br>• 사체낭 | • 전신형안전벨트<br>• 라이트라인 |
| | 일반구조장비 | 그밖의 일반장비 | • 개인장비가방<br>• 장비휴대용조끼<br>• 구조용공구세트<br>• 다목적 칼<br>• 절연봉<br>• 유리창압착기<br>• 반지절단기 | • 전기차 구조장비<br>• 케이블구조장비<br>• 운전석 에어백작동방지장치<br>• 망원경<br>• 로프보호기<br>• 훈련용마네킨 |

| 대분류 | 중분류 | 소분류 | 세분류 | |
|---|---|---|---|---|
| 구조장비 | 산악구조장비 | 등하강 및 확보장비 | • 카라비너<br>• 랜야드<br>• 푸르직다목적확보장비<br>• 등강기<br>• 하강기 | • 커넥터세트<br>• 다중확보기<br>• 퀵드로우<br>• 회전고리장치(스위벨)<br>• 이동식 추락방지장비 |
| | | 산악용 안전벨트 | • 하반신형 안전벨트 | |
| | | 고리 | • 박음질코드로프 | |
| | | 도르래 | • 도르래 | • 케이블 도르래 |
| | | 등반용 로프 및 부대장비 | • 로프<br>• 슬링<br>• 자기확보줄<br>• 로프장력측정기 | • 로프설치 및 회수장비<br>• 로프크램프<br>• 로프절단기 |
| | | 배낭 | • 산악용배낭 | • 로프배낭 |
| | | 산악일반장비 | • 산악구조복(하계, 동계)<br>• 산악용 모자<br>• 산악용 구조화<br>• 스패치 | • 비박용 생존키트 세트<br>• 아이젠<br>• 알파인스틱 |
| | | 빙벽등반장비 세트 | • 아이스바일<br>• 빙벽용크램폰 | • 빙벽화<br>• 아이스스크류 |
| | 산악구조장비 | 설상구조장비 세트 | • 눈삽<br>• 눈탐침봉 | • 피켈<br>• 스노우슈즈 |
| | | 암벽 및 거벽등반장비세트 | • 암벽앵커볼트<br>• 쵸크<br>• 바위틈 확보세트 | • 핸드드릴<br>• 앵커스트랩 |
| | | 구조대상자 이송 및 안전장비 | • 구조대상자 이송장비<br>• 구조대상자 안전벨트 | • 홍염 |
| | | 산악 근거리 통신장비 | • 비콘 | |
| | 수난구조장비 | 급류 구조장비 세트 | • 급류구조자켓<br>• 급류 구조용 핀<br>• 급류구조용 긴급상황 장비<br>• 급류구조용 칼 | • 급류구조용 헬멧<br>• 드로우백<br>• 급류구조보드 |
| | | 잠수장비 | • 스쿠버 공기통<br>• 다이브컴퓨터<br>• 잠수호흡기세트<br>• 부력조절기<br>• 스킨핀<br>• 스쿠버 핀<br>• 중량밸트<br>• 수경<br>• 스노클<br>• 건식잠수복 | • 습식잠수복<br>• 수중칼<br>• 수중조명등<br>• 잠수장비가방<br>• 더블탱크 잠수장비<br>• 수중리프트백<br>• 마커부이<br>• 긴급잠수장비<br>• 수중통신장비 |

| 대분류 | 중분류 | 소분류 | 세분류 |
|---|---|---|---|
| 구조장비 | 수난구조장비 | 안전확보장비 | • 구명조끼(사진 정도만 첨부)<br>• 구명부환<br>• 수난구조용튜브<br>• 수난구조용 로프<br>• 수심측정기 |
| | | 부수장비 | • 수난용 들것<br>• 선외기<br>• 수난구조용서프보드<br>• 분리형장대세트<br>• 수상·빙상용 경량 보트 |
| | 화생방 및 대테러구조장비 | 경계구역 설정라인 | • 경계지역 설정라인 |
| | | 제독·소독장비 | • 제독텐트(간이/인체/장비 제독텐트)<br>• 휴대용제독기<br>• 제독제<br>• 중화제살포기<br>• 생물학 휴대용 소독기<br>• 연막소독기 |
| | | 누출물 수거장비 | • 누출물 진공수거기<br>• 누출물질 수거용기<br>• 방사성물질 수거함 |
| | | 누출 제어장비 | • 누출제어점착제<br>• 누출제어테이프<br>• 누출제어슬리브<br>• 실링백<br>• 흡착제<br>• 공기주입형 누출제어 장비<br>• 쐐기형 누출제어 장비<br>• 염소용 누출제어키트 |
| | | 화생방 오염환자 이송장비 | • 구조대상자 이송장치<br>• 오염 구조대상자 이송낭<br>• 오염사체 이송낭 |
| | | 시료채취 및 이송장비 | • 화학, 생물학 수집장비(화학 기체용/생물학 검체용)<br>• 사료수집 이송장비 |
| | | 화생방 보호의류 등 | • 내화학장갑<br>• 내화학장화<br>• 구조대상자 보호의<br>• 화학용 전면형마스크<br>• 보호복 소독기<br>• 화학보호복 검사장비 |
| | 절단구조장비 | 절단기 | • 철선절단기<br>• 동력절단기<br>• 다목적 고온 절단기<br>• 전기식절단기 |
| | | 톱 | • 체인톱<br>• 왕복식톱 |
| | | 드릴 | • 코아드릴<br>• 드릴 |
| | | 유압절단장비 | • 유압절단기<br>• 유압콘크리트 체인톱 |
| | 중량물작업장비 | 중량물 유압장비 | • 배터리유압장비세트(유압전개기/절단기/램)<br>• 대형유압엔진 펌프세트(유압절단기, 전개기, 램)<br>• 유압엔진펌프<br>• 유압콤비툴 |
| | 중량물작업장비 | 휴대용 윈치 | • 휴대용 윈치 |
| | | 다목적 구조 삼각대 | • 다목적 구조 삼각대 |
| | | 에어백 | • 에어백 |
| | | 지지대 | • 지지대 |
| | | 리프트 잭 | • 리프트 잭 |
| | | 체인블록 | • 체인블록 |
| | | 벤트슬링 | • 벤트슬링 |

| 대분류 | 중분류 | 소분류 | 세분류 |
|---|---|---|---|
| 구조장비 | 탐색구조장비 | 적외선 야간투시경 | • 적외선 야간투시경 |
| | | 매몰자 탐지기 | • 매몰자 영상탐지기 • 매몰자 전파탐지기<br>• 매몰자 음향탐지기 |
| | | 영상송수신장비 세트 | • 영상송수신장비 세트 |
| | | 붕괴물 경보기 | • 붕괴물 경보기 |
| | | 수중 탐지기 | • 수중 음파탐지기 • 수중 영상탐지기 |
| | | 수중카메라 | • 수중카메라 |
| | | GPS수신기 | • GPS수신기 |
| | | 119 구조견 | • 119 구조견 |
| | | 수중로봇(ROV) | • 수중로봇(ROV) |
| | | 공중수색장비 | • 소방드론 |
| | 파괴장비 | 도끼 | • 만능도끼 |
| | | 방화문파괴기 | • 문개방기구 |
| | | 해머 드릴 | • 해머 드릴 |
| | | 착암기 | • 착암기 |

## 3 장비사용원칙 및 관리

### 1) 장비조작의 주의사항

대원의 안전을 위해 작업에 적합한 보호장구를 착용해야 한다. 보호장비를 착용하는 것이 작업능률을 올려주지는 않지만 안전사고로부터 대원을 보호하여 결과적으로 신속하고 원활한 작업이 이루어지게 한다.

#### (1) 장비조작 전 준비

① 헬멧, 안전화, 보안경 등 적절한 보호장비를 착용한다.

- 옷깃이나 벨트 등이 기계의 동작 부분에 말려 들어갈 수도 있으므로 각별히 주의한다. 특히 체인톱이나 헤머드릴 등 고속 회전부분이 있는 장비의 경우 실밥이 말려들어갈 수 있으므로 면장갑은 착용하지 않는다.
- 고압전류를 사용하는 전동 장비나 고온이 발생하는 용접기 등의 경우에는 반드시 규정된 보호장갑을 착용해야 한다.
- 반지나 시계, 목걸이 등 장신구는 안전사고를 유발할 수 있고 부상을 악화시킬 수 있으므로 신체에서 제거한다.
- 분진이나 작은 파편이 발생하는 작업을 수행할 때에는 반드시 보호안경을 착용한다. 헬멧(또는 방수

모)의 실드만으로는 충분히 보호되지 않는다.

② 모든 장비는 사용하기 전에 이상 유무를 확실히 점검해야 한다.
- 장비 자체의 이상 유무
- 연료의 주입 여부, 윤활유의 양 및 상태
- 전선 피복의 상태, 접지 여부 등

③ 엔진동력 장비의 경우 엔진오일의 점검에 특히 주의한다.
오일의 양이 너무 많으면 시동이 잘 걸리지 않고 시동 후에도 매연이 심하다. 반면 오일의 양이 적으면 엔진 손상으로 기기의 수명이 단축될 수 있다. 사용 전에는 기기를 흔들어 잘 혼합되도록 한 후 시동을 건다.
- 4행정기관(유압펌프, 이동식 펌프 등)의 경우 엔진오일을 별도로 주입하므로 오일의 양이 적거나 변질되지 않은지 수시로 점검한다.
- 2행정기관(동력절단기, 체인톱, 발전기 등)의 경우 엔진오일과 연료를 혼합하여 주입하므로 반드시 2행정기관 전용의 엔진오일을 사용하며, 정확한 혼합 비율을 지키는 것이 내우 중요하다.

④ 충분한 작업공간을 확보하고 화재, 감전, 붕괴 등 위험요인을 제거한다.
⑤ 장비는 견고한 바닥에 설치하고 확실히 고정하여 움직임을 방지한다.
⑥ 보조요원을 확보하여 우발 상황에 대처할 수 있도록 하고 작업반경 내에는 장비조작에 관여하지 않는 대원과 일반인의 접근을 통제한다.
⑦ 톱날을 비롯하여 각종 절단 날은 항상 잘 연마되어야 한다.

### (2) 수공구 사용 시 주의사항

모든 장비는 사용하기 전에 상태가 좋은지 확실히 점검해야 한다. 꼼꼼한 정비는 장비의 파손과 이로 인한 부상을 예방할 수 있다. 만약 조임 부분이 노후되어 헐거워지거나 파손된 부분이 있으면 즉시 교체한다.

때때로 스패너나 렌치에 파이프를 끼워 길이를 연장시켜 사용하는 경우가 있다. 이는 그 공구가 과부하에 걸리게 하여 갑작스러운 파손 또는 장비의 고장을 유발할 수 있다.

### (3) 동력장비 사용 시 주의사항

① 공기 중에 인화성 가스가 있거나 인화성 액체가 근처에 있을 때에는 동력장비의 사용을 피한다. 마찰 또는 타격 시 발생하는 불꽃 등은 발화원이 된다.
② 지하실이나 맨홀 등 환기가 불충분한 장소에서는 장시간 작업하지 않도록 한다. 배기가스에 의한 질식의 위험이 있으므로 엔진장비를 활용하지 않는다.
③ 엔진장비에 연료를 보충할 때에는 반드시 시동을 끄고 엔진이 충분히 냉각된 후에 주유한다.
④ 장비를 이동시킬 때에는 작동을 중지시킨다. 엔진장비의 경우에는 시동을 끄고 전동장비는 플러그를 뽑는다.

⑤ 전동장비는 반드시 접지가 되는 3극 플러그를 이용한다. 접지단자를 제거하면 감전사고의 위험이 있다.
⑥ 장비를 무리하게 작동시키지 말고, 이상이 발견되면 즉시 작동을 중지하고 전문가의 점검을 받는다.
⑦ 작업종료 후에는 장비의 이상유무를 재확인하여 오물과 분진 등을 제거한 후 잘 정비하여 다음 사용에 지장이 없도록 한다. 이상이 있는 경우 즉시 수리토록 한다. 정비 및 수리를 마친 후에는 기록을 정확히 남긴다.

## 2) 장비 관리

모든 장비는 평소 점검・정비를 충분히 하여야 작업현장에서 제대로 사용할 수 있다. 점검 정비는 장비의 제원을 정확히 파악한 후에 규정과 절차를 준수하여 실시하며 장비 조작이 미숙한 대원이 독단적으로 작업하지 않도록 한다. 서툴게 정비된 장비는 오히려 인명의 피해 및 재산 손실을 유발할 수 있다.

따라서 점검・정비 방법이 명확하지 않거나 중요한 고장 발생, 기타 관리 및 조작상의 의문이 있는 경우 제작회사나 납품자에게 문의하거나 수리를 요청하고 무리한 분해, 정비를 삼가야 한다.

현재 판매하고 있는 장비가 매우 다양하고 제작회사나 모델에 따라 조작방법과 주의사항이 모두 다르므로 본 교재에서 모두 다루는 것은 사실상 불가능하다.

세부적인 조작법이나 주의사항은 제작회사에서 제공하는 사용설명서를 참고토록 하고 여기서는 조작에 특별한 주의가 필요하거나 안전사고 발생 위험이 높은 장비를 대상으로 요구되는 주의사항에 관하여 기술하도록 한다.

# STEP 09 구조 장비

## 1 수난장비

구조장비 중 수난구조장비는 급류 구조장비 세트, 잠수장비, 안전확보장비, 부수장비 4가지 소분류로 구분하고 있다.

### 1) 잠수장비

#### (1) 스쿠버 공기통

수중 다이버를 하면서 지속적으로 호흡할 수 있도록 해야 하는데 호흡에는 공기가 필요하기 때문에 일반 공기를 압축에서 물속에서 휴대하는 용도이다.

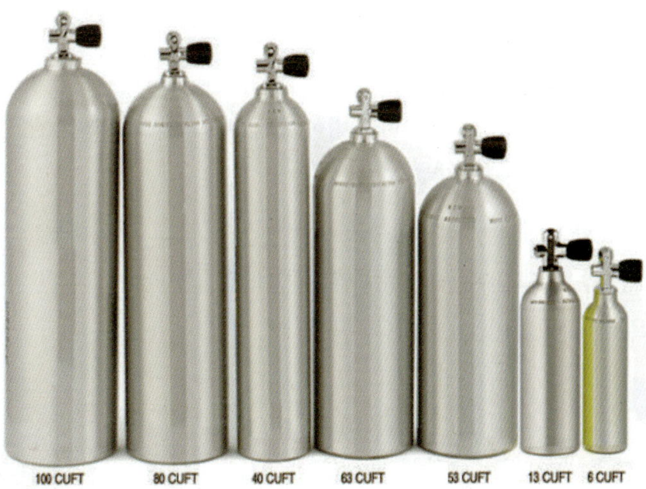


[그림 9-1] 스쿠버탱크

#### (2) 다이브 컴퓨터(Dive Computer)

다이버에게 최대 수심과 잠수시간을 계산하여 감압에 대한 정보를 알려주는 것이다. 또한 다이브 컴퓨터는 다이버의 공기 소모율을 계산하여 최대 잠수가능시간과 비교하여 현재의 공기압으로 활동가능시간을 나타내며 기타 잠수에 필요한 여러 가지 정보를 제공한다.

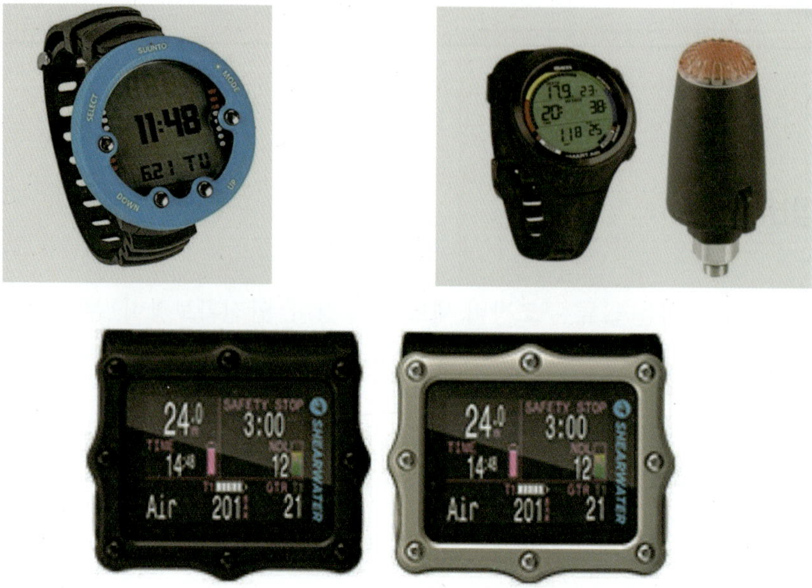


**[그림 9-2]** 다이브 컴퓨터
참조: 스쿠버텍

### (3) 잠수호흡기세트

호흡기는 고압의 공기통에서 나오는 공기를 다이버에게 주변의 압력과 같게 조절하여 주는 장치이다. 따라서 다이버는 호흡기로 물속에서 편안히 공기로 숨을 쉴 수 있다.

호흡기는 2단계에 걸쳐 압력을 감소시킨다. 처음 단계에서는 탱크의 압력을 9~11kg(125~150Psi)까지 감소시키고, 이 중간 압력은 두 번째 단계를 거쳐 주위의 압력과 같아지게 된다.

비상용 보조호흡기는 옥토퍼스(Octopus)라고 부른다.

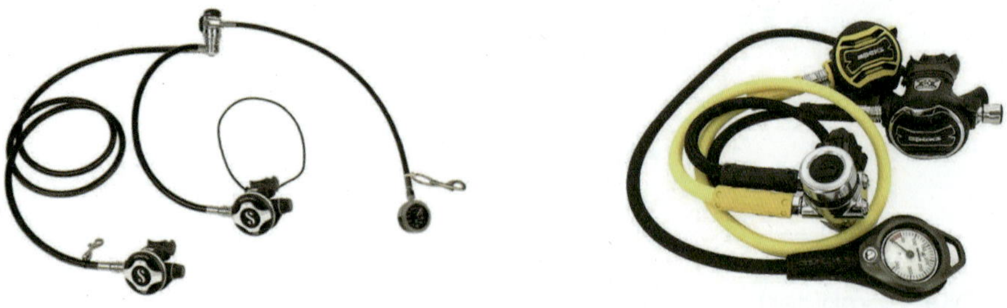

**그림 [9-3]** 호흡기(Regulator)세트
참조: 자이언트

호흡기뿐만 아니라 모든 잠수장비는 사용 후에 깨끗한 물로 씻어야 한다. 특히 호흡기에는 압력을 조절하기 위해 고무재질이 얇은 밸브를 사용하기 때문에 흐르는 물에 수십분 간 담아 놓는 것은 그 고무밸브에 묻어 있는 소금기를 녹여 없애 주는 효과가 있다.

### (4) 부력조절기(BC, Buoyancy Compensator)

수면에서 휴식을 위한 양성부력을 제공해주며 비상시에는 구조장비 역할까지 담당할 수 있다. 잠수복과 중량벨트의 조화로 부력이 중성화되었으나, 잠수복의 네오프렌은 기포로 형성되었기 때문에 수압을 받으면 그 부피가 줄어들어 부력이 저하된다. 이때 부력조절기 안에 공기를 넣어주면 자유롭게 부력을 조절할 수 있게 된다.

부력조절기는 아주 질긴 재질을 사용하여 제작된 것이다. 강한 충격에도 찢어지지 않기 때문에 부력조절기가 터지지는 않을까 불안해할 필요는 없다. 사용 후 깨끗한 물로 씻어야 하고 내부도 물로 헹구어서 공기를 넣어 통풍이 잘되는 곳에서 말려야 한다.

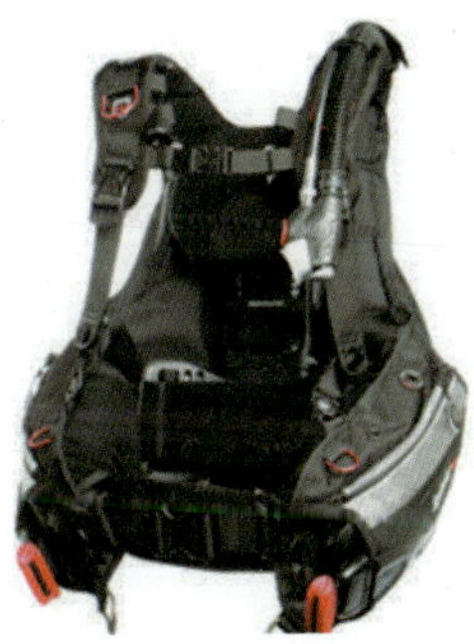

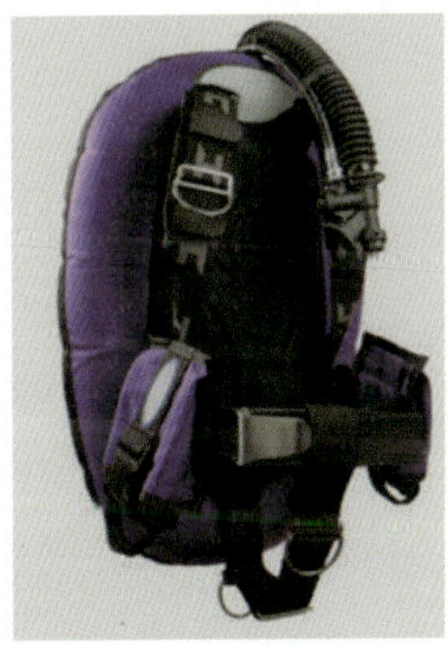

[그림 9-4] 부력조절기
참조: 마레스

### (5) 중량벨트(Weight Belt)

사람의 몸은 물속에서 거의 중성부력을 갖게 되나 잠수복을 착용하므로 잠수복의 원단과 스타일에 따라 부력이 더 증가한다. 따라서 다이버는 적당한 무게의 중량벨트를 착용해야 한다. 중량벨트는 간단히 웨이트(weight)라고 부르며 납으로 만들어진다. 현재 중량벨트에 쓰이는 납은 표면을 플라스틱이나 우레탄으로 코팅하여 오염을 방지하도록 하고 있다.

본인에게 알맞은 중량벨트의 선택방법은 모든 장비를 착용한 상태에서 눈높이에 수면이 위치하도록 하는 것이다. 이때 호흡을 하게 되어도 수면이 눈높이에서 크게 이탈되지 않고 아래위로 움직임을 알 수 있다. 이것은 잠수 활동 시 매우 중요한 기술이다.

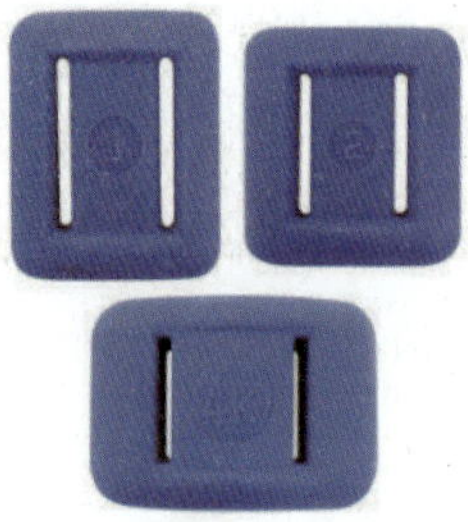

코팅납

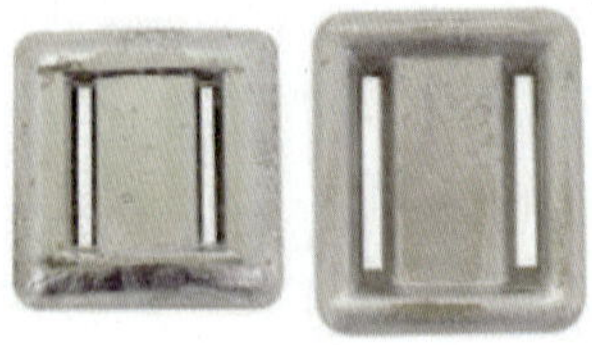

일반납

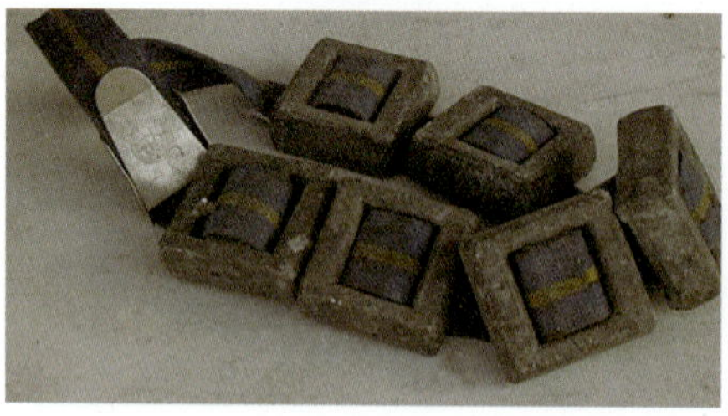

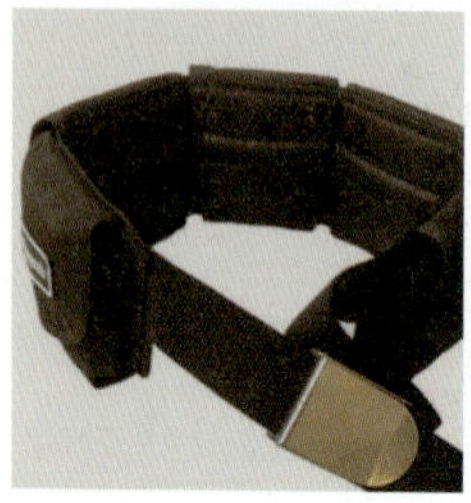

**[그림 9-5]** 중량벨트
참조: 인터오션

### (6) 수경(Mask)

수경은 물속에서 사물을 관찰할 수 있도록 눈을 보호하고 코로 물이 들어가는 것을 막아준다. 수경을 선택할 때 가장 중요한 것은 수경 내에 반드시 코가 들어가 수경압착에 대한 방지를 할 수 있어야 하고 자기 얼굴에 잘 맞으며 사용하는 데 불편하지 않아야 한다.

수경을 사용한 후에는 민물로 깨끗이 세척한 후 습기를 완전히 제거한다. 직사광선에 의한 노을 피하고 그늘지고 건조한 곳에 보관하여야 한다.

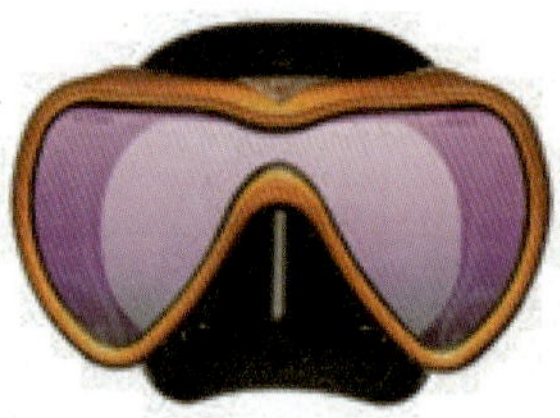

1안식

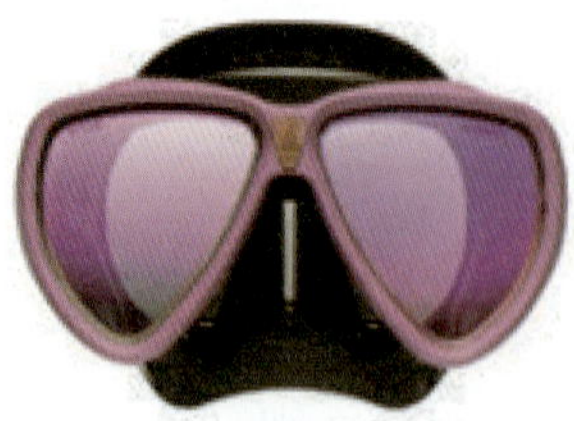

2안식

**[그림 9-6]** 수경
참조: 인터오션

### (7) 잠수복(Suit)

물속에서는 열 손실이 아주 빠르기 때문에 찬물 속이 아니더라도 체온을 보호해 주어야 한다. 바닷가나 해저에서 입을 수 있는 상처로부터 몸을 보호해 주고 비상시에는 잠수복이 양성부력이므로 체력소모를 줄여 준다.

잠수복은 신체와 잠수복 사이에 물이 들어오는 습식(wet suit)과 물을 완전히 차단하여 열의 손실을 막아주는 건식(dry suit)이 있다. 보편적으로 수온이 24℃ 이하에서는 발포고무로 만든 습식잠수복을 착용하고 수온이 13℃ 이하로 낮아지면 건식잠수복을 착용하도록 권장한다.

사용한 후에는 깨끗한 물로 씻어서 직사광선을 피해서 말리며, 옷걸이에 걸어서 보관하는 것이 바람직하다.

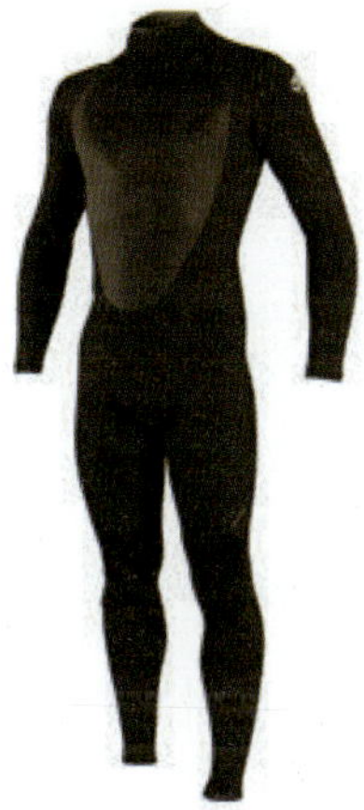
습식슈트

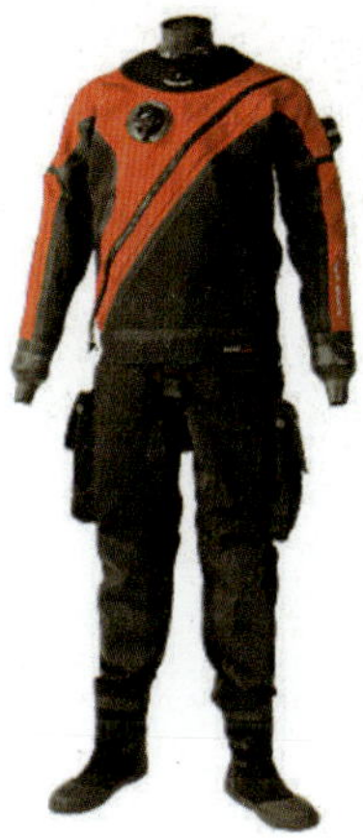
건식슈트

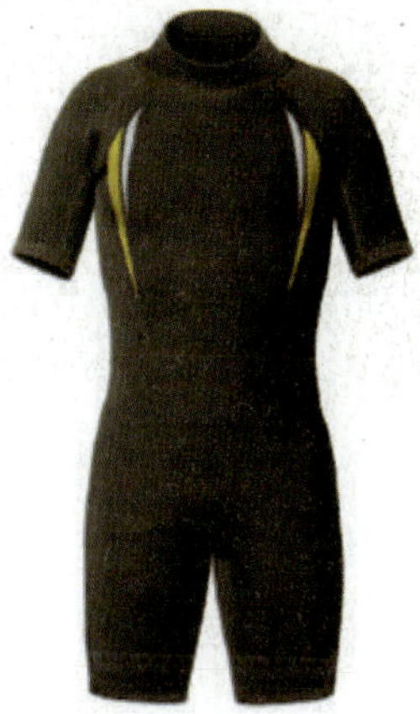
반습식슈트

[그림 9-7] 습식슈트, 건식슈트

## 2) 수중탐색장비

탐색을 위해서는 모든 잠수에 공통적으로 사용되는 기본 개인 잠수장비 외 수중랜턴과 수중 나침반, 수중 메모판, 탐색 로프와 수중 릴, 휴대용 위치 표시용 부표 등의 개인장비가 필요하고 공동장비로는 탐색 및 인양 잠수를 지휘할 보트와 상승 하강 줄과 닻, 여러 가지 로프와 카리비너, 탐색 구역을 표시할 고정용 수면 부표와 닻, 기타 예비 부품 등이 필요하다.

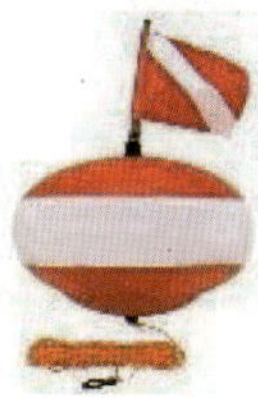
부표

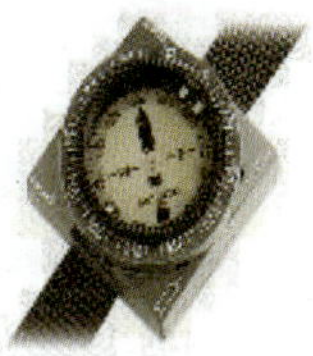
나침의

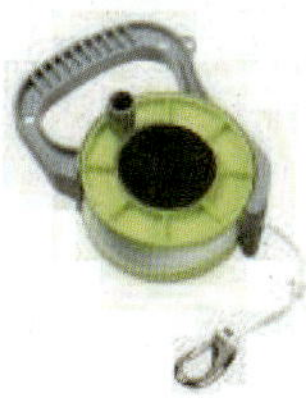
수중릴

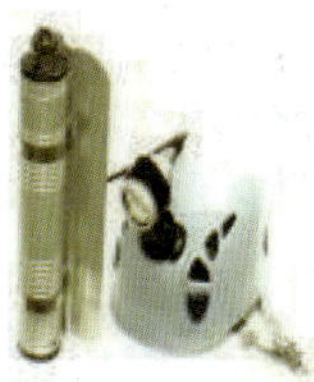
수중랜턴

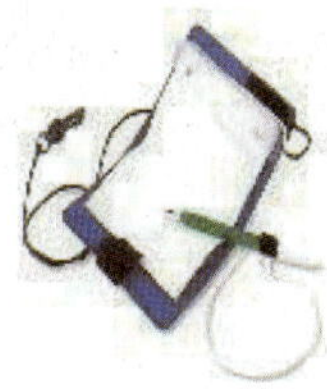
메모판

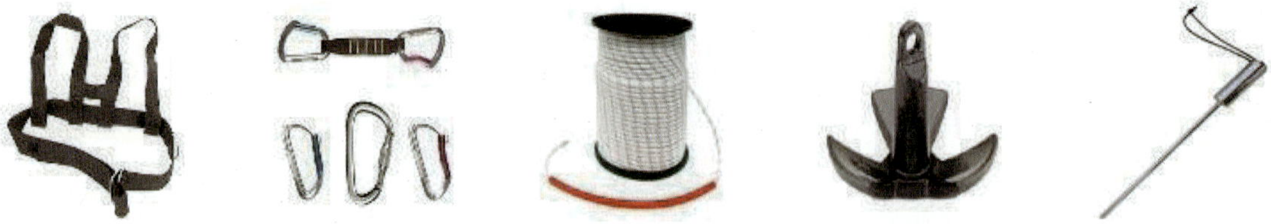

안전벨트 카라비너 로프 앵카 탐색봉

[그림 9-8] 수중탐색에 필요한 장비

## 3) 수중통신장비

현재 일선 구조대에서 사용하는 수중통신장비는 지역적 특성(내수면, 바다 등)상 보유, 운용 중인 곳과 그렇지 않은 곳으로 나눠져 있는 실정이다. 그리고 실제 현장에서의 사용빈도 또한, 극히 미미한 수준이라서 사실상 관심 밖의 장비로 인식되고 있다. 하지만, 장비의 특성을 알고 활용 방안 등을 고려한다면 보다 안전한 환경에서의 작업이 가능할 것이다.

현재 일선에서 사용 중인 장비로는 대체로 초음파를 이용한 무선통신 형태의 풀페이스 마스크 일체형 통신장비와 유선과 표면공기공급방식을 병행한 풀페이스 마스크 통신장비에 국한되어 있다고 해도 과언이 아니다.

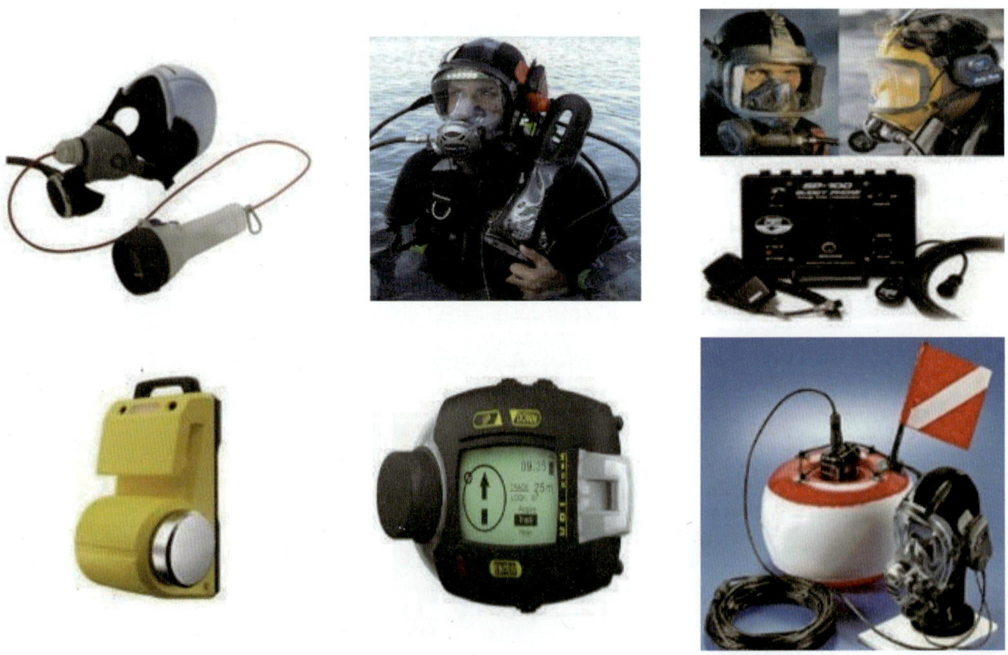

[그림 9-9] 수중통신장비

## 4) 기본응급장비

### (1) 물속

흔들릴 때 소음을 내는 수중 마라카와 BC의 저압 인플레이터에 연결된 경보기를 시장에서 찾아볼 수 있다.

### (2) 수면

호루라기가 가장 효과적이다. 비명은 들릴 수 있지만 일반적으로 바람과 파도가 있으면 선장은 당신의 말을 듣지 못하지만, 호루라기는 바다에서 더 선명하게 들리며 공간을 전혀 차지하지 않는 매우 유용한 요소이며 경제적이므로 꼭 휴대가 필요하다.

### (3) 응급처치키트

예방이 가장 중요하지만, 상처나 타박상과 같은 덜 심각한 사고에서부터 전문적인 치료가 필요한 가장 심각한 사고에 이르기까지 발생할 수 있는 사고에 대비하는 것이 최선이며 시장에서 기본 제품이 들어있는 여러 약품 캐비닛을 찾을 수 있다. 가장 중요한 것은 우리가 그 내용물과 사용방법을 알고 있을 뿐만 아니라 감염이나 전염을 피하기 위해 좋은 위생을 유지하는 것인데 의사가 아닌 경우 알레르기 또는 기타 합병증이 발생할 위험이 있으므로 누구에게도 약물을 투여할 수 없다.

### (4) 산소장비

다이빙 사고 발생 시 사용할 수 있도록 준비된 산소 장비가 있어야 한다. 산소 제공자 코스에서 그 사용법에 대해 더 많이 배울 수 있지만, 다이빙사고 발생 시 사용 가능한 키트에 익숙해져야 한다.

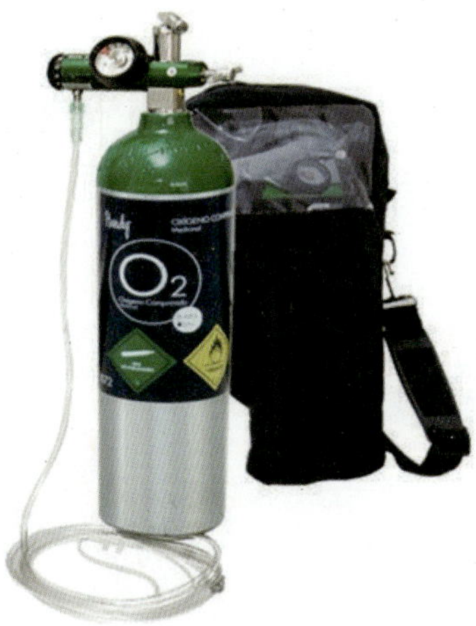

[그림 9-10] 산소장비

## 5) 부수장비

### (1) 수난용 들것

구조대상자나 환자를 효과적으로 이동 · 운반할 수 있는 들것은 수난구조 · 산악구조 · 일반구조 · 항공구조 · 붕괴건물구조 등 그 상황별로 종류도 다양하다. 적합한 들것의 선택은 인명구조 시 구조대상자의 안전을 지키고 사용자의 편리함을 가질 수 있다.

구조용 들것은 단단한 플라스틱이나 유리섬유로 만들어지고 등판이 조절되는 구조이다. 특히 산악구조용 들것은 주로 분리형이거나 어깨에 걸치고 이동이 간편하고 조작이 쉽기 때문에 일반 들것보다 산악지형에 적합하다고 할 수 있다.

일체형 들것은 가장 많이 사용하는 것으로써 다양한 현장에서 적용이 가능하다. 일체형이므로 조립이 필요하지 않아 신속하게 사용이 가능하며, 제작사마다 다리부분에 발판이 있어 수직구조에서 좀 더 안정적으로 사용할 수 있다.

분리형 들것은 분리 형태로써 적재가 용이하고, 제한된 장소에 쉽게 접근하기 위해 고안되었다. 사용 전 반드시 연결부위의 이상 유무를 확인해야 하며 슬링 등을 이용하여 들것 연결부위에 이중으로 안전장치를 하는 것이 적절하다.

조립형 들것은 완전분리가 가능해 가방에 수납이 가능하며 거친 산악환경에서 신속히 이동할 수 있도록 도와주며 또한 어깨 거치대가 있어 편리하게 구조대상자를 이동할 수 있다.

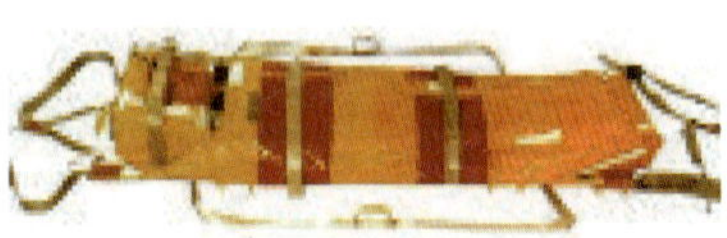

다목적들것(항공)

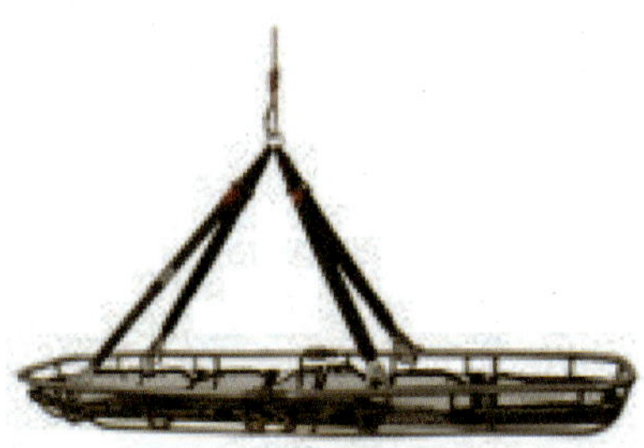

티타늄들것

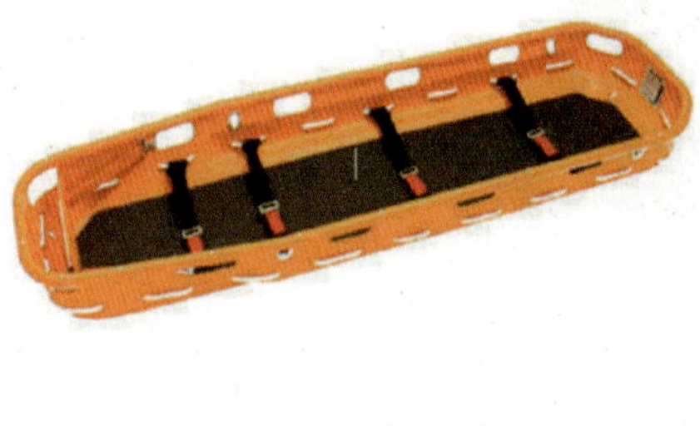

바스켓들것(일체형)

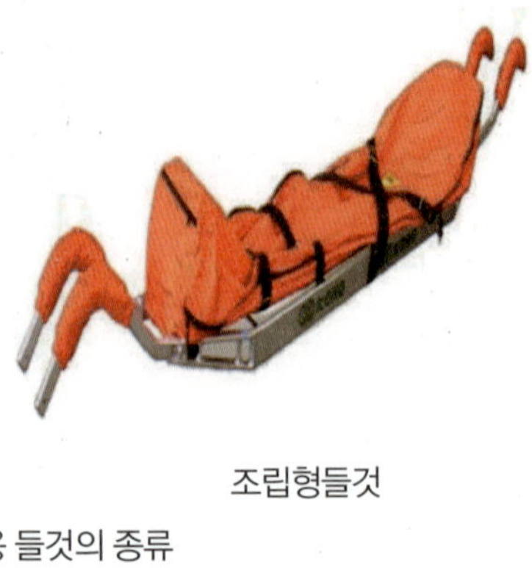

조립형들것

**[그림 9-11]** 인명구조용 들것의 종류

또한 대부분의 들것에는 인체의 균형과 무게를 고려하여 균형을 잡기 위해 적정위치에 확보용 구멍이 있는데 대부분 머리부위와 허벅지 아랫부분에 구멍이 있어 별도의 무게 조절을 할 필요가 없으나 분리형 들것은 구조대상자의 무게에 의해 분리될 우려가 있기 때문에 반드시 6지점을 계산하여 삼각줄을 설치한다.

## 2 수상안전체계

수상안전체계는 수상안전사고의 일반적 원칙과 사고 발생요인을 확인해야 한다.
수상안전체계는 수상활동 장소 유형별 안전관리 요령과 구조장비를 완전히 숙지하여야 한다.

### 1) 수상안전사고의 일반적 원인

#### (1) 익사의 원인

- 물에 대한 적응력 부족
- 생리적 원인 → 갑작스러운 근육 경련, 피로, 근육사용의 급격한 변화 등
- 물리적 원인 → 신체가 물 밖에 나와 있을 경우 : 몸에 대한 저항↓, 부력↓
- 몸이 많이 잠겨 있을 경우 : 물에 대한 부력↑, 양성부력↑
- 심리적 요인 : 불안감, 공포감

### 2) 수상활동자의 안전사고 발생요인

- 수영미숙
- 피로
- 조류의 변화 : 물의 흐름을 이기려고 하다 자신의 에너지를 소진시켜 사고로 이어짐
- 수초 : 수상활동자의 팔, 다리, 몸통 등에 감겨 활동이 방해되며, 빠르고 큰 몸동작은 수초가 더 얽히게 됨
  - 1~2회 초과호흡 : 맨몸잠수 방법의 일종으로, 수중에서 호흡충동을 늦게 느끼게 되어 호흡활동↓
  - 얕은 수면에서의 졸도 : 초과호흡을 3~4회 이상 과도하게 되면 체내 산소 부분압이 높아지고 혈압이 하강하여 어지러움을 느끼게 되어 수중 졸도 초래

## 3) 수상활동 장소 유형별 사고원인

### (1) 해수욕장

- 안전의식 부족
- 조류나 파도에 휩쓸림
- 수영실력 과시
- 수영미숙
- 오후 12:00~18:00에 집중 발생

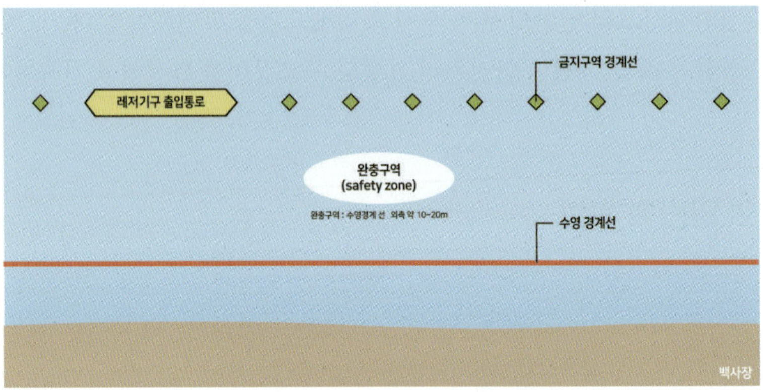


[그림 9-12] 수영장 경계선

### (2) 이안류

이안류는 해안으로 밀려오던 파도가 갑자기 먼 바다 쪽으로 빠르게 되돌아가는 해류를 말하며, 일반 해류처럼 장기간 존재하는 것이 아니라 폭이 좁고 유속이 빠른 것이 특징이다. 또한 수시로 변화하는 해저지형 조건, 해안선의 형태 등에 따라 국지적으로 발생되기 때문에 과학적 관측이 어렵고, 현대 해양과학 기술로 예측이 어렵다(해양학백과).

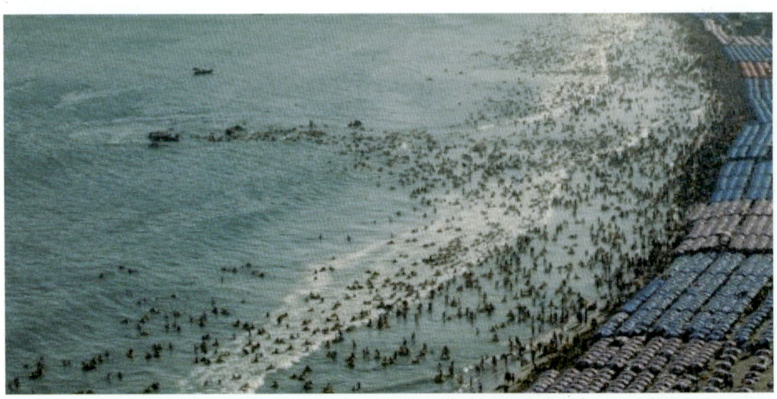

[그림 9-13] 해운대 해수욕장에서 이안류에 휩쓸려 나가는 피서객

출처 기상청, http://www.kma.go.kr/

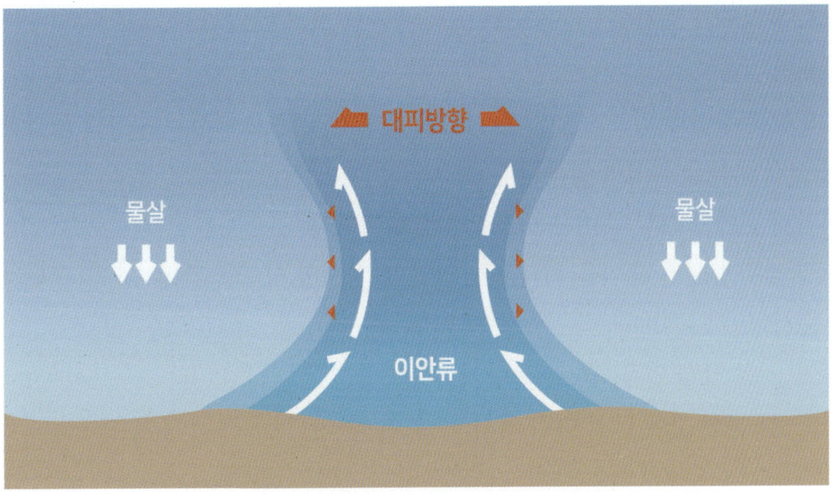


[그림 9-14] 이안류에 대피하는 방법

### (3) 수영장

- 사고 원인
  - 이용객의 안전 불감증
  - 시설물 안전관리 소홀
  - 수영장 내 미끄럼틀에 이용객이 한꺼번에 몰려 시설물의 붕괴 등으로 인한 사고 발생
- 대응책
  - 안전요원, 감시요원 배치 및 운영
  - 놀이시설의 위험요인 제거
  - 물놀이 안전 기본상식 등에 대한 홍보(어린이는 물놀이 시 보호자 반드시 동반, 위험 내용 주시 등)
  - 물놀이 사고 발생 시 인명구조체계 구축, 홍보

### (4) 안전한 수상활동을 하기 위한 조건

- 언제 수상활동을 할 것인가?
  - 대체로 7~8월(지역에 따라 조정 가능)
  - 오전 10~12시, 오후 3~5시가 가장 적당
  - 한낮(정오)에는 수상활동 제한
  - 식사하고 한 시간 반쯤 정도 후에 활동
- 어떤 장소에서 수상활동을 할 것인가?
  - 인명구조요원이나 숙련된 수영자의 보호 감독하에서 물의 상태, 깊이 등이 수상활동하기에 적당한 장소인지 파악 후 활동
- 얼마나 수상활동을 할 것인가?

- 보통 1~2시간 정도가 적당
- 물에 대한 신체의 적응
  - 허약체질 또는 건강상태 양호하지 않은 사람은 온도가 낮은 물에서의 수상활동 금지(섭씨 25~26도의 물에서 서서히 몸을 적시며 활동함)
  - 물에 들어가기 전에 충분한 준비운동으로 몸을 풀어야 함
  - 피로를 느낄 경우 충분한 휴식을 취하고 과열된 몸은 식힐 시간을 가짐
- 몸을 적시는 순서
  - 허벅지 깊이 → 몸 굽혀 얼굴, 팔, 겨드랑이, 목, 가슴
  - 허리 깊이 → 물 묻힌 곳에 다시 한번 적심 → 수 분 후 전신

### 4) 수상활동과 날씨

- 번개와 천둥 : 완전히 멈춘 30분 후에 활동
- 폭우와 우박 : 시야 방해, 수영장 바닥이나 물밑을 보지 못하게 됨
- 바람
  - 파도의 원인. 물속의 수상활동자들을 보기 어렵게 함
  - 어린이나 노약자들의 저체온증의 위험 증가
  - 심하게 바람이 불 경우 안전한 곳으로 이동하고
  - 바람에 날아갈 것 같은 위험한 물건들 고정함
- 안개 : 날씨 상태를 변화시키고 시야가 안 보이면 수영장 시설 이용 제한

### 5) 번개에 대한 안전지침

- 번개가 치면 즉시 수상활동 중 물 밖으로 나와 안전한 큰 건물로 들어가게 함
- 샤워장이나 라커룸에서 나오게 함(문이나 금속 물체들에서 떨어지도록 함).
- 응급상황 이외에 전화사용을 피하고 심각한 날씨에 대한 응급행동계획(EAPs)을 알아둠
- 홀로 서 있는 큰 나무나 큰 구조물에서 멀리 떨어지며, 가능한 몸을 낮게 숙임(단, 땅과의 접촉은 최소화)

### 6) 물에 대한 공포감 극복하기

- 물에 대한 특성 설명, 물과 친숙하게 만들 수 있는 기회를 갖도록 유도
- 초보자의 공포감을 무시하거나 웃음거리로 삼아서는 안됨
- 수치심 제거(작은 행동도 격려, 응원)

### 7) 빙상사고

해빙기 내수면에서 발생하는 수난사고 중 가장 대표적인 것이 얼음 꺼짐사고이다.

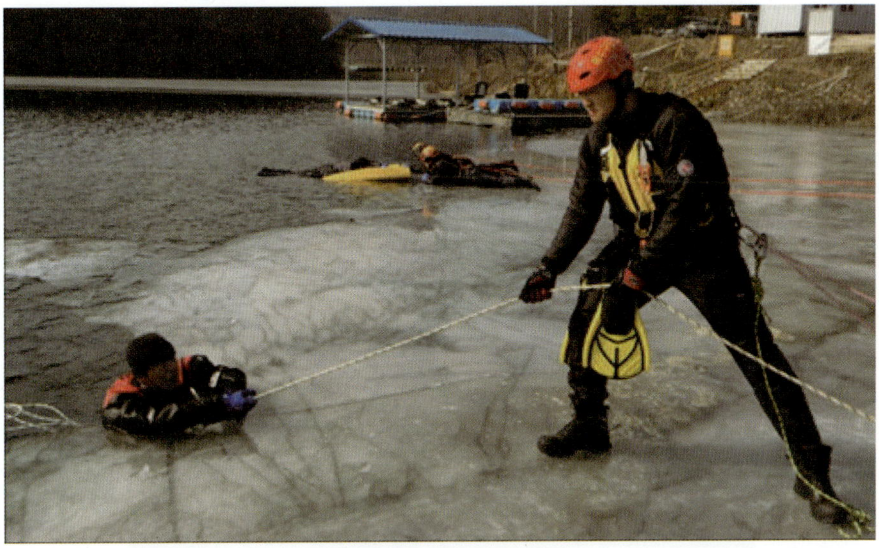

[그림 9-15] 빙상구조 훈련
참고: 충북광역119특수구조단

물에 빠진 사람을 구조하기 위해 달려가거나 물에 뛰어들면 더 위험한 상황이 발생할 수 있는데 물에 빠진 사람을 구조하려고 한다면 직접 다가가는 것보다 장대나 로프 같은 도구를 사용하는 것이 좋다. 또 물에 빠진 사람이 계속 떠 있을 수 있도록 빈 페트병을 두꺼운 옷에 말아 던져주는 것도 효과적이다. 얼어 있는 하천에 빠졌을 경우엔 저수지나 호수보다 더 위험한데 하천은 저수지나 호수와 달리 얼음 밑으로 거센 물살이 흐르기 때문이다. 물에서 빠져나와 얼음 위로 올라섰을 경우엔 바로 몸을 일으키지 말고, 얼음 위를 구르거나 기어 나오는 것이 안전하다.

## 3 해양과 해변

해양과 해변은 연안해역 즉 영해의 외적한계선부터 바닷가를 말한다. 즉 연안사고는 연안해역에서 이루어지는 연안 체험활동 중에 발생한 사고와 갯벌, 갯바위, 방파제 등에서 바다에 빠지거나(익수), 추락, 표류, 수중 사고 등으로 발생한 사고를 말한다. 연안 체험활동 중에 발생할 수 있는 연안 사고는 체험활동 시 암초나 바위에 부딪히는 사소한 부주의로 인해 발생하는 사고도 많지만 해파리 쏘임, 파도에 휩쓸림과 같은 인명사고(사망)를 초래할 수 있는 사고까지 그 범위는 아주 넓고 다양하여 연안 체험활동 개최자와 참가자는 각별하고 세심한 주의가 필요하다.

### 1) 펄갯벌

펄갯벌에서는 펄에 발이 빠지므로 체력소모가 많이 발생하기 때문에 참가자들의 신체조건을 고려해 갯벌 활동을 하도록 한다. 펄갯벌에서는 안쪽으로 너무 멀리 들어가지 않도록 한다. 펄갯벌에는 다른 갯벌들에 비해 갯골이 잘 발달되어 있는데, 갯골을 넘어서 갈 경우는 특히 조심해야 한다. 물이 들어오는 시간이 되면 드러난 갯벌보다 갯골부터 물이 차서 빠른 속도로 들어오고 펄이 물을 머금어서 더 깊이 발이 빠지고 미끄러워 자칫 사고로 이어질 수 있으므로 그 지역 갯벌환경을 잘 아는 경험이 풍부한 안내자가 아니라면 갯골을 건너가지 않도록 한다. 운동화나 장화 등 발을 보호할 수 있는 신발을 신도록 한다.

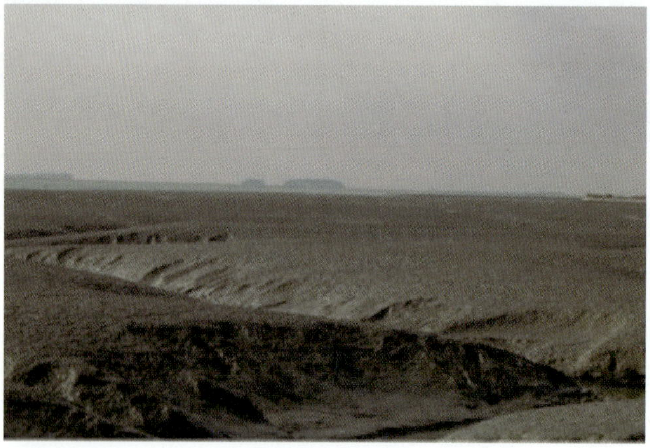

[그림 9-16] 갯벌

### 2) 혼성갯벌

혼성갯벌에서는 운동화나 다이빙신발, 장화 등 발을 보호할 수 있는 신발을 꼭 신어야 한다. 혼합갯벌 속에는 크고 작은 자갈에서부터 굴, 따개비 등의 날카로운 껍데기 등에 발을 베이거나 상처를 입을 수 있으므로 주의해야 한다.

### 3) 자갈갯벌과 바위해안

자갈갯벌과 바위 해안 지역에서는 등산화, 운동화 등 신발 바닥이 미끄럽지 않고 발을 보호할 수 있는 신발을 선택한다. 손을 보호하기 위해 면장갑을 착용하는 것이 좋다. 바위나 자갈 표면에 붙어 있는 굴, 따개비 등 부착생물의 단단하고 날카로운 껍데기에 상처를 입을 수 있어 조심하도록 한다. 물이 빠져나간 바위갯벌의 표면은 남아 있는 물기와 부착생물들로 인해 매우 미끄러우므로 바위갯벌에서 이동할 때 넘어지지 않도록 조심해야 한다. 물이 빠져나간 조수 웅덩이 근처는 다양한 생물들을 관찰할 수 있어 좋은 교육장소이지만 물의 깊이나 미끄러운 정도 등 사전조사를 통해 안전요소를 점검하도록 한다.

### 4) 갯벌 고립들의 구조를 위한 널배장비

뻘배(널배)라고도 불리며 진흙 갯벌을 이동하는 수단으로 활용되고 있다.

- 사용 방법

  한쪽 다리를 널배에 올리고 나머지 한쪽 발로 갯벌을 밀며 미끄러지듯 앞으로 나아간다.

- 갯벌에 빠졌을 때 탈출법

  갯벌에 빠지게 되면 누구나 당황하게 마련이다. 하지만 갯벌의 특성상 무작정 발을 빼려 하면 오히려 더 깊숙이 빠지게 된다. 이때, 엎드리거나 그대로 뒤로 드러눕는다. 다음 천천히 자유형 혹은 배영 발차기를 하게 되면 발이 빠지게 된다. 마지막으로 갯벌을 천천히 기어서 나오면 된다.

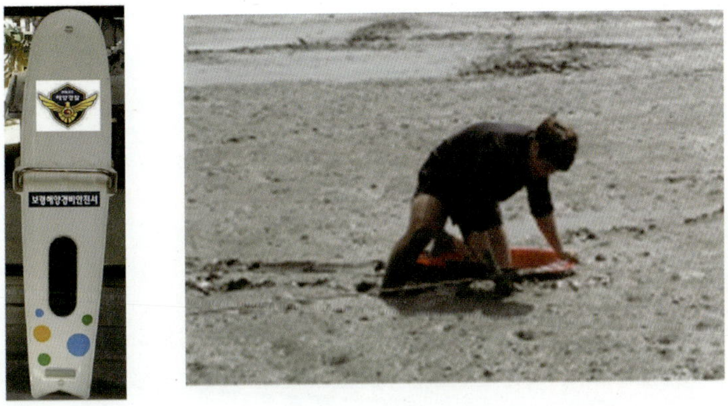


[그림 9-17] 널배

## 4 해양구조

바닷가에서 물놀이 중 다리에 쥐가 나거나 파도에 휩쓸려 육지로 빠져나오지 못하는 상황이 발생하는 경우가 있는데 주변 사람들의 초기대응과 신고는 매우 중요하며, 신고 후 구조대가 도착하기 전까지 구조대상자를 구하기 위한 구조 튜브나 산소호흡기를 이용한 대응은 소중한 생명을 구할 수 있는 가장 긴급한 응급처치가 될 수 있기 때문에 수해양구조는 일반구조부터 전문 구조까지 다양하며 상황에 맞는 적절한 장비 사용이 중요하다.

## 1) 인명구조용 안전장비

### (1) 구명부환

① 개요

구명부환은 익수자가 발생하였을 경우 사람을 구하기 위해 선박 또는 해상에서 던져주는 원형의 부력을 지닌 물체를 말한다.

구명부환에는 일정한 길이의 구명줄이 부착되어 있어야 한다.

② 사용법

익수자를 향해서 던질 때에는 구명줄을 잡고 구명부환이 익수자를 넘어서 떨어지도록 충분히 멀리 던져야 한다.

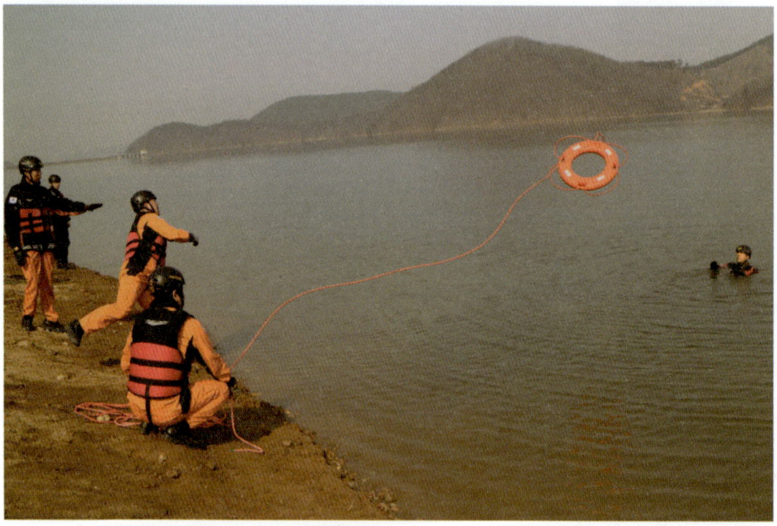

**[그림 9-18]** 수상구조법
참조: 안전한 바다여행(2019. 10.), 해양수산부, 해양안전실천본부.

### (2) 레스큐 튜브

① 개요

레스큐 튜브는 인명구조용으로 개발되어 나온 제품으로 한쪽에는 버클이 있고 반대쪽에는 끈이 길게 연결되어 있다. 2016년 8월 해양경찰에서는 휴대용 레스큐 튜브를 자체 개발하여 사용할 만큼 활용도가 다양해서 선박 내의 구명부환 대체 제품으로 사용되고 있다.

② 사용법

익수자에게 한쪽 끝을 잡게 하고 안전한 곳으로 끌어올 수 있다.

익수자가 버클을 이용하여 상반신에 고정하여 물에 떠있을 수 있도록 할 수 있다.

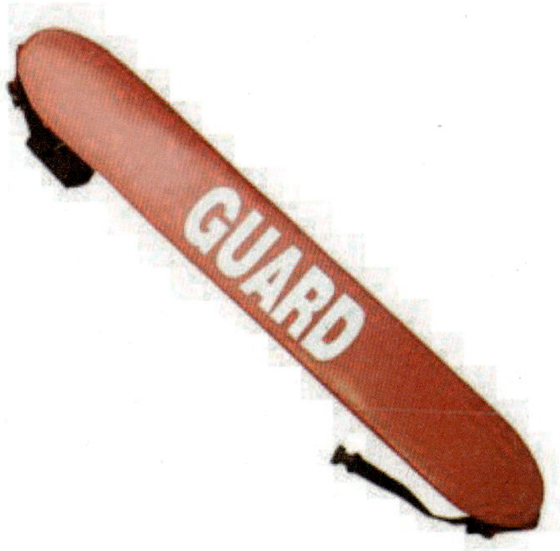


[그림 9-19] 레스큐 튜브

### (3) 드로우 백

① 개요

물에 빠진 사람을 구조하기 위해 던지는 구명장비로 구명로프를 담아놓은 가방. 물어 뜨는 재질의 로프가 20m 또는 30m의 길이로 들어가 있다.

② 사용법

구명로프 주머니의 입구를 열어 로프를 뽑아 한 손으로 잡고 다른 한 손으로 주머니를 익수자 쪽으로 아래에서 위로 던져, 로프가 풀리면서 익수자에게 날아가도록 한다.

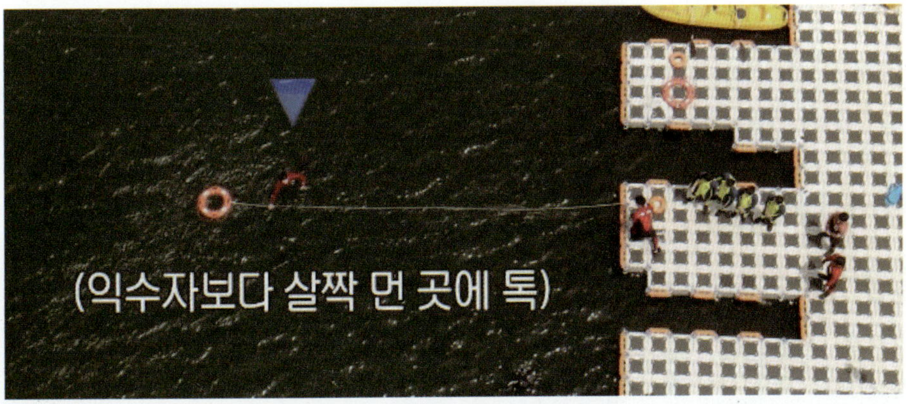


[그림 9-20]

## 2) 동력선 인명구조

### (1) 동력선 인명구조

① 개요

동력선 인명구조의 경우에는 큰 사고로 이어질 수 있는 만큼, 최대한 신속하면서, 주의를 잘 살펴서 정확하게 구조작업이 이루어져야 한다. 단, 인명구조 자격증 보유자라 하더라도 해양에 대한 미숙한 경우에는 직접 구조하기보다는 주위에 도움을 요청하여야 한다.

② 방법

동력 수상레저기구 조종면허 시험에서 익수자 구조와 비슷하나, 익수자의 위치와 안전을 확인하며 선미가 낙수자와 멀어질 수 있도록 조종하면서 속도조절레버를 중립에 위치해 혹시 모를 프로펠러로 인한 상해를 예방한다.

익수자가 안정을 취할 수 있도록 보트를 최대한 가까이 접근하면서 하늘 보고 양팔과 다리를 벌려서 호흡이 용이하게 지도한 후, 인명구조요원이 입수하여 익수자의 안전을 확보한다.

보트를 이용한 구조는 이동하면서 발생하는 파도가 익수자를 위험에 처하지 않도록 저속으로 전진하여 우선회, 좌선회를 실시한다.

이후 익수자를 조종석 옆으로 위치하도록 보트를 조종해야 하며, 익수자와 보트사이가 가까워지면 엔진을 정지한 후 직접 구조를 실시한다.

③ 주의점

되도록 동력선 내에 인명구조요원이 동승하며, 익수자 발생 시 동력선 운전자는 직접 물속으로 뛰어들어 구조하는 방법은 지양하며, 인명구조요원이 구조대상자에게 구명부환 등을 던져주며 입수하여 구조대상자를 선체 쪽으로 끌어당기도록 한다.

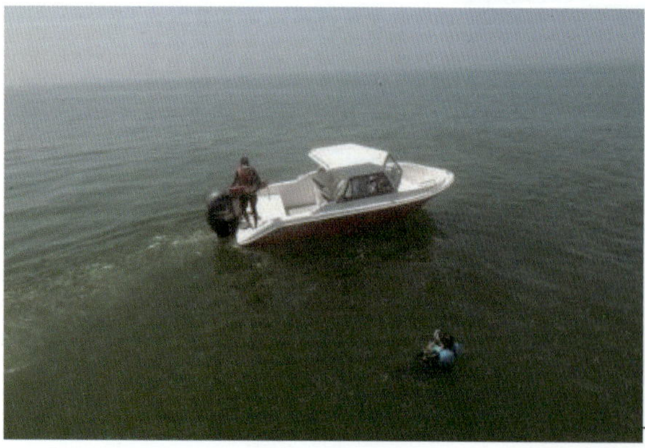

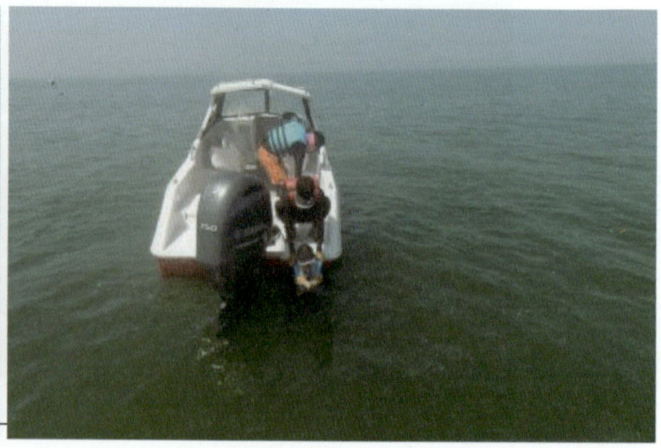

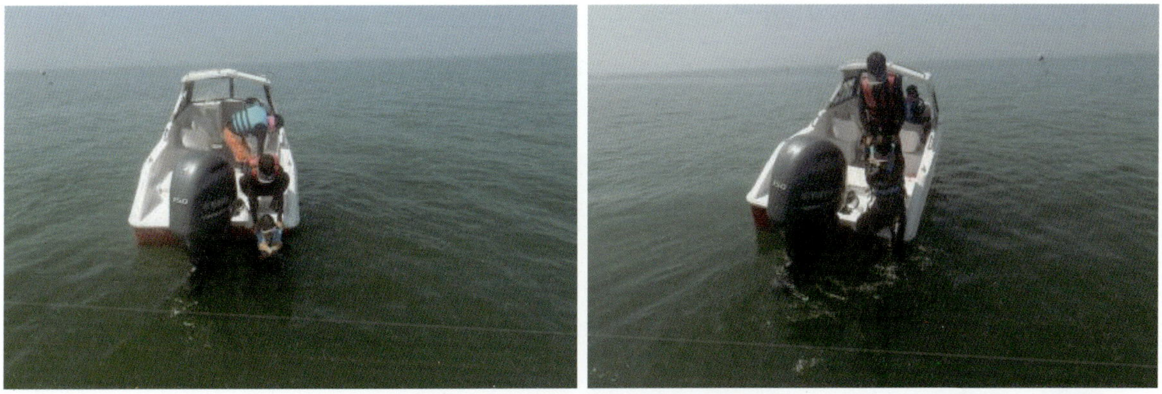

[그림 9-21] 모터보트 이용 시 구조방법

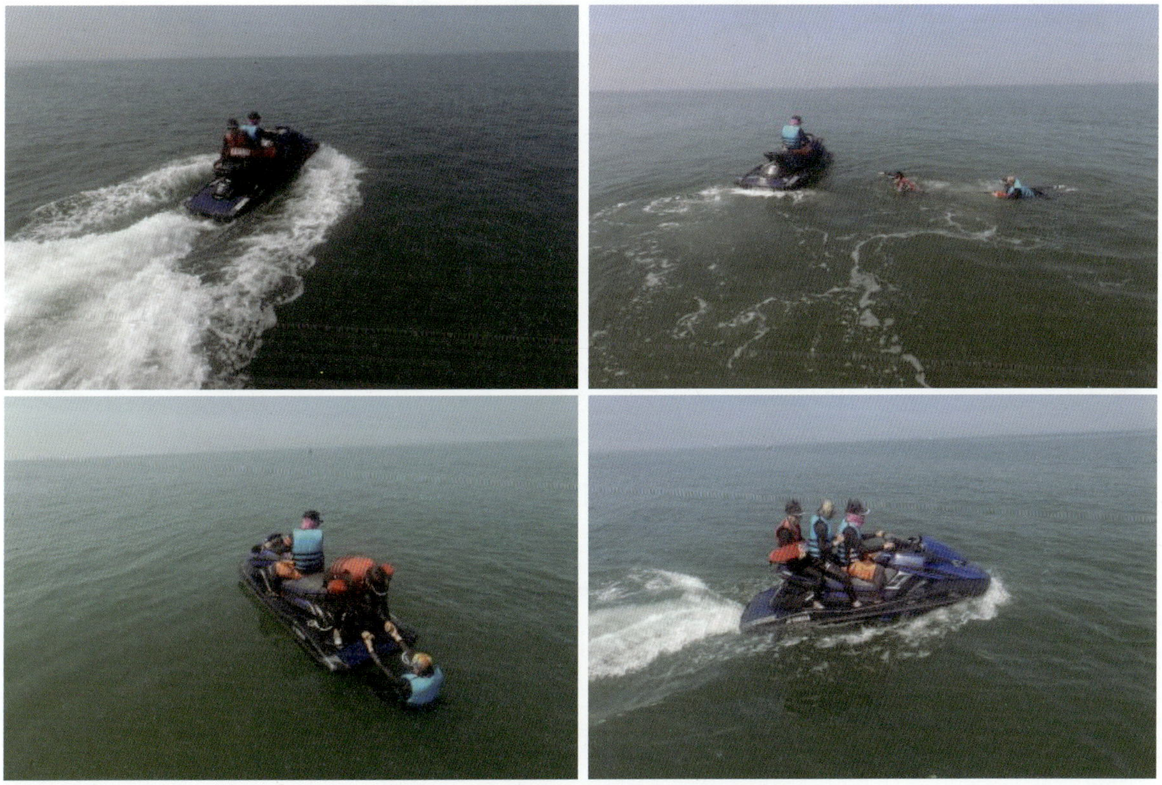

[그림 9-22] 수상오토바이 이용 시 구조방법

### (2) 동력구조용 안전장비

① 구조선 일반

가) 개요

물에 빠진 사람을 구조하기 위해 비상용으로 사용하는 보트로 고무보트, 수상오토바이, 모터보트 등 환경에 맞는 장비를 사용한다. 고무보트의 장점은 수면과 가까이 있고, 고무재질로 되어 있어 익수자 구조와 30마력 미만의 작은 마력의 경우 성인 4~6명이 장비를 이동할 수 있다는 장점이 있는 반면에 엔진을 손으로 방향을 조정해 큰 파도에서 운전자가 낙수의 위험이 있는 단점이 있다.

수상오토바이는 최근 가장 많이 사용하는 구조선의 형태로 빠른 접근성과 프로펠러가 선내에 있어 대체적으로 안전하다는 장점이 있으며, 프로펠러에 부유물이 들어갈 경우 운행이 불가하다는 단점이 있어 운행 시 로프 등 부유물을 주의해야 한다.

모터보트 구조선의 경우 큰 파도에서도 안전하게 운영을 할 수 있으며, 여러 사람이 보트에서 안전관리를 할 수 있다는 장점이 있지만 해안가 모래사장을 이동해야 할 경우 무게로 인한 견인에 문제가 발생할 가능성이 있다.

② 구조선의 종류

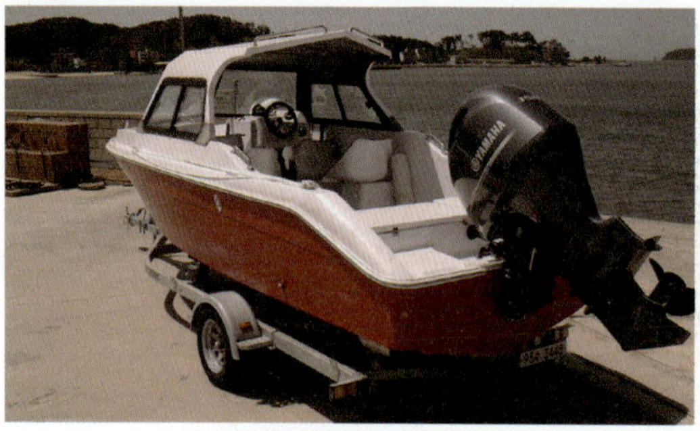

[선외기 모터보트]

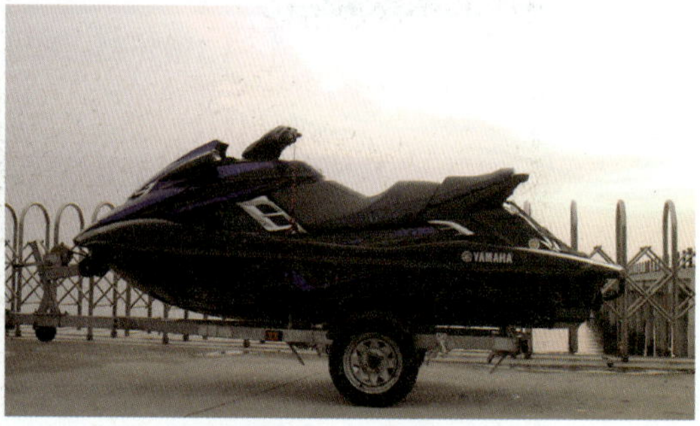

[수상오토바이]

**[그림 9-23]** 수상구조 장비

③ 엔진 특성

가) 개요

모터보트의 엔진은 그 운동 특성에 따라 선내기(Inboards), 선외기(Outboards), Stern Drives(선내외기), Jet Drives로 구분된다.

모터보트의 조종에 있어서는 엔진의 작동방식에 따라 운동 특성이 다른 만큼, 이를 제대로 숙지하고 조종에 임해야 한다. 모터보트의 엔진 작동방식에 따른 운동 특성은 다음과 같다.

**[표 9-1] 모터보트의 엔진 작동방식에 따른 운동 특성**

| 구분 | 운동방식 | 조향 제어방식 | 종류 |
|---|---|---|---|
| 선내기/선외기 | 엔진과 연결된 프로펠러에 의한 회전력으로 발생하는 추력으로 보트를 앞으로 밀어내는 방식 | • 선외기 : 전체 엔진을 선회하는 조향 핸들에 의해 제어함<br>• 선내기 : 프로펠러 뒤의 방향타로 제어함 | 대부분의 모터보트 |
| Jet Drives | 엔진을 사용하여 강력한 물펌프에 전원을 공급한 후 이 펌프로 물을 빨아들인 다음 배 밖으로 밀어내어 보트를 앞으로 밀어내는 방식 | 물 분사 방향을 조절하는 조향 핸들에 의해 제어함 | 수상오토바이, 일부 모터보트 |

나) 종류 및 추진방식

**[표 9-2] 엔진의 종류 및 추진방식**

| 구분 | 내용 | 추진방식 |
|---|---|---|
| 선내기<br>(Inboards) | • 엔진은 선체 중앙부 또는 트랜 섬 전면에 장착(4행정 엔진)<br>• 선체의 바닥을 관통하고 다른 끝은 프로펠러에 부착된 구동 샤프트를 회전시켜 운동<br>• 선박 조종은 프로펠러 뒤의 키에 의해 제어됨 | |
| 선외기<br>(Outboards) | • 보트의 트랜섬(보트 뒷면의 수직면)에 부착하며 엔진, 기어 케이스 및 프로펠러가 포함되어 탈부착이 가능<br>• 대부분 4행정 엔진이지만, 전통적인 2행정 엔진인 경우도 많음<br>• 선외 보트 조향은 프로펠러 추력을 유도하기 위해 전체 엔진을 선회하는 조향 핸들에 의해 제어됨 | |
| 선내외기<br>(Stern Drives) | • 선내기와 선외기의 장점을 모아 만든 엔진으로 조용하고 연료 효율이 좋음<br>• 대부분 4행정 엔진<br>• 트랜섬에 부착된 하부 구동 장치('아웃 드라이브'라고도 함)에 프로펠러가 연결되어 있으며, 엔진은 내부에 위치하여 프로펠러에 연결된 구동 샤프트를 회전시킨다.<br>• 보트의 조향은 아웃드라이브에 의해 제어됨 | |
| 물분사방식<br>(Jet Drives) | • 엔진을 사용하여 강력한 물 펌프로 물을 빨아들여 배를 밀이내어 보트를 앞으로 밀어내는 방식<br>• 배의 뒤쪽으로 물을 분사하여 배를 추진시키므로, 이 물의 방향을 조절하여 배가 조종<br>• 수상오토바이뿐만 아니라 대형 선박(제트 보트)에도 동력을 공급할 수 있으며 얕은 수심 조건에 맞게 설계된 선박에 일반적으로 사용됨<br>• 선내기 또는 선외기 방식이 있음 | |

④ 방향전환

선박의 형태에 따라 조타(키)의 형태가 다르므로 각 보트의 특성을 이해해야 한다.

가) 선외기(Outboards)

선외기는 엔진과 키가 일체형으로 되어 있는데 유압핸들의 경우 핸들을 쉽게 돌릴 수 있는 장점이 있지만 방향전환이 천천히 진행되므로 보트를 운행하기 전 핸들의 움직임과 방향키의 회전 정도를 미리 파악해야 한다.

선내외기(Stern Drives)도 동일함.

나) 선내기(Inboards)

선내기는 스크류(추진장치)와 키가 별도로 되어있어 추진력이 없을 경우 방향전환이 선외기에 비해 적게 반응하므로 저단에서의 방향전환과 기어 중립에서의 방향전환을 미리 파악해야 한다.

다) 물분사방식(Jet Drives)

물분사방식은 추진장치가 선내(기관 내)에 장착되어 있으며 흡입구를 통해 배출되는 압력으로 방향 전환이 되는 것이 특징이다. 또한, 후진 시 타 기관과 달리 스크류는 동일하게 물을 뿜어내며 리시브 커버를 통해 추진 반대방향으로 이동하는 원리인데, 제조사마다 후진 시 방향을 전환하는 방향이 다르므로 미리 파악하고 운행을 해야 한다.

⑤ 운행타력

가) 정지타력 : 일정한 속력으로 전진하던 보트가 기어의 중립 등 기관을 정지하였을 때 선체가 정지할 때가지 타력

나) 발동타력 : 보트가 정지상태에서 활주상태가 될 때까지의 타력

다) 반전타력 : 보트가 항해 중 갑작스럽게 후진 기어를 넣어 보트가 정지할 때 까지의 타력

## 3) 구조선 - 수상오토바이

### (1) 개요

| 구분 | 내용 |
|---|---|
| 수상오토바이 | • 물분사방식(Jet Drives)<br>• 배의 뒤쪽으로 물을 분사하여 배를 추진시키므로, 이 물의 방향을 조절하여 배가 조종<br>• 조종자가 선박의 외부에 위치하며, 앉거나 서거나 무릎을 꿇고 조종이 가능하여 레저용으로 좋으나, 모터보트에 비해 조종자의 신체적 안전에 취약함 |

### (2) 장점 및 단점(주의점)

① 장점

- 수심이 얕거나 기동력이 필요한 위급 상황에서의 활용도가 높음
- 여러 자세에서 조종이 가능하고 조종자가 외부에 위치하여 스릴을 느낄 수 있어 레저용으로 적합함
- 크기가 모터보트에 비해 작아 보관 및 이송이 상대적으로 간편함

② 단점(주의점)

- 탑승자에 대한 안전장치가 모터보트에 비해 취약하여 탑승자가 낙수하는 사고의 발생 가능성이 높음
- 수상오토바이 뒤쪽의 물분사 방향으로 사람이 낙하하는 경우 강력한 분사력에 의해 부상을 입을 가능성이 높음
- 물펌프로 물을 흡입하는 과정에서 머리카락이나 옷, 구명자켓의 연결 끈 등이 흡입되어 사고로 이어질 가능성이 높음

# 5 내수면구조

내수면구조에는 직접 구조하거나 로프 등을 이용하는 방법도 있다. 물속에서 직접 익수자와 접촉하며 구조하는 대원은 반드시 높은 수준의 훈련을 받고 뛰어난 기술과 경험을 가지고 있어야 한다. 수영해서 구조하는 대원은 자신의 지식과 기술에 의존해 생존해야 하거나 패닉 상태에 빠진 익수자와 맞서야 한다. 그러나 수영구조는 부정할 수 없는 장점이 있다. 위험하지만 빠르고 간단하다. 보트나 헬기를 활용키 위한 시간이 없을 때 강을 가로질러 로프를 설치할 시간적 여유가 없을 때 유용하게 쓰인다.

## 1) 직접구조

### (1) 접근법

익수자는 대부분 아래를 보며 자신이 어디로 흘러가는지에 관심을 두기 때문에 구조대원을 보지 못할 수 있다. 그래서 대부분의 경우 익수자 아래에 위치하는 것이 좋으며 구조대원이 익수자 아래 위치한다면 수영을 하며 머물러 있을 것이다. 익수자는 구조대원을 위험에 처하게 할 수도 있으므로 접근하기 전 반드시 구두로 어떻게 도울 것이라는 설명과 확신을 줘야 한다. 가능하면 뒤쪽에서 접근, 재빨리 익수자를 구조하고 안정을 취할 수 있는 말을 건네야 하며, 구조 시 익수자는 항상 대원으로부터 하류방향에 위치시켜야 한다.

익수자가 대원을 보고 돌진한다면 대원은 어느 정도 거리를 두며 익수자를 진정시키고 어떻게 구조를 행할 것인지 설명해야 한다. 그래도 다가온다면 물을 튀겨 접근을 막고 실패하면 발로 익수자의 가슴을 밀어 떨어뜨린다. 익수자가 구명조끼를 입지 않고 있다면 상황이 허락하는 대로 구조용 튜브, 캔 등의 부력성 장비를 건네줘 구조활동을 원활하게 해준다.

### (2) 수상구조대원 결박 구조

직접 수영을 해서 구하는 데는 위험이 따른다. 대원은 반드시 한손을 익수자를 돕는데 써야하므로 수영을 하는 데 어려움이 있다. 이러한 문제를 해결하기 위해 대원의 몸에 로프를 결착해서 강가나 보트, 헬기를 활용해 확보를 통해 구조활동을 할 수 있다. 이 방법은 의식이 없는 자, 익수자, 탈진자, 저체온증 등의 증상자를 구조하는 데 효과적이나 로프가 장애물에 걸릴 수도 있고 제한된 길이를 가지기 때문에 가까운 거리에 떠내려오는 익수자에게만 사용된다. 반드시 대원은 보호장비를 갖추어야 하고 언제든지 로프를 풀 수 있어야 한다. 구조대원 한 명에는 한 명 이상의 확보자가 있어야 한다. 확보자는 로프의 끌림을 최소화하기 위해 조절을 잘해야 한다. 구조대원이 익수자를 잡으면 확보자는 시계추가 움직이듯 그들을 육지로 위치시킨다. 구조대원은 익수자의 하류에 위치해서 재빨리 낚아채어 끌어낸다. 구조위치의 선정에 있어 강변에 장애물이 없어야 한다. 이 방법은 보트 위에서도 이용될 수 있는데 확보자는 로프가 보트에 엉키지 않도록 주의해야 한다.

### (3) 직접구조 시 유의사항

수영구조 전에 대원은 구조영법, 로프잡기, 장애물 통과 등의 자기구조 수영에 능숙해야 하며 모든 대원들은 구명조끼, 보온장비, 헬멧 등의 신체보호 장비를 반드시 갖추어야 한다. 습식슈트는 외부의 충격으로부터 어느 정도 보호하며, 오리발은 추진력을 얻는 데 큰 도움을 주어 구조대원의 체력소모를 줄여 주므로 유용하지만 스쿠버 다이빙용보다 작아야 한다. 얕은 곳에서의 구조영법 실행 시 다리를 펴고 저어 무릎이 바닥에 부딪히는 걸 방지한다. 보트구조에 비해 직접구조를 위한 구조영법 시 구조대원은 파도 때문에 시야가 좁아져 방향을 잡기가 어렵기 때문에 자신을 자그마한 보트라고 생각하고 보트를 운행하듯이 장애물 뒤에 생성되는 소용돌이를 잘 이용하면서 이동해야 한다.

## 2) 로프이용 구조

### (1) 로프구조

로프구조에서 가장 흔한 가로지르기 방법은 강 중간에 고립된 익수자를 구하는 데 주로 이용되며 구명환 외에도 구명조끼, 튜브 등 부력이 있는 것이라면 무엇이든지 가능하나 급류에서 잘 견딜 수 있게 부력도 좋아야 한다. 양 강변의 대원들은 서로 의사소통이 되어야 하고 익수자가 부이를 잡으면 한쪽으로 당기거나 한쪽을 놓아 펜드럼(시계추)방식으로 구조한다.

- 던지는 방법
  ① 익수자와 항상 의사소통을 하고 로프를 던지기 전에 "로프"라고 외치거나 신호용 호각으로 주의를 끈다.
  ② 흐르는 강물의 경우에는 익수자가 상류 가까운 곳에 왔을 때, 로프를 익수자 아래 방향으로 던진다.
  ③ 로프는 가능하면 익수자를 넘어가게 로프를 던진다.
- 로프 투척 시 주의 사항
  - 엉킬 때를 대비해 로프 절단용 칼을 소지한다.
  - 장애물에 엉킴에 대비, 로프를 묶지 않는다.
  - 로프엉킴을 방지키 위해 한 번에 한 사람씩 던진다.
  - 로프던지기는 두 번 이상 계속해서 던지는 것이 중요하다.

### (2) 시계추 방식(펜드럼) 구조

익수자가 로프를 어깨위로 넘겨잡고 하류를 보면서 고립지 아래쪽의 물살에 진입하면 물살에 의해 펜드럼처럼 강변으로 오게 되는데 익수자가 로프를 놓쳐 더 위험해질 수 있기 때문에 유속이나 익수자의 상태를 잘 확인한 후 시행해야 한다.

확보는 힘들지 않아야 하며 빠르지 않은 유속의 강에서는 신체확보만으로도 한 명의 익수자는 감당할 수 있다. 그러나 유속이 강하거나 익수자의 수가 많을 때는 좀 더 안전한 확보가 요구된다.

### (3) 루프(순환고리)구조

익수자들이 가까운 곳에 있다면 루프구조가 빠르고 편하다. 한번 설치되면 이동이 쉽고 여러 명의 익수자를 빠른 시간에 강가로 이동시킬 수 있다. 그러나 가까운 거리와 물살이 강하지 않은 곳에서만 유용하다. 루프구조 로프를 설치하기 위해 구조대원은 길이가 강폭의 두 배 이상인 로프의 중심을 끌고 고립지로 건너가고, 두 명의 대원이 강가에서 건너간 대원을 정점으로 삼각형을 이룬다. 익수자는 하류 쪽의 로프에 확보를 하고 강을 건넌다. 안전을 위해 구명조끼를 착용시킨다.

### (4) 경사 로프구조

로프를 강변에서 45~60°각도로 가로질러 설치하고 로프에 도르래나 카라비너를 연결해 익수자와 구조대원이 이동한다.

수류의 힘에 의해 쉽게 반대편으로 건너갈 수 있다. 이 방법은 많은 인원이 빠르게 이동할 수 있다. 로프는 도르래를 이용하여 단단히 당겨져야 한다. 로프를 직각으로 설치하는 실수를 자주 하게 되는데, 이렇게 하면 설치된 로프에서 하류 쪽으로 휜 곳에서 이동을 힘들게 하여 탈진과 저체온증을 유발할 수 있다.

## 3) 사다리 급류 구조

사다리를 이용한 구조는 국지성 강우나 호우로 인해 갑자기 불어난 수위에 의해 구조물에 갇힌 익수자를 구조하는 방법으로 사다리를 전개, 구조물에 직접 거치해서 구조한 응용기법이다. 대부분 강변에 위치한 수변주차장이나 갈수기 수중보를 건너다 갑자기 불어난 강물에 의해 고립된 구조현장에서 활용 가능하다. 다만, 사다리 구조에 활용하게 되는 연식사다리는 가로대 한 개당 허용하중이 120kg로 1회 1명 이상 구조기 어렵고 최대 전장이 7m로 한정되어 가까운 거리의 구조에 적합한 구조기법이고 그 이상의 거리는 고가사다리차를 전개하면 원거리까지 구조가 가능하다.

## 4) 보트 구조기법

### (1) 보트 운용

- 유속에 영향을 미치는 요인
  장애물, 바닥 경사의 변화, 폭
- 급류지역 길찾기 요령
  여울이 세 개가 있는데 좌측 여울은 너무 좁고 장애물(strainer)이 걸려 있다. 중간여울은 넓이는 적당하나 소용돌이를 만날 수 있다. 우측 여울은 소용돌이에 말려 강가로 밀려날 수 있다.
- 물과 보트
  물 흐름의 변화는 보트에 매우 중요하다. 강에 띄운 보트는 수류의 변화와 파도 때문에 위험에 처한다.

수류의 변화와 파도는 보트를 뒤집거나 갇히게 한다. 보트가 소용돌이(eddy)에서 주흐름으로 들어가거나 빠져나갈 때 주흐름의 힘과 반대흐름의 힘이 작용하여 보트를 상류쪽으로 뒤집으려는 현상이 일어난다.

이러한 현상을 없애기 위해서는 보트 탑승자의 체중을 들어 올려지는 방향(하류)으로 옮겨야 된다. 만약 이렇게 하지 않으면 보트는 전복되며 이러한 법칙은 큰 파도에 부딪쳤을 때도 적용된다.

- 소용돌이 거쳐 돌기

  주흐름의 보트가 소용돌이로 들어가는 것이다. 소용돌이는 하류로 진행 중에 머물거나 빠른 유속에서 정지하기에 적합한 곳이다. 소용돌이는 장애물 가까이가 제일 강하고 꼬리가 제일 약하다. 소용돌이의 경계는 물체를 밀어내는 힘이 있으므로 소용돌이에 들어갈 때는 속력을 좀 내야 한다. 보터는 반드시 소용돌이에 들어갈 때 반대 흐름의 존재를 알고 무게를 어디에 둘 것인지 생각해야 된다.

- 소용돌이 빠져나가기

  소용돌이에서 주흐름에서 빠져나가는 것이다. 대부분이 소용돌이 거쳐 돌기와 같고 빠져나갈 때 속력을 높이며 하류 방향에 무게를 둬야 한다.

- 운행(ferry)

  강을 건너거나 목적지를 향할 때 하류로 밀려가는 각도를 생각해서 방향을 잡아야 한다.

### (2) 급류지역 자기구조

강에서 구조활동을 수행하는 사람에게 가장 중요한 것은 자기구조이다. 강에서 구조활동을 할 대원들은 반드시 급류에서의 자기구조에 대해서 훈련되어야 한다. 구조대원은 상황에 맞게 보호구를 갖추어야 한다. 강(급류)에서 떠내려갈 때 절대로 강바닥에 발을 짚고 멈추려고 해서는 안 된다. 만약, 발이 바닥 틈에 끼인다면 구조를 어렵게 하거나 익사할 수도 있다. 만약 즉시 강가로 빠져나올 수 없다면 안전한 수영자세를 취해야 한다. 가장 좋은 자세는 위를 보고 누워 하류를 보며 다리를 들어 앞에 두는 것이다.

이 자세는 바닥 틈에 끼일 위험을 최소화하면서 하류를 보며 다리로 장애물을 막고 방향을 틀 수 있다. 물살에 휩쓸리자마자 하류를 예측해야 한다. 어디에 위험이 있고 어디에 진입해야 할 소용돌이 특히 강변의 소용돌이가 있는지 결정해야 하며 절대로 주흐름에서 벗어나 강가에 닿기 전에는 서려고 하지 말아야 한다.

- 호흡법

  큰 파도 가까이 있을 때 호흡은 문제가 될 수 있으며 과호흡으로 파도에 부딪혀 물을 먹을 수 있다. 그러므로 파도에 진입 전 관찰 후 파고의 최고점에 도달, 통과 후 호흡을 실시해야 된다.

- 로프 잡기

  다른 대원이 구조 위치를 잡고 물에 빠진 대원에게 로프를 던져 로프가 가까이 떨어지면 수영을 해서(바닥에 발을 닿지 말고) 로프를 잡고 가슴으로 로프를 가져가 몸을 뒤집고 하류를 보며 로프를 어깨 너머로 보내고 몸을 약간 굽혀야 한다.

  로프를 잡고 상류를 보게 되면 얼굴에 물을 맞고 로프를 놓칠 수도 있으며 로프를 신체에 묶지 않는 것이 좋다. 만약 어느 장소에 걸리거나 물밑으로 끌려 내려간다면 로프를 놓아야 되기 때문이다. 만약 손이 얼어서 잡는데 문제가 있으면 겨드랑이에 끼우는 방법을 택해야 된다.

• 수직 강하

베테랑들도 강에서 크게 떨어질 때 발이 끼거나 부상을 는 경우가 있다. 안전한 수영자세로 떠내려가다가 수직으로 강하되면 몸이 펴지면서 바닥에 부딪힐 수 있다. 떨어지는 가속도가 사람을 물 위에서 바닥으로 몰 수 있다. 이것을 막기 위해서 떨어질 때는 무릎을 당겨 가슴에 붙여 둥글게 하여 통과한다.

• 수류

수류로부터 탈출은 매우 어렵다. 자연 수류는 끝이 열려 있고 전체적으로 규칙적이지 않다. 즉, 가끔 역류가 없어질 때가 있다. 가장 좋은 전략은 역류가 없어진 부분을 찾거나 수류의 바깥쪽으로 빠져나가 주흐름에 합류하는 것이나 간혹 물이 가운데로 몰리기 때문에 아주 어렵다.

• 장애물

장벽(strainer)에서 탈출하는 가장 좋은 방법은 피하는 것이다. 장벽을 발견하면 수영을 해서 피해야 된다. 만약 걸린다면 즉시 수영자세를 바꾸어야 한다. 몸을 돌려 장벽 쪽으로 전속력으로 수영을 해서 가속력으로 장벽을 타 넘어야 한다.

• 보(drowning machine)

보의 수류는 자연적인 수류와 달리 일정한 성질을 가지며 강 전체에 걸쳐 있어 낙차지점에 와류(역류)를 발생시켜 거품선 안쪽에 고립 시 탈출하기가 매우 어렵다. 수중보와 같은 장소에 발생되는 순환류는 익수자를 수면에서 댐 아래로 끌어갔다가 거품선(boil line)으로 올라와 다시 수중으로 끌고 들어가는 순환을 반복하게 된다. 기의 모든 보의 양쪽이 옹벽으로 막혀있고 탈출로를 줄 여지가 없다. 어떤 수류는 강의 바닥까지 순환류를 형성하지 않는 것도 있다. 물론, 바닥까지 순환류를 형성하는 보에서의 탈출보다 쉽다. 만약 실패한다면 부유물을 잡던지 보의 끝으로 가서 도움을 기다려야 된다.

## 6 산악장비

구조장비 중 산악구조장비는 등하강 및 확보장비, 산악용 안전벨트, 고리, 도르래, 등반용 로프 및 부대장비, 배낭, 산악 일반 장비, 빙벽 등반 장비세트, 설상 구조장비 세트, 암벽 및 거벽 등반장비 세트, 구조대상자 이송 및 안전장비, 산악용 근거리 통신장비 12가지 소분류로 구분하고 있다.

### 1) 등하강 및 확보장비

#### (1) 카라비너

산악구조 현장에서 많이 쓰이는 장비 중의 하나이며 구조대상자나 구조대원의 생명과 직결되는 가장 중요한 장비이기도 하다. 사용 용도에 따라 여러 가지 형태를 하고 있으나 어느 것이 뛰어나다고 판단하기는 어려우며 그 생김새에 따라 용도에 차이를 둘 뿐이다.

UIAA이 제정한 표준 규격에 따라 카라비너는 긴 쪽 방향으로 2,000kg, 짧은 쪽 방향으로 400kg, 개폐구가 열린 상태에서 긴 쪽 방향으로 600kg 이상의 힘을 견딜 수 있어야 안전도 규격 시험에 합격할 수 있다. 하지만 모든 카라비너들이 UIAA 합격품이 아니고, UIAA 공인 표시가 새겨진 제품일지라도 전체 제품 중 일부만 선정 및 표본조사를 했기에 100% 신뢰를 할 수는 없다.

카라비너는 사용 용도에 따라 구분해서 사용한다. 단순한 곳, 장비와 장비를 연결하는 곳, 하중을 적게 받는 곳, 생명과 직결되지 않는 곳 등에는 개방 카라비너를 사용하며, 위험성이 상당한 곳, 하중을 많이 받는 곳, 생명과 직결된 곳은 잠금 카라비너를 사용한다(참고문헌: UIAA(국제산악연맹)).

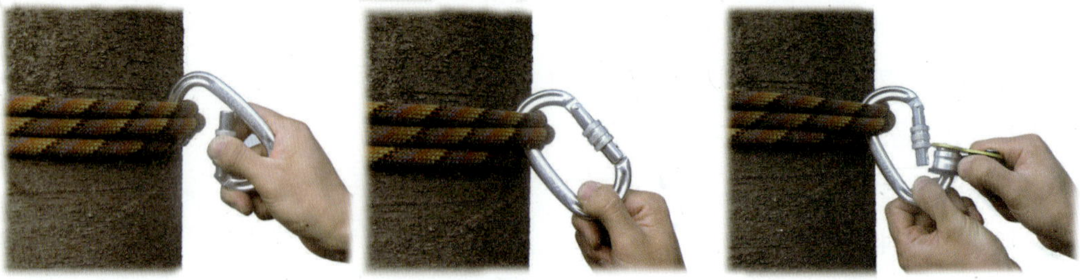

① 위에서 걸기 ② 뒤집기 ③ 끼워 넣기

**[그림 9-24]** 카라비너 올바른 사용법

카라비너의 올바른 사용법으로 먼저, 사용자의 기준으로 정면에서 걸고 반 바퀴 뒤집는다. 부수장비를 위에서 누르듯이(중력방향으로) 카라비너에 끼워 넣고 잠근다. 구조대원이 서로 마주보며 작업하더라도 언제나 주 사용자가 기준이 되어 혼동이 없어야 한다.

안전벨트에 착용 시 종류별로 세로나 가로로 설치해야 하는 특성이 있다. 세로로 설치할 경우 걸고 돌려서 개폐구가 위로 나오도록 하고, 가로로 설치할 경우 좌측(바른손잡이)에서 걸고 돌려서 개폐구가 반드시 왼쪽에 오도록 한다.

스피릿형은 빨리 설치하고 회수해야 하는 어려운 작업 시 장점을 지니도록 특별히 설계된 것이다. 개폐구가 일직선인 스트레이트형과 굴곡이 져있는 벤트형이 있으며 보통 퀵드로와 함께 사용하며, 우연히 개폐구가 열릴 가능성이 다른 카라비너에 비해 높은 편이다.

인명구조에 사용되는 카라비너는 주로 D형 잠금 카라비너인데 이것은 구조적으로 O형보다 인장강도와 안정성이 뛰어나기 때문이다. 하지만 D형 카라비너의 최대 단점은 좌우가 비대칭이기 때문에 고정식 홀 도르래와 같이 넓은 반경을 요구하는 장비에 사용 시 장비의 변형이나 파손의 우려가 있으므로 큰 힘을 받는 곳이 아니라면 장비활용과 인명구조의 호환성을 위해 O형 카라비너를 사용하는 것이 효과적이다.

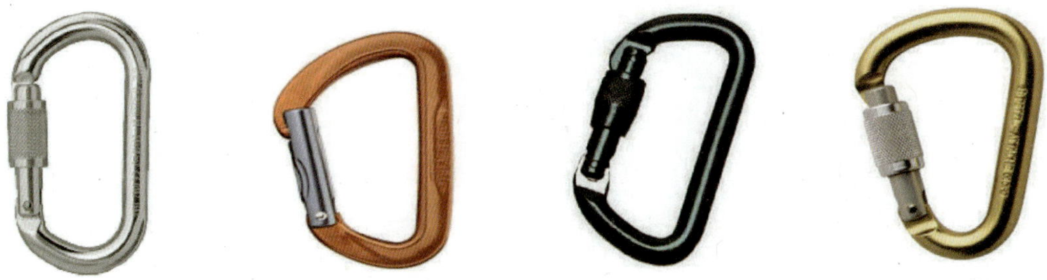

O형 스피릿형 D형 변형 D형

[그림 9-25] 카라비너

변형 "D"형 카라비너는 표준 "D"형 카라비너의 단점을 보완한 것으로 개폐부분이 더 넓어 뮌터히치와 같은 매듭 시 용이하게 사용할 수 있다.

카라비너의 생산과정에 있어서 크게 굴곡 또는 압착에 의한 생산방식이 있는데 인장강도에서 압착식이 약간의 우수성을 띈다. 그 생김새로도 쉽게 구분할 수 있는데, 먼저 굴절식은 강제로 휘어서 만든 카라비너로써 O형 형태가 부자연스럽거나 금속표면에 굴곡이 없이 매끈하고, 압착식은 금속 표면에 굴곡부분이 있다는 차이점이다.

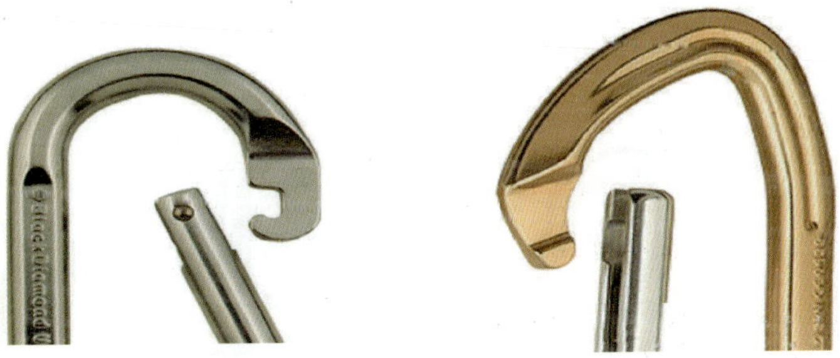

굴절식 카라비너(이빨) 압착식 카라비너(키락)

[그림 9-26] 카라비너 입구의 형태

과거의 카라비너는 개폐구를 걸도록 이빨형태의 고리가 있었으나 현재 생산되는 카라비너는 개폐구를 끼우도록(Key Lock) 되어 있다. 이빨형태는 장비나 로프를 걸거나 뺄 때 걸리는 경우가 많아 불편을 주기 때문에 부드러운 Key Lock 방식의 카라비너를 사용하는 것이 편리하다.

개폐구의 잠금 형식에 따라 스크류, 볼락, 트라이액트 형이 있다. 스크류형은 잠금장치를 돌려 잠그는 수동식 방식이며, 볼락형은 볼을 누른 후 잠금장치를 돌려 개폐하는 자동 잠금 방식, 트라이액트 형은 잠금장치의 덮개를 올린 후 돌려서 개폐하는 형식의 자동 잠금 방식이다. 등강기, 도르래, 하강기를 사용할 때에는 안전에 중대한 문제가 발생할 수 있으므로 잠금 카라비너를 사용하여야 한다.

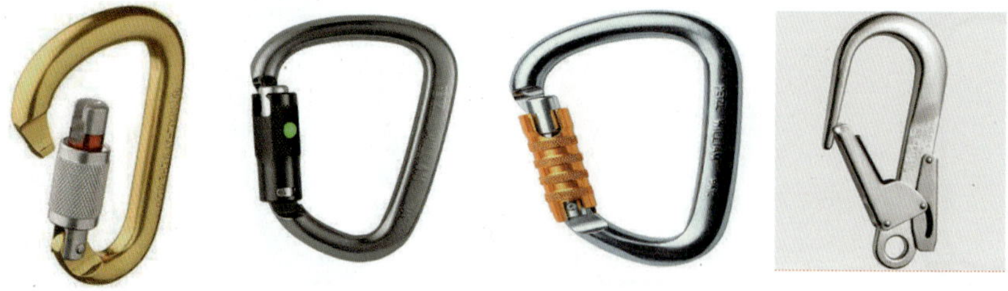

스크류형 볼락형 트라이액트형 커넥트

[그림 9-27] 잠금방식의 형태

재질은 알루미늄 합금이나 스틸이며, 인장강도는 제품별로 몸체에 표시되는데 일반적으로 종 방향으로 25kN~30kN, 횡 방향으로 8kN~10kN 정도이다. 스틸로 제작된 카라비너의 경우 강도가 10~20% 정도 우수하므로 하중이 많이 나가는 곳에 설치하는 것이 좋다.

일반적으로 구조대원들은 일반사고와 산악사고의 구조작업에도 동일한 카라비너를 사용하고 있다. 이러한 경우 큰 인장강도를 가진 것과 들것에 적합한 큰 카라비너를 사용하도록 권한다. 경우에 따라서 소형 등강기 · 도르래 · 하강기에는 큰 크기의 카라비너를 사용하지 않아도 되기 때문에 소형 산악용 카라비너가 구조용으로 사용되고 있는 경우도 있다.

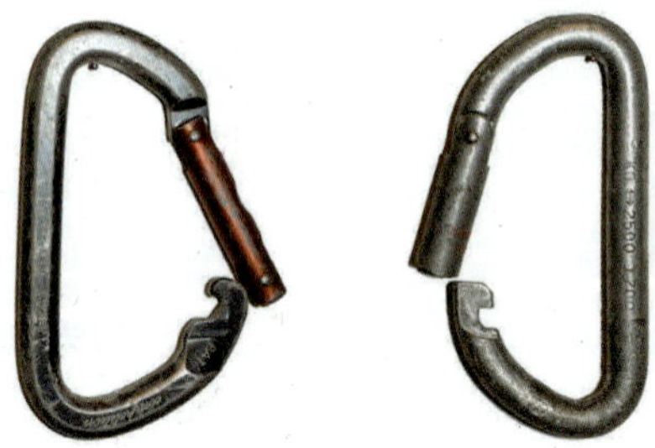

[그림 9-28] 파손된 카라비너 개폐구

사용 전에 스프링 부분의 탄력성 등을 점검하고, 잠금 카라비너의 출구가 잠겼는지에 대해 검사하는 습관을 가져야 하며, 너무 단단하게 스크류를 잠그지 않아야 한다. 또한 심한 마모 · 변형 또는 균열이 있거나 큰 충격을 받은 것은 절대 사용하지 않도록 한다.

개폐구가 빡빡하거나 지저분한 경우 기름, 화이트 가솔린(혹은 WD40) 등으로 청소한 다음 끓는 물에 20초 정도 담가 용제를 제거한다. 겨울철 잠수 중 사용한 카라비너는 강제 개방 시 개폐구의 스프링이 파손되어 사용이 불가능한 우려가 있으므로 반드시 녹였다가 개방한다.

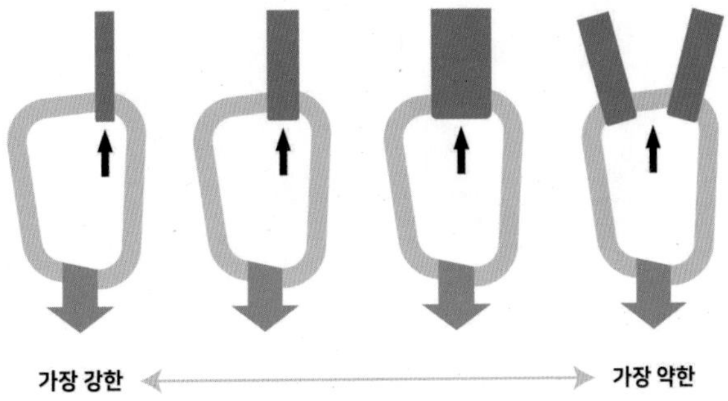


[그림 9-29] 카라비너 사용법(3축 방향으로 사용 제한)

구조대상자를 매달거나 구조대원이 하강 시 반드시 한 개의 카라비너에 한 가지의 매듭이나 장비를 걸고 사용하여야 하며, 중복되어 설치할 경우 많은 불편함과 위험을 초래할 수 있으므로 반드시 하나의 용도로 사용한다.

케이블용 카라비너(커넥트)는 개폐구가 넓어 걸고 회수하기가 편리하며 크기에 따라 직경 60㎜~120㎜ 굵기의 철근 · 철골 · 케이블 등의 시설물에 걸 수 있어 안전확보용으로 많이 사용되고 있다. 일반 카라비너처럼 별도의 잠금장치가 없지만 반드시 손으로 쥐어야만 개폐가 가능한 자동잠금연결방식의 특징을 가지고 있다.

### (2) 등강기

등강기류의 장비들은 로프를 당기기 위한 목적과 추락방지를 위한 목적의 등강기로 구분되며 운용 능력에 따라 그 사용범위가 매우 넓다. 하강도 가능한 장비들도 있다.

로프를 활용하여 등반하거나 이동할 때 보조장치로도 사용되며 로프에 결착하여 수직 또는 수평으로 이동할 수 있도록 고안된 기구이다. 톱니가 나 있는 캠이 로프를 물고 역 진행을 하지 못하도록 함으로써 한 방향으로만 움직이게 된다. 수많은 등강기의 종류가 있지만 형태에 따라서 각각 특징을 가지고 있어 작업환경에 따라서 적절하게 선택을 해야 한다. 등강기는 크게 여러 개의 이빨로 잡는 방식과 로프를 조이는 방식이 있다.

티블럭은 경량이면서 크기가 작아 휴대가 편리하다. 겉면에 작은 구멍이 있어 직경이 작은 코드슬링을 이용하여 확보물과 티블럭 등강기 사이의 길이를 조절할 수 있다. 베이직은 구조작업용으로 널리 사용하는 등강기 중의 하나이다. 주로 견인 등에 사용하며 이것과 비슷한 장비로서 크롤이 있는데 크롤은 주로 등강 길이가 긴 환경에서 사용될 수 있도록 전용 웨빙을 부착할 수 있는 변형된 구멍의 모양에서의 베이직과는 약간의 차이가 있다.

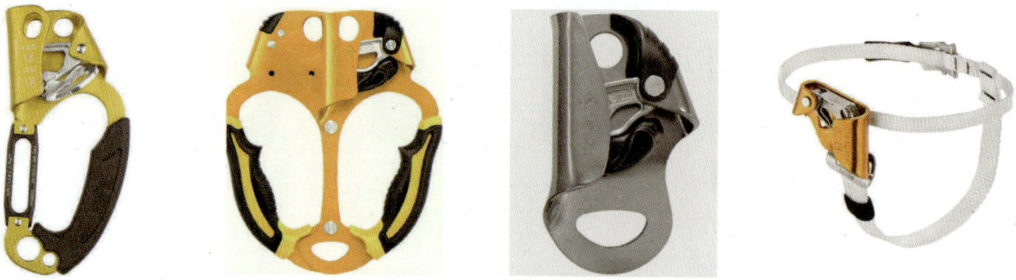

[그림 9-30] 등강기(한손 등강기, 양손 등강기, 베이직, 발 등강기)

상기 장비들 외에도 등강장비의 원리를 이용한 추락을 방지해주는 여러 형태의 추락방지장비(Fall Arrest Dvice)가 있다.

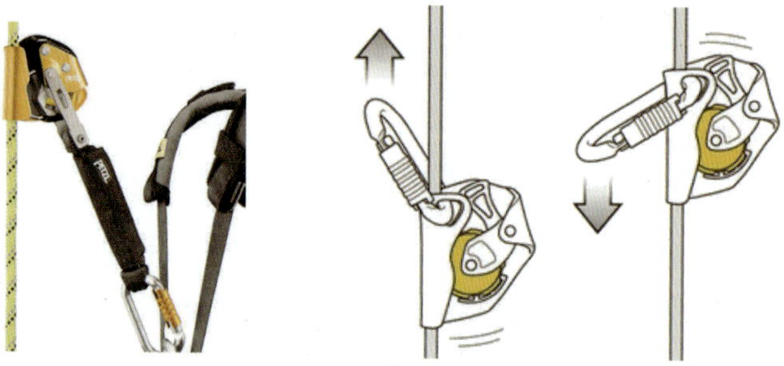

[그림 9-31] 추락방지 장비

### (3) 하강기

로프를 이용해서 하강할 때 사용하며 작고 가벼우면서도 견고하여 사용이 간편하다. 하강기는 하강 지점의 형태와 하강 목적, 로프의 굵기에 따라 적합한 장비를 선택해야 한다. 전형적인 하강기인 8자 하강기는 큰 고리 안쪽에 로프를 넣고 카라비너를 작은 고리 바깥쪽에 감아 마찰력이 생기도록 하는 원리이다. 사용 중 하강기의 추락을 방지하기 위하여 안전벨트의 카라비너에 먼저 하강기의 큰 고리를 걸고 하강할 로프를 큰 고리를 통과시키고 작은 고리에 건 후 하강기를 카라비너로부터 분리하여 다시 작은 고리를 카라비너에 걸고 사용한다.

아이디(I'D), 클러치(Clutch) 등의 자동 잠금 하강기(Auto Locking Descender)는 등 · 하강 및 작업로프 전개 시 구조대원의 힘을 사용하지 않고 정지(Ratchet)시킬 수 있는 기능이 있어 편리한 장비이다. 하지만 편리한 만큼 사용방법을 정확하게 숙지하고 있어야 한다. 그리고 갑작스럽게 로프가 당겨지면 캠이 회전하면서 로프를 눌러 제동을 잡기 때문에 미끄러짐을 막아준다. 하지만 강한 하중이 걸릴 경우 캠축을 풀기 어렵다는 단점이 있다.

이러한 자동 잠금 하강기는 제조사에 따라 조금씩 다르지만 보통 로프를 풀 때 풀려나가는 로프가 일정 속도 이상이 되면 스스로 정지시키는 기능을 가지고 있다.

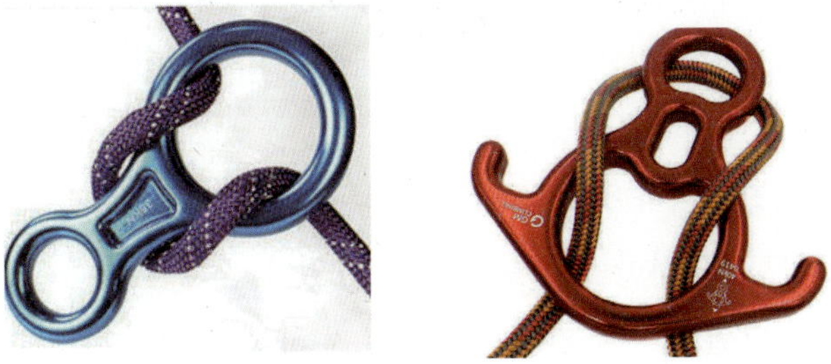

[그림 9–32] 8자 하강기와 구조용 8자 하강기

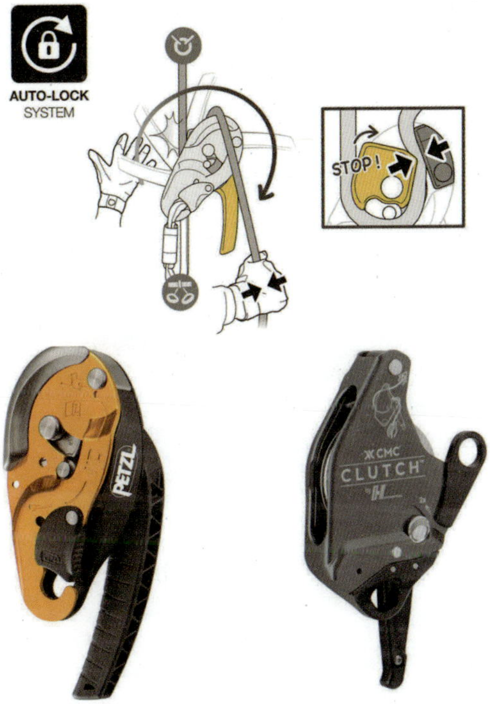


[그림 9–33] 자동 잠금 하강기(Auto Locking Descender)

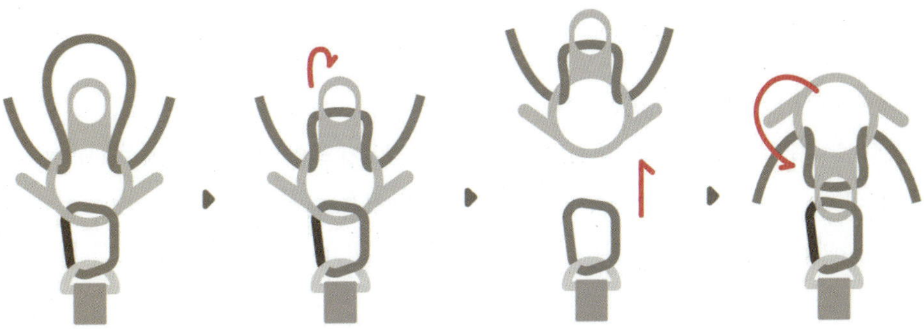

[그림 9–34] 8자하강기 올바른 사용법

흔히 귀 달린 하강기라 불리는 구조용 8자하강기는 두 줄의 로프를 통과하여 제동이 용이하고 또한 한 줄의 로프를 사용할 경우 반대로 하강기의 작은 구멍을 통과하여 마찰력을 높이는 방법도 있으며, 로프를 이어매기 하여도 통과가 가능한 최대의 장점이 있다.

스톱하강기와 아이디는 고소작업이나 중량물 작업 시 주로 사용되는데 자동잠금 기능이 있어 두 손을 놓은 상태에서도 안전이 확보되므로 안전한 구조활동을 할 수 있다.

랙 하강기는 여러 개의 바가 달린 형태를 가진 하강기로써 하강 길이와 무게에 따른 제동을 조절할 수 있는 장점이 있다. 랙 하강기를 사용할 때는 바에 로프를 정확하게 끼워 넣어야 한다. 두 가닥의 로프를 사용해 하강할 경우에는 11mm를 넘지 않은 것이 좋다.

사용목적과 방법에 따라 적합한 하강기를 선택하는 것이 중요하며, 사용 전에 점검하여 심한 마모 · 변형 또는 균열이 있거나 큰 충격을 받은 것은 곧바로 폐기 하도록 한다.

#### (5) 스위벨(Swivel)

스위벨은 들것이나 무거운 물체를 끌어올릴 때 축이 360°회전되어 로프의 꼬임을 최소화시키므로 로프가 꼬여 발생할 수 있는 2차 안전사고를 방지하는 장비이다.

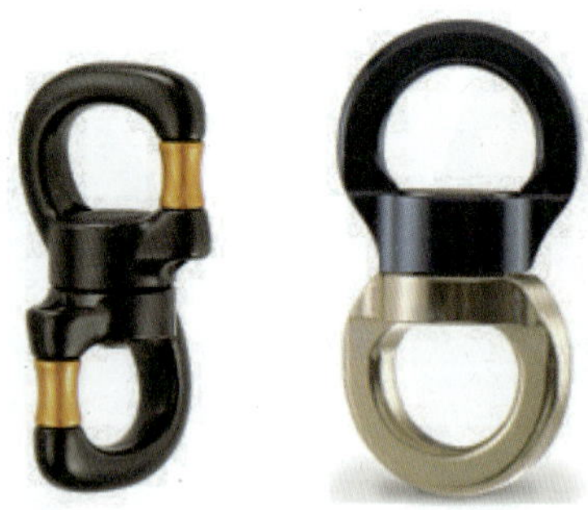

[그림 9-35] 스위벨

### 2) 도르래

#### (1) 도르래

도르래는 형태에 따라 다음과 같이 구분한다. 틀이 고정되어 있는 경우 고정도르래(도르래 원리의 명칭과 다름), 틀이 회전되는 경우 개방도르래, 활차가 가로로 정열된 경우 횡도르래(힘을 분산하기위한 목적의 도르래), 활차가 겹친 경우 종도르래(텐덤과 같이 수평이동 목적을 위한 도르래)라 한다. 횡도르래나 종도르래는 이중도르래류에 속한다.

① 홀(단)도르래

도르래는 구조와 운반에 필수적인 장비이며 물체를 이동시키고 힘의 방향을 전환해 주는 역할을 한다. 픽스는 측면판이 고정된 도르래(Pulley)로써 운반시스템과 방향을 잡아주는 도르래로 적합하며, 홀이 넓어 O형 카라비너와 함께 사용하면 효과적이다. 레스큐는 측면판이 곡선이어서 활용범위는 넓지만 푸르직 매듭을 응용하는 목적에는 부적합하다. 하지만 넓은 삼각형 구멍에 카라비너를 3개까지 설치 가능하며, 구조작업이나 무거운 짐을 운반하거나 집중적인 사용에 적합하도록 견고하게 제작되었다. 푸르직용 도르래는 두께가 얇은 편이고 측면판 아랫부분의 각진 부분의 기능은 로프를 당길 때 푸르직매듭이 측면판에 걸려 활차 안으로 딸려가지 않게 하는 기능(마인딩)이다. 사용 용도에 따라서 적절한 도르래를 사용하면 효율적이고 안전한 구조작업을 할 수 있다.

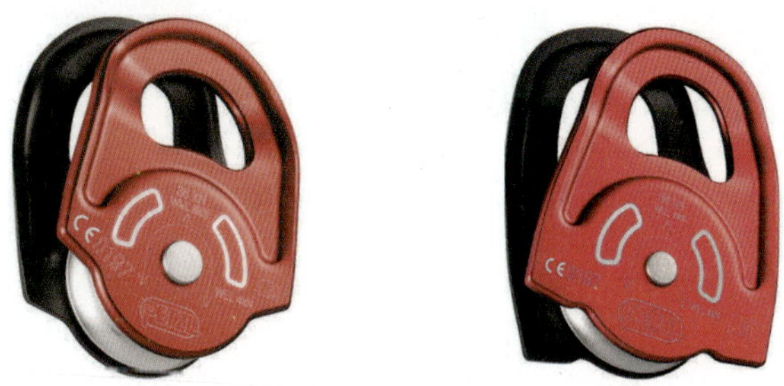

[그림 9-36] 홀도르래(일반 홀도르래와 마인딩 도르래)

② 쌍(이중)도르래

쌍도르래는 인명구조 시 도르래 하나에 걸리는 하중을 2개의 도르래로 분산시켜 용이하게 이동할 수 있으며 다른 도르래를 적절히 추가하여 쉽게 중량물 이동이 가능하다. CMI와 제미니는 로프를 복합적으로 사용하여 당길 때 무게를 효과적으로 분산시키거나 푸르직 매듭을 사용하기 적합하다. 쌍도르래류는 상 · 하단부에 카라비너를 걸 수 있도록 만들어져 창조적인 다른 형태의 도르래 시스템을 만들 수 있다.

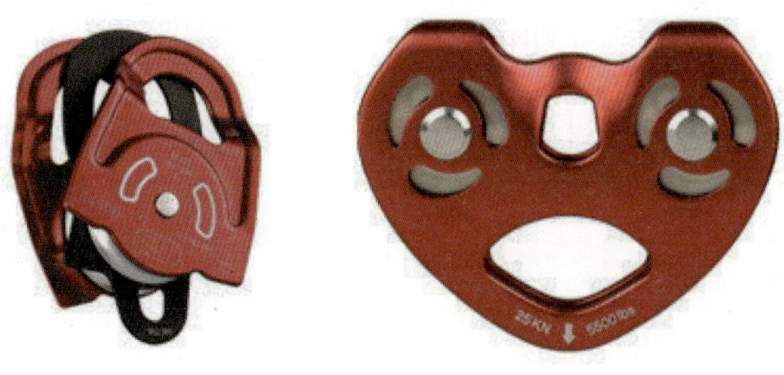


[그림 9-37] 쌍 도르래

텐덤 도르래는 외줄 선상의 로프나 케이블 상에서 수평 이동할 때 주로 사용된다. 판이 고정되어 있기 때문에 신속하게 설치되며, 나란히 배열된 두 개의 바퀴로 안정감이 있다. 당김 목적으로 사용할 때는 로프를 일일이 끼워야 하는 불편한 점이 있다.

### ③ 기능성 도르래

구조시스템이 복잡해지고 기술이 고도화됨에 따라 다양한 기능을 가진 장비가 요구되는데 이를 개선한 다양한 기능의 도르래가 개발되었다.

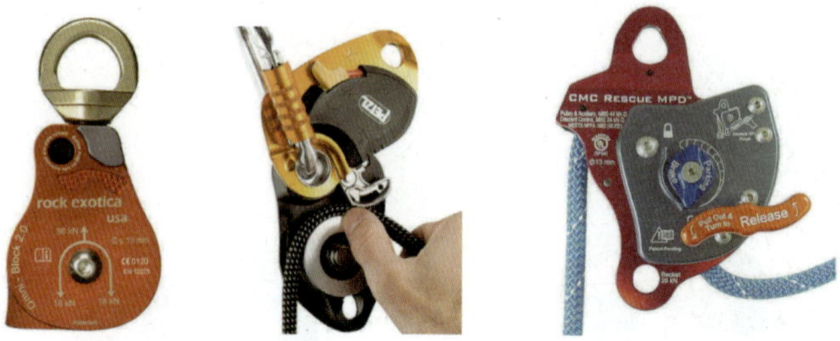


[그림 9-38] 기능성 도르래의 종류들(스위벨 도르래, 역회전 방지 도르래, 고효율 도르래)

캠형 도르래는 도르래와 등강기의 기능을 가진 장비로서 로프가 역회전하는 것을 막아주며 운반과 이동에 용이하게 사용할 수 있고 다른 형태의 시스템을 만들 때 사용된다. 또한 장비가 확보되어 있을 때 움직임이 가능한 측면판을 이용하여 로프를 통과시킬 수 있다. 스위벨형은 견인 시 따로 스위벨을 설치하지 않고 자체 스위벨 기능을 가지고 있어 로프꼬임을 방지해 줄 수 있다. 확보형은 견인 시 레버와 잠금장치를 조작하여 내릴 때도 자유롭게 활용할 수 있어 효율적인 구조를 할 수 있게 해준다.

Check!

**도르래 원리 (기계적 이득 / Mechanical Advantage)**

구조 하중을 올리기 위해 도르래 시스템(pulleys systems)을 설치하는 것은 매우 단순하다. 몇몇 도르래 시스템을 암기하거나 또는 도르래 키트[11](Pulley-Kit)를 사용하는 것은 사고에 신속하게 대비하기 위해 취하는 방법이다. 그러나 도르래 시스템이 어떻게 기계적 확대율을 만들어내는가에 대한 도르래 시스템 운영의 이해는 작업자의 구조시스템을 설계할 수 있는 능력을 강화하는 데 도움이 된다. 도르래의 장점과 단점을 알게 되면 몇 가지 일반적인 실수를 방지할 수 있게 된다.

11) 예) Aztec Pulley Kit

## 3) 등반용 로프 및 부대장비

### (1) 로프

로프의 명칭으로 쟈일(seil), 꼬르드(cords-코드) 등이 있으나 우리나라에서는 대부분 '로프'란 명칭으로 더 알려졌으며 우리말로는 바, 줄, 끈 등으로 불린다.

과거에는 주로 가죽이나 식물성 섬유를 이용하였는데, 우리나라에서는 종자섬유인 면과 인피섬유(껍질을 이용한 섬유)인 마(삼베 · 모시) 등을 꼬아서 만든 바를 사용해 왔다.

1864년 영국의 알파인클럽에서는 마닐라보다 강도가 다소 높은 마를 이용한 등반용 로프를 사용하였으며, 그 이전에는 모두 마닐라로프를 등반용으로 사용하였다.

1938년 미국에서 합성섬유의 대표 격인 나일론이 탄생되어 오늘날에 이르러 다양한 재질의 합성섬유를 이용한 로프가 발달하게 되었다.

1950년대 유럽에서 꼬는 방식이 아닌 짠 방식에 의한 로프가 개발되었고, 1970년대에 속심은 나일론 섬유를 꼬아서 만들고 외피는 짜서 감싼 케른맨틀(Kern Mantle)로프가 개발되었다. 이 로프는 현재 사용하고 있는 로프와 같은 구조로서 적당한 부드러움과 높은 강도, 그리고 내마모성을 지니고 있으면서 필요 이상 늘어나는 단점이 보완된 것이다.

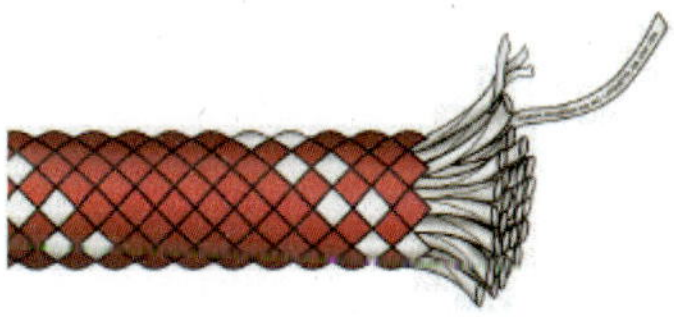

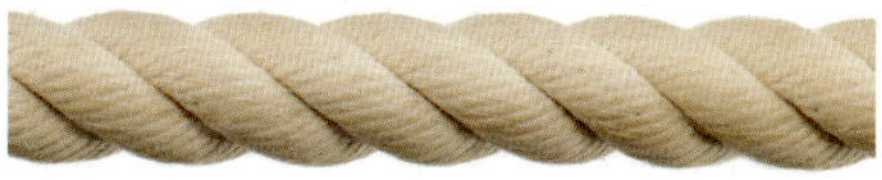

[그림 9-39] 케른맨틀(Kern mantle) 로프 와 마닐라 로프

최근에 들어서 '케뷸라', '카본'이라는 원단이 발명되어 더욱 튼튼한 로프가 생산되고 있다.

오늘날 합성섬유가 만들어지기 전에는 우리가 잘 알고 있는 잎섬유의 대표격인 마닐라로프가 전 세계적으로 가장 많이 사용되어 왔는데, 전체의 90% 가량이 필리핀 마닐라에서 생산됐다 하여 '마닐라로프'라는 이름을 갖게 되었다.

현재에 사용되는 산악용 · 인명구조용 로프는 여러 가지 특성을 고려하여 그 강도와 취급 등이 가장 좋은 폴리아미드계열의 나일론로프가 가장 많이 사용되고 있다.

현재 UIAA(국제산악연맹)는 짠 방식에 의한 로프를 산악용, 산업용 로프로 공인하고 있다.

#### ① 로프의 종류

현재 사용되고 있는 로프는 산악용 · 산업용 · 어업용 · 농업용 등으로 구분되며, 그 종류로는 크게 천연섬유로프, 합성섬유로프, 와이어로프 등이 있다. 하지만 구조업무에 적합한 기동성 · 유연성 · 견고성 · 무게 · 수명 · 탄력 · 보관 등의 장점을 최대한 고려하여 합성섬유 로프를 가장 많이 사용하고 있다.

[표 9-3] 천연섬유와 합성섬유 로프의 구분

| | | |
|---|---|---|
| 천연섬유<br>(식물성 섬유) | 종자섬유 | 무명(면) |
| | 인피섬유 | 대마(삼베), 저마(모시), 황마, 아마, 라미 |
| | 잎섬유 | 마닐라, 파초, 아바카, 사이실 |
| | 과일섬유 | 야자섬유 |
| 합성섬유 | 폴리아미드계 | 나일론, 아밀란, 펄론 |
| | 폴리에스테르계 | 데이크론, 데틸린, 테트론 |
| | 폴리비닐알콜계 | 비닐론, 미쿨론 |

### (2) 웨빙(Webbing) · 슬링(Sling)

웨빙은 일종의 소모성으로 사용하는 넓은 면적의 슬링인데 그 사용범위가 매우 넓다. 웨빙에는 한 겹으로 되어 있는 테이프형과 두 겹으로 되어 있는 튜브형이 있다. 또한 롤형식의 소모성 웨빙과 제작 시 길이별로 박음질이 되어 생산되는 바텍웨빙이 있다.

웨빙의 주 용도는 로프의 꺾임을 해결해 주거나, 확보물을 서로 연결하고 연장하는 것, 여러 개의 확보물에 하중이 균등하게 걸리게 하는 것이다. 이밖에 암각이나 나무에 사용하여 좋은 확보지점을 만들 수 있다.

두께가 얇고 폭이 넓기 때문에 모서리에서 로프보다 꺾임에 대한 부담이 적어 확보물에 설치하는 확보줄로 많이 사용된다. 확보줄로 사용할 때는 여러 겹으로 겹쳐 사용하는 것이 안전하다. 그밖에도 임시 안전벨트를 만들 때, 구조대상자를 들것에 고정할 때, 금속간의 마찰을 피하고자 할 때 등 사용자의 능력에 따라 다용도로 활용할 수 있다. 재봉선이 있으면 암각에 쓸려 마모가 될 수 있으니 재봉선을 확인하는 것이 중요하다.

웨빙은 물과 습기에 약하다. 특히 매듭이 오랫동안 묶여 있던 부분은 겉보기와는 달리 헐거워지거나 손상되어 있을 수 있으므로 매듭을 다시 확인한다.

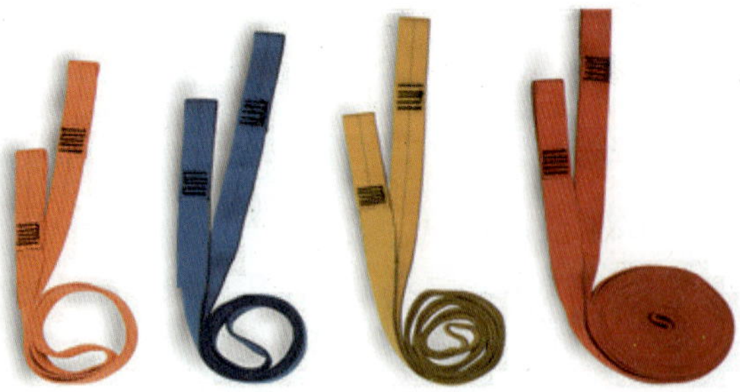

[그림 9-40] 웨빙

### (3) 자기확보줄

① 캠(Cams)

캠은 나무 등 자연확보물이 없을 때 설치하는 인공확보물로써 바위틈에 끼워서 사용한다. 일반적인 등반보다 구조작업 시 인장력에 의한 부담이 크므로 여러 개를 사용하여 부담을 분산시켜야 한다. '후렌드'로도 잘 알려져 있다. 보통 1호에서 10호까지 크기가 있으며 주로 캠 유닛이 3개인 TCU(Three camming unit)와 4개로 되어 있는 FCU(Four camming unit)가 있다.

캠은 암벽등반에서 가장 많이 사용하는 장비로 크랙이 잘 발달된 곳에서는 설치와 회수가 간편한 확보장비이며, 구조작업 시 작은 것보다는 큰 캠이 더 많이 필요하다. 작은 것일수록 안정성이 적기 때문에 능숙하게 다룰 수 있어야 한다.

작은 캠은 매끈한 바위에서는 가용범위가 적고 회전 각도는 커서 빠지기 쉬워 캠이 닿는 바위접촉면을 잘 관찰하여 적당한 각도를 유지하도록 설치해야 한다.

바위의 강도가 약하거나 바위 입자가 살아 있는 곳은 바위 표면이 부스러지면서 캠이 벌어지게 되는데, 회전 각도의 설치 가용 범위가 작기 때문에 빠져 버리게 된다. 이런 점만 조심한다면 작은 캠도 안전하게 사용할 수 있다.

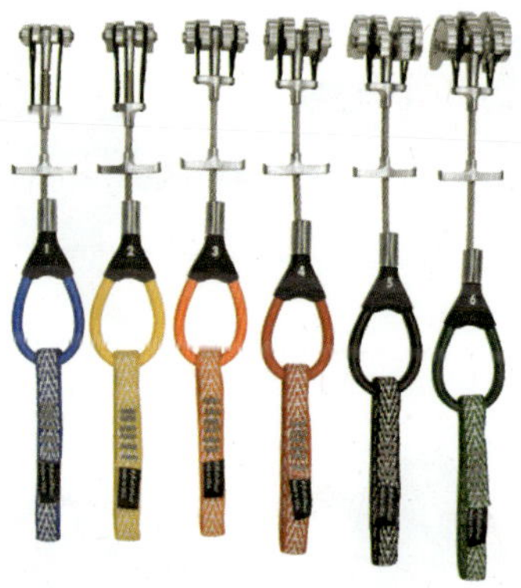

[그림 9-41] 캠 세트

## 7 중량물작업장비

### 1) 유압전개기(Hydraulic Spreader)

유압 엔진펌프에서 발생한 유압을 활용하여 물체의 틈을 벌리거나 압착하는 장비로 차량사고 현장에서 유압절단기와 함께 활용도가 높다. 유압펌프와 마찬가지로 제작사별로 제원 및 작동방법이 약간 다르지만 많이 사용되는 모델의 경우 중량은 20kg 내외이고 전개력 20t, 압축력은 5t 전후이다.

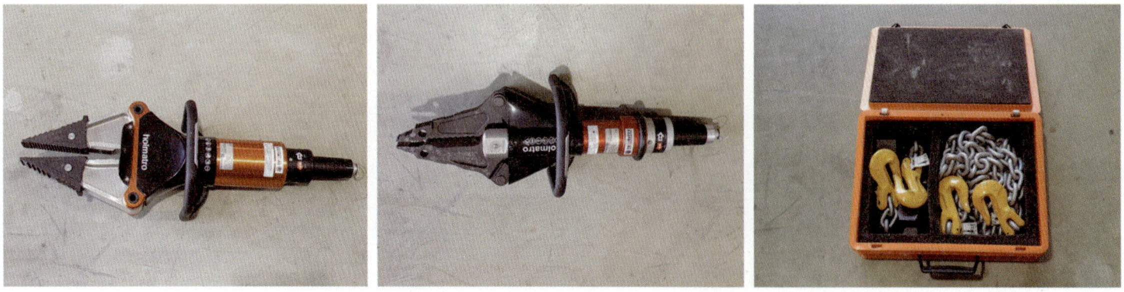

**[그림 9-42]** 유압전개기와 부속 기구들

## 2) 유압절단기(Hydraulic Cutter)

유압절단기 역시 엔진펌프에서 발생한 유압을 활용하여 물체를 절단하는 장비이다. 구조대에서 많이 사용하는 중간크기의 모델인 경우 중량은 13kg 전후이고 절단력은 35t 내외이다.

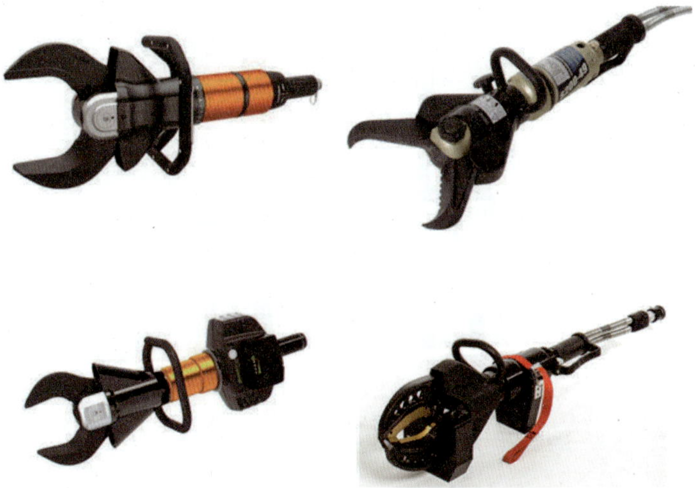

**[그림 9-43]** 유압절단기

## 3) 유압램(Extension Ram)

일직선으로 확장되는 유압램은 물체의 간격을 벌려 넓히거나 중량물을 지지하는 데 사용한다. 가장 큰 장비의 경우 접은 상태에서 90cm 전후이지만 최대한으로 펼치면 1,600cm까지도 확장된다. 확장력은 대략 100,000kPa 내외이다.

유압램을 사용할 때는 램이나 대상물이 미끄러지거나 튕겨나가지 않도록 버팀목을 대주고, 얇은 플라스틱이나 합판 등인 경우에는 램이 뚫고 들어갈 수 있으므로 압력 분산을 위하여 받침목을 대 주어야 한다.

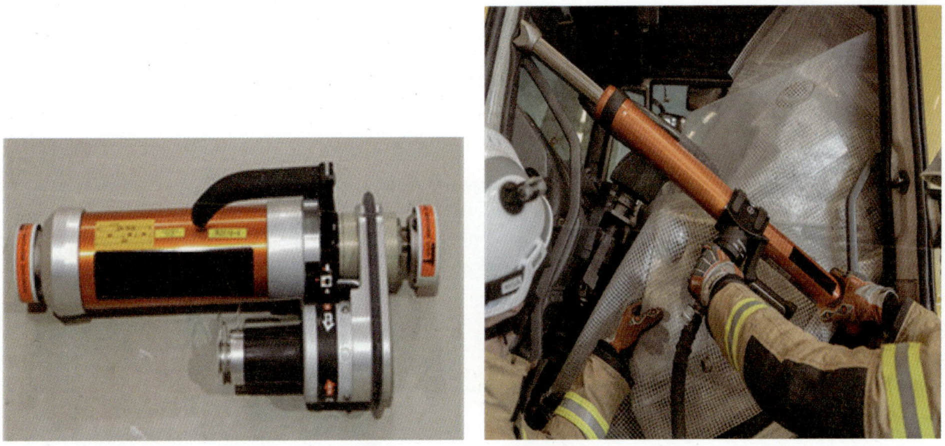

[그림 9-44] 유압램 및 확장

## 4) 유압엔진펌프(Hydraulic Oil Pump)

엔진을 이용하여 유압선새기나 유압절단기, 유압램 등 유압장비에 필요한 압력을 발생시키는 펌프이다. 대부분의 유압장비는 무거우므로 운반 시 허리나 관절을 조심하고 작동 중에는 정확한 자세를 취하여 신체를 보호한다.

엔진펌프를 제작한 회사 및 모델별로 약간의 차이점이 있지만 대체로 사용방법은 다음과 같다.

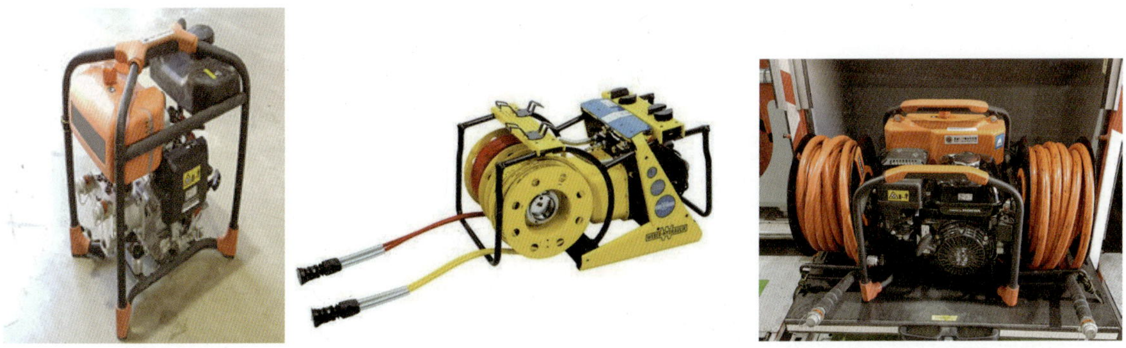

[그림 9-45] 호스릴이 부착된 유압엔진펌프

## 5) 에어백(Lifting Air Bag)

에어백은 중량물체를 들어 올리고자 할 때 공간이 협소해서 잭(jack)이나 유압구조기구 등을 넣을 수 없는 경우에 압축공기로 백을 부풀려 중량물을 들어 올리는 장비이다. 저압 에어백과 고압 에어백이 있으나

본 교재에서는 자주 사용되는 고압 에어백에 관하여 설명한다.

고압 에어백은 강철 와이어나 케블러, 아라미드 등의 복합 재료에 외피는 질긴 네오프렌 내유성 고무를 사용하여 파열 및 마모에 매우 강한 재료로 제작되어 있다. 외형의 평판 두께는 2.0~2.5㎝이고 표면은 미끄럼방지를 위해 랩이 부착되어 있고 내열성이 좋아 80℃에서 단시간 사용할 수 있다.

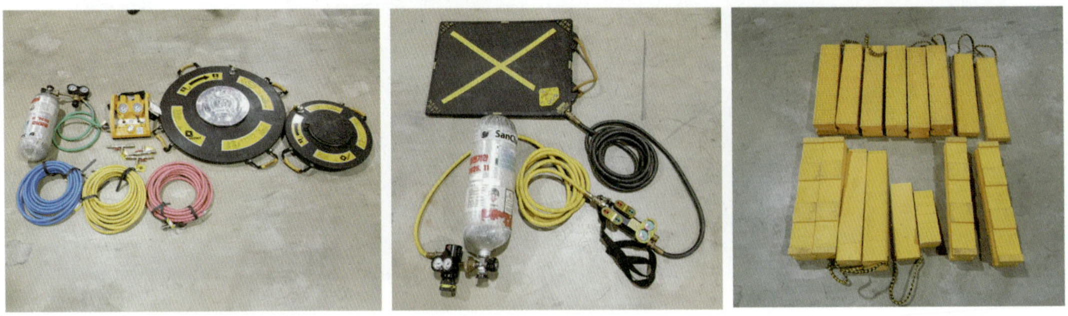

[그림 9-46] 에어백 세트 / 블럭

## 8 탐색구조장비

탐색조는 매몰된 속에 구조견을 이용해서 환자를 구출할 수 있는 경우, 매몰자 영상탐지등을 이용하여 내부를 보는 방법 등이 있다. 또한 파괴장비, 유압장비, 절단장비도 포함한다.

### 1) 인명구조견(Canine Search Methods)

인명구조견 탐색기법은 개의 후각을 이용하여 인체에서 발생되는 고유한 냄새를 매개로 구조대상자의 위치를 판별하는 것이다. 이를 위해서는 약 2년간의 인명구조견 양성과정을 통해 탐색능력이 양성된 공인구조견과 이를 전문적으로 관리하고 운영할 수 있는 핸들러의 역량과 팀워크가 매우 중요하다.

(1) 인명구조견은 생명체이지만 소방기관의 인명구조장비 중 탐색용 보조 장비로 운영되고 있다.

① 실종된 구조대상자의 위치확인에 후각을 통한 냄새식별이 중요한 단서가 제공된다.

② 인명구조견의 후각능력을 대체할 수 있을 정도의 첨단기술이 개발되어 있지 않기 때문이다.

(2) 탐색능력이 검증된 공인구조견은 지진, 붕괴 등 대규모 매몰현장에서 불안정한 지형, 좁은 틈새를 자유롭게 이동하면서 신속하게 구조대상자의 위치를 식별하는 임무를 수행한다(그림 9-47).

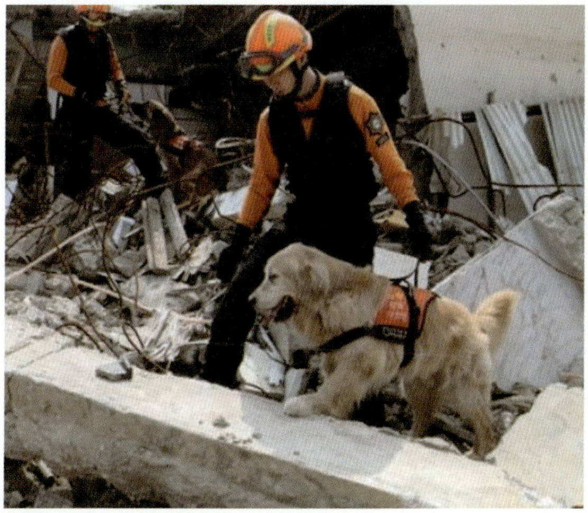

[그림 9-47] 인명구조견 탐색기법(부산일보, 2017.05.17.)

출처 https://www.fpn119.co.kr/140139 구조대원의 또 다른 동료 "119인명구조견", 소방방재신문

## 2) 열화상카메라

인명구조용 열화상카메라는 농연 속이나 건물붕괴로 매몰된 장소의 어두운 곳에 있는 생존자를 주변과의 온도차에 의해 영상으로 탐색하는 장비이다(그림 9-48).

① 휴대 및 보관이 용이하다.

② 신속하게 유용이 가능하고 운용방법도 간단하다.

③ 콘크리트 등 각종 장애물이 가로막고 있으면 영상으로 탐지되지 않는다.

④ 움직이지 않는 사망한 구조대상자에 대하여 주변온도와 큰 차이가 없다면 판별하기가 쉽지 않다.

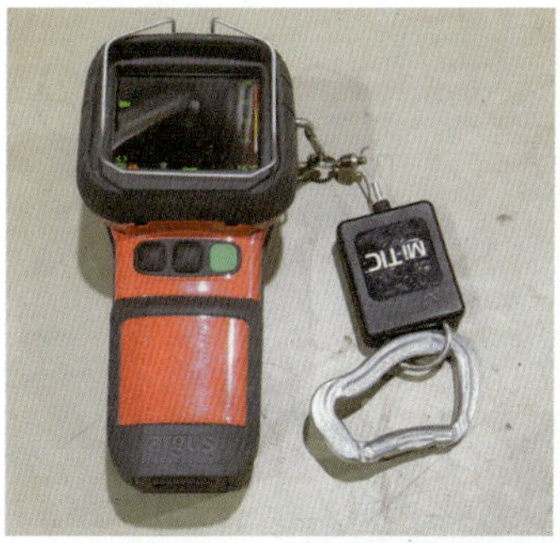


[그림 9-48] 열화상카메라(Guide IR)

## 3) 매몰자 영상탐색장비

지진 현장이나 건물 혹은 구조물의 붕괴현장에서 구조대상자가 매몰되어 있을 것으로 추정되는 곳이 있

을 경우 지름 10Cm 정도의 봉이 들어갈 수 있는 작은 틈새 혹은 구멍에 초소형카메라와 마이크/스피커 등이 부착된 프로브를 삽입하여 구조대상자 존재 여부를 확인할 수 있도록 고안된 첨단탐색장비를 매몰자 영상탐색장비로 통칭한다(그림 9-49).

① 휴대가 간편하다.

② 초소형카메라를 이용하여 육안으로 확인하는 것과 흡사한 결과물을 소형 모니터로 실시간 확인할 수 있다. → 구조대상자 존재 여부를 비교적 쉽게 판별할 수 있을 뿐 아니라 어두운 공간은 봉 끝에 부착된 전자조명을 활용하여 식별이 가능하다.

③ 구조대상자가 의식이 있고 말을 할 수 있는 상황이라면 마이크로 상호 교신도 가능하다.

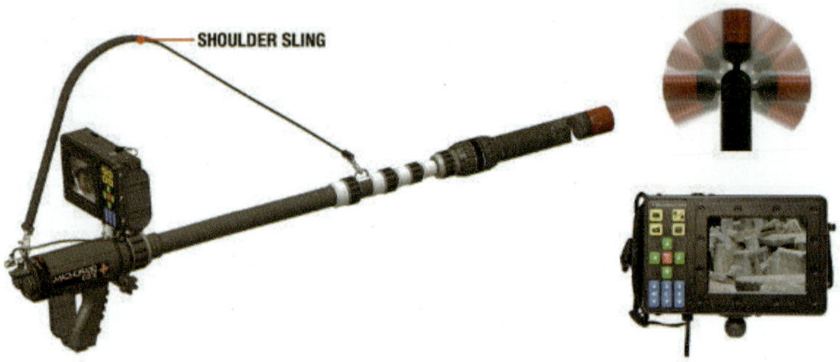


[그림 9-49] 매몰자 영상탐지기(SB-SearchCam 3000)

## 4) 전자내시경

산업용, 의료용 장비로 각광 받고 있는 전자내시경은 구조현장에서 진입이 곤란하거나 육안으로 내부 상황을 확인할 수 없는 환경에서 붕괴구조물의 틈새 또는 코어드릴로 관측구멍을 뚫어 프로브를 삽입하여 내부를 용이하게 관찰할 수 있는 탐색장비로 최근에는 디지털전자내시경이 주로 이용되고 있다(그림 9-50).

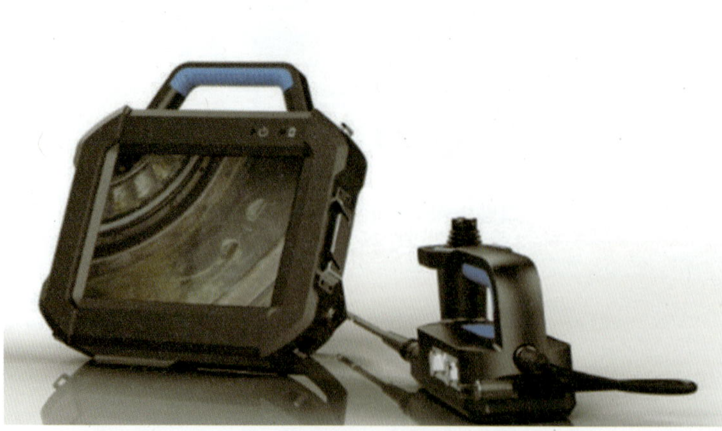

[그림 9-50] 디지털전자내시경(YAKO Video Endoscope)

## 5) 지중음파탐지기

매몰되어 고립된 사람의 고함이나 신음, 두드림 등의 신호를 보낼 수 있는 생존자를 찾아내기 위하여 개발된 장비를 지중음파탐지기라고 한다(그림 9-51). 이 장비를 이용하면 붕괴구조물 안의 생존자의 음성, 음향(acoustic sound)과 미세한 진동음(seismic sound/vibrations)까지 감지할 수 있다. 넓은 영역의 음파 주파수를 필터로 걸러낼 수 있고, 소음이 없는 환경에서 최적의 성능을 발휘할 수 있다.

(1) 신속탐색 및 광역/격자탐색 모두 사용가능하다.

(2) 사람이 두드리는 신호는 인공적인 음파(진동)로 간주되는데 지하, 석조 건물, 부서진 암석이나, 잔해에서 혹은 흙 속에서 나오는 극히 작은 음파(진동)는 지진과 유사한 파동으로 전파된다. 파동의 전파는 전파 매체에 크게 의존하는데 콘크리트 바닥의 경우 두드리는 신호에 의해 생성된 파동은 약 5,000m/sec의 속도와 100Hz 이상의 주파수로 전파된다.

(3) 탐지기는 수백 미터 떨어진 이러한 진동을 감지할 수 있다. 헐거운 토양이나 부서진 잔해에서의 전파 속도와 주파수는 10배가량 줄어든다.

(4) 어떠한 신호에 의해 야기된 지중음(진동)을 들을 수 있도록 고도로 음파(진동)에 민감한 동적 변환기인 지오폰이 사용된다.

(5) 변환기에 의해 생성된 전기 신호는 증폭기에 의해 증폭되고 헤드폰(가청범위의 주파수), 신호송신기(저주파수의 진동)와 레벨지시기로 평가할 수 있다.

(6) 매우 민감한 마이크로폰인 공중음 센서에 의해 소리를 수신할 수 있다.

① 좁은 공간을 통해 넣을 수 있다면 인터콤 시스템을 통해 간한 사람과 대화도 할 수 있다.

② 매우 민감한 센서를 이용하여 1Hz의 저주파에서 3,000Hz의 음파를 탐지할 수 있다.

③ 주위 환경에 많은 영향을 받으므로 센서를 중심으로 반경 100m 이내에는 어떠한 움직임이나 소리를 내어서는 안 된다.

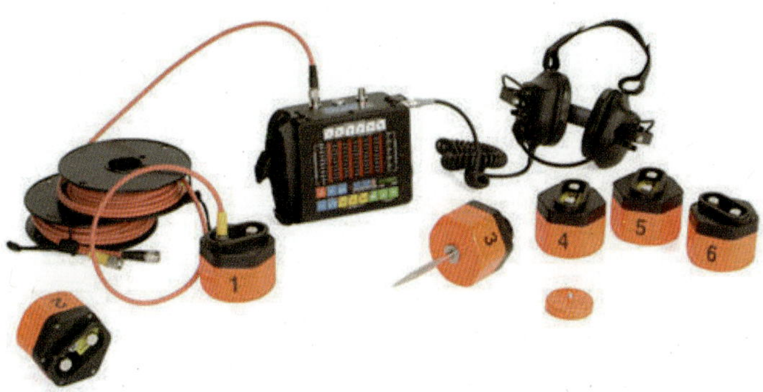

[그림 9-51] Delsar Life Detector LD3

## 6) 탐색구조용 로봇

사람을 포함한 지상의 모든 생명체는 물과 공기 없이는 살 수 없으며, 또한 일정한 온도, 중력, 압력 등 생존조건이 유지되어야 활동이 가능하다.

심해, 우주탐사 분야는 물론 화재현장, 자연재해, 전쟁터 등 사람이 일하기 힘든 공간에서 다양한 임무를 수행할 수 있기 때문에 로봇의 필요성이 대두되고 있다(그림 9-51).

최근에는 개발되는 구조용 로봇의 유형도 다양화되고 있지만, 주로 뱀이나 지렁이의 형상을 응용한 것과 궤도형의 탐색용 로봇이 주종을 이루고 있으며, 우리나라에서도 선진국에 못지않은 기술력으로 우수한 제품을 출시하고 있다.

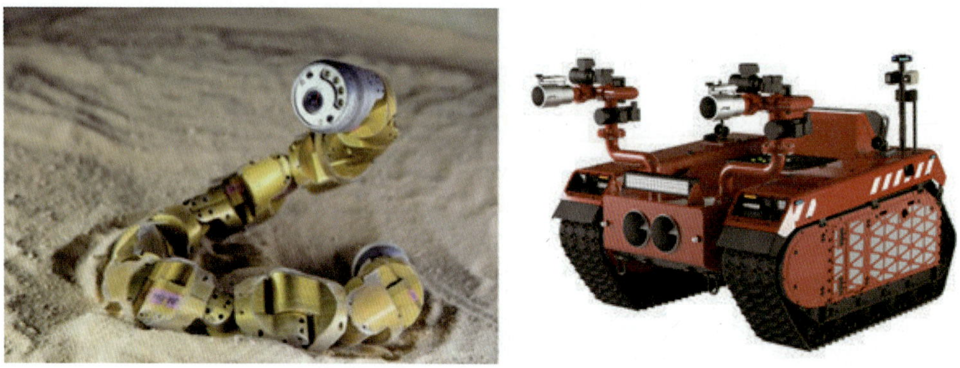

**[그림 9-52]** 방울뱀 로봇/ 소방 탐색로봇

## 7) 내시경 카메라

진입이 불가능한 위치에 카메라를 넣어 영상으로 확인하는 장비이다(그림 9-53).

① 카메라 6mm/ 길이 3~10m/ 칼라모니터/ 영상저장장치

② 영하 25℃~영상 80℃ 사용 가능(수중 10℃~30℃)

③ 조이스틱 조정/ 시야 120°(굴절 1500℃)

④ 무게 3kg(베터리 장착)

⑤ 랜턴 장착

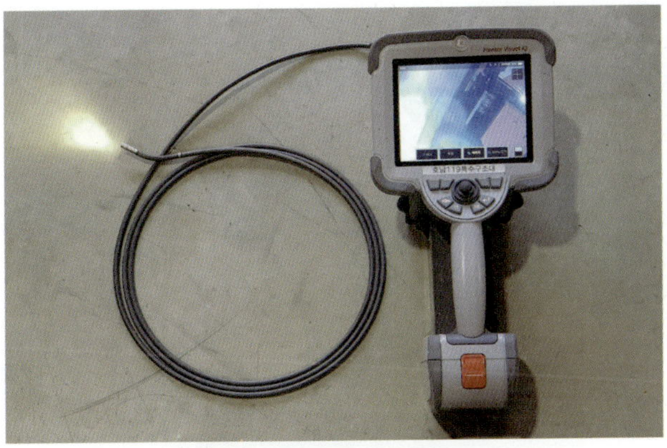

[그림 9-53] 내시경 카메라

## 8) 써치 탭

진입이 불가한 위치 및 위험지역에 미리 카메라를 넣어 영상으로 확인하는 장비이다(그림 9-54).

① 신축봉 1m(연장시 3m)/ 해드 부분만 이용 가능

② 50m 방수(연장케이블 이용 수중 및 맨홀 20m)

③ 컨트롤 박스(카메라 헤드 조절스위치)

④ 무게 3.5kg/ 칼라 모니터

⑤ 랜턴 및 마이크로폰 장착(영상 및 음향 이용)

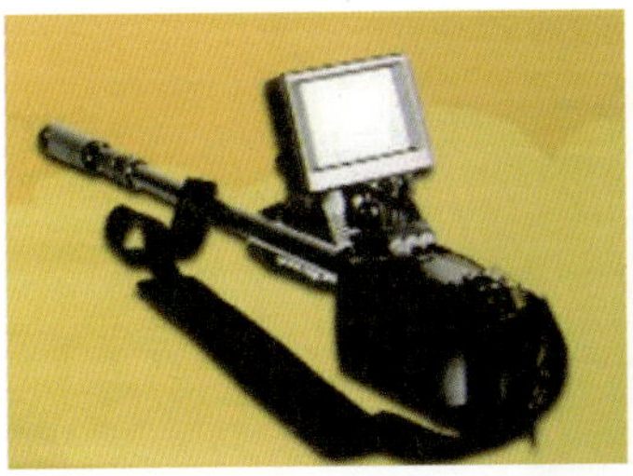

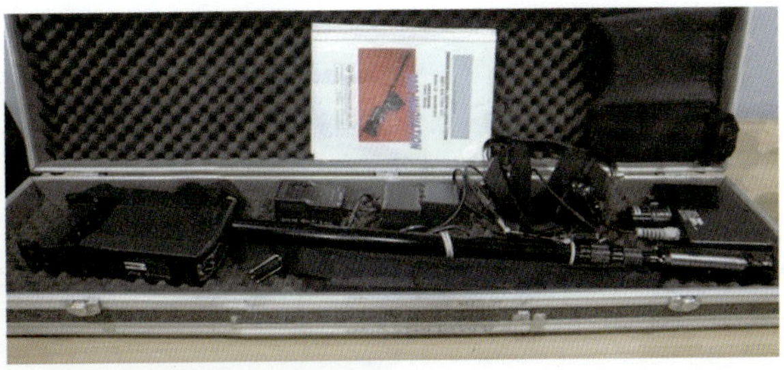

[그림 9-54] 써치 탭(search tap)

## 9) 퀵 뷰

위험지역에 넣어 고화질의 렌즈를 이용 줌 기능으로 탐색하는 장비이다(그림 1-22).

① 신축봉 2m(연장시 7m)

② 긴 빔의 형태 렌턴

③ 영하 18℃, 영상 49℃ 사용 가능

④ 수중 10m까지

⑤ 432:1의 줌 능력/ 영상 저장장치/ 자동초점(수동 가능)

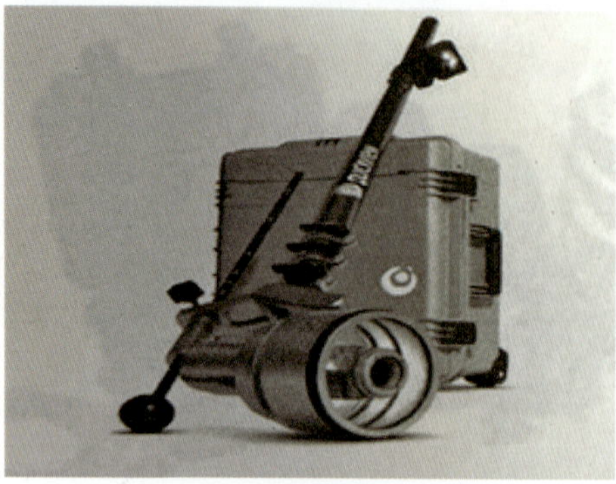

[그림 9-55] quick View

## 10) 영상송수신 장비

동영상을 원격지에서 실시간 수신하는 장비이다(그림 9-56).

① 사이즈 460mm × 370mm × 180mm

② 무게 10kg

③ 4채널 동시 사용

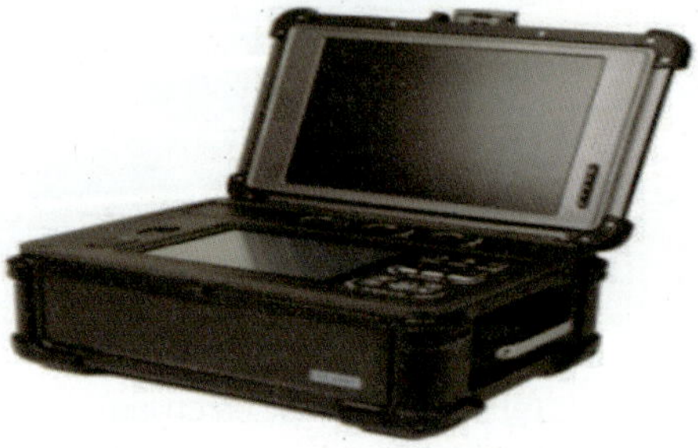

[그림 9-56] 영상 송 · 수신 장비

## 11) 열화상 가스 탐지장비

적외선을 이용 열 탐지와 가스 및 휘발성 기체의 누출여부까지 확인하는 장비이다(그림 9-57).

① 자동 초점(수동 가능)

② 320×240 픽셀 적외선 분해능력
③ LCD 디스플레이/ 비디오 램프 2개
④ 내장 GPS
⑤ 탐지가스(펜텐, M-크실렌, 메탄, 메탄올, MEK, 벤젠, 부탄 등 19종)

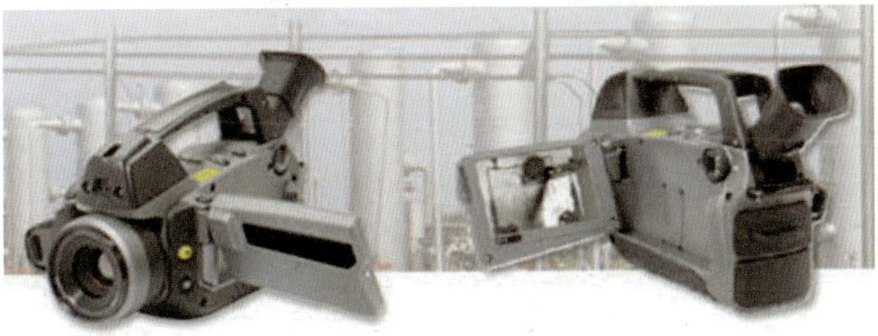

[그림 9-57] 열화상 가스 탐지 카메라

## 12) 음향 탐지기(지중음향 탐지기)

지면의 진동 및 구조대상자의 움직임을 감지하는 장비이다(그림 9-58).
① 소음 및 주변 차량의 소리 등을 걸러주는 필터 기능
② 구조대상자와 쌍방 교신 가능

주변 소음의 절대적 통제가 필요함

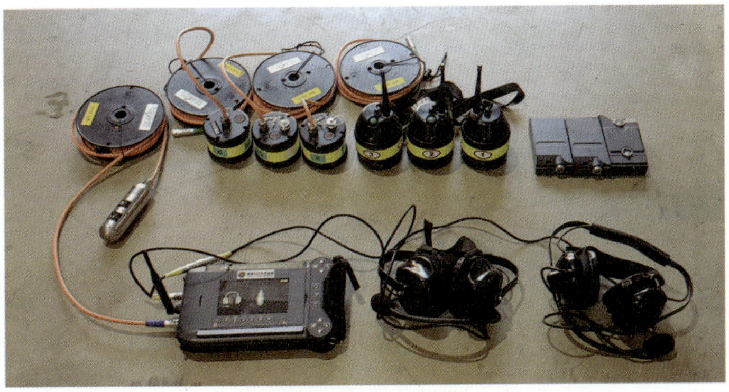

[그림 9-58] 음향탐지기

## 13) 여진탐지 경보기

여진에 의한 진동을 탐지하는 장비이다(그림 9-59).

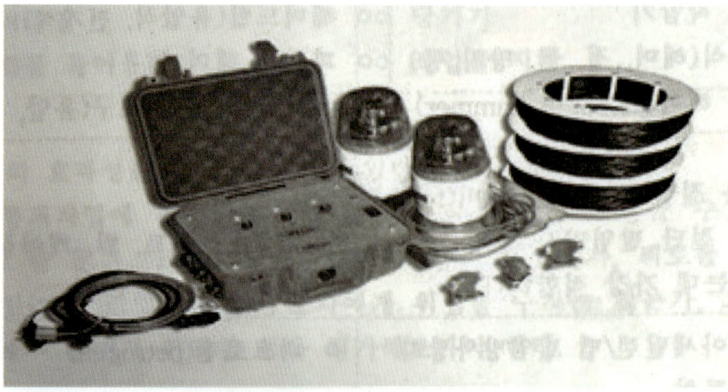

[그림 9-59] 여진탐지 경보기

## 14) 붕괴 경보기

구조물의 움직임을 탐지하는 장비이다(그림 9-60).

### (1) 레이저 30m

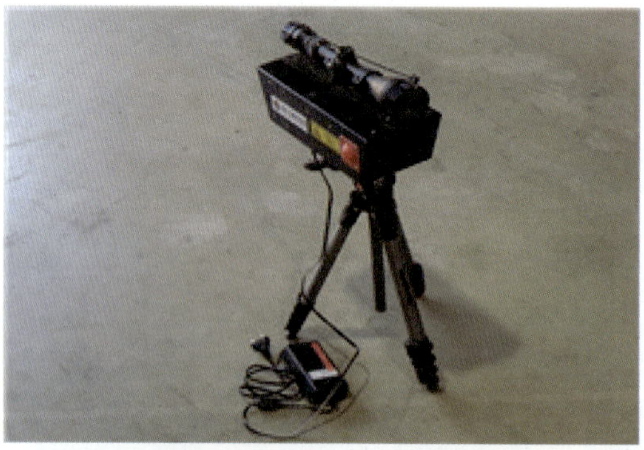

[그림 9-60] 건물 붕괴 경보기 천공 및 파괴장비

## 15) 파괴 장비

### (1) 전기식 해머드릴

내부 확인 및 앵커 설치를 위해 구멍을 뚫기 위한 장비이다(그림 9-62).

① 전기해머 드릴(전기식)

② 착암기(유압식) : 드릴비트를 이용하여 콘크리트를 절개 또는 파괴하는 장비이며, 정밀 굴착 시 용이하게 사용 가능하고 건물의 콘크리트 및 철근 등의 절단, 해체를 할 수 있다.

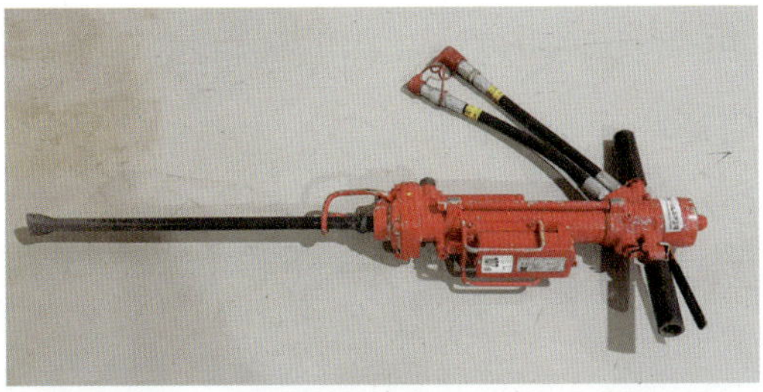

유압식 착암기

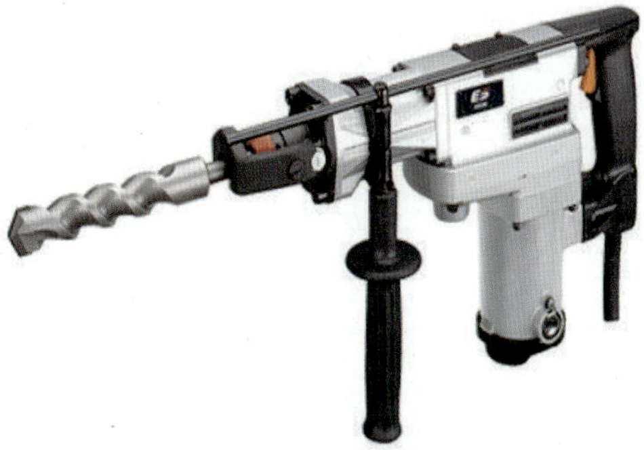

전기 해머드릴

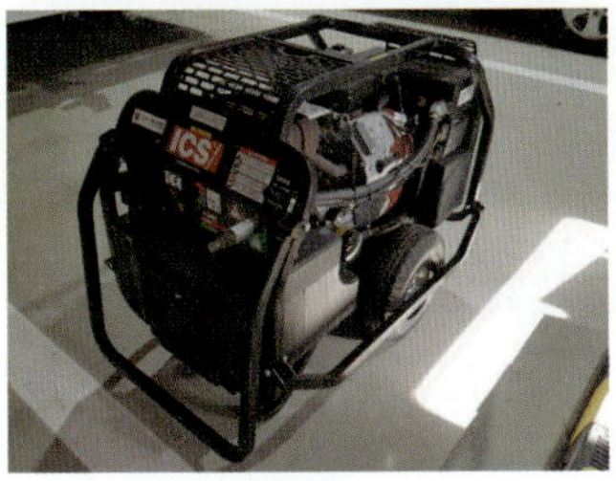

발전기

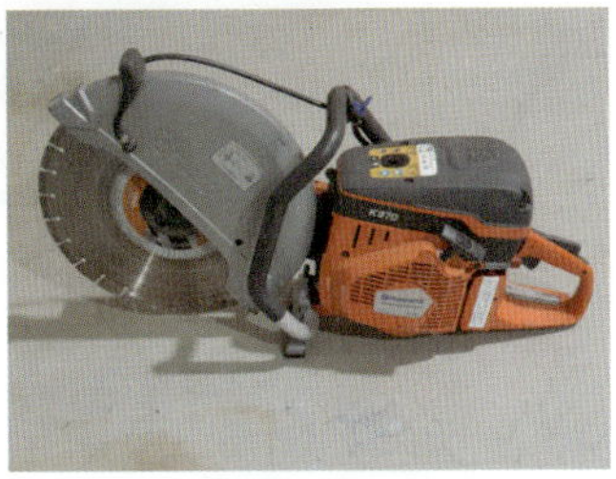

동력식 원형톱

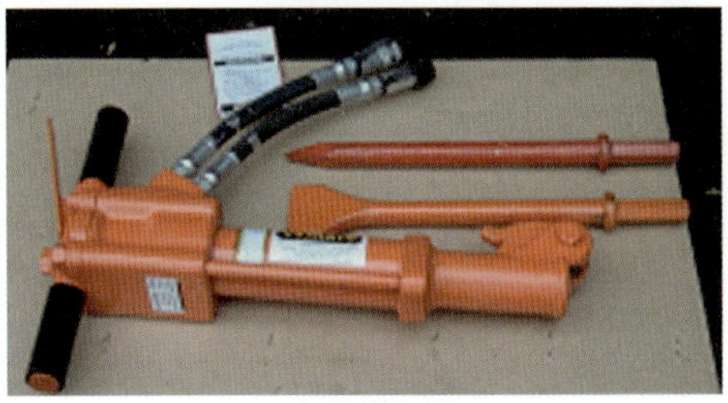

유압 착암기

**[그림 9-61]** 전기식 해머드릴

### (2) 유압원형톱

내부 환인 후 본격적인 절단을 위한 장비는 체인톱과 원형톱이 있다(그림 9-62).

① 체인톱「콘크리트용 / 목재용」

② 원형톱「유압식 / 엔진식」

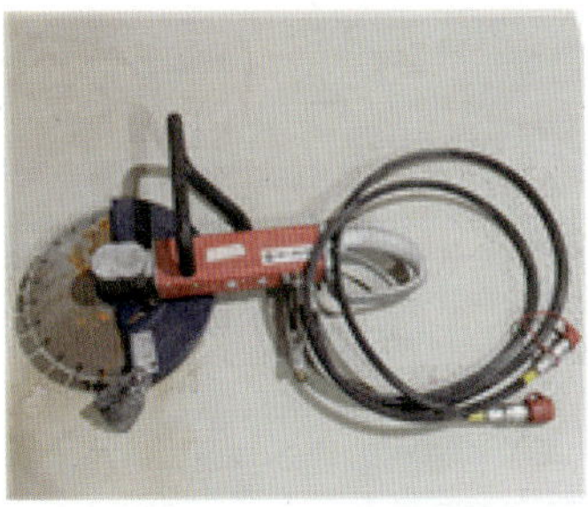

유압 콘크리트 원형톱

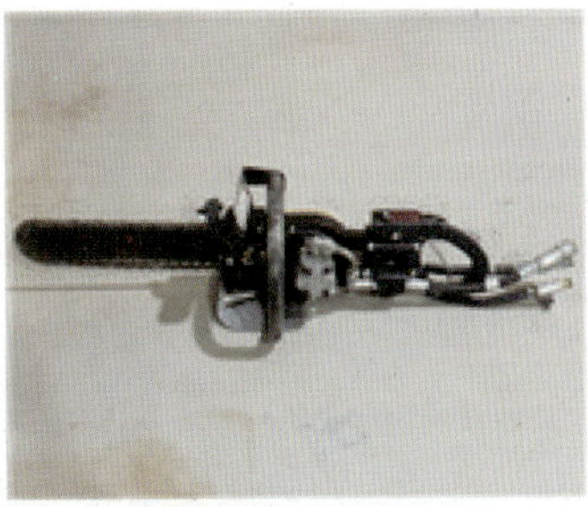

유압식 콘크리트 톱

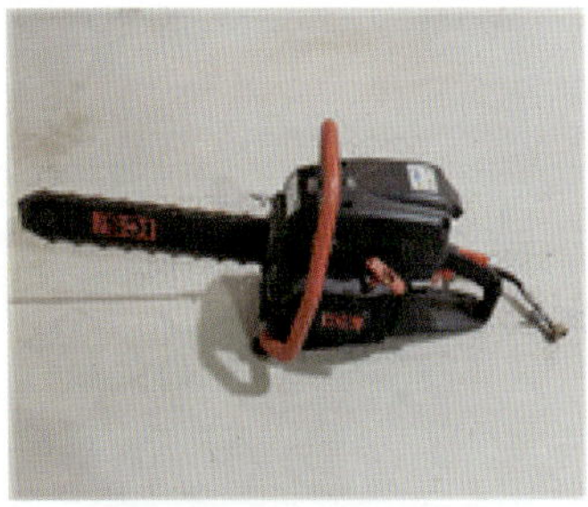

동력식 콘크리트 절단기

**[그림 9-62]** 유압톱

### (3) 절단

철근 등의 장애물을 만났을 때 절단하는 다목적 장비이다(그림 9-64).

① 전기톱(배터리식/전기식) : 작은 목재나 철근을 절단하기 위한 장비이며, 다양한 붕괴 현장의 잔해물 파괴와 협소한 장소에서 목재 및 철재 절단 시 유용하다.

② 다용도 절단기(유압식/수동식, 배터리식) : 철근절단 및 전개와 램 기능을 겸비한 휴대용 유압장치 장비로 가볍고, 협소한 공간에서도 간단한 철근 절단 작업을 위한 장비로 유용하다.

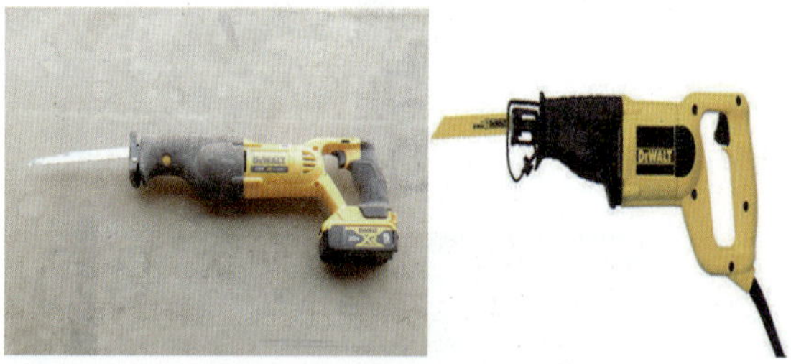

배터리 전기톱 / 전기식 톱

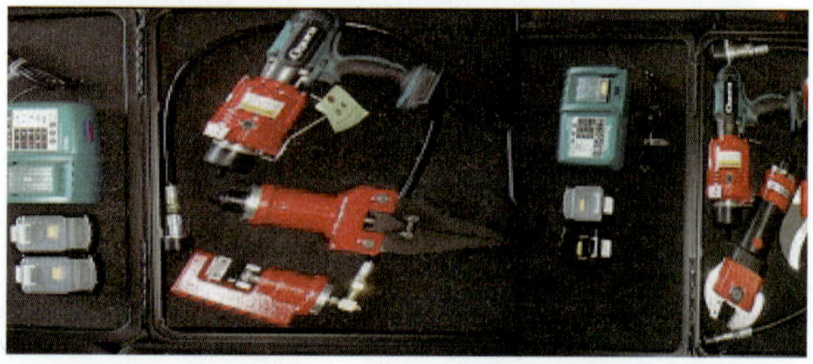

다용도절단기(오그라세트)

[그림 9-63] 절단장비

## 16) 절단장비

### (1) 목제 각도절단기

목제를 가공하기 위하여 목재를 절단 및 조립할 수 있는 장비이며, 각종 목제를 원하는 길이와 크기로 절단할 수 있고 360°각도로 다양한 모양으로 제단하여 정교한 절단작업이 용이하다(그림 9-65).

### (2) 원형톱(목재용)

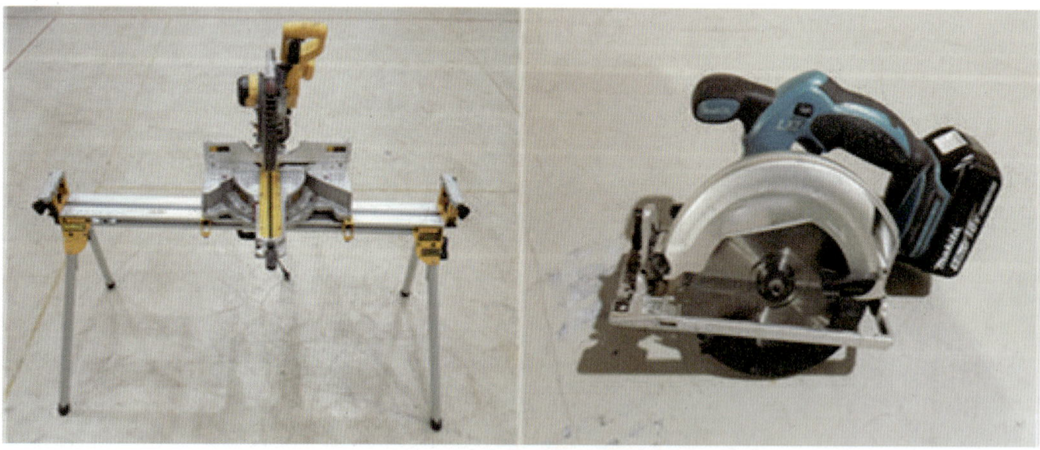

[그림 9-64] 목제 각도절단기 / 회전톱

## 17) 기타장비

### (1) 멀티 삼각대 (Arizona Vortex Multipod)

로프를 이용하여 구조대상자에게 접근과 구조까지 하기 위한 장비이다(그림 9-66).

① 수직 · 수평 구조장비

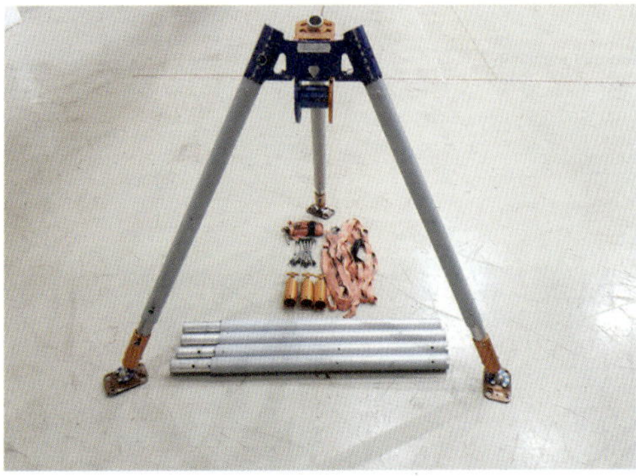

[그림 9-65] Arizona Vortex Multipod

### (2) 동력절단기 및 동력 콘크리트절단기

동력절단기 및 동력 콘크리트절단기는 화재 및 구조현장에서 철재, 목재, 콘크리트 장애물 제거용에 사용하는 장비이다(그림 9-67).

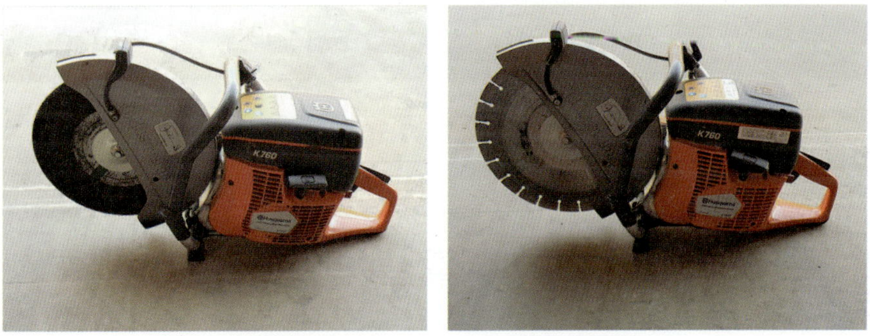

[그림 9-66] 동력절단기/동력 콘크리트절단기

Check!

*** 사용방법**

① 스로틀레버 고정핀을 눌러 고정시킨 다음 손잡이 하단을 오른발로 밟아 움직이지 않도록 한 후 왼손으로 상단 손잡이를 잡고 오른손으로 시동줄을 당겨 시동을 건다.

② 왼손으로 상단 손잡이를, 오른손으로 엑셀레이터 손잡이(스로틀레버)를 단단히 잡고 절단 날을 회전시켜 대상물을 절단한다. 대상물에 날을 먼저 댄 후에 절단 날을 회전시키지 않도록 한다.

Check!

*** 주의사항**

① 비산되는 불꽃에 의한 피해가 없도록 보호 커버를 잘 조정하고 주변여건에 따라 관창이나 소화기를 준비한다.

② 절단 날에 충격이 가해지지 않도록 하고 날의 측면을 이용하여 작업하지 않도록 한다.

## 18) 휴대용 절단기(BROCO)

붕괴 등의 재난현장에서 철근이나 구조물의 절단 시 신속하게 구조하기 위해 사용되며, 철근, 콘크리트, 벽돌 등 거의 모든 구조물의 용융절단작업을 수행할 수 있는 장비로 강철 출입문이나 구조물의 절단개방에 신속하게 사용 가능하다(그림 9-68).

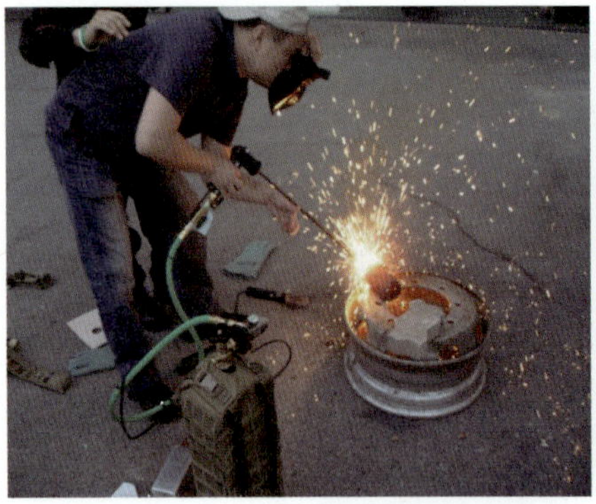
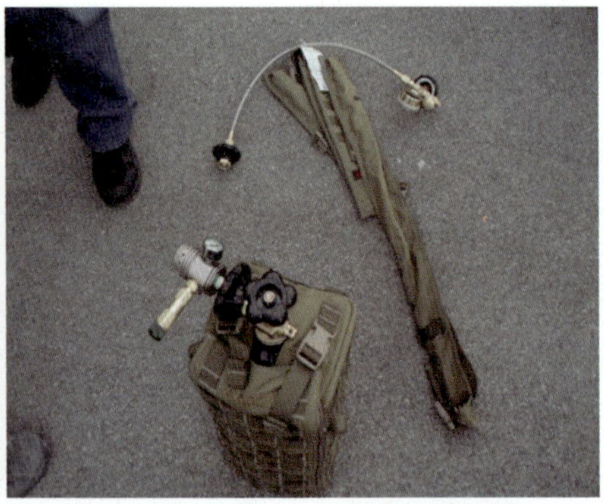

**[그림 9-67]** 휴대용 절단기(BROCO)

## 19) 휴대용윈치(가반식 윈치)

휴대용윈치는 중량물의 인양 및 고정 작업에 사용하는 장비이다(그림 9-69).

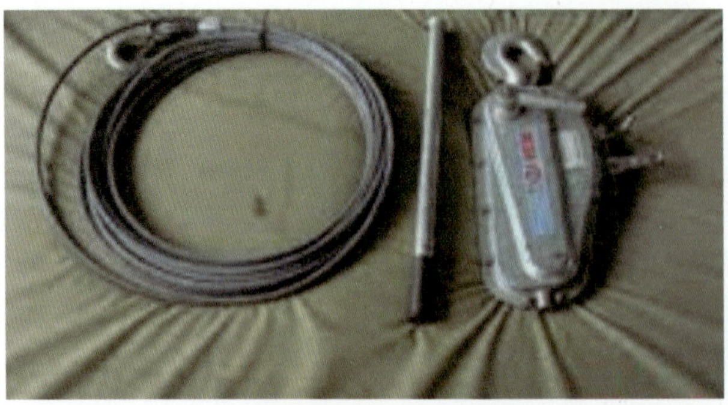

**[그림 9-68]** 휴대용윈치(가반식 윈치)

Check!

*** 사용방법**

① 사용목적에 따라 적당한 위치에 윈치를 놓고 훅을 건다.
② 릴리스 레버를 걸고 와이어를 와이어 가이드 쪽으로 삽입한다.
③ 훅의 출구 쪽으로 와이어가 나오면 팽팽하게 될 때까지 잡아당긴다.
④ 릴리스 레버를 풀고 작동레버를 작동하면 당겨진다.

## 9 화생방 및 대테러구조장비

화생방 및 대테러구조 장비에서 가장 중요한 부분은 먼저 개인보호 장비에서부터 시작이다.

### 1) 개인보호장비

화학물질은 다양한 형태와 농도로 신체와 접촉될 수 있기 때문에 누출된 화학물질에 의한 정확한 위험을 예측하는 것은 어렵다. 사고 · 테러 현장의 전체적인 위험성과 수행하게 될 임무를 고려한 적절한 보호복을 선택해야 한다.

침투(Permeation) · 분해(Degradation) · 누설(Penetration) 등의 내화학성(Chemical Resistance), 세척 및 세독능력, 내구성(Durability), 유연성과 민첩성(Flexibility and Dexterity), 온도영향 등이 보호복 선택 시 주요 고려사항이라 할 수 있는데, 재질에 따라 다양한 형태와 물리적 특성을 갖는다.

#### (1) 침투(Permeation)

분자수준의 화학물질이 눈에 보이지 않는 보호복의 작은 틈을 확산하여 스며드는 현상으로 눈으로 감지하기 힘들다. 침투는 온도가 높아지고 보호복 재질의 두께가 얇으면 쉽게 일어난다. 또한 일단 화학물질의 확산이 시작되면 보호복의 밖에서 이 물질을 제거하여도 계속해서 확산은 이루어진다. 즉, 제독(Decontamination)이 곧 침투를 멈추게 하지는 못한다는 의미로 보호복을 재사용할 것인지를 결정할 때 중 요하게 고려해야 한다. 다음 그림은 침투현상의 설명이다.

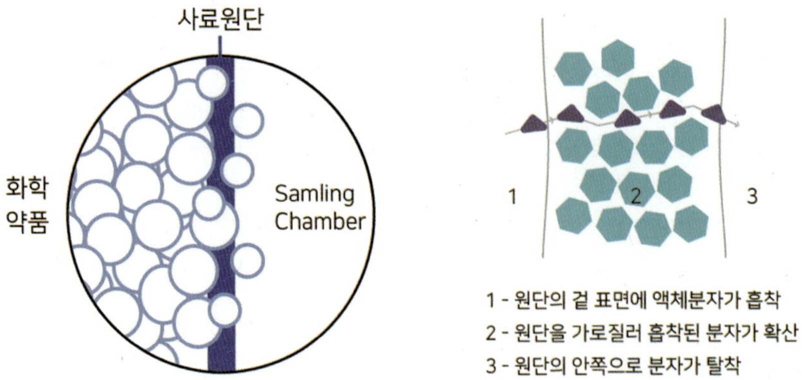


[그림 9-69] 보호복 침투현상

### (2) 분해(Degradation)

화학물질이 달라붙어서 보호복의 재질에 분자적 파괴가 일어나 물리적으로 나쁘게 변성되는 것을 말한다. 즉, 재질이 부풀어 오르거나 구겨짐, 변색, 바삭바삭해지는 부식 등의 물리적 외형이 변하면 분해가 생겼다고 할 수 있다. 그러나 분해가 항상 눈에 보이는 것은 아니다. 어떤 것은 내부조직이 씻겨 바삭바삭해지지만 외관상 아무런 변화가 나타나지 않는 경우도 있다.

### (3) 누설(Penetration)

바늘에 의해 찔린 구멍, 지퍼, 닳아 해어지고 약해진 부분, 찢겨진 부분, 보호복 의 결함 등을 통하여 화학물질이 비 분자적으로 새어 들어오는 것을 의미한다. 화학물질의 누설 가능성은 극도로 뜨겁거나 차가운 온도에서 증가한다. 액체 화학물질 보호복에서 누설방지는 아주 중요한 요소이다.

상기에서 언급한 것처럼 보호복의 선택은 사고 또는 테러 상황에 맞도록 하며, 그 상황이 바뀌면 개인보호 수준을 상향조정하거나 하향조정하여야 한다. 화학위험에 대해 신체를 보호하기 위한 장비는 주어진 보호정도에 따라 Level A, B, C, D의 4가지 범주로 분류하는데, 이것은 미국 환경 보호국(EPA)에 의해서 발전된 방호수준이다.

EPA에 의한 보호수준별 개인장비 및 선택기준은 다음과 같다.

### ☑ Level A

완전밀폐형 화학보호복은 덮개가 있는 두 개의 환기 밸브가 있다. 작업자에게서 나오는 공기로 인한 팽창을 막으면서 외부에서의 유입을 차단하는 기능을 한다. 또한 작업 도중 손을 빼서 공기호흡기의 압력을 확인하거나 무전기를 조작하거나 또는 안면창을 닦을 수 있도록 여유가 있는 보호복을 선택하는 것이 실제 사용자에게 있어서는 매우 중요하다.

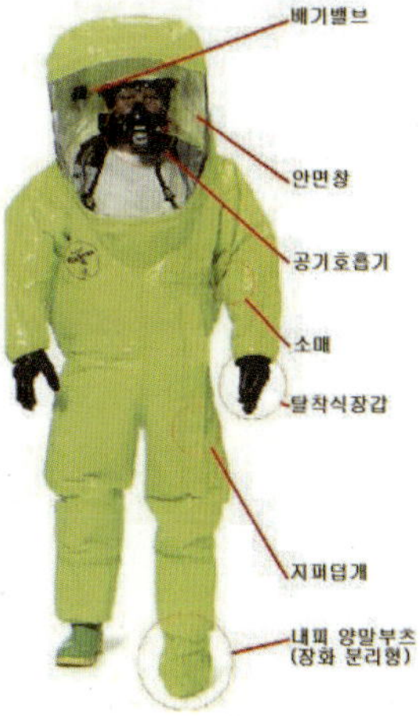


가장 높은 수준의 피부, 눈, 호흡기 보호요구
가스 · 증기로부터 보호할 수 있는 캡슐형 보호의 가스, 액체 및 입자상 물질이 최고농도인 경우
화학작용제, 시안화합물, 살충제, 유독가스, 발암성 또는 전염성 등 극도로 위험한 물질
위험구역(Hot zone)에서 사용

양압식 공기호흡기(SCBA)
내화학성 밀폐형 보호복
내화학성 보호장갑, 부츠 등 기타 장비

### ☑ Level B

상 · 하일체형으로 매우 가벼우면서도 유해 화학물질에 대한 차단력이 우수하다. 이것의 무게는 106g/㎡로서 매우 가볍고 고분자 코팅 4중 구조로 강도가 높으며 모든 종류의 입자를 100% 차단한다. 농축 무기산 및 염기, 다양한 유기 화합물에 대한 탁월한 보호 효과가 있다.

최대 5bar의 압력의 액체가 튀는 것에 대한 저항성을 가지고 있으며 안쪽의 흰색 표면에 정전기 방지 처리가 되어 있다. 특히 솔기 부분에 테이프 처리를 하여 차단 효과를 더욱 높인 것이 특징이다.

LEVEL B · C 보호복 등은 대부분 2~3가지로 분류되는데 이외에도 부직포로 만든 보호 복은 사용 중 쉽게 찢어질 정도로 내구성이 약해서 최소 오른쪽 4중 구조 이상의 재질로 만들어진 보호복을 선택하는 것이 바람직하다.

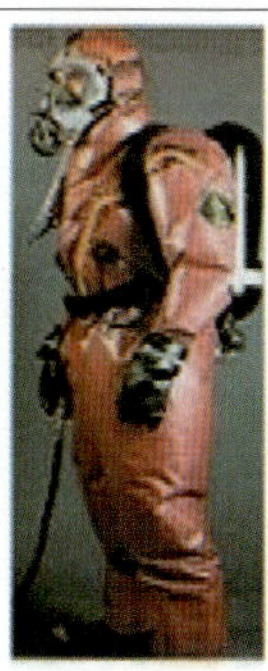

가장 높은 수준의 피부, 눈, 호흡기 보호요구
가스 · 증기로부터 보호할 수 있는 캡슐형 보호의 가스, 액체 및 입자상 물질이 최고농도인 경우
화학작용제, 시안화합물, 살충제, 유독가스, 발암성 또는 전염성 등 극도로 위험한 물질
위험구역(Hot zone)에서 사용
양압식 공기호흡기(SCBA)
내화학성 밀폐형 보호복
내화학성 보호장갑, 부츠 등 기타 장비

### ☑ Level C

B 또는 C 레벨 보호복을 착용할 때 덧신을 신지 않고 기동화를 그대로 착용한 채로 훈련에 임하는 모습을 자주 보게 되는데 기동화는 내화학성이 아닌 재질로 만들어져 있기 때문에 위와 같은 덧신을 꼭 착용하는 것이 중요하다.

덧신은 건조하거나 젖은 바닥에도 모두 적용성이 있으며 미끄럼방지 코팅이 되어 있어 신어도 크게 불편함을 느끼지 않고 사용할 수 있다.

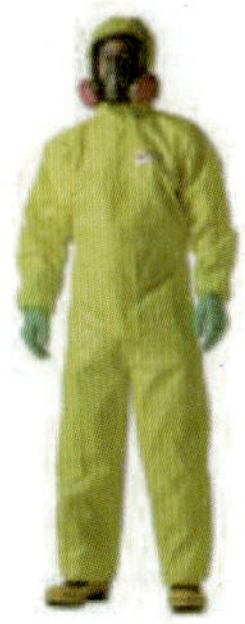

낮은 수준의 호흡기 보호, 피부보호는 B와 거의 동일
화학물질이 어느 정도의 농도로 있는지 알려진 상태이며 피부로 흡수되는 위험은 없는 경우
제독 및 세척 시 사용

공기정화식 호흡보호구(APR)
액체 튐 보호복(Splash protective)
내화학성 보호장갑, 부츠 등 기타 장비

☑ Level D

중동호흡기증후군이나 코로나바이러스와 같은 신종 감염병이 발생하여 해당 증상이 발생하거나 확진을 받은 환자를 이송하는 경우에는 Level D 등급의 보호복을 착용해야 한다.

감염보호복 세트에 포함되는 개인보호장비는(마스크, 장갑, 고글, 전신 보호복, 덧신) 일회용 및 방수가 원칙이다(SARS, PPE 기준 적용). 보호복을 착용하고 활동할 경우 교차 감염을 최소화하기 위해 될 수 있는 한 최소한의 장비 사용과 횟수를 줄이고 동선을 좁히게 하는 것이 도움이 된다. 이송하는 경우 해당 병원에 미리 연락하여야 진료 가능 여부(증상에 따라 음압격리실의 준비상태 확인)를 확인할 수 있다. 감염보호복의 1차 목적은 감염원으로부터 대원을 보호하기 위한 것이라면 2차 목적은 전파를 방지하는 것이라 할 수 있다.

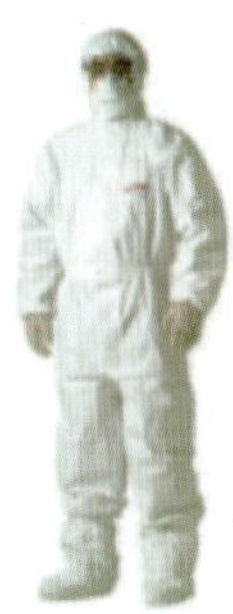

- 일반적인 작업복
  (단, 호흡기계나 피부에 무해한 상황에서만 착용)
  전형적인 안전모, 보호안경 등 기타 장비

### 보호복 테스트 키트

완전밀폐형 보호복의 정기적인 압력 테스트를 할 수 있도록 고안된 테스트 장비이다. 가벼우며 부피가 적고 다른 부속품이 필요하지 않으므로 사용하기가 매우 편리하다. 그러나 보호복의 제작사 별로 각각 별도로 생산이 되어 서로 호환이 되지 않는 단점이 있다.

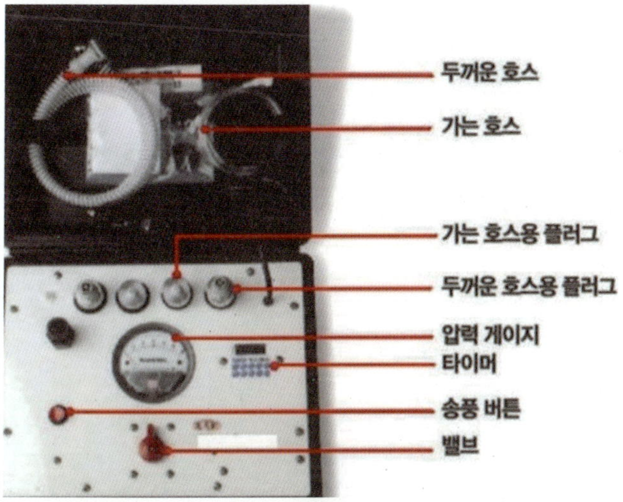


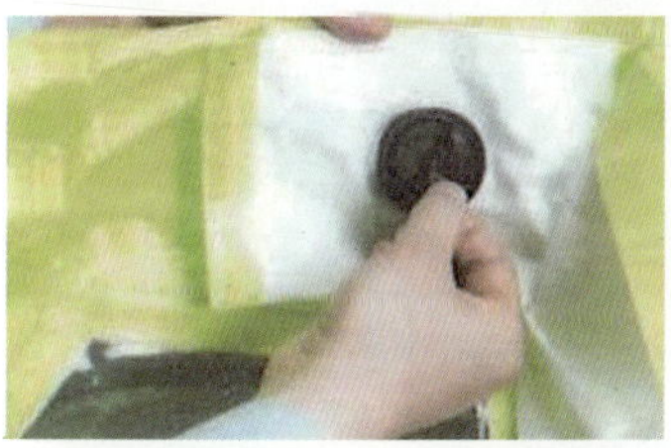

배기밸브의 고무뚜껑 개방 ⇒ 배기밸브의 고무판(다이아프램)을 벗긴다.

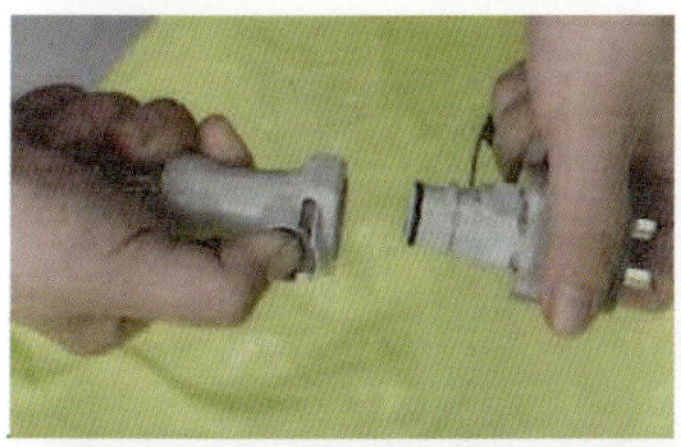

각각의 금속플러그를 호스 앞에 끼우고 ⇒ 보호복의 배기밸브에 장착
※ 공기가 새어나오지 않도록 단단히 조인다.

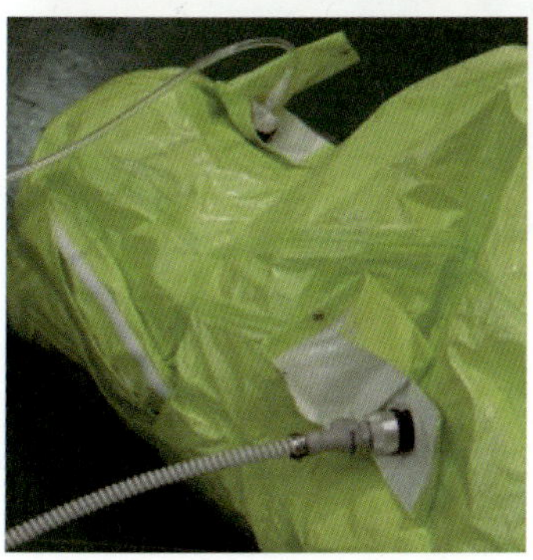

지퍼 닫음 ⇒ 테스트 키트에 연결.

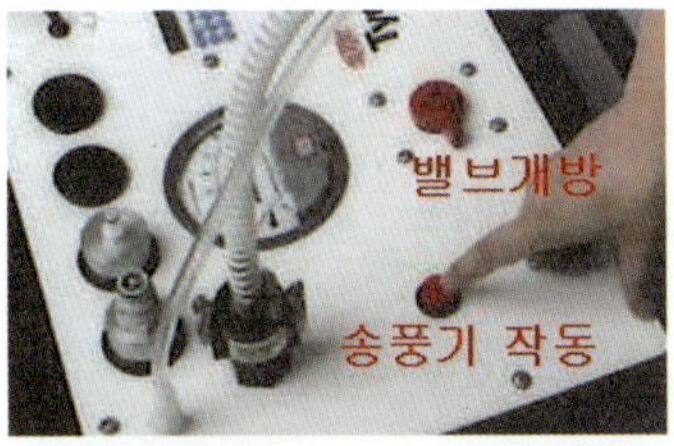


전원연결 ⇒ 밸브개방 ⇒ 송풍기 모터 작동

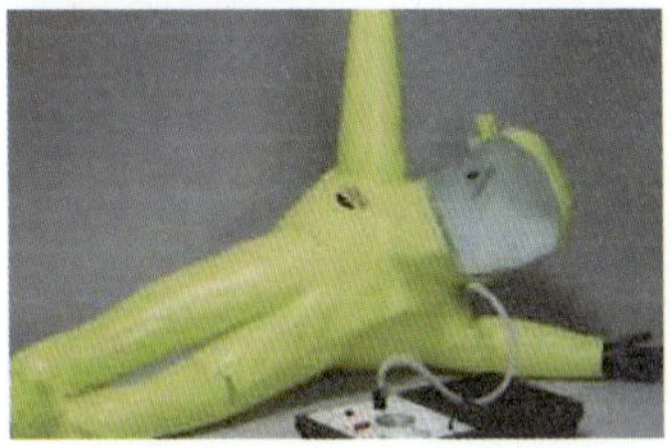

공기 주입
압력게이지 5(inH20)이상 ⇒ 밸브폐쇄 ⇒ 모터중지
1분후 기압 4(inH20) ⇒ 타이머 작동 ⇒ 4분 후 3.2(inH20) 이상이면 합격

☑ 화학보호복 착용법

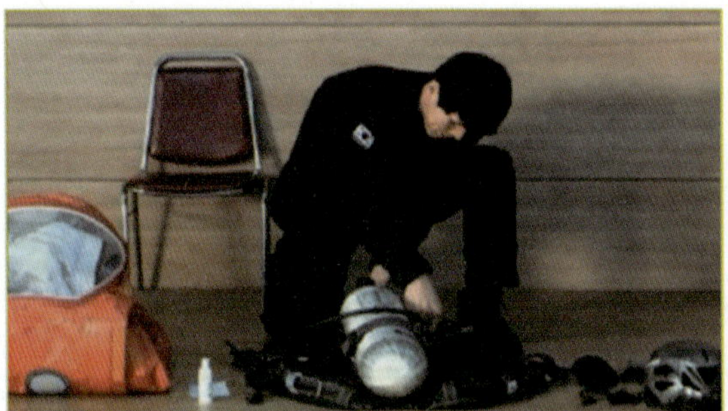

❶ 공기조절밸브호스를 공기호흡기에 연결한다.

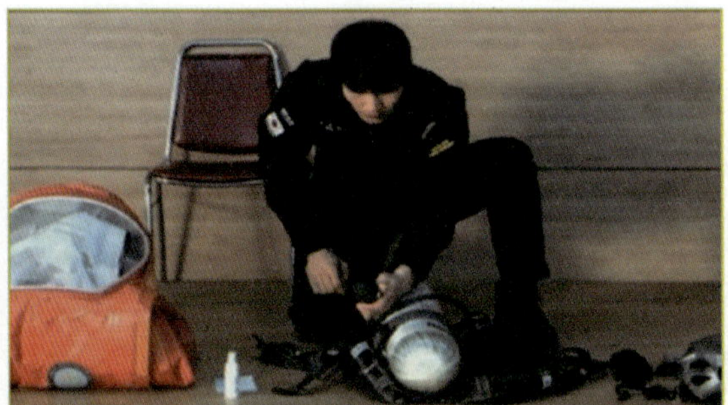

❷ 공기호흡기 실린더를 개방한다.

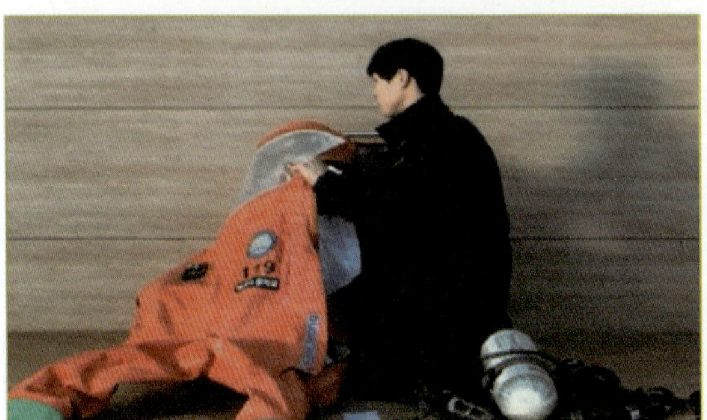

❸ 화학보호복 안면창에 성애방지제를 도포한다.
(손수건과 함께 휴대하는 것이 좋다.)

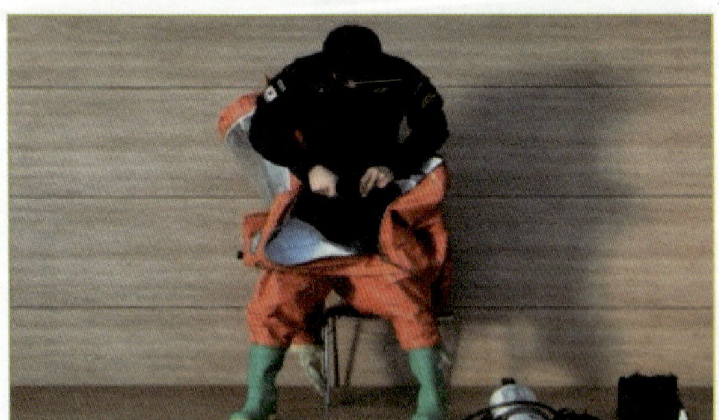

❹ 화학보호복 하의를 착용한다.

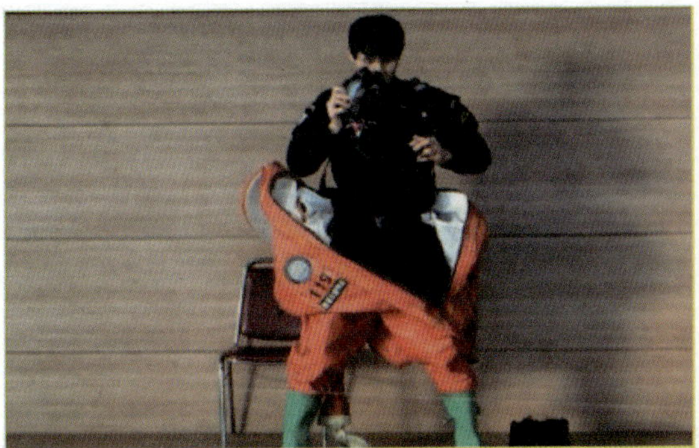

⑤ 공기호흡기 면체를 목에 걸고 등지게 착용한다.

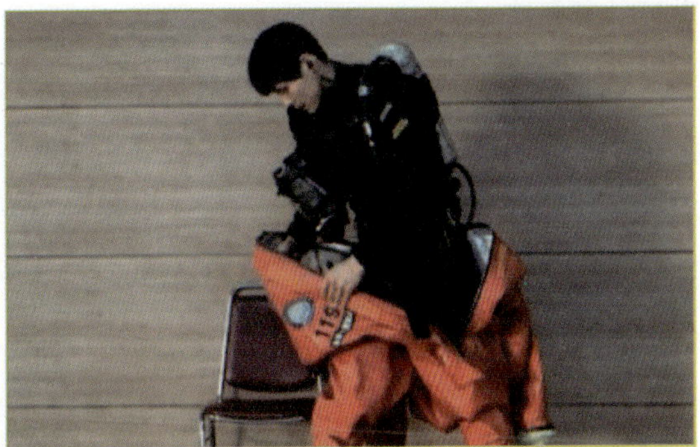

⑥ 무전기를 착용한다.

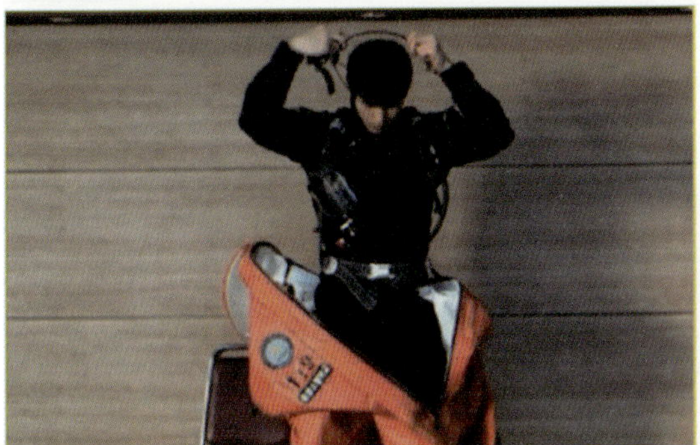

⑦ 공기조절밸브에 호스를 연결한다.

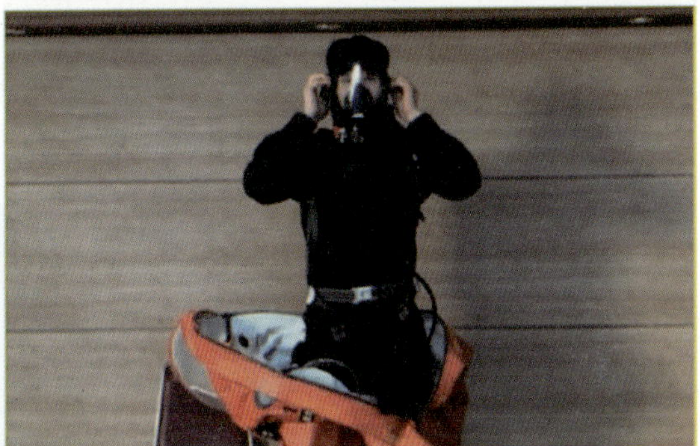

⑧ 면체를 착용하고 양압호흡으로 전환한다.

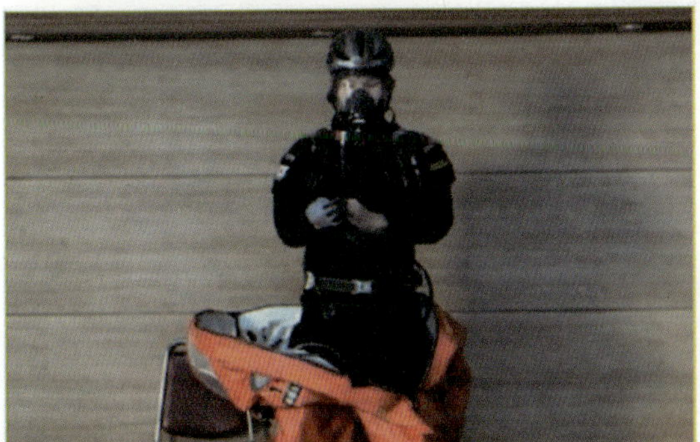

⑨ 헬멧과 장갑을 착용한다.

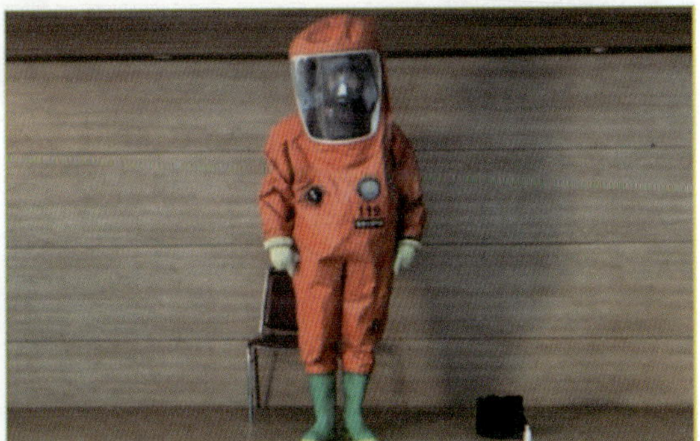

⑩ 보조자를 통해 상의를 착용 후 지퍼를 닫고 공기조절 밸브의 작동 상태 확인한다.

### ☑ 방사선 보호복

방사선으로부터의 보호는 물론 생화학 상황 시 보호복으로도 착용이 가능한 장비이다. 특수 합성섬유 재질로 방사능 입자로부터만 보호하는 기존의 방사선 보호복과는 달리 알파, 베타, X-선 및 저에너지 감마선으로부터도 보호가 가능하다. 부드러운 재질로 착용이 용이하며 뛰어난 열 분산기능이 있어 열적 스트레스를 최소화한다. 후드 일체형이며, 무독성 및 납이 포함되어 있지 않아 피부 또는 호흡기에 안전하며 특별한 처리 절차가 필요하지 않은 친환경적 제품이다. 내구성 관련 NFPA 1994 기준 이상이며 부틸 재질의 장갑과 마스크, 부츠로 구성된다. 오른쪽 그림의 조끼와 목보호대는 방사선 보호복이 아닌 일반 보호복을 사용할 때 안에 착용한다. 그러나 방사선 보호복은 방사능의 피폭으로부터 충분한 차폐 역할에 한계가 있으므로 이를 인정하고 장비를 너무 믿으면 안 된다(RI-100).

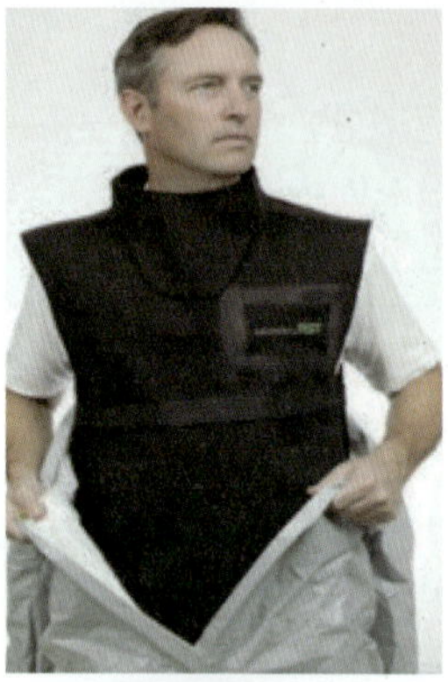
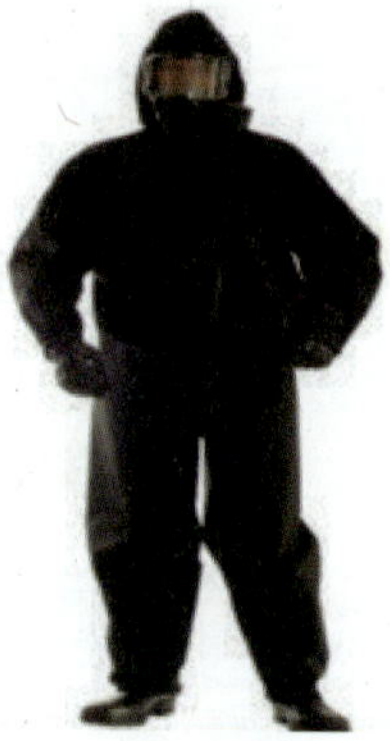
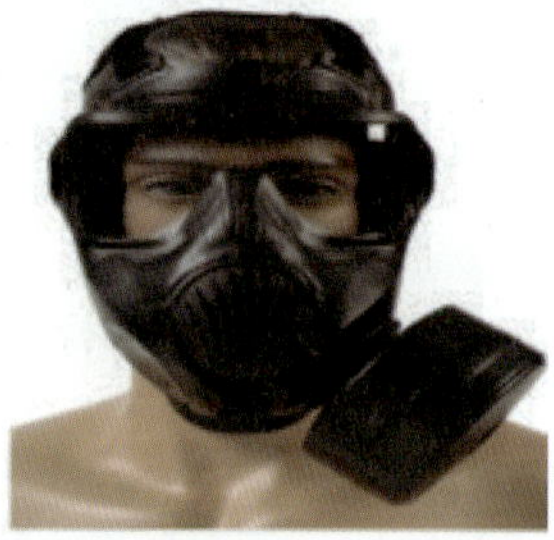
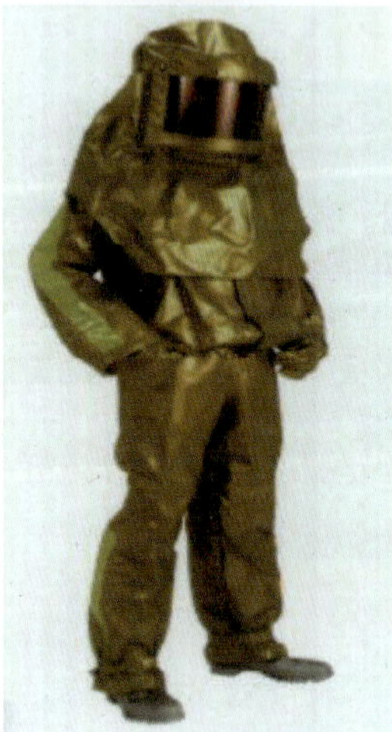
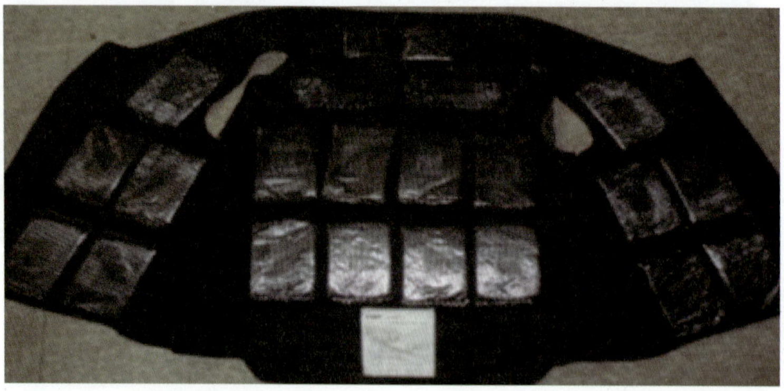

### ☑ 방폭복 보호복

EOD-9 방폭복을 신체에 적합하게 맞추기 위해 아래 표에 기재된 지침을 활용한다. 만일, 방폭복이 화생방핵물질에서 사용되면 반드시 추가 대책을 취해야 한다.

DFB-K

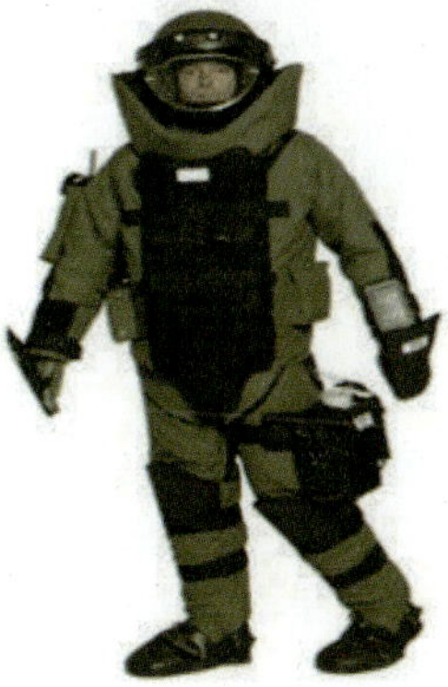

EOD-9 방폭복은 폭발 또는 폭파 사태와 관련 4가지 통상위협 중압, 분열, 충격 및 열에 탁월하고 골고루 균형 잡힌 보호를 제공한다.
방폭복은 착용대원의 최대 활동성, 유연성 및 시계(視界)를 유지하도록 한다.
아래 부수품을 포함한 다양한 부수품과 호환 가능하다
무선 통신 장비 – 화생 보호 내의 및 장비 EOD-9 방폭복은 신속 착용 및 탈의를 위해 후크 및 루프 찍찍이를 사용하고 있다.
후크를 가볍게 두드리면서 잠금을 확실히 하고 강한 접착 효과를 얻기 위해 루프 찍찍이를 손으로 확고하게 누른다. 후크 및 루프의 최대 표면 범위가 상호 일치 하도록 해야 한다.

긴급탈의 :

1. 전면(어깨)와 좌측 신속분리 고리를 집게손가락과 중지 사이에 움켜쥐고 힘차고 신속하게 양 고리를 밖(신체 앞 방향)으로 잡아당긴다.
2. 헬멧과 반바지, 냉각펌프 등을 제거한다.
3. 바지 가랑이 후면의 스냅단추 잠금을 분리 후, 슬라이더 부분 정지를 넘어 지퍼 고리를 위로 단단히 잡아당긴다. 지퍼의 양 측면을 맨 위에서 시서히 잡아당기면 지퍼는 자동으로 열리게 된다.

☑ 방폭복 착용법

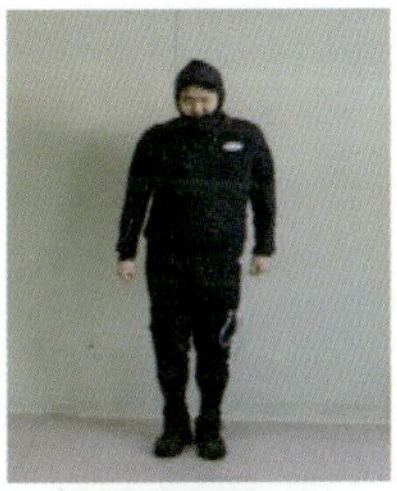

1. 내의 및 냉방내의(임의선택) 착용

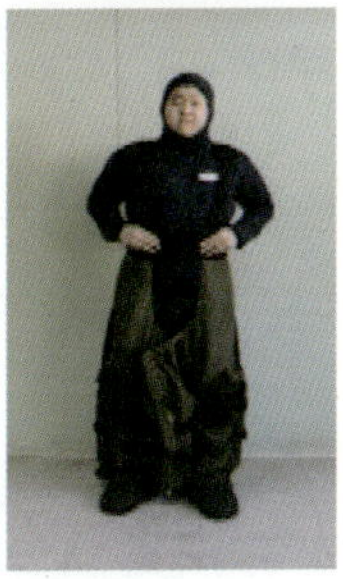

바지 지퍼를 잠그지 않은 상태에서 팔을 바지 멜빵 안으로 넣고 허리띠를 조이고 멜빵을 조절한다. 허리띠는 바지의 대부분 중량을 유지해야 한다.

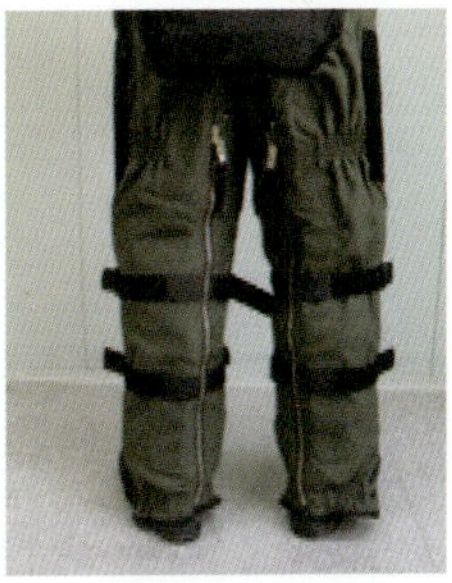

지퍼 슬라이더 스프링이 멈출 때까지 지퍼를 잠근다. 슬라이더 스프링 멈춤을 지나간 지퍼를 잠그면 지퍼가 열리게 되니 스냅을 채워 두어야 한다

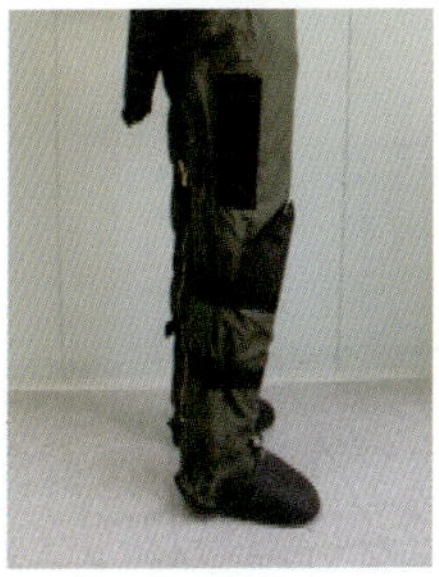

다리 끈을 조인다.

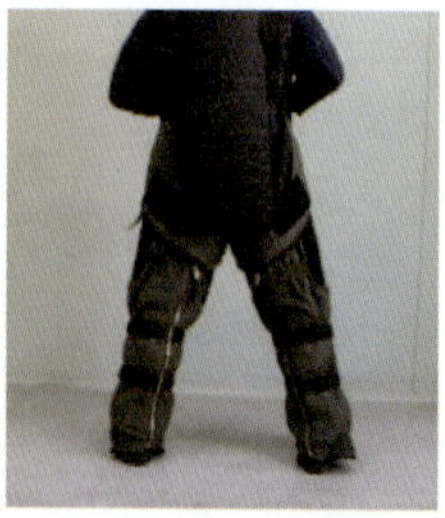

후면 보호대를 위로 올리고 바지 뒷부분의 후크 및 루프 찍찍이에 IGP(반바지) 한쪽을 채운다.

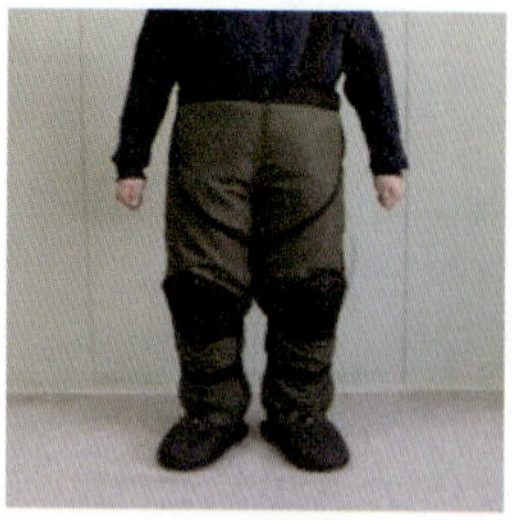

반바지를 양 다리 사이로 통과시켜 바지 앞부분 허리띠의 후크 및 스냅 단추에 반바지의 다른 쪽을 채운다.

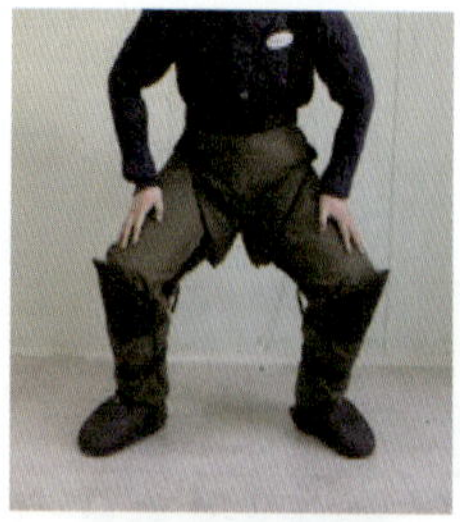

착용자가 몸을 쭈그리거나 또는 구부릴 때 여유 공간을 갖도록 아래 부분의 후크 및 루프 조절 끈을 부착해야 한다.

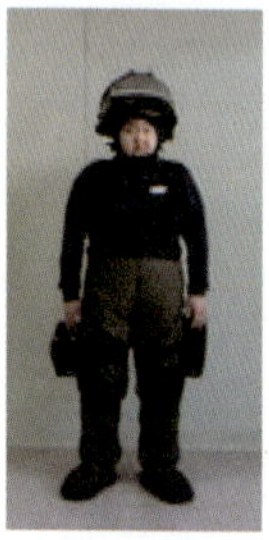

하의 착용 완료 후 헬멧을 착용한다. 임의선택 : 냉각펌프를 하의 좌측 후크 및 루프 패치에 부착하고, 유선 통신 시스템 케이블을 하의 우측의 후크 및 루프 패치에 부착한다.

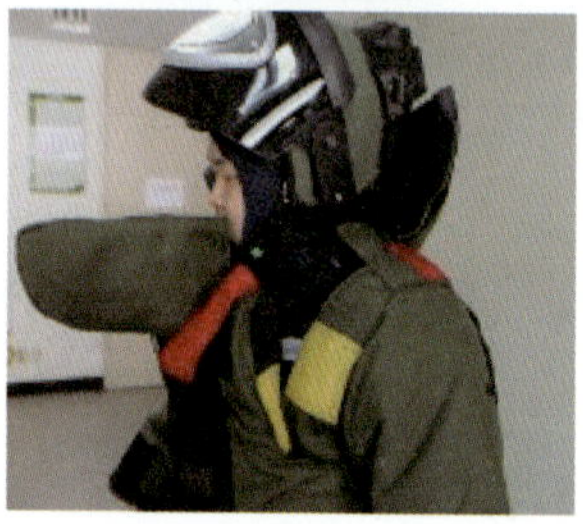

흉부 후크와 루프를 잠그고 빨강색 어깨 후크와 루프 찍찍이를 확실하게 부착한다.
중요사항 : 방폭복을 보호하기 위해 상의는 언제나 어깨를 잡고 들어 올려야 하며, 절대로 목을 잡고 올리지 말것

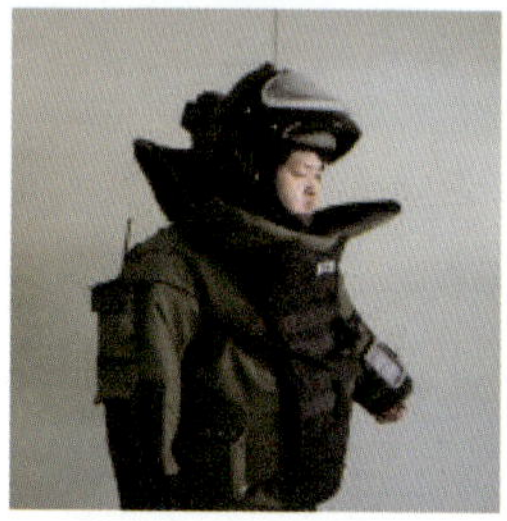

전원장치를 우측 주머니에 넣고 스냅단추를 채우고, 헬멧과 전원장치를 연결한다. (착용완료)

### ☑ 호흡보호장비

호흡보호구는 공기를 공급하는 방식에 따라 크게 두 가지로 구분되는데, 오염된 공 기를 여과하여 공급하는 방독면과 별도의 기구를 통해 신선한 공기를 공급하는 공기정화식 호흡보호구(APR, Air Purifying Respirator)로 나누어진다. 이러한 호흡보호구도 사고현장 상황에 맞게 보호수준을 조정해야 한다.

- 양압식 공기호흡기

  보통 양압식 공기호흡기는 소방관들이 화재진압 등 소방 활동 시 반드시 필요한 개인장비로써 가장 높은 수준의 보호를 요구하는 현장에서 반드시 필요한 장비이다. 현재 군, 환경부 등 여러 화학사고 대응유관기관에도 많이 보유하고 있는데, 자급식 호흡기(SCBA, Self-Contained Breathing Apparatus)와 밖에서 공기를 공급하는 에어라인 호흡기(SAR, Supplied AirRespirator) 등이 있다

**양압식 공기호흡기**

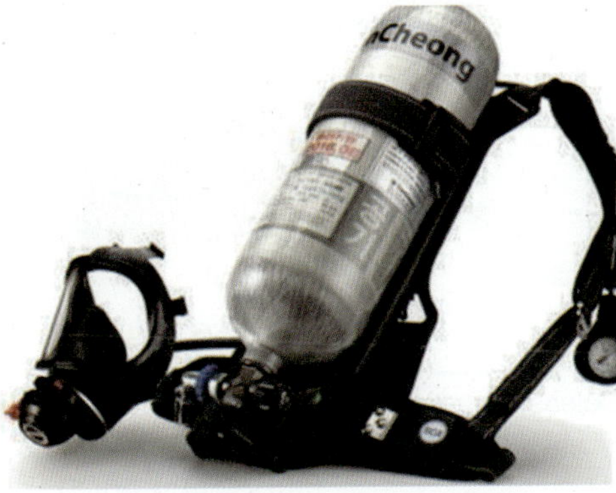

기술규격
용도 : 양압식 공기호흡기 면체내의 공기압력을 외부보다 높게 하여 외부 공기가 들어오 는 것을 방지
사용시간 : 약 50분( 300kgf/㎠ 까지 충전된 공기를 40ℓ/min 호흡)
무게 : 3.6kg(완충시 약 5kg)
실린더 내용적 : 6.8ℓ
최고 충전압력(FP) : 300kgf/㎠
내압 시험압력(TP) : 500kgf/㎠
최고 충전공기량 : 2,040ℓ

**화통 직결식 호흡보호구**

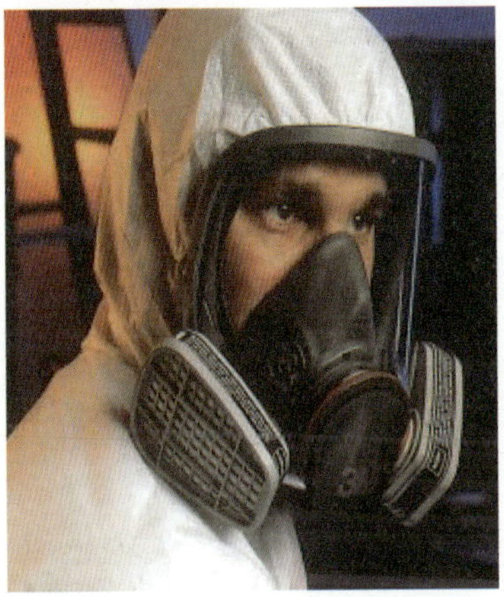

정화통 직격실 호흡보호구는 경량형 디자인으로 탁월한 시야를 확보하며 부드러운 재질로 되어 있어 편안하며 쉽게 머리끈을 조절하기가 쉽다. 또한, 사용시간이 제한되고 호흡 저항이 다소 있는 공기호흡기와 다른 쾌적함을 제공한다.
하지만 오염물질의 농도가 파악이 되지 않거나 산소 결핍의 가능성, 고농도에 노출된 환경에서는 공기 정화식 마스크의 사용이 금지되고 공기호흡기를 착용하여야 한다.
방독용 정화통은 5~20°A 사이의 미세세공이 잘 발달된 총 세공면적의 넓이가 탁월한 활성탄으로 만들어진다. 대부분의 가스/증기는 5~20°A 사이의 미세세공(micropore)에 흡착되며, Mesopore와 Macropore는 수질 정화 등 액체처리에 효과가 있다.

### ☑ 음압형 이송 들것

SARA, MERS, COVID-19 등 고위험성 병원체에 감염된 환자의 이송을 위해 음압 기능이 있는 들것의 필요성에 따라 휴대가 가능한 구조로 제작되었다. 대부분 배터리와 상용전원을 겸용으로 사용할 수 있는 구조이며, 음압을 유지하며 HEPA Filter를 통해 환기할 수 있도록 제작되었다. 이것은 격리기능과 운반기능이 통합되어 감염자 및 감염 의심 환자 이송용 장비로 생물학적, 화학적으로 오염된환자를 통한 2차 오염 확산을 차단하며, 동시에 최대한 안정적으로 이동할 수 있다.

[표 9-4] 음압형 이송 들것

| 구분 | | | |
|---|---|---|---|
| 제품사진 | 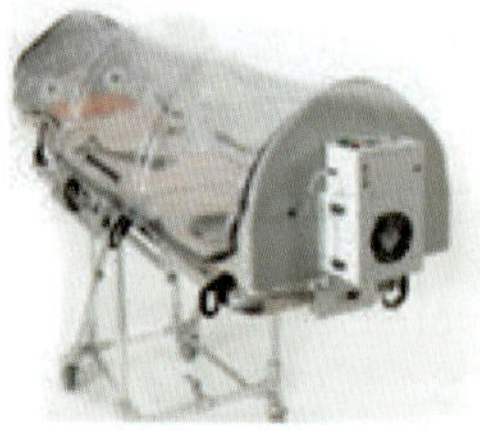 | 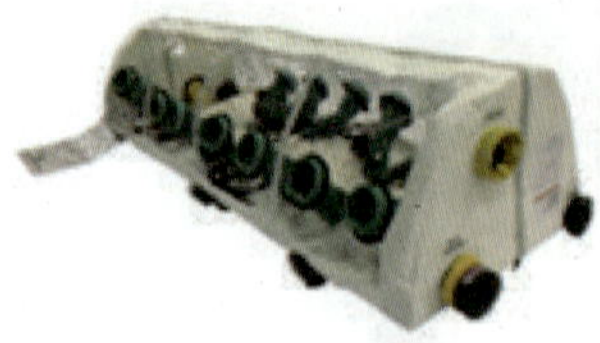 | 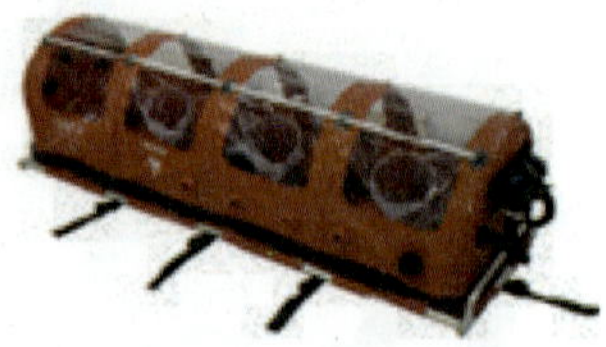 |
| 제조국 | 한국(WOSEM) | 미국(Air Boss Defense) | 체코(EGOZLIN) |
| EBV-30제품명 | WS-02 | ISO-POD | 바이오백 EBV-30/40 |
| 사이즈 | 1,930 x 550 x 400 (mm) | 2,100 x 750 x 500 (mm) | 203 x 64 x 56 (mm) |
| 중량 | 본체 3.2kg<br>(액세서리 포함) | 본체 8kg<br>(액세서리 포함 11kg) | 본체 17.5kg<br>(액세서리 포함 21kg) |
| 주 재질 | 본체 – PVC | 본체 – PVC / 글러브 – 니트릴 | 본체 – PVC / 글러브 – 니트릴 |
| 음압 성능 | –50Pa ~ 50Pa | 환기유량: 170L/min | –75Pa ~ 135Pa |
| 운전시간 | 약 6시간 | 약 6시간 | 12시간(기본 6시간) |

*환기 횟수 : 국가격리 병상지침 및 생물 안전지침서를 근거로 급기풍량 측정 및 실체적 계산치에 의해 계산하며, 바람량 측정은 KSF2807 규정에 근거

## 2) 화생방 탐지·분석장비

### (1) 화학(Chemical)

① CDS(Contained Detection System) Kit

암모니아, 염소 등 독성 화학물질의 농도를 복잡한 분석기기나 고도의 기술 숙련을 필요로 하지 않고 신속, 정확하게 측정하는 기기로 KITAGAWA 펌프, DRAGER 핸드 펌프 및 검지관 셋으로 구성되어 있다. 측정은 측정대상 가스용 검지관 양쪽 끝을 절단하고 펌프를 이용하여 일정량의 시료가스를 흡인하면 시료가스 중 측정대상 가스가 검지제와 즉각 반응을 일으켜서 입구 쪽부터 변색하며, 그 변색 층의 변색 끝부분 눈금에 의해 농도를 파악한다.

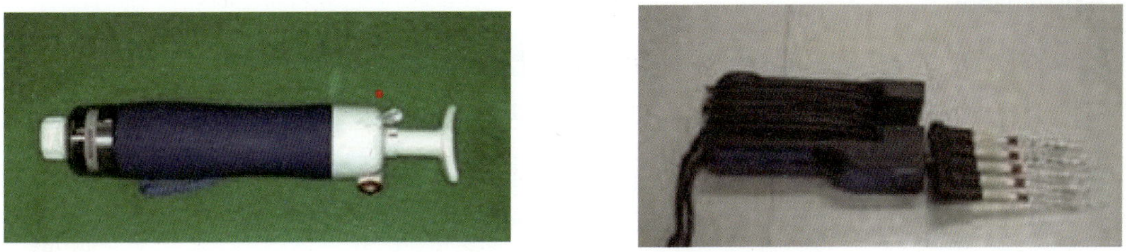

[그림 9-70] KITAGAWA 펌프, DRAGER 핸드펌프

- 검지관 목록

1. Ammonia(암모니아)
2. Arsenic trichloride(삼염화비소)
3. Bromine(브롬)
4. Chlorine(염소)
5. Acrolein(아크롤레인)
6. 2-chloroethanol(2-클로로에탄올)
7. Chloropicrin(클로로피크린)
8. Cyanogenchloride(염화시안)
9. Ethylene oxide(산화에틸렌)
10. Hydrochloric acid(염산)
11. Hydrogen cyanide(시안화수소)
12. Hydrogen fluoride(플루오르화 수소)
13. Methyl bromide(브롬화 메틸)
14. Methylchloric(염화 메틸)
15. Methyl isocyanate(메틸이소시아네이트)
16. Methyl ethyl ketone(메틸에틸케톤)
17. Phosgene(포스겐)
18. Phosphine(포스핀)
19. Sulfuric acid(황산)
20. Toluene(톨루엔)

암모니아, 염소 등 유해화학물질을 탐지할 수 있는 검지관은 종류별로 20여 개로 구성되어 있으며 각각의 색깔변화로 알 수 있는데, 아래 표는 대표적인 탐지가능 검 지관 목록과 예를 나타내었다.

대표적인 검지관

| | 암모니아 | 시안화수소 | 염소 | 플루오르화 수소 | 포스겐 |
|---|---|---|---|---|---|
| 검지관 | 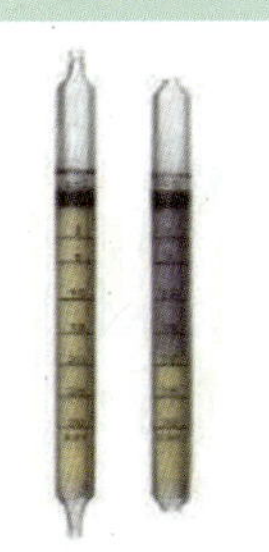 | 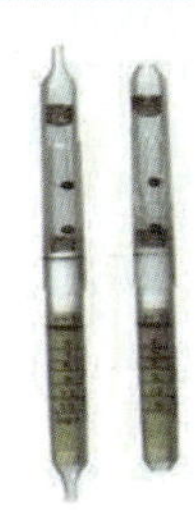 | 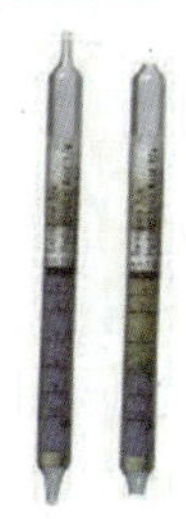 | 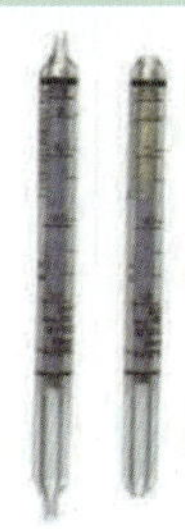 | 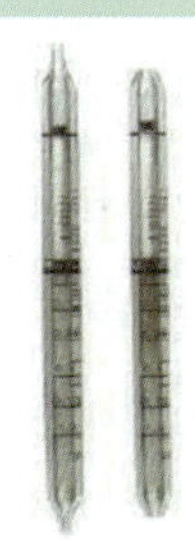 |
| 측정시간 | 1분 | 5분 | 2분 | 30초 | 6분 |
| 색깔변화 | 노랑→파랑 | 흰색→핑크 | 파랑→노랑 | 남보라→노랑 | 흰색→빨강 |
| 측정범위 | 2~30ppm | 0.25~5ppm | 1~10ppm | 10~90ppm | 0.02~1ppm |

② 암밴드(Armband)

유독성 화학가스의 존재를 초기대응팀이 현장에서 긴급히 경보를 취하기 위해 암 밴드를 팔뚝에 차기만 하면 즉시 화학가스의 존재를 판단할 수 있다. 고온 및 저온 그리고 습하고 건조한 환경 하에서도 사용하며 물속에 잠긴 후라도 잔류 물기를 털어내면 육안으로 화학가스를 탐지할 수 있다.

액상 샘플 없이 공기 중에 있는 유해 화학가스 및 증발기체의 탐지가 가능하며 현재 10개의 탐지 카세트까지 장착할 수 있다.

카세트 보존기간은 12개월(실내온도)이며 개봉 후 사용기간은 24시간이다. 사용 온도는 −30℃~50℃(습도 : 20~100RH)이다.

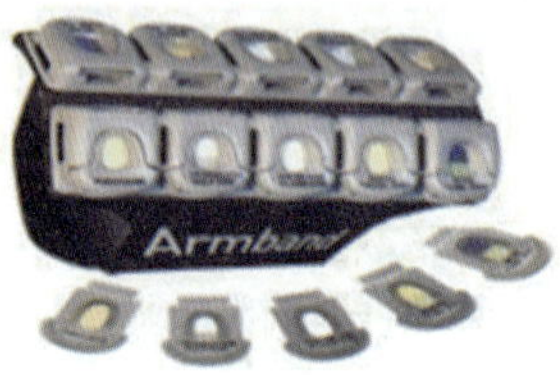


암밴드

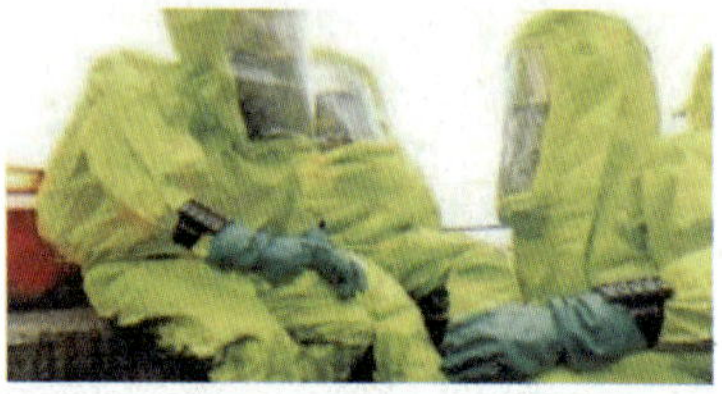

암밴드 사용

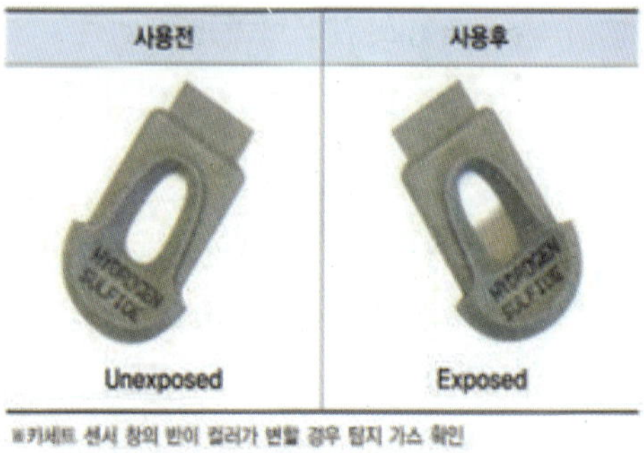
사용전
사용후
Unexposed
Exposed
※카세트 센서 창의 반이 컬러가 변할 경우 탐지 가스 확인

암밴드 카세트 변화

**[그림 9-71]** 암밴드

• 탐지물질

| | |
|---|---|
| 1. LOW PH(ACID) | 6. IODINE(요오드) |
| 2. HIGH PH(BASE) | 7. AMMONIA(암모니아) |
| 3. CHLORINE(염소) | 8. PHOSPHINE(포스핀) |
| 4. FLUORINE(플루오린) | 9. PHOSGENE(포스겐) |
| 5. HYDROGEN SULFIDE(황화수소) | 10. SULFUR DIOXIDE(이산화황) |

③ MiniMAX 4

개인용 가스측정기로써 대기 중에 잠재적으로 존재하는 O2, CO, H2S, 및 폭발성 가스를 측정하기 위해 제작되었다.

가스의 측정값과 사용 정보를 앞의 LCD를 통해 표시한다. 측정된 가스농도가 경보 설정값을 초과하면 고휘도, 고음량의 경보가 발생하여 사용자에게 위험을 알려준다.

본 기기는 센서의 자연적인 출력 감소를 자동으로 보상하여 주며, 온도에 의한 기기 이상 방지 및 센서 점검 기능이 내장되어 있다.

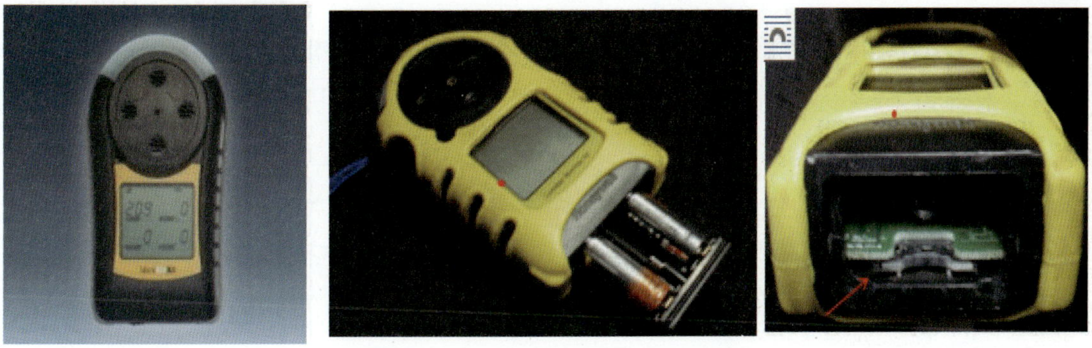

[그림 9-72] 배터리 및 메모리 유지/보수

④ HazMat ID 생화학분석장비

본 장비는 FT-IR 스펙트로미터 장비로서 각종 물질의 분석에 사용되는 전문장비이다. 본 장비는 액체, 고체, 가루, 젤 상태의 물질을 비파괴 방식으로 분석할 수 있는 장비이다.

본 장비의 핵심 부품은 다이아몬드 크리스털을 이용한 광학센서이며, 이 센서를 통과하는 빛의 파장을 분석하여 물질을 탐지하는 광학분석기이다. 5,000가지 저장된 데이터를 가지고 분석물질과 비교하여 가장 근접한 데이터와 정확노를 표시한다. 그리나 물을 함유한 물질은 분석이 다소 제한된다는 단점이 있다.

각 부분별 명칭

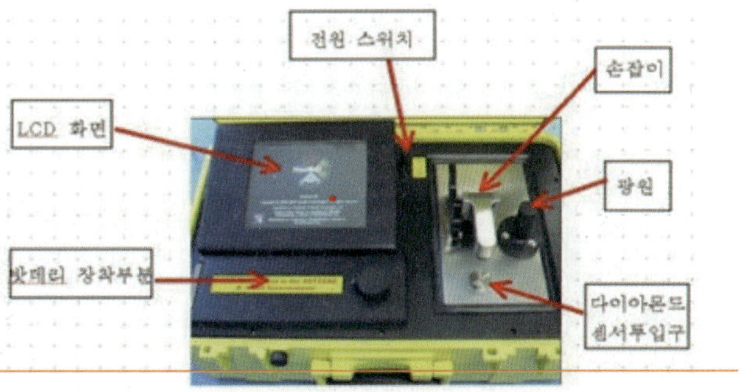


[그림 9-73] 생화학분석장비

⑤ HGVI

HGVI(Hazardous Gas and Vapor Identifier) 장비는 높은 수준의 긴급대응팀을 위한 장비로 개발되었으며, 대상물질을 탐지, 분석, 식별할 수 있도록 TICs 대응능력을 제공한다. HGVI 장비는 기본적인 IMS 원리 및 Photoionization Detector(PID), 그리고 Taguchi Gas Sensors(TGS) 기능을 탑재한 다기능 탐지

장비이다.

휴대용으로 3.4kg의 가벼운 무게로 제작되었으며 사용자가 용이하게 현장에 운반, 사용이 편리하며 어깨끈 및 이중 손잡이 기능을 지원하며, 상황종료 시 쉽게 현자에서 철수가 가능하며 장비의 외부표면을 세척함으로써 제독이 완료된다.

HGVI는 긴급대응팀이 사용하기 용이하게 간단한 동작으로 사용할 수 있도록 제작되었다. LCD 스크린은 자동으로 조도에 따라 조절되며 사용자가 쉽게 이해할 수 있도록 제작되었다. 내장된 소프트웨어는 한 손으로 모든 조작이 가능하도록 제작되었으며, 모든 환경에서 사용할 수 있도록 편리하게 사용할 수 있다.

가. 시스템 구성과 기능

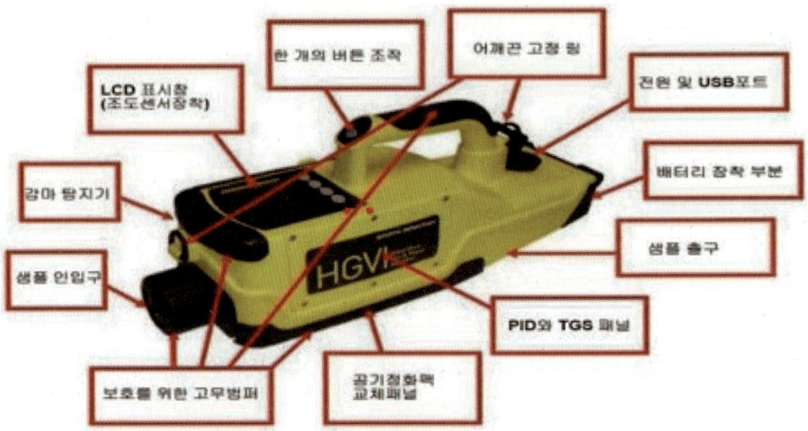


**[그림 9–74]** HGVI 시스템 각 구성과 기능

HGVI의 첨단 소프트웨어는 각각의 내장된 센서들이 보다 정밀한 탐지 분석 측정이 가능하도록 제작되었다. 이는 IMS 기술과 함께 구성된 각각의 물질에 대한 보다 정확한 탐지를 위하여 기본 장비들보다는 획기적으로 개선된 기능들을 포함하고 있다.

⑥ EM-640

혼합물을 분리 · 이온화하여 유기화학물질을 분석하는 장비로써 차량에 탑재하여 운용한다. 비록 휴대는 불가능하나 사고 시 약 4만여 종의 유해화학물질을 분석할 수 있다.

현재 중앙119구조본부 화학분석제독차에 탑재되어 운용되고 있다. 사고 시 양압 설비가 되어 있는 차량 내부에서도 차량 밖의 유해화학물질을 채취하여 분석할 수 있게 되어 있어 대원 안전에 효과적인 장비이지만, 분석 완료까지 약 1시간여에 걸쳐 이루어지게 되어 장시간이 소요되는 단점이 있다.

EM-640의 조작은 다소 복잡하다고 할 수 있다. 세팅 절차와 다소 긴 예열시간 및 분석시간 등의 문제로 주기적인 숙달훈련을 가져야 할 것이다.

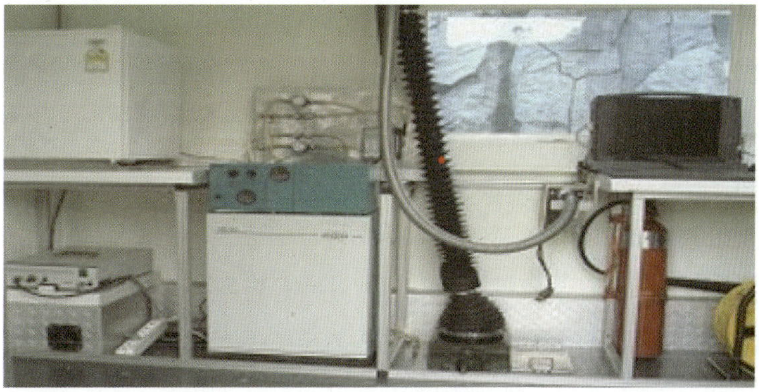

[그림 9-75] 화학분석제독 차량 내 EM-640

### (2) 생물학(Biological)

#### ① BT-650

BT-650은 낮은 전력으로 공기 중의 생물체 및 포자, 기타 미량의 물질들을 용액화시키는 시스템이다. BioCapture Air Sampler 는 Rotating impactor Technology를 기반으로 공기 중 입자를 포집한다. Rotating impactor/impeller는 collection zone을 통과하는 와류형태의 Water based의 collection 용액으로 입자를 포집한다.

BioCapture 650은 바이오 에어로졸 포집 및 농축의 최고효율을 가지도록 개발되었다. 650 시스템은 공기유속, 포집효율, 농축계수, 배터리 수명, 시스템의 합리성 및 샘플링하는 시간을 사용자가 조절할 수 있도록 개선되었다. 650 시스템은 현장 및 잔류장소에서 병원성 미생물의 포집에 최적화된 시스템이며, 온도에 의한 기기 이상 방지 및 센서 점검 기능이 내장되어 있다.

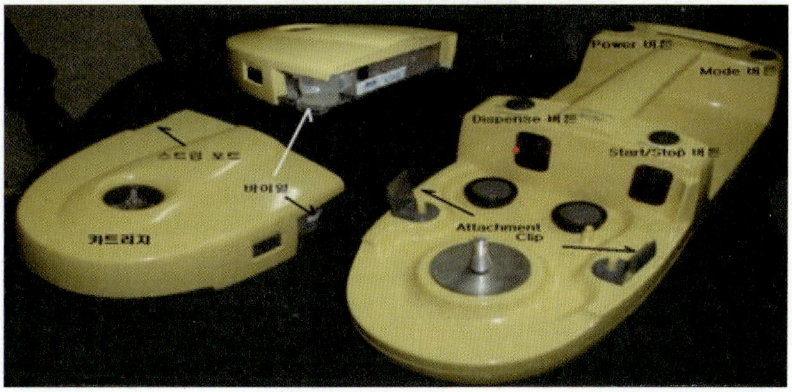


[그림 9-76] 부분별 명칭

### (3) 방사능(Radiological, Nuclear) 측정장비

#### ① 방사능/선 측정기(RDS-110 Survey Meter)

RDS-110은 마이크로프로세서가 내장된 γ(감마)선, X(엑스)선, β(베타)선을 측정하기 위한 다목적 Survey Meter이다. 다양한 기능과 내구성 때문에 군, 민방위 그리고 산업적 용도 등 넓은 범위에서 사용된다.

할로겐 가스가 충진되고 에너지 보정형 GM-Tube는 마이크로프로세서 기술과 결합되고 진보된 계수 알고리즘의 사용으로 낮은 자연 방사선장에서도 신뢰할 수 있는 응답을 제공한다.

RDS-110에는 오염도 측정이나 원격조종 측정을 위한 외장형 β Probe의 cps에 대한 알람이 울리는 임계값을 설정할 수 있다. 소리 알람은 프로그램 된 임계치를 초과하는 선량률, 누적 선량이나 cps로 설정된다. cps 알람은 오직 외장형 베타 Probe를 연결했을 때만 작동된다. 알람은 작동되지 않게 할 수 있다.

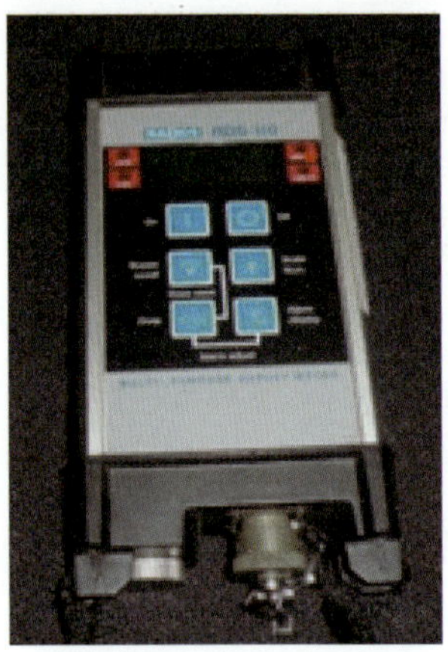


[그림 9-77] RDS-110

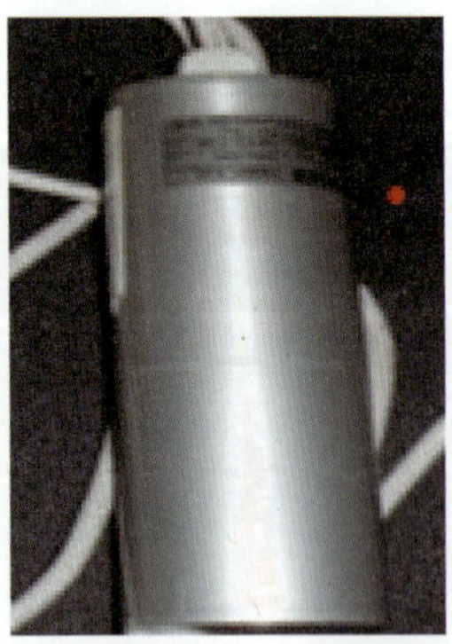

[그림 9-78] GMP-12H

| GMP- | GMP- |
|---|---|
| 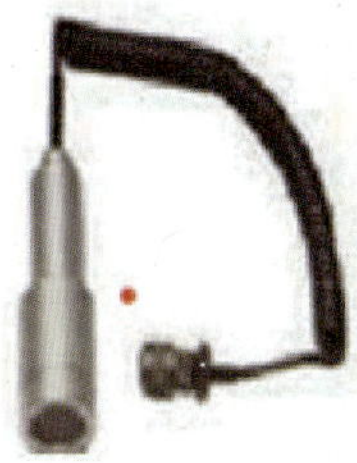 | 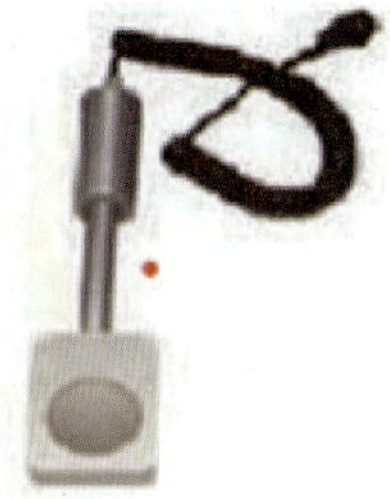 |

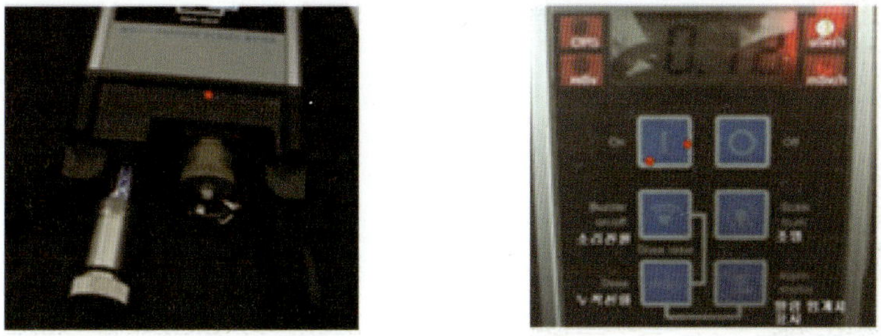

[그림 9-79] 배터리

② 개인선량계

DMC 2000S

방사능 위험지역(Hot Zone)에 출입하는 자는 위험지역 안에서의 피폭선량의 측정을 위해 개인모니터를 상시 착용하지 않으면 안 된다. 외부피폭선량 측정용 개인모니터는 개인선량계이며 필름배지, 열형광선량계(TLD), 유리선량계, 직독(직독)식 선량계 등이 있다.

직독식 선량계는 사용자 자신이 현장에서 선량을 읽을 수 있도록 되어 있는 선량계로서 피폭의 자기관리나 경보음을 이용한 방사선 작업의 관리 등에 이용되고 있으며 보조선량계라고 불려지고 있다. 모든 위험지역에 출입하는 대원은 기본선량계를 착용해야만 한다. 개인선량계의 착용 위치는 가장 많이 피폭될 부분을 대표하는 위치로 되어 있으며 보통 흉부(여자는 복부)이다.

개인선량계를 착용할 때에 선량계의 표면과 이면을 잘못 분별하는 일이 없도록 주의하여야 하며, 사용 중에 빠져서 떨어지는 일이 없도록 작업복의 포켓 등에 확실하게 장착한다. DMC 2000S의 경우 몸체가 바깥쪽을 향하도록 설계되어 있다.

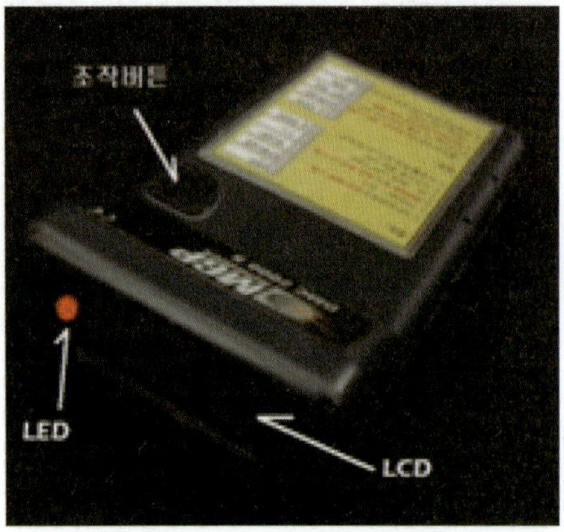


[그림 9-80] 개인선량계

## 10 생활구조

구조장비 중 일반구조장비는 개방장비, 조명기구, 총포류, 동물포획장비, 일반구조 통신장비, 이송 및 안정장비, 그 밖의 일반장비 7가지 소분류로 구분하고 있다.

### 1) 개방장비

#### (1) 승강기 비상키

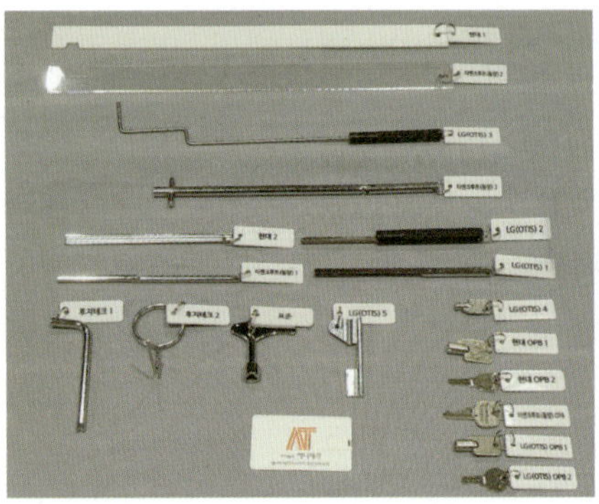

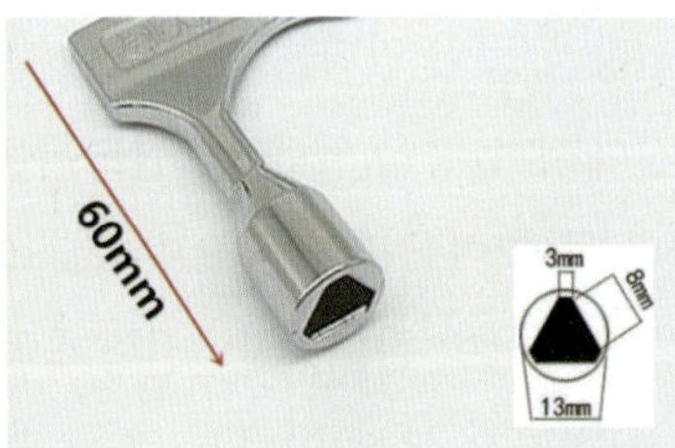


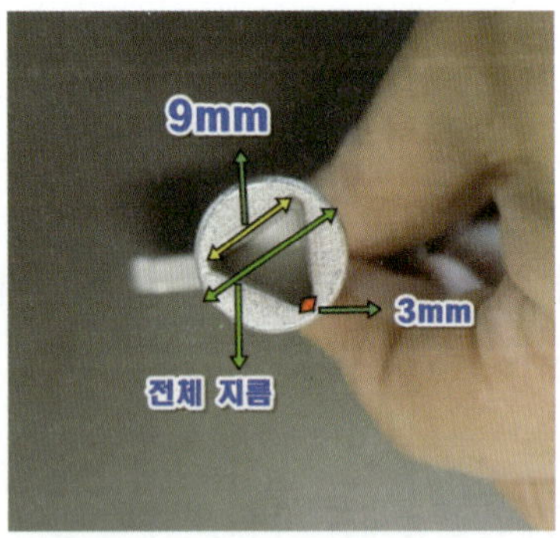


ㅁ용도

화재 발생 시 또는 정전으로 인한 엘리베이터 정지 시 문 개방용으로 사용하는 장비

ㅁ주요제원

- 구성품
  - 블로

– 마스터키 19종 세트
- 제품 특징
  – 마스터키 세트
  – 총 19종 구성
  – 현대 4종, 동양 5종, LG 6종 등

### (2) 차량 문 개방기

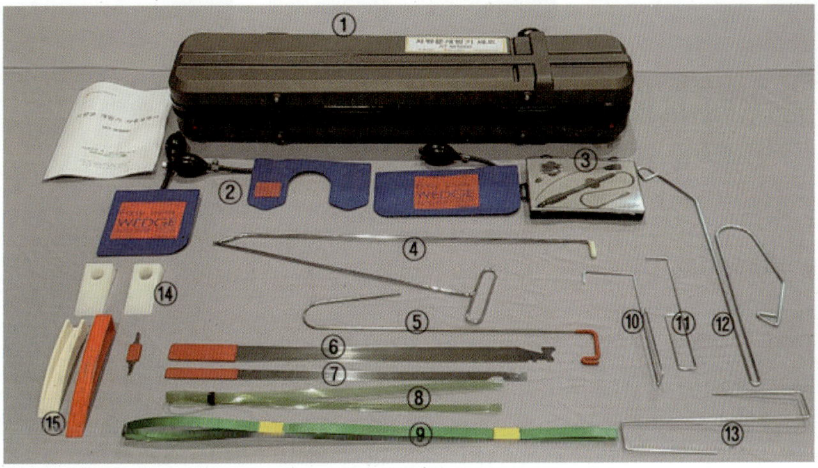


□ 용도

화재 발생 시 또는 정전으로 인한 엘리베이터 정지 시 문 개방용으로 사용하는 장비

- 제품 특징
  – 밝은 노랑색으로 되어 있는 개방기는 어두운 곳에서도 작업이 용이하게 되어 있으며, 끝에는 실리콘 고무코팅(야광)으로 제작하여 미끄러짐 없이 문을 개방할 수 있음
  – 약 20°꺾여 있는 개방기는 작업을 쉽고 신속하게 처리할 수 있으며 접이식 방식으로 사이즈가 컴팩트함
  – 문 개방의 원활한 작업을 위해 쐐기와 에어백을 갖추었고, 다른 종류의 개방기도 포함하여 어느 차량이든지 쉽게 작업을 할 수 있음
  – 좁은 공간도 비춰주는 전용 조명등이 있어 어두운 곳에서도 쉽게 작업이 가능함
  – 하드케이스 소재의 전용가방으로 내용물을 안전하게 보관할 수 있음
  – 샷시유리창 개방기 2종이 포함되어 있음

### (3) 방화문 해정기

방화문 해정기는 긴급상황 발생 시 방화문 강제개방용으로 사용되며 해정기 중간 몸체 내 해정공구가 결합되어 있고, 화재현장에서 파괴기구로 병행사용이 가능하다.

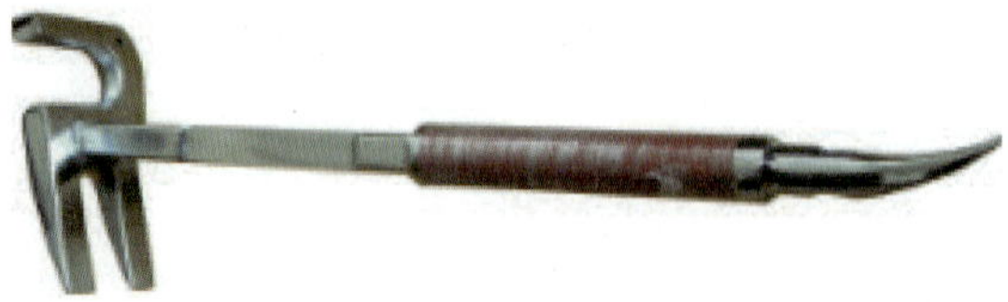

[그림 9-81] 현관문 강제개방

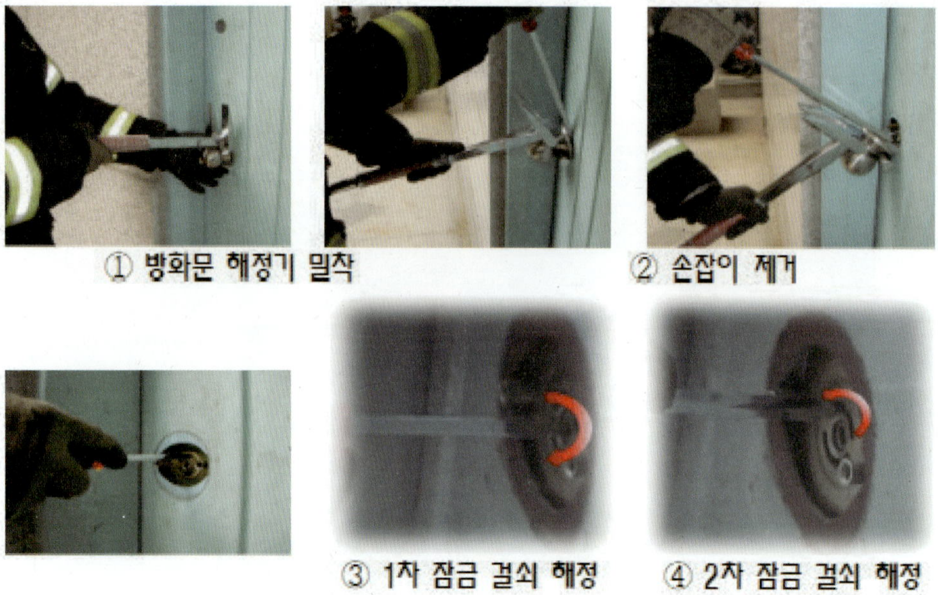


[그림 9-82] 방화문 해정기를 활용한 강제개방

## 2) 동물포획장비세트

소방청이 공식적으로 지정한 동물폭획 활동의 동물로 벌집, 멧돼지, 뱀을 들고 있다.

▫ 동물포획 현장대응 원칙

동물포획의 목적은 주민의 안전한 보호에 있다. 사람의 안전에 위협이 되는 동물은 포획되어야 한다. 하지만 포획활동에 앞서 출동한 대원의 안전도 병행되어야 하며 안전을 무시한 현장 활동은 지양되어야 한다. 따라서 출동대원의 안전이 확보된 상태에서 동물포획을 통해 생활 민원을 해결하는 것을 원칙으로 한다.

▫ 공통 현장대응 사항

① 동물포획을 위한 현장 활동 등은 현장지휘관의 승인 하에 반드시 대원의 안전이 보장된 상태에서 이루어져야 한다.

② 동물포획 출동대원은 지휘자, 주 포획대원, 추격대원, 보조 포획대원, 안전통제대원으로 편성하여 운영한다, 지휘자, 추격대원, 포획대원은 현장안전 통제 요원의 임무를 같이 수행할 수 있다.

③ 현장에 도착하면 공동마을, 아파트 관리실, 소방차량 등의 방송시설을 이용하여 전체 주민에게 알려 안전통제를 실시한 후 현장 활동에 임한다.

④ 안전통제는 안전라인 등을 설치하며, 신고자 또는 주민의 협조를 받아 통제한다.

⑤ 현장 활동대원은 동물포획 시 안전사고를 방지하기 위하여 안전장비를 완벽히 착용 후 작업에 임한다.

⑥ 마취총 사용 시는 발사거리 이내에 사람이 없는 것을 반드시 확인하고 지휘자의 지시에 따라 발사하여야 한다.

⑦ 그물망 또는 포획망, 포획틀 등을 이용한 포획방법을 우선 고려하고 부득이한 경우 마취제를 활용한 포획방법을 고려하는 등 동물에게 고통이 적은 방법을 우선하여 선택한다.

⑧ 철수 시 발사된 마취제 주사기는 회수하는 것을 원칙으로 하여, 철수 후 주민들이 주사기에 찔리는 사고와 같은 2차 안전사고를 미연에 방지한다.

⑨ 동물포획 활동 중 대원이나 주민들의 안전사고가 발생하면 작업을 중단하고, 안전통제선 밖으로 대피하여 즉시 응급처치 후 구급대의 협조를 받아 병원으로 이송한다.

❗ 동물에게 물릴 시 공수병, 파상풍, 세균감염 등의 우려가 있어 응급조치 후 즉시 병원이송을 원칙으로 한다.

⑩ 물림 사고를 일으킨 동물은 포획 후 약 14일 정도를 관찰하도록 한다.

❗ 일반적인 공수병은 약 10일, 파상풍은 약 14일 이내에 발병한다.

### (1) 마취총

에어블루건

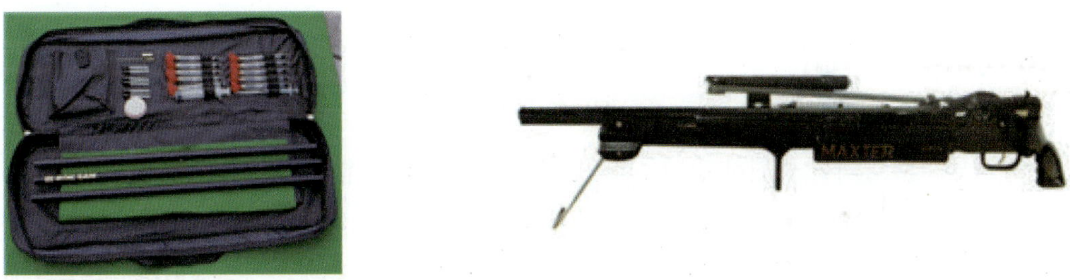

**[그림 9-83]** MAXTER 3-DS

□ 용도

유해 동물 및 유기견을 포획할 때 사용(마취)하는 장비

- 제품 특징
  - 사용 조작법이 단순하며 총포류 허가 제품이 아니하다.
  - 입으로 불어서 발사하는 방식이므로 개인간의 정확성 및 거리가 상이하다.

• 주사기 사용법

1. 주사기 뒤쪽 빨간 깃털을 빼고 눈금이 없는 쪽의 고무바킹을 밀어 압축을 푼다.
2. 눈금이 있는 쪽을 압축기에 있는 철사로 약을 넣을 만큼 후퇴시킨다.
3. 약을 넣고 바늘을 끼우고 바늘에 있는 구멍을 고무로 막는다
4. 압축기로 주사기에 밀어서 압축을 시킨다.

❗ 주의: 사람이 없는 쪽으로 밀어서 압축시킨다.

ㅁ 럼푼주사액 사용 용량

– 말: 100kg당 4ml 주사람

– 개: 체중 10kg당 1.5ml를 근육(다리부분)에 주사함

❗ 배부분에 주사금지: 마취가 잘되지 않음. 보통 2.5~3cc 정도 주사해야 마취가 잘됨

ㅁ 용도

– 유해동물 및 유기견 등을 포획할 때 사용(마취)하는 장비

ㅁ 주요제원

• 구성품

– 블로우 건 발사기 본체 – 중량: 700G 재질: 알루미늄 크기: 415x126x45mm

– 충전용 공기펌프

– 주사기(3cc, 6cc), 바늘 럼푼주사액, 압축기

– 유효사거리: 10m, 최대사거리: 25m당 이상

– 충전방식: 공기압축식

– 건 사용시 적정압력: 0.5mpa

• 제품 특징

– 6cc용 봉과 3cc용 봉을 함께 사용할 수 있도록 제작되었다.

– 공기펌프로 공기를 충전하기 때문에 안전하고, 큰 소음이 없다.

– 입으로 불 때보다 속도, 정확성, 거리가 향상되었다.

– 사용 조작이 단순하며 총포류 허가제품이 아니다.

• 주사기 사용법

1. 주사기 뒤쪽 빨간깃털을 빼고 눈금이 없는 쪽의 고무박킹을 밀어 압축을 푼다.
2. 눈금이 있는 쪽을 압축기에 있는 철사로 약을 넣을 만큼 후퇴시킨다.
3. 약을 넣고 바늘을 끼우고 바늘에 있는 구멍을 고무로 막는다.
4. 압축기로 주사기에 밀어서 압축을 시킨다.

❗ 주의: 사람이 없는 쪽으로 밀어서 압축시킨다.

ㅁ 럼푼주사액 사용 용량

– 말: 100kg당 4ml 주사함

– 개: 체중 10kg당 1.5ml를 근육(다리부분)에 주사함

! 배부분에 주사금지: 마취가 잘되지 않음. 보통 2.5~3cc 정도 주사해야 마취가 잘됨

### (2) 벌집 제거 장비

벌 쏘임으로 인한 과민성 쇼크, 동물에 물릴 위험 상존하므로 구조활동 시 구조활동자 및 주변인의 안전을 최우선하여 작업하여야 한다. 특히 동물 포획 중 난동에 따른 주민사상, 시설물 훼손 발생 우려가 되며, 벌 제거 활동의 경우 작업도중의 일부 벌이 주위에서 구경하는 시민에게 날아갈 수도 있으니 주의한다. 벌 제거용 스프레이 등을 이용하여 화염으로 벌집 제거 시에는 화재의 발생 가능성이 있다. 특히 지붕, 처마 및 땅벌의 집의 경우 과도한 스프레이 사용 후 불을 붙여 화염으로 벌집 제거 시에는 화재가 일어날 우려가 크므로 다른 방법을 사용하기를 권장한다. 또한 사다리를 이용한 중 작업 시 추락 등 2차 피해 발생이 우려되므로 주의하도록 한다.

말벌보호복의 경우 땀의 배출이 되지 않으며 작업의 시기가 주로 한여름의 낮이 많으므로 특히 체온관리, 탈수 등을 유념하여 작업자의 휴게시간, 수분보충 등을 관리하여야 한다.

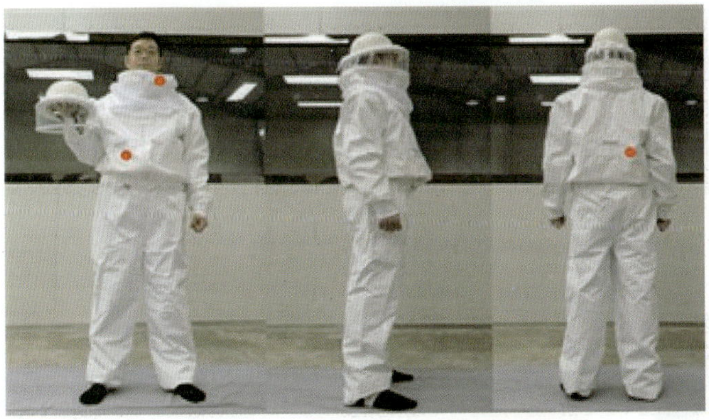

말벌보호복

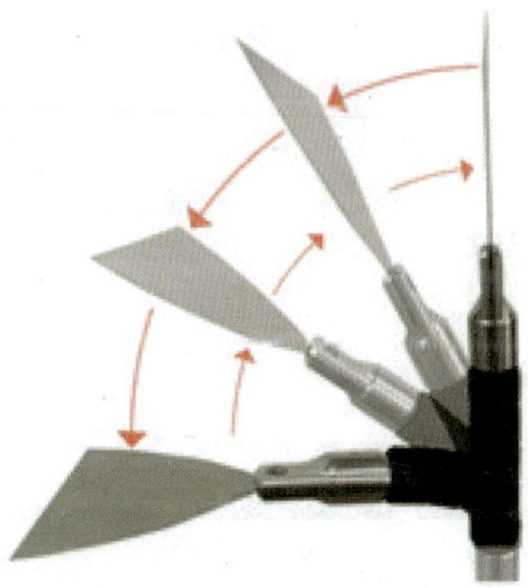

말벌제거장비

[그림 9-84] 말벌 제거 장비

□ 용도

– 옷을 착용 시 투피스, 말벌 제거 작업 시에는 원피스타입으로 작업할 수 있다.

– 발고리로 벌의 침투를 차단하고 신발걸이밴드를 이용해 2중으로 완벽하게 말벌을 차단한다.

□ 주요제원

• 구성품

– 재질 : 특수가공나일론, PVC나일론코팅, 폴리에스테르 Mesh, 폴리카보네이트(헬멧)

– 사이즈 : Free Size (160cm~190cm까지 착용 가능)

– 색상 : White (단일 색상)

• 제품 특징

– 안면부의 완전분리가 가능하여 전용세제를 이용한 방호복의 세탁이 용이

– 목부분에 말벌의 공격을 막기 위해 특허받은 심초사 원단을 포함함 4중 구조로 됨

– 넓은 시야를 확보한 안면부의 안쪽은 Anti-Fog 코팅을 하여 김서림을 방지하고, 외부는 Hard 코팅을 하여 잔기스가 발생하지 않음

– 헬맷은 7,000v 미만의 전압에 한하여 착용부의 감전을 방지

– 벌집 제거 시 사용되는 보호복의 종류

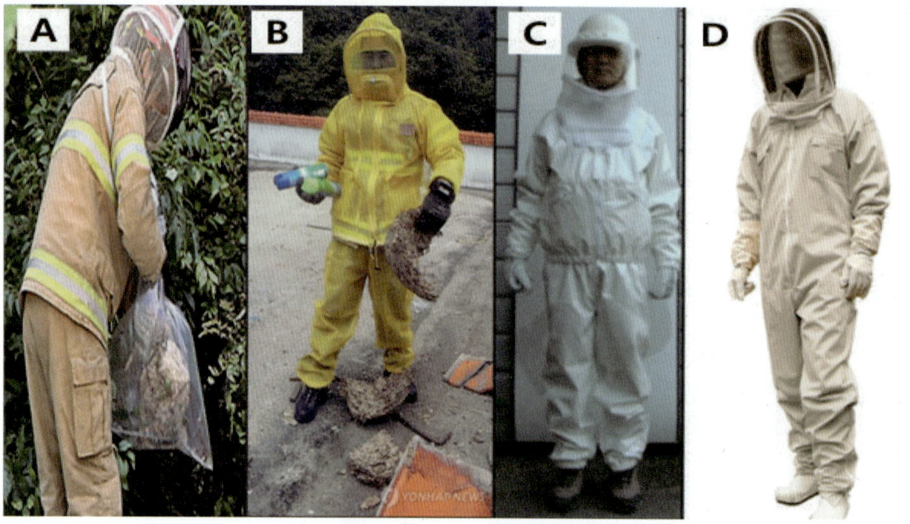


**[그림 9-85]** 말벌 제거 보호복 종류

– 말벌전용 보호복, 보호용 장갑, 보호용 신발의 구성

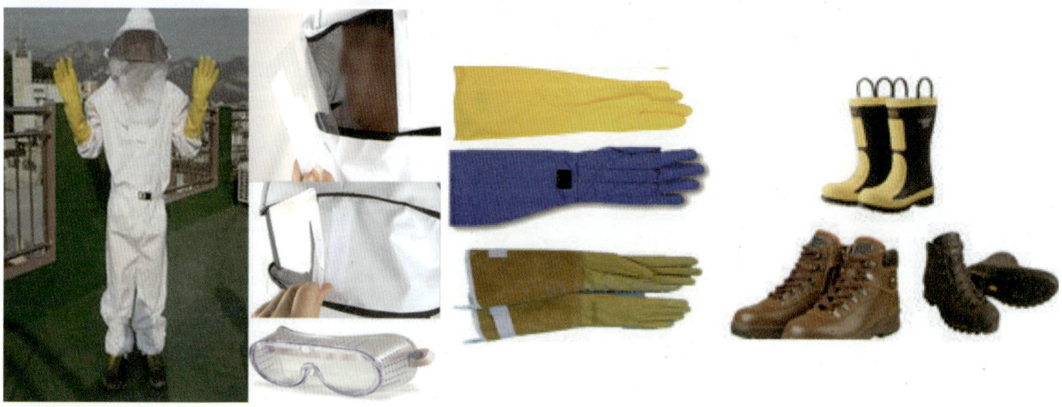

말벌전용 보호복
안면 보호대
보호용 안경
(헬멧, 본체, 장갑, 신발 일체형)

보호용 장갑
말벌제거 전용장갑

보호용 신발
말벌제거 전용 신발

**[그림 9-86]** 개인 보호 장비

– 에피펜(성인용 epinephrine)

벌에 쏘였을 시 말벌 벌독 알레르기 증상으로는 속이 메스껍고 울렁거림, 구토, 설사, 어지러움, 전신 두드러기, 쏘인 부분이 심하게 부어오르면서 호흡곤란 등이 있다. 특히 알레르기로 인한 '과민성 쇼크'발생이 가능성이 있다.

소방에서 벌쏘임으로 쇼크 증상이 있는 경우 사용하도록 한다.

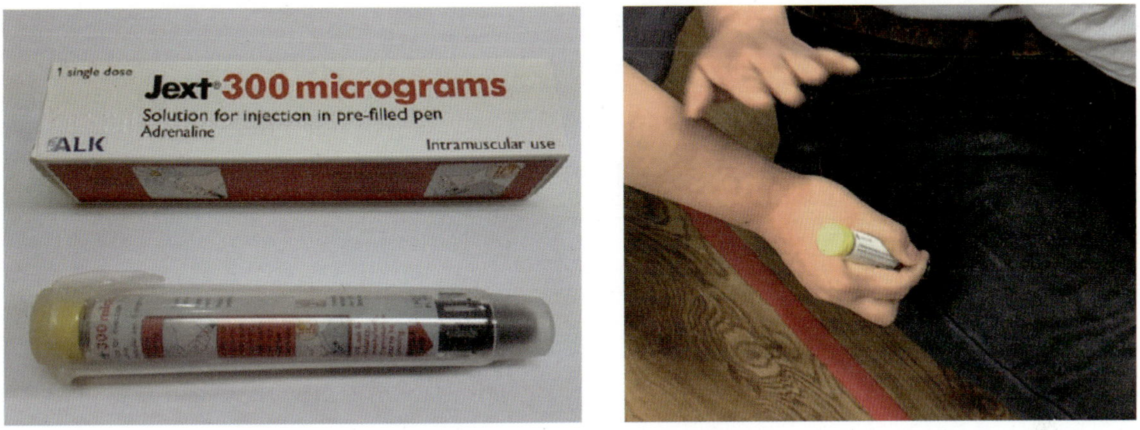


**[그림 9-87]** 에피펜(성인용 epinephrine)

## 3) 일반장비

### (1) 절연봉

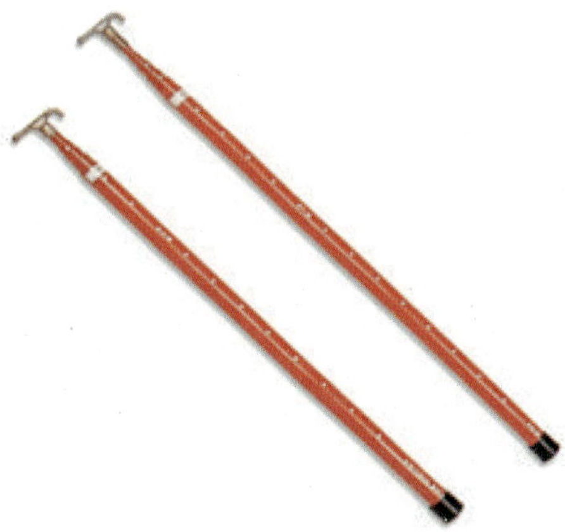

**[그림 9-88]** COS 조작봉

□ 제품설명

- 사용전압: 23㎸급
- 종류: 2m, 3m, 4m, 5m, 6m
- 한국산업안전공단 성능검정품
- Telescopic type(신축식)으로 연장축소가 신속, 간편함
- 소형, 경량으로 휴대사용이 간편
- 절연봉은 절연성능과 강도가 우수한 화이바그라스로 제작
- 절연봉 내부에 견고한 고정장치가 있어 연장 시 각단의 절연봉이 분리되지 않음
- 절연봉에는 10cm 단위의 검측눈금이 있어 전력선의 높이 또는 기기 위치를 측정할 수 있음
- 두부금구와 혹은 사용 각도에 따라 어느 위치에서나 결합이 가능한 Universal fitting 구조

□ 사용 주의사항

- COS 조작봉은 사용 전에 각 부를 점검하여 손상 또는 파손되었을 때에는 즉시 교체하여야 하며 임의로 가공하여 사용해서는 안 된다.
- 습기가 많은 장소에서 사용 시에는 반드시 방진고무장구(장갑, 장화)를 착용하여야 하며 사용 후 습기를 완전히 제거하여야 한다.
- 절연봉의 연장축소가 잘 되지 않을 경우 무리한 힘을 가하거나 충격을 주어서는 안 된다.
- COS 조작봉은 산업안전보건법에 의거 검정합격품만을 사용하여야 한다.

• COS 조작봉의 성능
  - COS 조작봉 신품시의 성능은 아래와 같으며 사용시에는 마모, 경년노화 등에 따른 성능

## 참고문헌


- 강대영. 해수욕장 기본계획(안전관리에 관한 사항) 수립, 한국라이프세이빙 소사이어티.(2017).
- 강원도소방학교. 소방전술 Ⅱ.(2013).
- 강일식. 내수면 수난사고 대응 방안에 관한 연구. 석사학위논문 서울시립대학교 도시과학대학원, 서울.(2014).
- 곽혜림, 박성찬, 김지혜. 열화상 카라메가 내장된 소방헬멧. 제어로봇시스템학회 학술대회 논문집, 744-745.(2022).
- 구정철, 김용. 수상인명 구조 이론과 실제, 홍경.(2001).
- 국립소방연구원. 화학사고 현장대응 가이드북.(2021).
- 권연택. 수영장 안전수칙 실태 및 문제점 분석을 통한 안전수칙 제안에 관한 연구.(2017).
- 김광진. 수난구조에 있어서 수몰지점 탐색에 관한 연구. 석사학위논문 서울시립대학교 도시과학대학원.(2007).
- 김병권. 잠수의학, 수중과학회.(2020).
- 김성록, 정중식. 드론을 이용한 선외추락 인명사고의 수색 · 구조 방법에 관한 연구. 한국지능시스템학회 논문지, 27(3), 236-240.(2017).
- 김성재, 신동관, 표주현, 신주성, 김무림, 서진호. 협소 공간 생존자 탐색을 위한 뱀형 로봇의 다중 센서 모듈. 로봇학회 논문지, 16(4), 291-298.(2021).
- 김영석. 도시탐색구조론, 중앙119구조단.(2008).
- 김종선. 연안해역 사고방지를 위한 안전관리에 관한 연구", 한국해양경찰학회보 6.3: 51-75.(2016).
- 김종선. 수색구조론, 문운당.(2018).
- 김준호. 연안해역 안전관리 강화를 위한 수난구호에 관한 법적 연구. 동아대학교 대학원, 박사논문.(2020).
- 남궁근. 재해관리행정체제의 국가 간 비교연구 : 미국과 한국의 사례를 중심으로, 한국행정학보 제29권, 제3호.(1995).
- 문현석, & 이우식. 붕괴지역의 매몰자 위치측위를 위한 모듈 개발 및 검증. 한국산학기술학회 논문지, 17(12), 427-436.(2016).
- 박윤택, 윤형완(2021). 119구급장비 운영론, 한미의학.(2011).
- 박종엽 잠수 시스템의 국내 표준 및 안전 기준 필요성에 관한 연구. 한국해양대학교 해양관리기술대학원. 석사논문.(2011).
- 배이환. 119안전센터의 인명구조능력 강화방안 연구. 강원대학교 산업과학대학원 석사논문.(2018).
- 백승묵. 수상인명구조에 관한 효율적 제도 연구. 서울시립대학교 도시과학대학원, 석사논문.(2014).
- 소방방재청. 소방정책개발 및 소방교육체계 구축을 위한 소방학 정립 연구.(2009).
- 소방방재청. 수상인명구조 매뉴얼(2014).
- 소방청. 중앙119구조본부. 화학사고 현장대응 매뉴얼.(2020).
- 소방방재청. 의용소방대 소방활동실무 : 대한민국의 든든한 동행 의용소방대, 서울.(2013).
- 소방청. 원전 등 특수사고 · 테러 유형별 현장표준작전지침.(2020).
- 송창영. 국내 연안사고의 안전관리에 대한 개선방안 제시, 한국구조물진단유지 관리공학회 논문집 23.7: 95-103.(2019).
- 송창영. 재난안전 이론과 실무, 예문사.(2013).
- 신현구. 수중현장감식 개선방안에 대한 연구. 성균관대학교 대학원, 석사논문.(2021).
- 양기근, 김형두, 정원희. 효율적인 해양안전관리의 문제점과 개선방안, Crisisonomy 6.4: 139-156.(2010).
- 윤영상. 한국의 뉴테러리즘 위협과 대응방안에 관한 연구, 중앙대학교 석사학위논문.(2004).
- 이인선. 도시탐색구조의 선진화 방안에 관한 연구, 강원대학교 석사학위논문.(2010).
- 이인선, 신호준, 백민호. 도시탐색구조의 활성화 방안에 관한 연구, 한국방재학회논문집, 제12권 5호.(2012).
- 이정원. 해상인명구조와 보상체계에 관한 고찰. 법제연구, 53, 491-524.(2017).
- 이종혁, 김유중, 구유하, 박용호, & 강태구. 가변형 인명구조용 드론 개발. 대한전기학회 학술대회 논문집, 117-119.(2021).
- 이태원, 오수일, 서길준. 수상안전 바이블, 의학서원.(2010).
- 임경수, 황성오, 안무업, 안희철. 재난의학, 군자출판사, 파주.(2018).
- 장인식. 국내 연안해역 안전관리 방안에 관한 연구, 해양환경안전학회지. 15.4: 393-399.(2009).
- 장현수, 김현수, 송재민, & 이지현. 화재현장에서 효율적인 구조 활동을 위한 디바이스 개발. 한국정보처리학회 학술대회논문집, 27(2), 1094-1096.(2020).
- 전재인. 수난 구조상황에서의 급상승이 구조대원 인체 안전에 미치는 영향. 우석대학교 일반대학원, 박사논문.(2021).
- 정종천. “수난구조 실태와 개선방안에 관한 연구.” 석사학위논문 서울시립대학교 도시과학대학원.(2006).
- 조종일. 해양환경 변화에 따른 해양 공학을 이해하고 미래 해양경찰의 해양안전정책 및 구조체계 효율적 연구. 가톨릭관동대학

교 일반대학원. 석사논문(2020).
- 중앙119구조본부. 도시 탐색구조론: 붕괴건축물 탐색구조. 대구.(2017).
- 중앙119구조본부. 화생방 사고(테러) 대응 표준교재. 대구.(2017).
- 중앙119구조본부. 동계수난구조론. 대구.(2018).
- 중앙소방학교. 인명구조사 1급 교재.(2019).
- 중앙소방학교. 인명구조사 2급 교재.(2019).
- 중앙소방학교. 소방전술 II.(2022).
- 채진, 임동균. 인명구조학개론, 동화기술.(2021).
- 최문오. 소방공무원 직무전문화의 개선방안, 부산대학교 석사학위논문.(1999).
- 최정우, 김혜숙, 최재붕. Golden Time 확보를 위한 스마트 인명구조시스템 개발. 한국HCI학회.(2016).
- 하연주. 소방 구조용 공기호흡기 페이스마스크(Facemask) 디자인에 관한 연구. 홍익대학교 대학원, 석사논문.(2004).
- 한국방재학회. 방재학, pp. 61–88.(2012).
- 한국원자력안전기술원. 원자력안저과 화재방호.(2020).
- 한국해양구조협회. 해양안전과 인명구조술.(2013).
- 해양경찰청. 해양경찰과 함께하는 수상레저 길라잡이. (2008).
- 해양경찰청. 연안체험활동 안전교육교재.(2019).
- 해양수산부. 안전한 바다여행, 해양안전실천본부.(2019).
- 환경부 화학물질안전원. 화학사고 · 테러 대응장비 사용자 운영매뉴얼.(2018).
- Ahn, S. Y., Kim, J., Kim, S., Chun, K., Lee, J. S., & Park, C. The chemical reactivity of detecting tube detection equipment for incident responder. Journal of Korea Society of Disaster Information. Vol, 10(1), 33–39.(2014).
- Arnold J. Kim. Scuba Diving. PSDC.(2013).
- Bolt, B. Earthquakes. NewYork, W. H. Freeman.(1993).
- BrianJenkins. Terrorism Research Center, Rand Corporation.(2005).
- BrianJenkins. Terrorism Research Center, Rand Corporation. INSARAGSecretariat (2008) UN INSARAG Guidelines, UN OCHA.(2005).
- Eves, N. D., Jones, R. L., & Petersen, S. R. The influence of the self-contained breathing apparatus (SCBA) on ventilatory function and maximal exercise. Canadian Journal of Applied Physiology, 30(5), 507–519.(2005).
- Guowei, Zhang, et al. Development of robotic spreader for earthquake rescue. In: 2014 IEEE International Symposium on Safety, Security, and Rescue Robotics. IEEE, 2014. p. 1–5.(2014).
- Kwark, J. H., Kim, J. K., & Son, B. S. A Study on performance evaluation of a fire-extinguishing robot. In Proceedings of the Korea Institute of Fire Science and Engineering Conference(pp. 225–230). Korean Institute of Fire Science and Engeering. (2007).
- Marcinek, Milan. Working Time Effectiveness of Hydraulic Rescue Equipment for Firefighters. Internal Security, 5.2: 221. (2013).
- Moon, H. S., Lee, W. S., Lee, G. W., & Han, D. S. A 2-D location determination model of buried persons in collapsed shape using optimal wireless communication technology. Journal of the Korea Academia-Industrial Cooperation Society, 16(12), 8879–8888. (2015).
- Mori, Mayuko, et al. A mobile cutter robot for rescue operations. In: SICE Annual Conference 2005.(2005).
- Park, H. K., & Kim, D. H. Examination of the Current Situations of Security Dogs and it's Development Plans. Korean Security Journal, (14), 215–234.(2007).
- Sullivan, Thomas A., and James D. Van de Ven. Multi-objective, multi-domain genetic optimization of a hydraulic rescue spreader. Mechanism and Machine Theory 80 : 35–51.(2014).
- Sullivan, Thomas; Van De Ven, James D. Topological synthesis and integrated kinematic-structural dimensional optimization of a ten-bar linkage for a hydraulic rescue spreader. In: International Design Engineering Technical Conferences and Computers and Information in Engineering Conference. American Society of Mechanical Engineers.(2013).
- 소방청. 해외구조기법 및 사례연구를 통한 국내 표준구조모델 개발. 연구보고서. 구조학 총론, 구조학 각론. 2022.

관련법령

- 법제처 국가법령정보센터, 가축전염병예방법
- 법제처 국가법령정보센터, 감염병의 예방 및 관리에 관한 법률
- 법제처 국가법령정보센터, 교통사고조사규칙, 경찰청(강력범죄수사과), 02-3150-0642
- 법제처 국가법령정보센터, 교통안전법
- 법제처 국가법령정보센터, 미세먼지 저감 및 관리에 관한 특별법
- 법제처 국가법령정보센터, 재난 및 안전관리 기본법
- 소방장비 분류 등에 관한 규정(2022) 별표1
- 소방청 고시 제2015-110호(2015.7.30.) '구조장비 기준'
- 법제처 국가 법령정보센터, 수상에서의 수색 · 구조 등에 관한 법률(시행 2023. 6. 11)
- 해양경찰청. 해상 응급환자 구급 및 이송 지침. [해양경찰청훈령 제130호, 2019. 7. 10., 일부개정]

웹사이트

- http://rnli.org(왕립구명정협회).
- http://www.hanaplaza.net/(하나프라자)
- http://www.interocean.co.kr/(인터오션)
- http://www.kcg.go.kr(해양경찰청)
- http://www.koroad.or.kr/(도로교통공단)
- http://www.lskorea.org(한국라이프세이빙소사이어티)
- https://www.fpn119.co.kr/140139 구조대원의 또다른 동료 "119인명구조견", 소방방재신문
- https://www.holmatro.com(차량 구조 기법)
- https://www.mares.co.kr/(마레스)
- https://www.scubatec.co.kr/(스쿠버텍)

# PART Ⅱ

## 각론



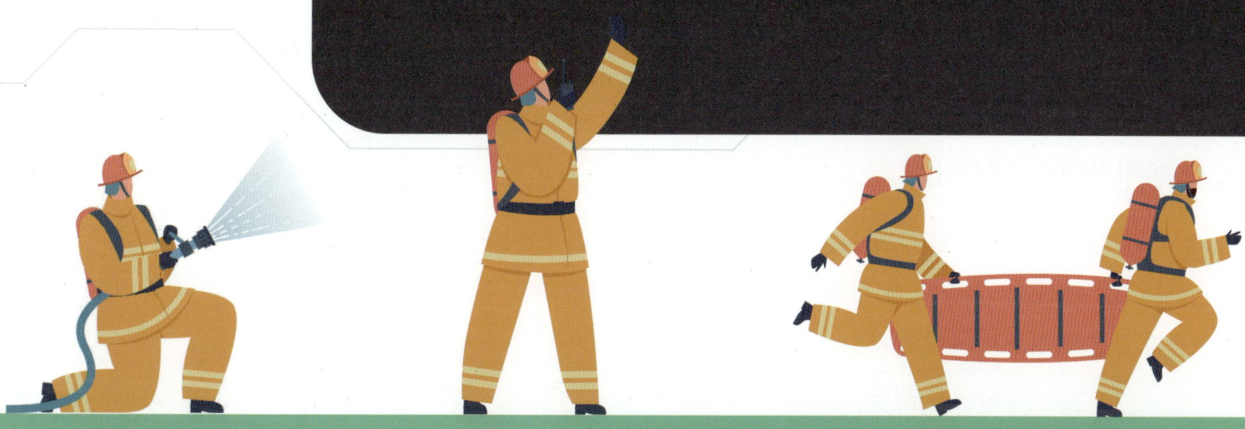

# STEP 01 일반구조

**학습목표 >**

※ 이 장을 마치고 관련된 학습활동을 끝내고 나면 다음과 같은 학습 목표를 이룰 수 있다.

1. 로프구조에서 사용하는 매듭의 특징과 매듭법을 알수 있다.
2. 산악 및 로프구조의 일반적 특성을 알 수 있다.
3. 산악 및 로프구조에 필요한 장비 등에 대해 알 수 있다.
4. 산악 및 로프구조 대응절차에 대해 말할 수 있다.
5. 산악 및 로프구조법 위험성에 대해 말할 수 있다.

## 1 산악 및 로프구조

### 1) 매듭법

로프구조의 개인역량의 기초는 매듭에서 시작된다. 모든 로프구조 시스템을 구축하기 위해서는 로프의 매듭이 필요하다. 로프구조 시스템은 '연결'의 연속이다. 앵커와 장비 간의 연결, 장비와 장비 간의 연결, 장비와 로프 간의 연결, 로프와 사람과의 연결 등 부분들이 모여서 하나의 시스템을 이룬다. 로프를 무언가에 연결하려면 매듭이 필수적으로 필요하다. 따라서 로프구조에서 개인역량의 기초는 매듭에서 시작된다.

매듭법은 매우 다양하며 복잡하다. 그러나 로프구조를 실시하는데 모든 매듭을 배울 필요는 없다. 로프구조에서 사용하는 매듭법들은 정해져 있다. 그러나 용도와 목적에 맞게 그 매듭법들을 정확히 할 수 있어야 한다.

로프구조에서 사용하는 매듭의 특징은 다음과 같다.

① 하기 쉽다.

② 육안으로 검사가 쉽다(구조대원 상호 간 안전 점검이 가능하다).

③ 안전하고 유용하다.

모든 팀원들이 공유할 수 있는 매듭을 사용해야 서로를 신뢰할 수 있고 상호 간 안전 점검을 할 수 있다. '나만 아는 매듭'은 사용할 수 없다. 내가 모르는 매듭은 신뢰할 수 없고 점검할 수 없기 때문이다. 매듭은 다음과 같은 원칙으로 해야 한다.

① 용도에 맞는 매듭법을 사용한다.
② 정확하게 한다.
③ 꼬이지 않게 한다.
④ 사용하기 전, 드레싱(Dressing)을 확실하게 하여 매듭을 꽉 조여준다.
⑤ 웨빙, 11㎜ 로프 매듭의 꼬리는 성인 손바닥 크기(약 10cm) 이상 남긴다.
  - 8㎜ 코드 매듭 꼬리 5cm 이상, 프루직 용도의 더블 피셔맨 매듭에서는 3cm 이상 남긴다.
⑥ 카라비너가 걸리는 루프는 최대한 작게 만든다.
⑦ 스스로 조여지는 매듭이 아닌 경우, 안전 매듭을 추가로 한다.

로프와 웨빙은 매듭을 함으로써 인장강도의 손실이 발생한다. 매듭으로 인해 로프가 접히고 서로 조여지면서 그 부분이 스트레스를 받기 때문이다. 예를 들어 10kN의 인장강도를 가진 로프에 어떤 매듭을 했는데 8kN에서 끊어졌다. 그렇다면 그 매듭의 효율성은 80%, 인장강도 손실률은 20%라고 판단할 수 있다.

주요 매듭의 효율성은 다음과 같다(측정하는 협회마다 약간의 차이가 있다).

[표 1-1] 매듭의 효율성

| 매듭 | 효율성 |
|---|---|
| 나비매듭 | 75%(팽팽한 상태에서 루프 사용시 57%) |
| 고정 매듭 | 60% |
| 말뚝 매듭 | 60% |
| 이중 피셔맨 매듭 | 68% |
| 고리 8자 매듭 | 77% |
| 두겹 매듭 | 60% |

구조대원에게 있어서 매듭법을 숙지하는 것은 개인의 중요한 능력이자 필수 요소다. 구조팀은 현장에서 신속하고 정확하게 사용할 수 있는 한정된 매듭에 의존하게 되므로 매듭을 표준화하기 위해서는 팀 대원들이 배워야 하는 매듭들이 있다. 매듭은 오로지 0과 100%만 존재한다. 100% 확실하지 않은 매듭은 0이라는 생각을 해야 한다. 대충 묶은 로프 매듭의 결과는 참혹하기 때문이다. 대부분의 매듭은 오래전부터 존재해 왔고 다른 여러 이름으로 알려져 왔다.

### (1) 일반적 규칙

단순하게 묶을 수 있고, 매듭이 올바른지 확인하는 검사를 쉽게 할 수 있는 매듭을 사용하는 게 좋다. 구조용 로프를 묶는 데 사용하는 많은 매듭은 8자 계열 매듭에서 왔다. 이 매듭들은 묶는 게 유사하며 올바르게 매듭 했을 때 비슷하게 보인다. 웨빙 매듭은 오버 핸드 매듭 계열에 기반한다.

매듭은 깔끔하게 묶는 게 중요하다. 매듭으로 들고 나는 모든 가닥을 정리하고 꽉 조여야 한다. 즉 느슨한 부분, 꼬인 부분, 돌아간 부분이 없도록 확실하게 해야 한다.

11㎜, 12.5㎜ 로프, 25㎜ 웨빙의 경우 정리하고 꼭 조인 후 나오는 매듭의 꼬리가 최소 한 뼘 너비는 남아야 한다. 지름이 더 작은 로프는 꼬리 길이가 로프 지름의 약 6배는 돼야 한다. 매듭 밖으로 나온 꼬리가 충분한지 확인하는 쉬운 방법은 손을 사용하는 것이다. 웨빙 매듭에서 꼬리는 손바닥 너비만큼 길어야 한다. 로프 매듭에서 꼬리는 팔목부터 손가락 끝까지인 손 길이만큼 돼야 한다.

보울 라인 매듭 유형(보울 라인, 시트 밴드 등)은 항상 안전을 위해 안전 매듭을 추가하거나 다른 시스템 부분에 연결하는 방식으로 꼬리(들)가 확보돼야 한다.

시스템을 작동하기 전에 보고 만져봄으로써 모든 매듭을 검사해야 한다.

둥근 나일론과 폴리에스테르 코드는 구부리거나 매듭을 하면 절단 강도가 약 30% 줄어든다는 것이 로프 구조 시스템의 일반적 원칙이다. 튜브형 웨빙으로 매듭을 만들거나 구부리면 웨빙의 절단 강도가 50% 가까이 감소한다. 좋은 매듭은 구조 하중이 걸린 이후에 풀기 쉬워야 한다. 긴급 상황에서 매듭을 풀지 못한다면 안전하게 로프를 자를 수 있는 장비를 갖추고 있어야 한다.

### (2) 매듭 용어

- 히치: 한 가닥 (또는 여러 가닥)을 다른 물체에 묶을 경우. 그 물체가 없어지면 매듭이 저절로 풀린다.
- 밴드: 둘 이상의 가닥 끝(또는 끝과 중간)부분이 서로 연결되는 경우
- 바이트: 로프 가닥을 180°돌린 것. 타이트한 U-턴 또는 U자 형태의 커브 모양을 만들기 위해 로프를 잡는 것을 로프의'바이트'라고 한다.
- 고리: 로프 가닥을 360°돌린 것. 로프 중점에 원 모양을 형성하는 것을'고리'라고 한다.
- 돌려 감기: 로프를 540°돌린다. 돌려 감기는 보통 로프로 물체를 감싼 후 한 지점을 향해 다시 연결할 때 만들어진다.
- 꿰는 고리: 로프 중간 부분을 구멍이나 고리에 통과시킨다.
- 꼬리: 매듭 묶기로 발생한 짧은 로프 끝
- 가인: 매듭이 형성되는 모든 고리를 포함해 매듭이 차지하는 거리의 양

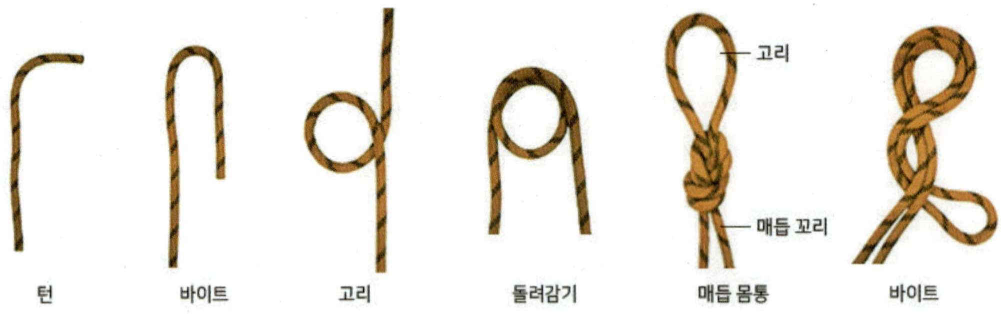


[그림 1-1] 매듭 기본 용어

### (3) 매듭 종류

① 옭 매듭(Overhand knot)

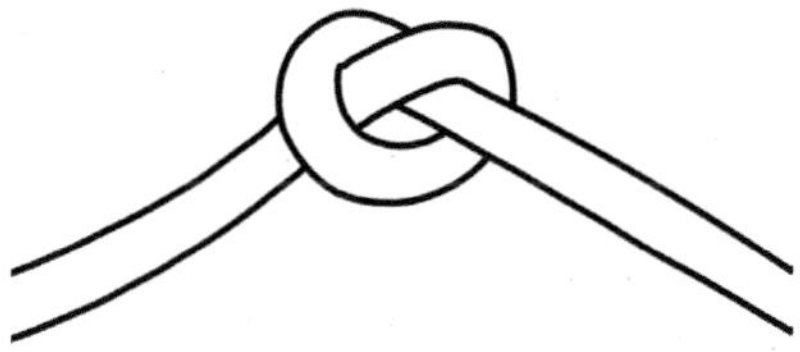

[그림 1-2] 옭 매듭

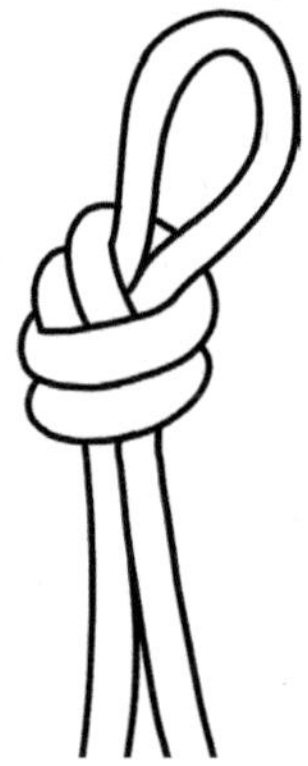

[그림 1-3] 고리 옭 매듭

옭 매듭은 어떠한 매듭에 대한 추가적인 안전 매듭으로써 주로 사용된다. 구조대원이 특정한 매듭으로 확보를 하였을 때, 그 매듭이 어떠한 이유로 풀어지는 것을 막기 위해 옭 매듭을 추가하여 사용한다. 옭 매듭을 반드시 해야 하는 매듭은 '스스로 조여지지 않는 매듭'이다. 반대로 말하자면 '스스로 조여지는 매듭'은 옭 매듭이 불필요하다. 본 교재에 있는 매듭 중에서 고정 매듭, 말뚝 매듭에 대해서는 옭 매듭을 해야 한다.

고리 옭 매듭은 로프를 두 겹으로 잡고 옭 매듭을 한 것이다. 이렇게 옭 매듭을 하면 카라비너를 걸 수 있는 고리가 하나 나온다. 고리 옭 매듭은 충분히 구조작업용으로 사용할 수 있으나, 큰 하중이 걸리면 도로 풀기 어렵다. 따라서 사람이 매달리는 고리로 사용하기에는 불편한 면이 있다.

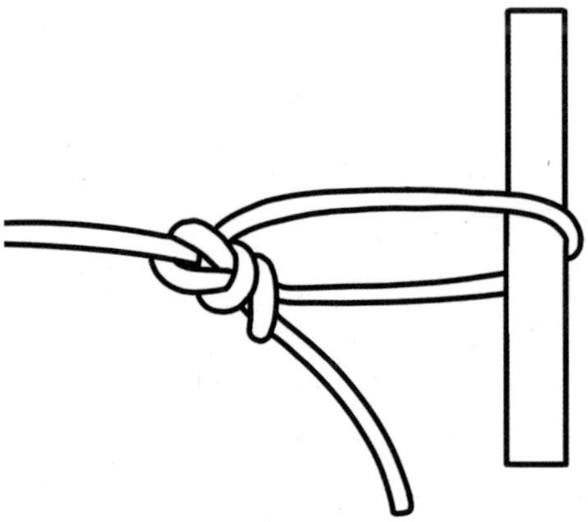

[그림 1-4] 고정 매듭의 꼬리 옭 매듭 처리

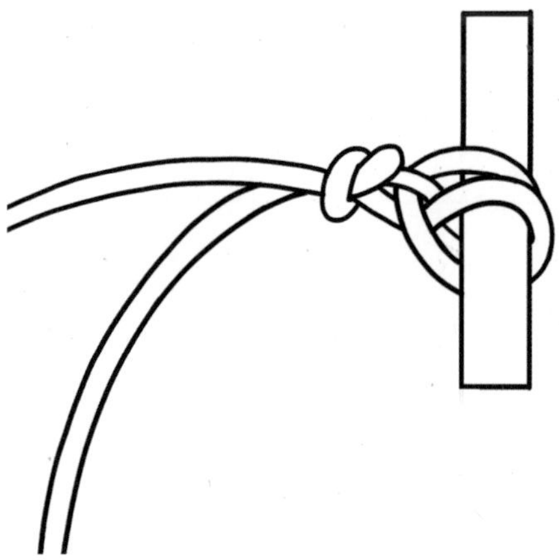

[그림 1-5] 말뚝 매듭의 꼬리 옭 매듭 처리

② 고리 8자 매듭(Figure 8 on a bight)

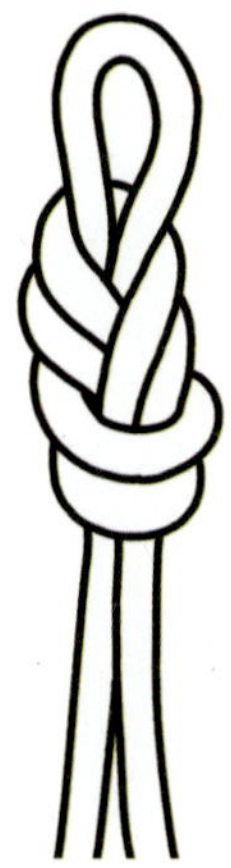

[그림 1-6] 고리 8자 매듭

고리 8자 매듭은 카라비너 등을 걸 수 있는 고리를 만드는 매듭이다. 로프 구조 시스템을 만들기 위해서는 기본적으로 카라비너를 걸어 여러 장비를 확보하게 된다. 그러므로 카라비너를 걸기 위한 매듭이 로프에 필요한데, 이 고리 8자 매듭은 그러한 역할을 하는 대표적인 매듭이다. 따라서 로프 구조 현장에서 가장 많이 사용되는 매듭이다 볼 수 있다.

고리 8자 매듭의 장점은 쉽고 간단하게 만들 수 있다는 것이다. 고리 8자 매듭은 육안으로 매듭이 잘 됐는지 점검하기도 쉽다. 또한, 매듭 중에 로프의 인장강도 손실이 가장 적은 매듭이다.

고리 8자 매듭은 꼬이지 않게 만드는 것이 중요하다. 로프를 두 번 돌리는 매듭 특성상 꼬이기 마련인데, 고리의 위 고리를 아래 고리의 밑으로 눌러 위치를 서로 바꾸면 꼬이지 않게 만들 수 있다.

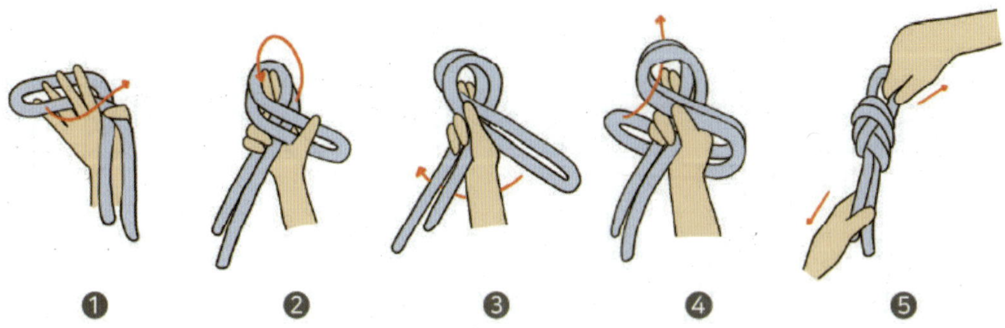


[그림 1-7] 고리 8자 매듭 하는 법

출처 중앙119구조본부 '로프구조 핸드북'

③ 고정 매듭 (Bowline)

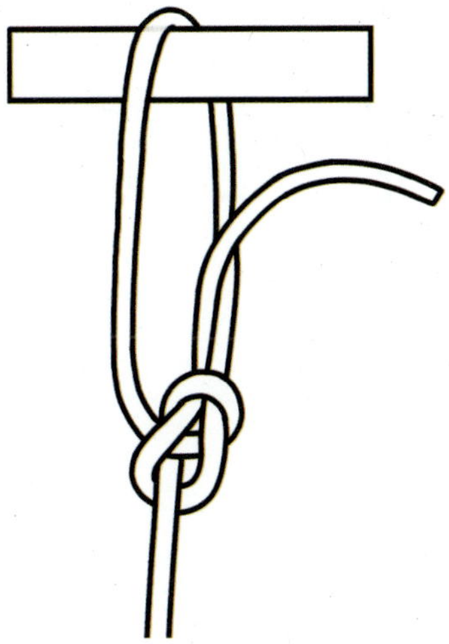

[그림 1-8] 고정 매듭

고정 매듭은 어떠한 확보물이 있을 때, 로프를 확보물에 둘러서 매듭하기에 매우 적합한 매듭이다. 로프의 끝을 확보물에 두른 상태에서 매듭하기가 간편하고 매듭 후 나온 긴 로프를 사용할 수 있다. 이러한 특성에 의해 구조 현장에서는 보통 등・하강 로프를 설치할 때 많이 사용한다.

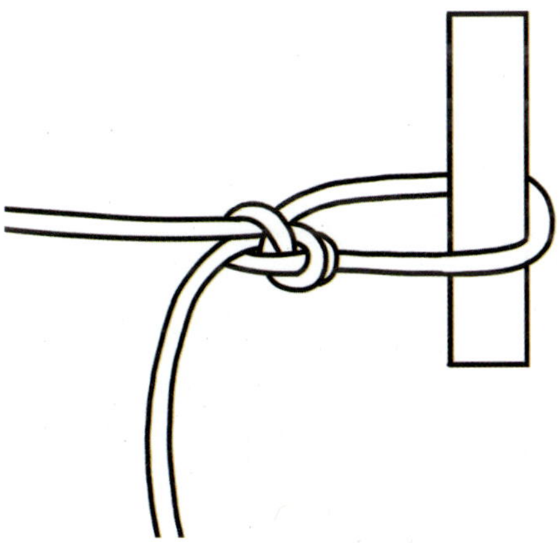

[그림 1-9] 고정 매듭의 꼬리 따라 매기 처리

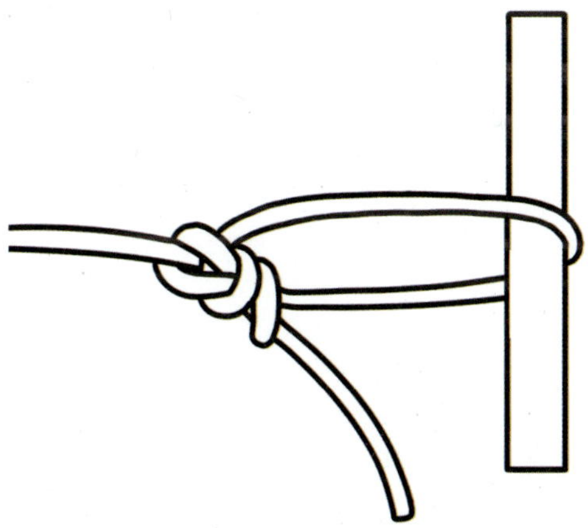

[그림 1-10] 고정 매듭의 꼬리 옭 매듭 처리

고정 매듭은 스스로 조여지는 매듭이 아니기 때문에 로프 꼬리의 끝처리를 안전 매듭 해야 한다. 로프 꼬리를 매듭 고리에 옭 매듭을 하거나 따라매기(Retrace)를 하면 풀리는 것에 대한 안전 조치가 된다.

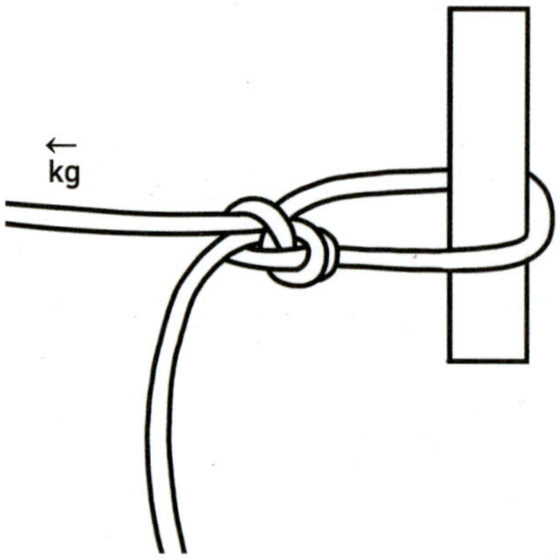


[그림 1-11] 고정 매듭의 올바른 사용

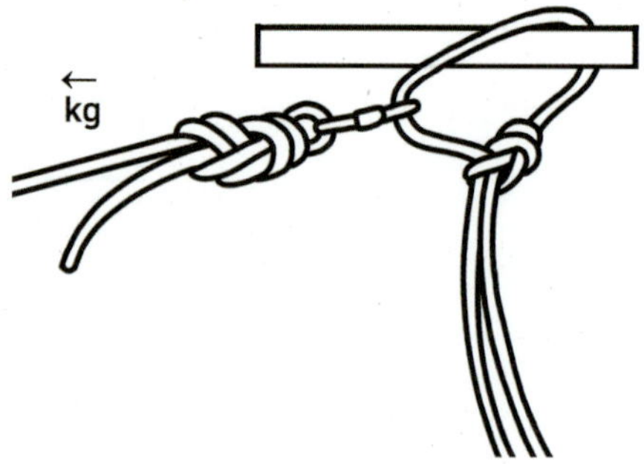


[그림 1-12] 고정 매듭의 잘못된 사용

고정 매듭은 매듭 후에 고리에서 나오는 로프를 사용하는 매듭이다. 매듭의 고리를 사용하면 안 된다. 매듭의 고리를 사용하면 매듭이 변형되고 심하면 풀어질 수가 있으므로 반드시 주의해야 한다(위 사진 참조).

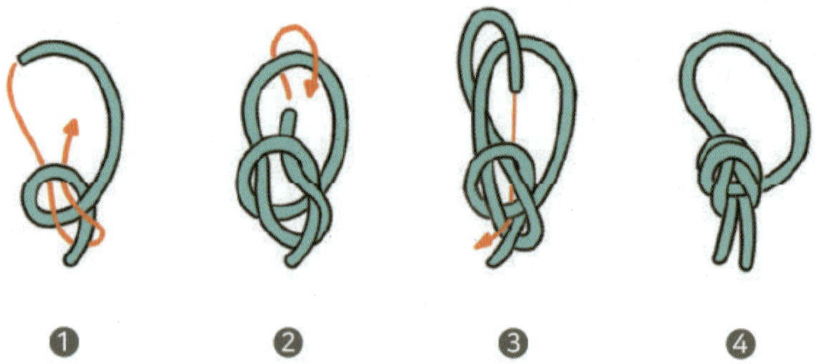


[그림 1-13] 고정 매듭 하는 법

출처 중앙119구조본부'로프구조 핸드북'

④ 두겹 매듭(Double sheet bend)

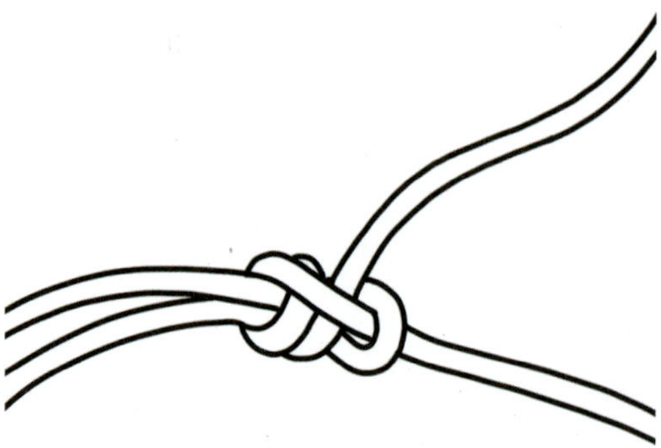

[그림 1-14] 두겹 매듭

두겹 매듭은 로프 끝을 확보물에 둘러서 사용하는 매듭이다. 확보물을 두르는 방식이다는 것은 고정 매듭과 같으나, 두겹 매듭은 고정 매듭과 큰 차이점이 있다. 두겹 매듭은 고정 매듭과 완전히 반대의 성질을 가졌다. 두겹 매듭은 매듭의 고리에서 나오는 로프를 사용하지 못하지만, 매듭의 고리 자체를 사용할 수 있다. 그러므로 두겹 매듭으로 나온 끝 로프로 등・하강을 하면 안 되는 대신, 두겹 매듭의 고리를 사용할 수 있어서 고리에 카라비너를 걸고 구조 시스템을 설치할 수 있다. 따라서 로프로 확보물을 둘러서 앵커를 만들어야 할 때, 두겹 매듭을 많이 사용한다.

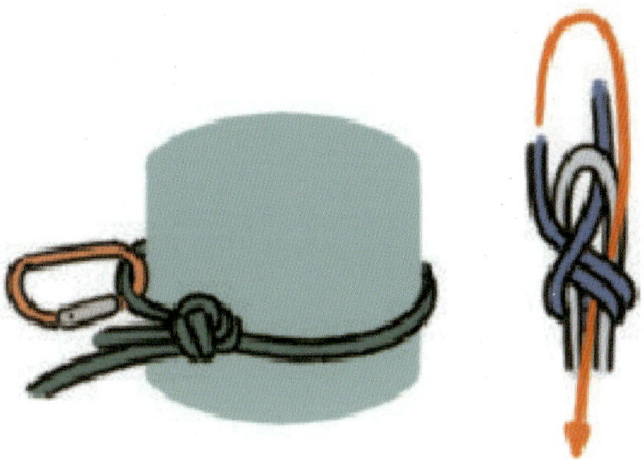

[그림 1-15] 두겹 매듭 앵커
출처 중앙119구조본부'로프구조 핸드북')

⑤ 나비 매듭 (Butterfly knot)

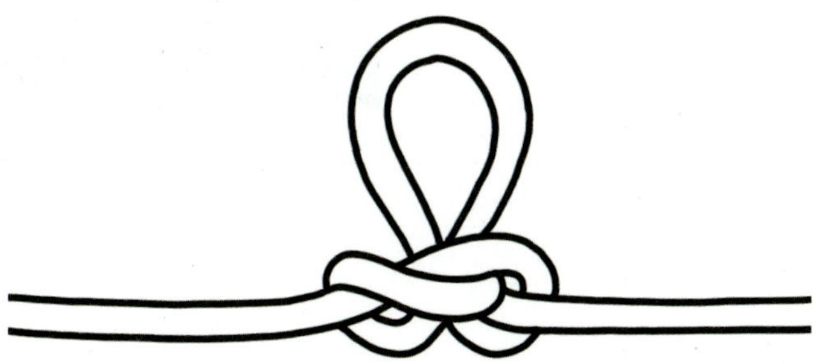

[그림 1-16] 나비 매듭

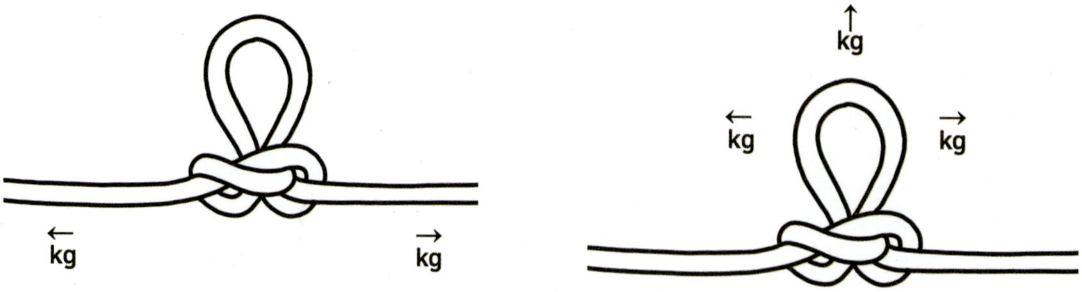


[그림 1-17] 나비 매듭은 로프 양 끝과 고리를 다방향으로 사용할 수 있다.

나비 매듭은 로프의 중간에서 카라비너 등을 걸 수 있는 고리가 필요할 때 사용하는 매듭이다. 나비 매듭 후 나온 양 갈래의 로프에 하중이 실려도 되고, 만들어진 고리가 다방향으로 힘을 받아도 되므로 로프 중간에 고리를 만들 때 사용한다.

같은 고리를 만드는 매듭인 고리 8자 매듭의 경우, 고리와 끝 로프 2줄은 찢어지게 힘을 받을 수 없다. 매듭의 형태가 그런 방향으로 힘을 받을 수 있는 구조가 아니기 때문이다.

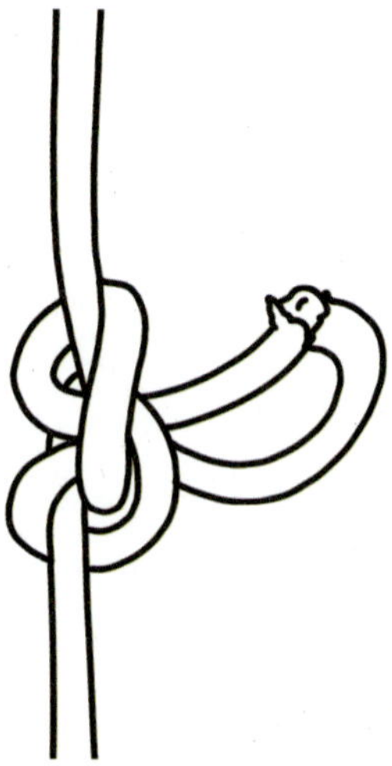

[그림 1-18] 나비 매듭으로 손상 부위 조치

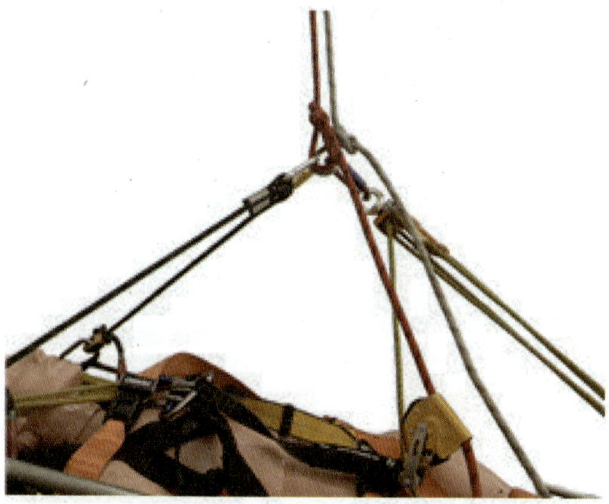

[그림 1-19] 나비 매듭으로 들것 확보

나비 매듭은 끝 로프 2줄과 고리가 여러 방향으로 동시에 힘을 받아도 되므로 다양하게 활용할 수 있다. 등・하강 중 로프 중간에서 고리가 필요할 때, 로프의 손상 부위에 대한 조치가 필요할 때, 들것을 확보할 때 등에 사용된다.

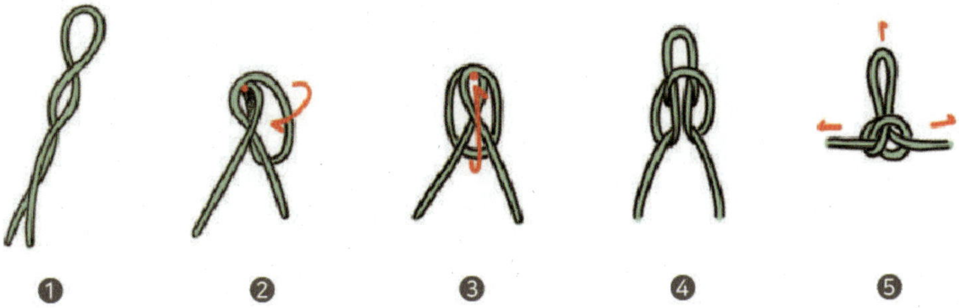

[그림 1-20] 나비 매듭 하는 법 (출처 : 중앙119구조본부 '로프구조 핸드북')

⑥ 말뚝 매듭 (Clove hitch)

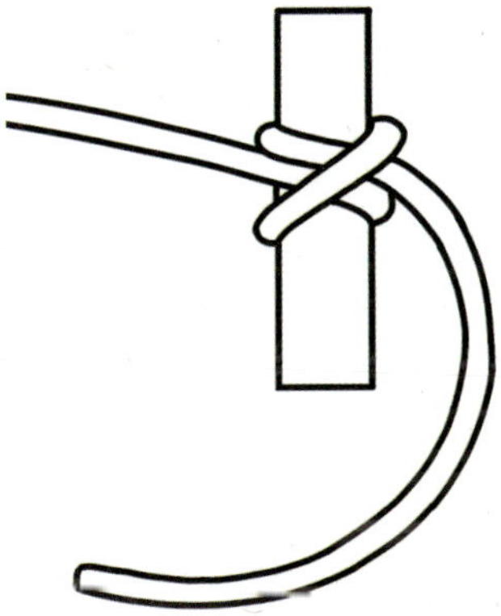

[그림 1-21] 말뚝 매듭

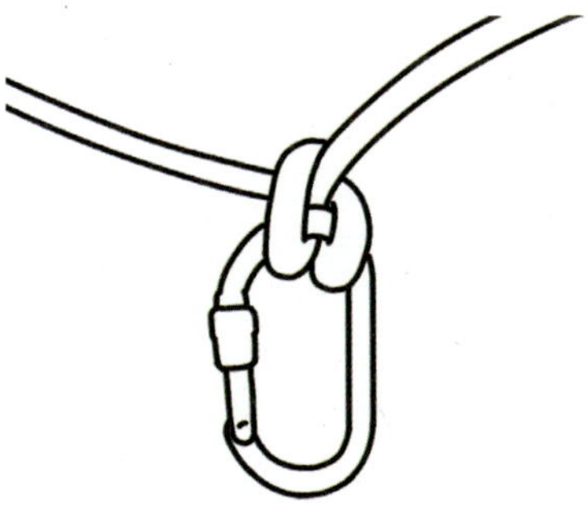

[그림 1-21] 중간 로프에서 말뚝 매듭

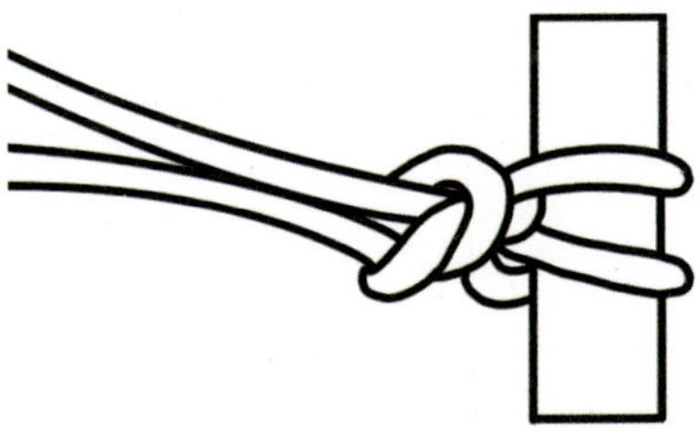

[그림 1-22] 끝 로프로 말뚝 매듭(꼬리 옭매듭 처리)

말뚝 매듭은 카라비너, 들것 레일 등 얇은 확보물을 대상으로 하는 매듭이다. 보통 로프의 중간에서 만들어 카라비너에 걸 때 사용한다. 매듭의 길이 조절이 용이하여 매듭 후 나오는 로프의 길이를 조절할 일이 있을 때 많이 사용한다. 말뚝 매듭은 매듭 이후에 나오는 로프를 이용할 수 있다. 로프의 남는 꼬리는 옭 매듭 처리가 필요하지만, 매우 길게 남았을 때는 필요하지 않다.

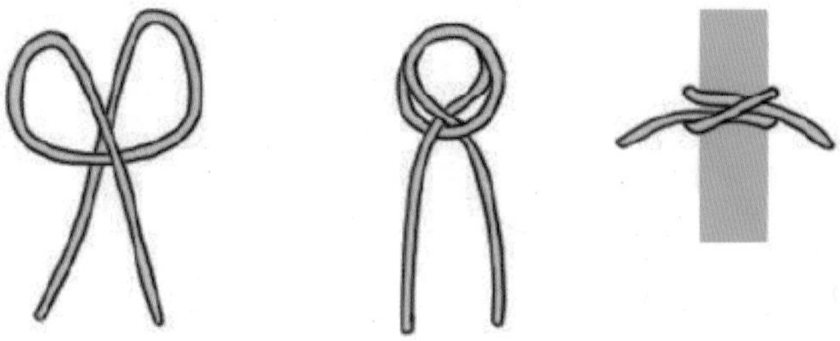

[그림 1-23] 말뚝 매듭 하는 법
출처 중앙119구조본부 '로프구조 핸드북'

말뚝 매듭은 두꺼운 확보물에 사용하기에 적합하지 않다. 말뚝 매듭은 매어진 방식의 특성상 두꺼운 확보물 위에서는 그 형태를 유지하기가 어렵기 때문이다. 따라서 카라비너, 들것 레일 등과 같은 얇은 확보물에 하는 게 적절하다.

⑦ 프루직 매듭 (Prusik knot)

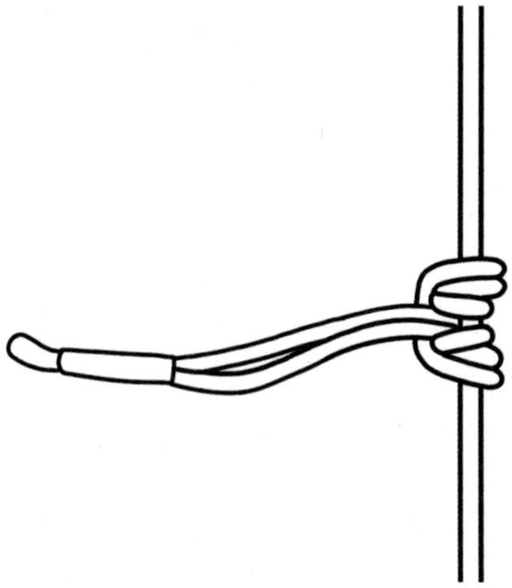

[그림 1-24] 프루직 매듭

프루직 매듭은 비교적 직경이 얇은 로프를 직경이 두꺼운 로프에 감아매어 사용하는 매듭이다. 프루직 매듭은 추락 제동 장비로서 백업(backup) 역할 할 수 있으며, 도르래 배력 시스템에서 로프를 잡아주는 역할을 한다.

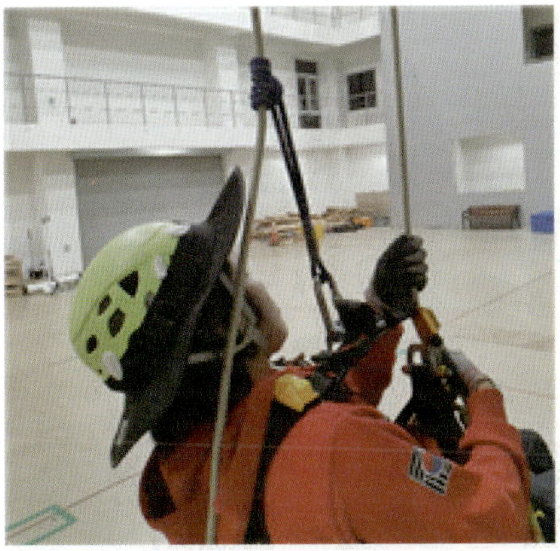

[그림 1-25] 프루직 매듭으로 백업

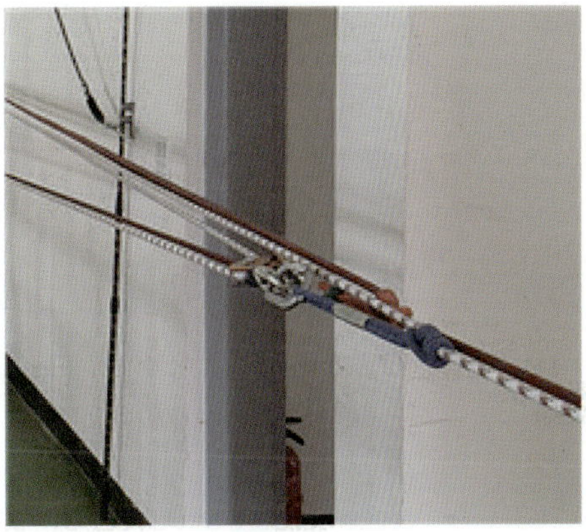

[그림 1-26] 프루직 매듭을 도르래 배력 시스템에 활용

프루직 매듭을 하는 얇은 로프의 직경이 클수록 프루직 매듭은 헐거워지며, 직경이 적을수록 프루직 매듭은 로프를 세게 조인다. 또한, 프루직 매듭은 적은 횟수로 감을수록 헐거워지며, 많이 감을수록 로프를 세게 조인다. 보통 11㎜ 로프를 대상으로 7~8㎜의 로프를 3번 감아서 프루직 매듭 한다. 프루직 매듭은 이 정도에서 적절한 제동 능력을 발휘한다(현장에서는 프루직 매듭을 쉽고 깔끔하게 할 수 있도록 8㎜ 직경의 프루직 매듭 전용 슬링을 주로 사용한다).

⑧ 이중 피셔맨 매듭 (Double fisherman knot)

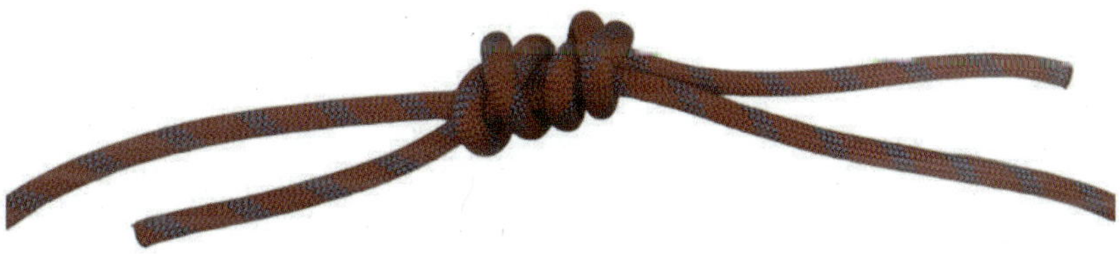

[그림 1-27] 이중 피셔맨 매듭

이중 피셔맨 매듭은 로프의 양 끝을 이을 때 사용하는 매듭이다. 로프의 양 끝을 이어서 하나의 루프(loop)를 만들거나, 길이 연장을 위해 로프끼리 연결해야 할 때 사용한다. 이중 피셔맨 매듭은 양쪽에 똑같은 'X'모양의 이중 옭 매듭이 2개 합쳐져야 한다. 만약 'X'모양의 이중 옭 매듭이 완전한 대칭이 아닌, 한쪽이 다른 비대칭 형태라면 그 매듭은 잘못된 것이다.

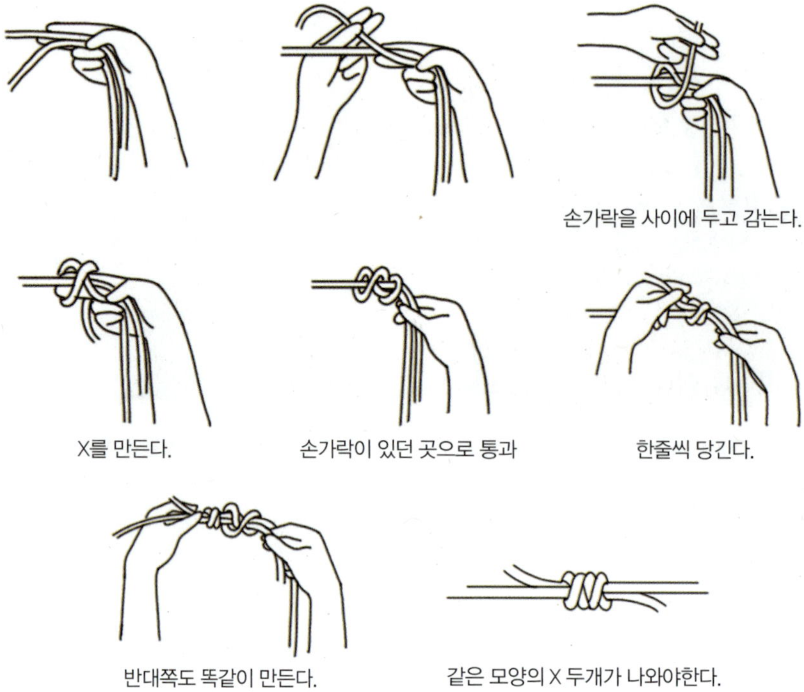


**[그림 1-28]** 이중 피셔맨 매듭 하는 법

출처 중앙119구조본부 '로프구조 핸드북'

## 2) 로프구조 시스템

로프구조 시스템이란, 구조대가 하나의 팀으로써 로프구조를 하기 위한 장비들의 설치 및 운영 방법 등을 일정한 기준에 의해 나눈 체계이다. 로프구조 시스템은 어떠한 시스템이 우월하거나 열등하지 않다. 각각의 현장 상황에 따라 최적의 역할을 하는 시스템이 있다. 구조대는 출동하는 현장에 적절한 로프구조 시스템을 선정할 수 있어야 하며, 평소에 훈련을 통해 준비되어야 한다(NFPA, 2022, 1006. 3.3.155). 로프 구조 시스템은 구조 환경에 따라 크게 싱글 로프 기술과 더블 로프 기술로 분류된다. 싱글 로프 기술은 산악이나 동굴 탐험, 수목 제거, 급류 구조 등에서, 더블 로프 기술은 로프 엑세스, 테크니컬 로프 레스큐 등에서 발달해 왔다. 싱글 로프 기술은 더블 로프 기술보다 위험하지만, 현장 환경에 따라 어쩔 수 없이 사용해야 하거나 효율성을 위해 사용해야 하는 상황에서 쓰인다.

## 3) 로프구조 앵커 확보(Anchor Rigging)

### (1) 용어 정리

앵커 확보에 대해 학습하기 전, 애매한 용어들에 대한 정의가 필요하다. 앵커에 관련된 용어들은 확연히 차이가 나는 의미를 갖지 않다. 상위 개념과 하위 개념으로 나뉠 뿐이다. 예를 들어 '야채'란 카테고리에 '상추'가 포함되는 것과 같다.

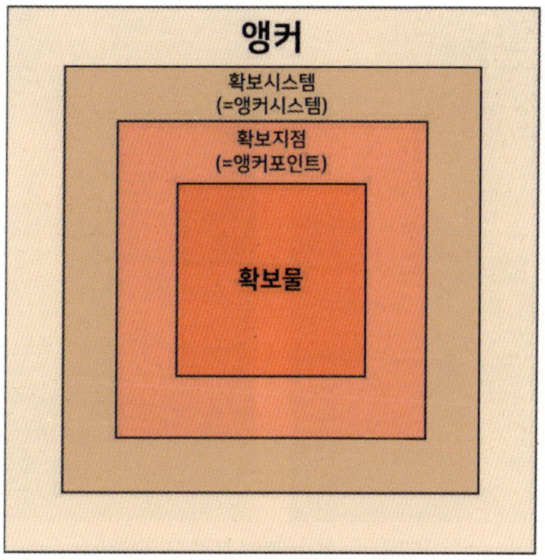


[그림 1-29] 확보물 ⊂ 확보지점 ⊂ 확보시스템 ⊂ 앵커

'앵커'란, 기본적으로 '로프구조 시스템이 설치되어 대원 및 구조대상자를 지지하는 곳'이다. 그리고 '앵커'는 앵커와 관련된 모든 용어를 아우르는 포괄적인 단어다. 좁게는 나무, 바위, 기둥 등 특정한 확보물도 앵커이며, 거기에 설치되는 로프, 웨빙 등도 앵커다, 크게는 확보시스템 혹은 여러 개의 확보시스템을 포함한 것도 앵커다.

'확보시스템'은 앵커, 확보지점, 그것들을 이루는 장비 모두를 포함하여 하나의 형태로써 묶어서 부르는 용어다. 앵커 자체를 여러 구성 요소가 모인 하나의 '시스템'으로 이해한 것이다. 시스템이 작동하기 위해서는 그 구성 요소인 앵커와 장비들이 제 역할을 해야 할 것이다. 예를 들어「나무(확보물) + 웨빙(장비) + 카라비너(장비) + MPD(장비)」이렇게 4개의 구성 요소로 설치된 앵커가 있다면, 이를 모두 아울러서 1개의 확보시스템이라고 부른다.

'확보지점'이란, 앵커로써 기능을 하는 하나의 '지점'을 집어서 표현할 때 쓰는 용어다.

'확보물'이란, 앵커가 설치되는 대상물이며 그 자체를 흔히 앵커라고 부른다. 나무, 바위와 같은 자연확보물도 있고 기둥, 차량과 같은 인공확보물도 있다.

### (2) 앵커 강도에 의한 분류

#### ① 봄브프루프 앵커(Bombproof Anchor)

봄브프루프 앵커는 '폭탄을 견딜 정도로 튼튼한 앵커'를 뜻한다. 즉, 절대 무너질 리 없는 견고한 앵커다. 정확히 측정되는 수치로 표현하자면 내가 들고자 의도한 하중의 10배 이상을 버틸 수 있는 것을 봄브프루프 앵커라고 한다. 현장에서는 정확히 측정할 수 없으므로 그럴 것으로 판단되는 앵커를 봄브푸르프 '앵커'라고 지칭한다.

1개의 봄브프루프 앵커에 메인 · 백업 로프 두 줄을 모두 확보를 할 수 있다. 절대 무너질 수 없는 신뢰가 가는 앵커기 때문이다. 만약 자칫 무너질 수 있겠다 판단되는 앵커라면 두 줄의 로프를 각각 독립적으로 확보해야 한다.

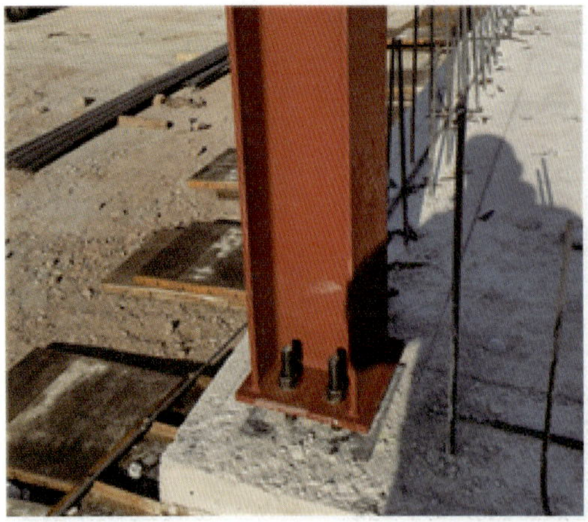
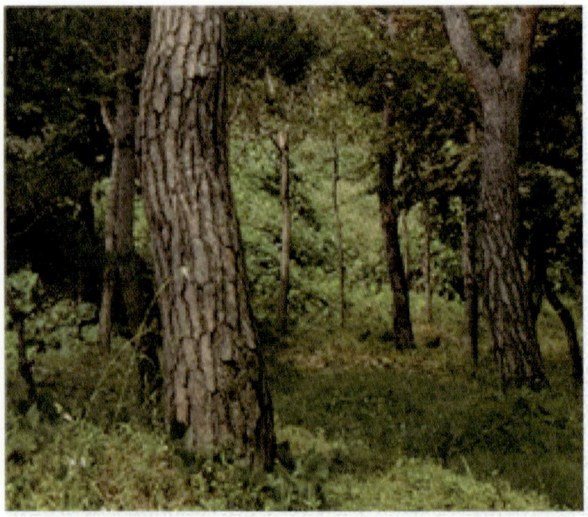

[그림 1-30] 봄브프루프 앵커

② 마지너 앵커(Marginal Anchor)

메인 · 백업 로프 두 줄을 모두 확보하기에는 부족한 신뢰성이 부족한 확보물이다. 즉, 봄브프루프 앵커가 아닌 모든 앵커는 마지너 앵커다. 1개의 마지너 앵커에 메인 · 백업 로프를 모두 확보하면 안 된다. 앵커 자체가 무너져버리면 2줄이든 3줄이든 상관없이 모든 것이 추락하기 때문이다. 마지너 앵커는 하나로만 사용하기에는 강도가 약한 앵커를 가리키는 단어다. 따라서 반드시 2개 이상의 마지너 앵커를 사용하여야 한다.

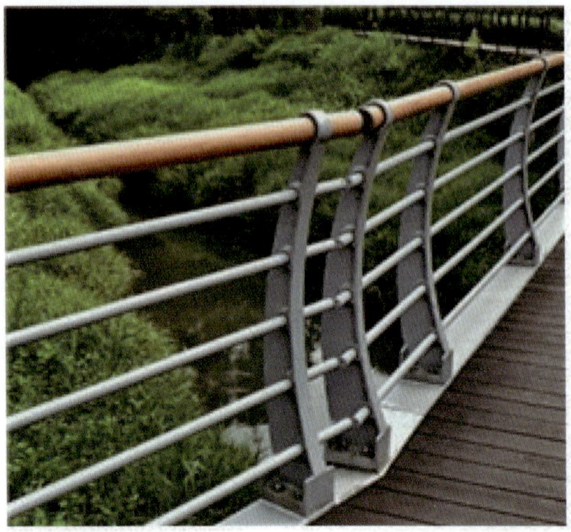
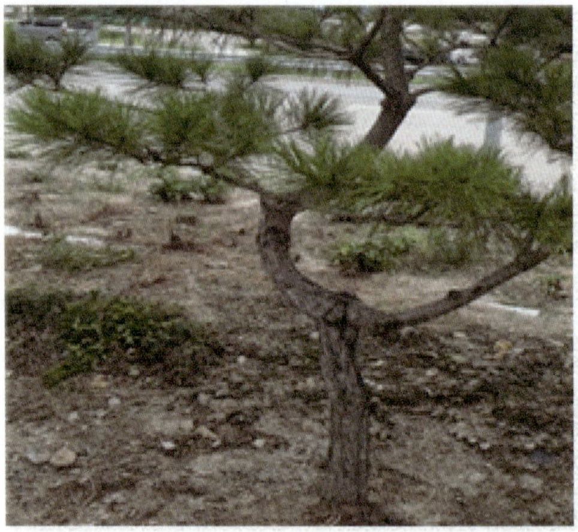

[그림 1-31] 마지너 앵커

2개 이상의 마지너 앵커들을 한 지점에 끌어모아서 하나의 강력한 앵커를 설치할 수도 있다. 단순히 계산했을 때, 500kg을 버티는 마지너 앵커 3개를 합치면 1,500kg을 버티는 튼튼한 앵커를 만들 수 있을 것이다.

③ 확보물 개수에 의한 분류

가. 단일지점 앵커(Single Point Anchor)

확보물 1개에 확보지점을 설치한 형태를 단일지점 앵커라 칭한다. 즉, 하나의 확보물에 로프 시스템을 설치하여 사용하는 것이다. 확보물 단 한 개로 확보지점을 만들 수 있다는 건, 그만큼 믿을 만하고 유용한 확보물이기 때문이다. 단일지점 앵커는 쉽게 설치할 수 있어 신속하여 실전성이 있다. 굳이 어렵게 다중지점 앵커를 만들 필요가 없이 단일지점 앵커로 구조활동을 할 수 있는 여건이 좋다.

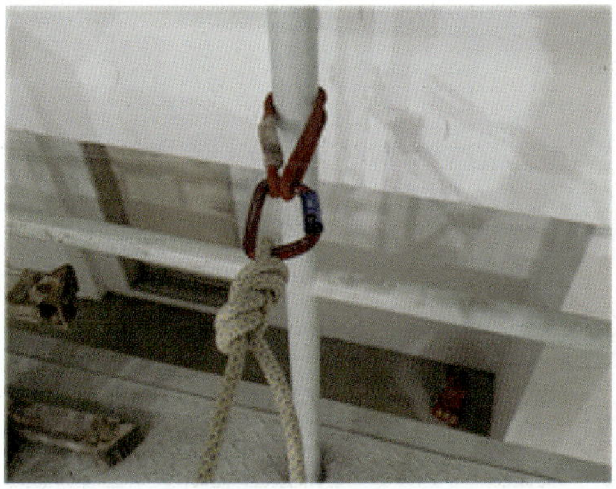

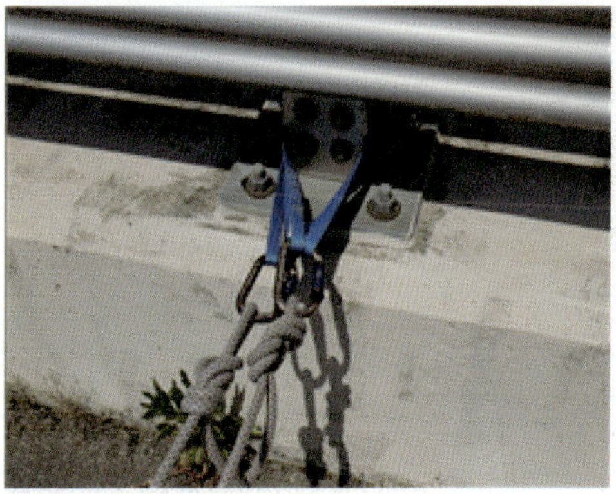

**[그림 1-32]** 단일지점 앵커

나) 다중지점 앵커(Multi Point Anchor)

2개 이상의 확보물을 통해 확보지점을 설치한 형태를 다중지점 앵커라 한다. 다중지점 앵커는 2개 이상의 단일지점 앵커를 1개의 앵커 시스템으로 모은 것을 말한다. 단일지점 앵커와는 다르게 2개 이상의 앵커를 1개로 합쳐 사용하는 과정에서 일련의 체계가 생겨나면서 시스템(system)이라는 단어가 붙는다.

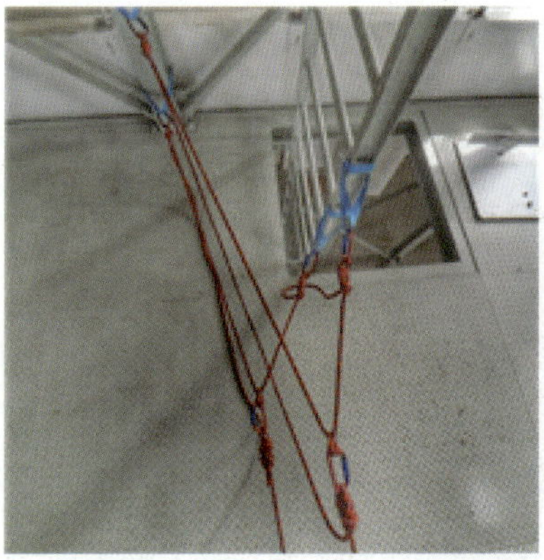

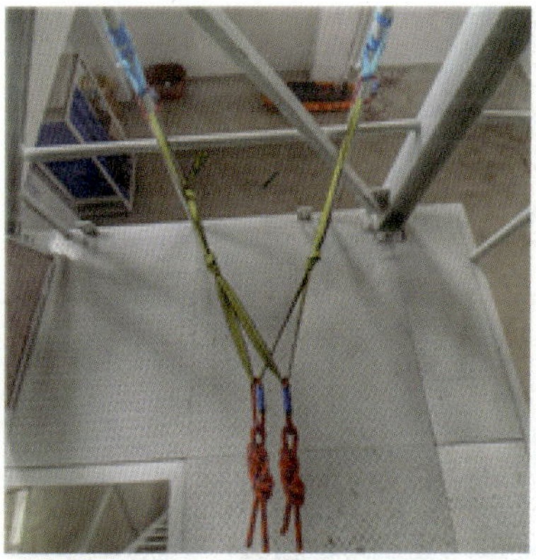

**[그림 1-33]** 다중지점 앵커

※ 다중지점 앵커를 만드는 목적은 다음과 같다.

- 어떠한 확보물이 약하여 다른 확보물(들)과 합쳐서 보강하기 위함이다.
- 2개 이상의 확보물들로 무게 분산을 통한 안전성 증대를 하기 위해서 이다.

• 어떠한 확보지점이 실패했을 때, 백업(Backup)하기 위함이다.
• 2개 이상의 확보물들 사이에서 로프의 경로 조정 가능하다.

④ 앵커 확보 기술

가) 단일지점 앵커 확보

슬링 형식의 장비를 둘러서 사용하는 방법이 신속하고 간단하여 실전에서 유용하다. 직물로 박음질 된 고리로 만들어진 슬링, 와이어로 만들어진 슬링, 앵커스트랩 등이 주로 사용된다.

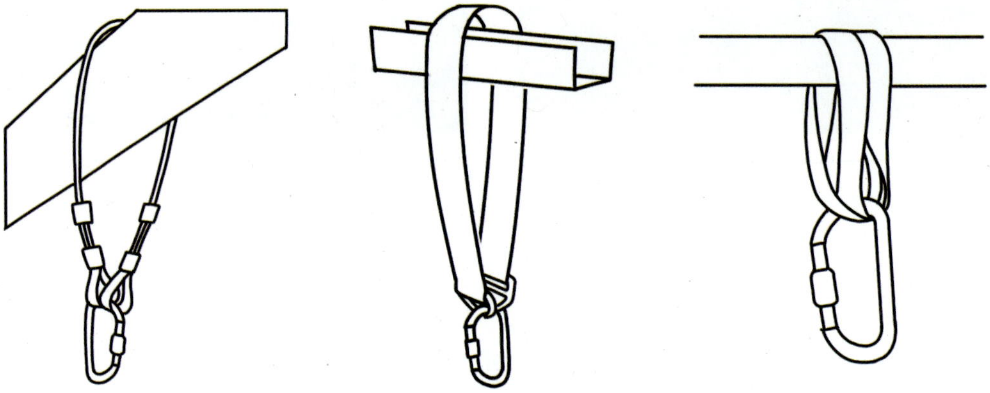

**[그림 1-34]** 왼쪽부터 와이어 슬링, 앵커스트랩, 박음질 된 슬링

로프와 웨빙으로 단일지점 앵커를 만드는 방법이 있다. 매듭법이 쓰이기 때문에 다소 시간이 걸리고 평소 훈련하면서 충분히 숙달된 상태에서 설치해야 한다. 보통 길게 휴대하는 로프는 부피가 큰 확보물을 대상으로 쓰이며, 짧게 휴대하는 웨빙은 부피가 작은 확보물을 대상으로 쓰인다.

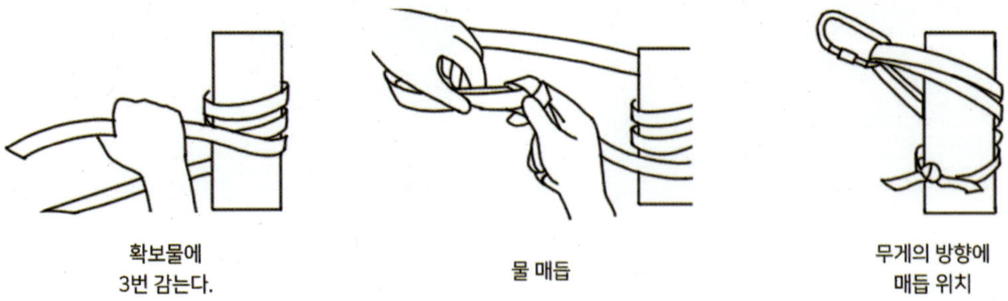


**[그림 1-35]** 웨빙으로 만드는 랩 3 풀 2(Wrap 3 Pull 2)

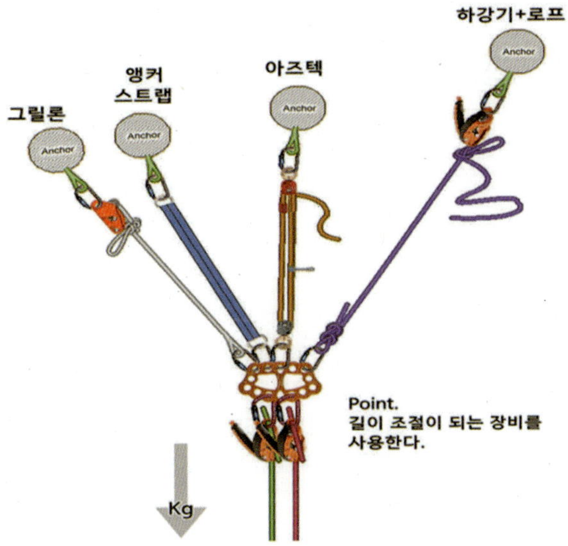


[그림 1-36] 확보판과 여러 장비를 이용하여 설치한 다중지점 앵커

로프와 웨빙으로 다중지점 앵커를 만드는 방법이 있다. 매듭법이 쓰이기 때문에 다소 시간이 걸리고 평소 훈련하면서 충분히 숙달된 상태에서 설치해야 한다.

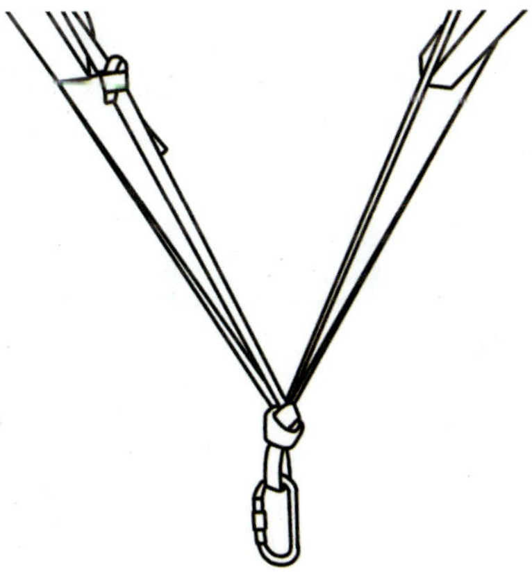

[그림 1-37] 웨빙으로 만든 다중지점 앵커

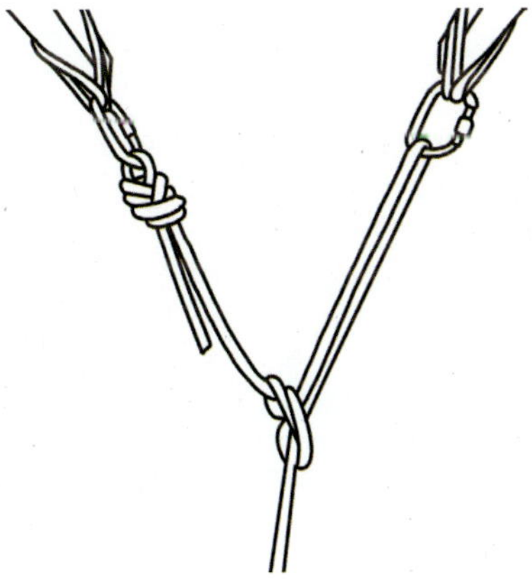

[그림 1-38] 로프로 만든 다중지점 앵커

## 4) 도르래 시스템과 인양

로프구조는 인력으로 실시되는 구조기술이다. 그러나 사람을 구조하는 현장에서 순수한 인력 그대로를 이용하여 구조할 수 있는 부분은 명확하게 한계가 있다. 따라서 로프구조에서는 로프에 도르래의 원리를 활용하여 인력을 강하게 증폭시킨다.

### (1) 고정도르래

고정도르래란 중량의 이동과 상관없이 어딘가 항상 그 자리에 고정되어있는 도르래다. 보통 구조 현장에서는 앵커 확보물에 설치되어있는 도르래다. 확보물에 설치된 도르래는 어떠한 상황에서도 확보물에 그대로 고정되어있을 것이다.

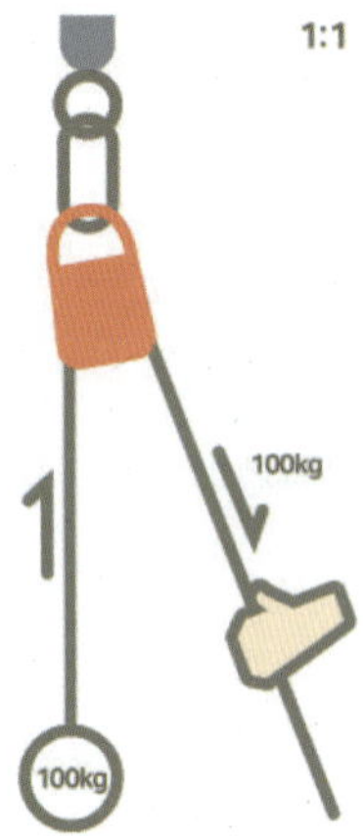


[그림 1-39] 고정도르래

고정도르래는 로프의 방향을 바꿔준다.

왼쪽 그림을 보자. 중량물을 고정도르래 없이 들어 올리려면 로프를 밑에서 위로 뽑아 올려야 하지만, 고정도르래를 설치하여 위에서 밑으로 당겨서 올릴 수 있도록 방향을 바꿨다.

고정도르래는 로프 방향을 바꿔줄 뿐이며, 100kg의 무게를 들어 올리려면 작업자도 100kg 이상의 힘으로 당겨야 한다. 즉 도르래로 얻는 힘의 이득은 전혀 없다.

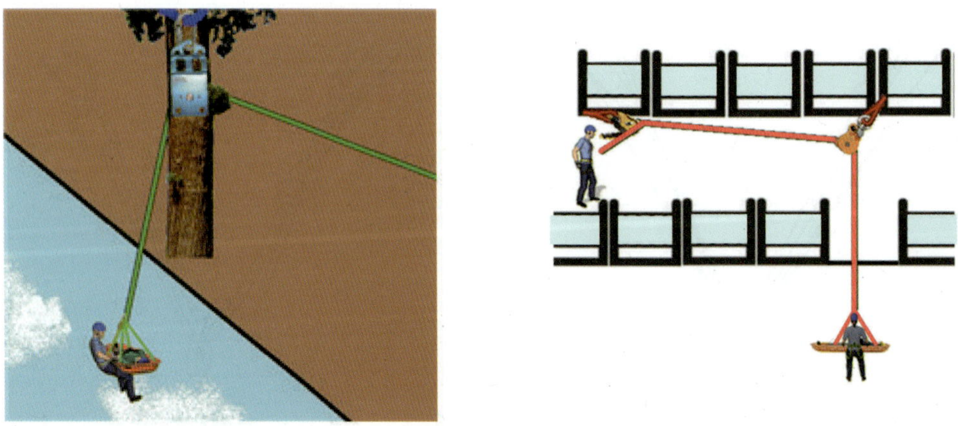

[그림 1-40] 고정도르래의 방향 전환

고정도르래의 로프 방향을 바꿔주는 기능을 이용하여 절벽의 모서리에서 로프의 현수점을 높여줄 수 있다. 왼쪽 그림과 같이 엣지 근처에 확보물이 있으면 고정도르래를 설치하는 것만으로도 간단하게 로프 현수점을 높일 수 있다. 원래 땅에 깔렸을 로프를 확보물의 고정도르래로 높이 올려서 구조대원과 들것이 엣지를 편하게 넘나들 수 있게 했다.

그리고 고정도르래는 로프의 경로를 바꿀 필요가 있을 때 사용할 수 있다. 구조팀이 원하는 방향으로 로프를 보낼 수 있고 구조작업을 원활하게 할 수 있는 곳으로 로프를 가져올 수 있다.

### (2) 움직도르래

움직도르래란 중량의 이동에 따라 함께 움직이는 도르래다. 로프를 당기거나 놓아줌에 따라 움직도르래는 함께 올라가거나 내려간다. 고정도르래가 앵커 쪽에 설치된다면 대개 움직도르래는 도르래 배력 시스템을 위해 설치된다. 1개의 움직도르래는 당기는 힘을 2배로 증폭시켜주기 때문이다.

움직도르래는 당기는 힘을 2배로 증가시키는 대신 2배의 길이를 더 당겨야 한다.

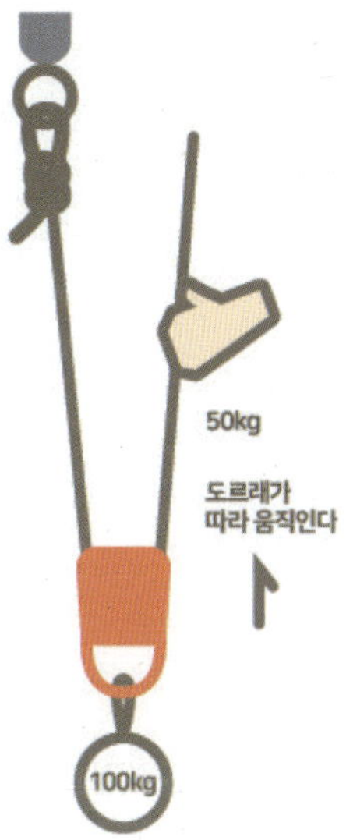


[그림 1-41] 움직도르래

왼쪽은 움직도르래 1개로 중량물을 올리고 있는 그림이다.

로프로 중량물을 끌어 올리면 도르래 역시 따라 올라올 것이다. 이렇게 도르래가 움직이기 때문에 이런 도르래를 움직도르래라 부른다.

움직도르래는 당기는 힘을 2배로 증가시킨다. 따라서 100kg의 중량물이지만 50kg 이상의 힘만 주면 들 수 있다. 본래 중량의 절반만큼만 힘을 주어도 올릴 수 있다는 것이다.

그러나 2배의 힘을 얻은 대신, 2배의 길이를 더 당겨야 한다. 만약 왼쪽 그림에서 중량물을 1m 인양하려면 정작 2m를 당겨야 한다. 움직도르래가 따라 올라가면서 인양 길이를 상쇄하기 때문이다.

왼쪽은 움직도르래 1개로 중량물을 올리고 있는 그림이다.

로프로 중량물을 끌어 올리면 도르래 역시 따라 올라올 것이다. 이렇게 도르래가 움직이기 때문에 이런 도르래를 움직도르래라 부른다.

움직도르래는 당기는 힘을 2배로 증가시킨다. 따라서 100kg의 중량물이지만 50kg 이상의 힘만 주면 들 수 있다. 본래 중량의 절반만큼만 힘을 주어도 올릴 수 있다는 것이다.

그러나 2배의 힘을 얻은 대신, 2배의 길이를 더 당겨야 한다. 만약 왼쪽 그림에서 중량물을 1m 인양하려면 정작 2m를 당겨야 한다. 움직도르래가 따라 올라가면서 인양 길이를 상쇄하기 때문이다.

### (3) 도르래 배력 시스템

고정도르래와 움직도르래를 조합하여 하나의 시스템으로 설치하여 구조대상자를 비롯한 사람과 장비를 인양할 수 있다. 만약 도르래가 없다면 팀원들의 한정된 힘으로 구조대상자를 당겨 올릴 수 없을 것이다. 따라서 구조팀은 도르래의 도움으로 일정한 당김 시스템을 만들어 구조대상자를 인양한다. 이러한 시스템을 도르래 배력 시스템이라고 한다.

도르래 배력 시스템에는 3가지 종류가 있다.

#### ① 단순 도르래 배력 시스템

도르래가 앵커 혹은 중량물에 직접 연결된 시스템, 로프가 도르래를 통해 앵커와 중량물 사이를 왕복하는 모습의 간단한 형태의 도르래 배력 시스템이다. 단순 도르래 배력 시스템은 가장 설치하기 쉬운 형태여서 실전에서 제일 많이 활용된다. 로프가 지그재그로 앵커와 중량물 사이를 왔다 갔다 하는 간단한 형태다. 로프가 많이 왕복할수록 도르래 배력은 강해진다.

단순 도르래 배력 시스템은 단순한 만큼 설치하기 쉽고 이해하기도 좋으나, 동원되는 도르래 수에 비해서는 도르래 배력을 크게 키울 순 없다. 물론 대부분 실전 현장에서 커다란 배력의 도르래 시스템은 잘 사용되지 않지만, 인력이 부족한 상태에서 도르래까지 부족할 경우 문제가 될 수도 있다.

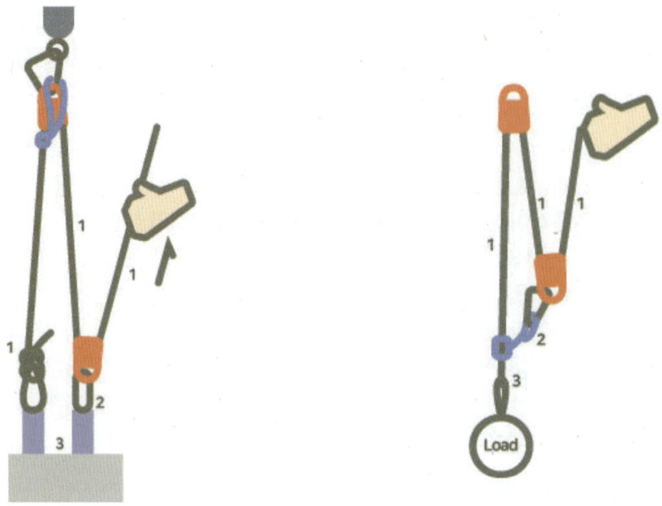


[그림 1-42] 단순 도르래 3:1 배력 시스템

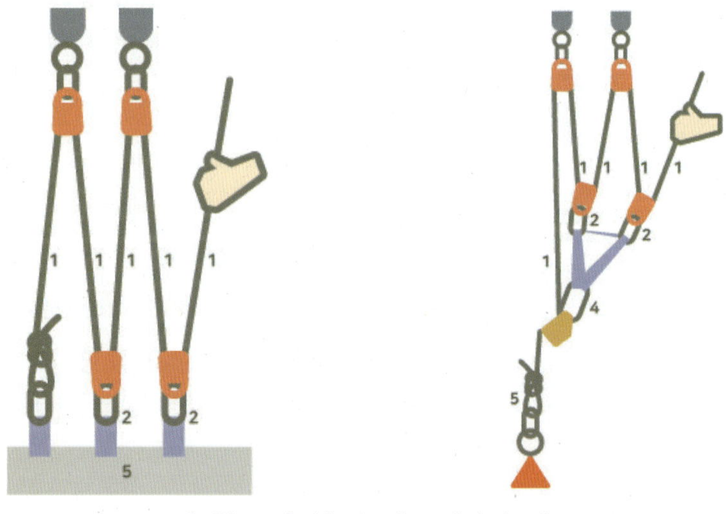

[그림 1-43] 단순 도르래 5:1 배력 시스템

### ② 복잡 도르래 배력 시스템

2개 이상의 움직도르래가 서로 가까워지는 시스템이다. 로프를 잡아주는 당김 프루직이 하중의 반대편에 더 설치됨으로써 적은 수의 도르래로도 힘의 이득을 많이 얻을 수 있지만, 도르래들이 마주 오면서 만나려고 하므로 리셋이 많이 필요하다는 단점이 있다.

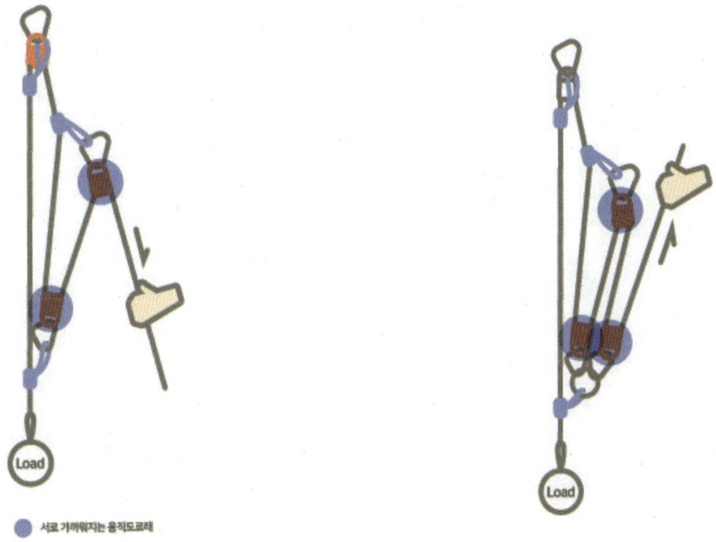


[그림 1-44] 복잡 도르래 시스템 (왼쪽) 5:1, (오른쪽) 7:1

③ 복합 도르래 배력 시스템

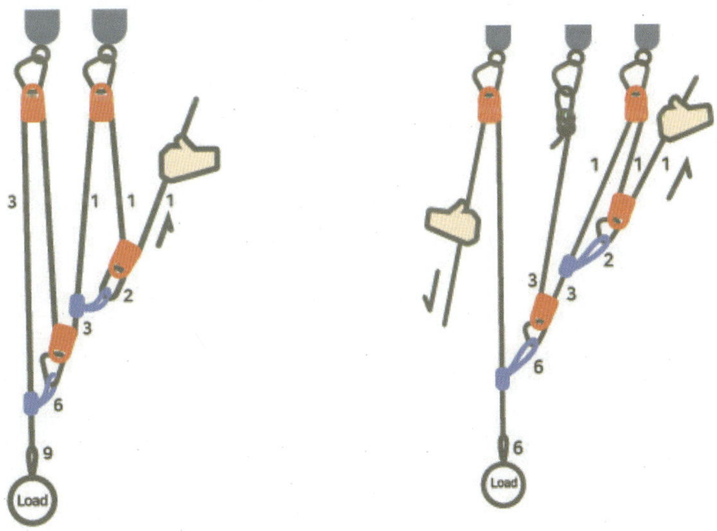


[그림 1-45] 복합 도르래 시스템 (왼쪽) 9:1, (오른쪽) 6:1

어느 도르래 배력 시스템이 2개 이상 합쳐진 시스템이다. 2개의 도르래 배력 시스템이 합쳐지면 복합적으로 힘의 증가가 적용되면서 갑절로 배력이 증폭된다. 이 원리를 이용하여 적은 수의 도르래들로도 아주 큰 배력을 얻을 수 있다. 적은 인력으로 무거운 중량을 당겨야 할 때 사용하면 효과적이다.

### (4) 인양 기술(Raising Technic)

도르래 배력 시스템과 장비를 이용하여 대원 및 구조대상자를 인양하는 실무적인 내용이다. 도르래 배력 시스템으로 사람을 인양할 수 있는 시스템을 알았다면, 적절한 장비를 조합하여 구조활동을 할 수 있어야 한다.

#### ① 하강기(Descender)

하강기란, 대원이 로프로 하강할 때 사용하는 장비이다. 때에 따라 등반에 이용되기도 한다. 기술이 발전함에 따라 현재 대부분 구조대는 자동잠금 하강기를 사용하고 있다. 이 하강기는 대원이 하강할 때 사용되기도 하지만, 인양 및 하역 구조할 때 주로 사용하는 장비다. 하강기에 통과된 로프를 당기면 인양이 되고, 하강기에 통과된 로프를 풀어주면 하역이 된다. 대원이 로프에서 손을 놓아도 하강기가 로프의 진행을 잡아서 매우 안전하고 편리하게 인양 및 하역 작업이 가능하다.

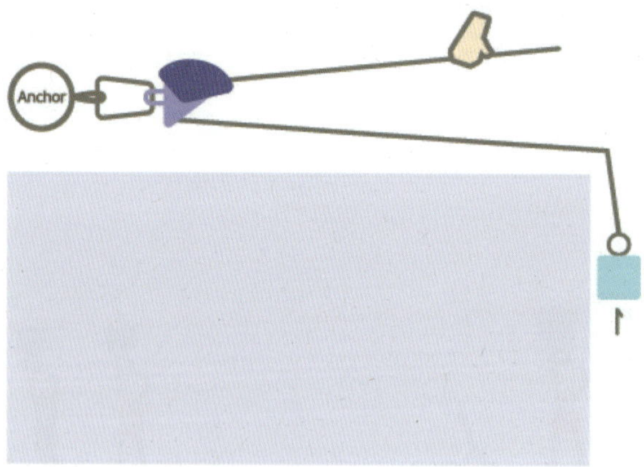


[그림 1-46] 하강기 인양

#### ② 프루직 매듭(Prusik Knot)

프루직 매듭은 로프를 잡아주어 움직도르래의 힘을 로프에 전달하는 역할을 한다.

#### ③ 로프 보호대(Rope Protector)

로프를 날카로운 절벽의 모서리로부터 보호해주는 역할을 하는 로프 보호대는 인양 구조 시, 모서리와 로프 간의 마찰력을 없애주어 구조대상자를 인양할 수 있게 한다. 만약 로프 보호대를 모서리에 설치하지 않으면, 로프는 모서리와의 극심한 마찰 때문에 인양이 불가하다.

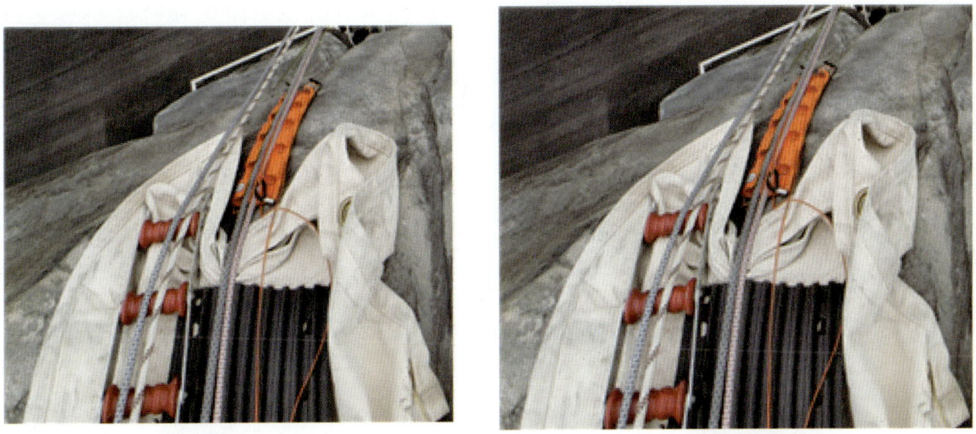

[그림 1-47] 로프 보호대

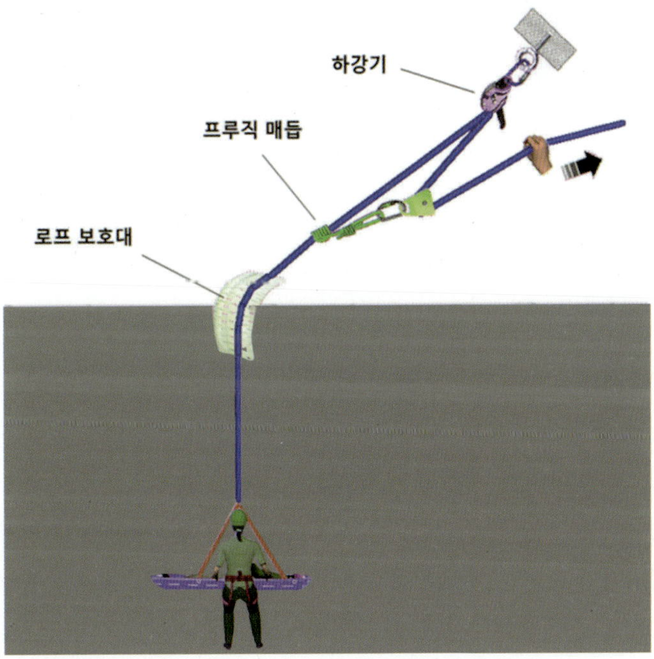


[그림 1-48] 단순 도르래 3:1 배력 시스템을 이용한 인양 기술

위 그림은 일반적으로 가장 많이 사용되는 단순 도르래 3:1 배력 시스템이다. 자동잠금 하강기가 로프의 역방향 진행을 막아서 구조대가 당기는 대로 인양이 된다. 프루직 매듭이 움직도르래의 힘을 로프에 전달하고 있다. 그리고 로프 보호대가 모서리에서 로프를 보호해줌과 동시에 마찰력을 없애서 인양할 수 있게 한다.

### (5) 하강 및 하역(Descent & Lowering)

대원이 위에서 아래로 로프를 이용하여 내려가는 것을 '하강'이라 한다. 그리고 대원 및 구조대상자를 위에서 아래로 내려주는 것을 '하역'이라 한다. 하강기를 조작하여 대원이 안전하게 하강하거나 구조대상자를 안전하게 내려보낼 수 있다. 단, 하강기를 사용하는 대원은 하강기의 조작법을 명확히 알고 숙달한 상태여야 한다. 잘못된 조작으로 급하강을 시키거나 제때 제동을 잡지 못하면 위험한 사고가 발생할 수 있다.

본 교재에서는 가장 많이 사용되는 하강기 중 하나인 아이디(I'D)로 소개한다. 미처 소개하지 못한 다른 자동잠금 하강기들도 비슷한 원리를 갖고 있음을 참고하기를 바란다.

① 아이디 핸들 위치에 따른 기능

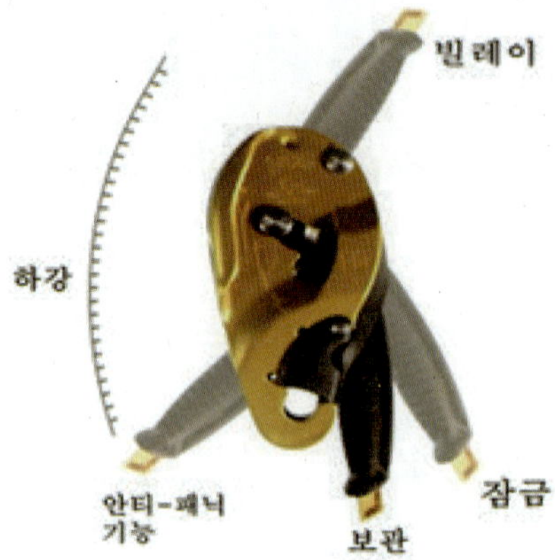


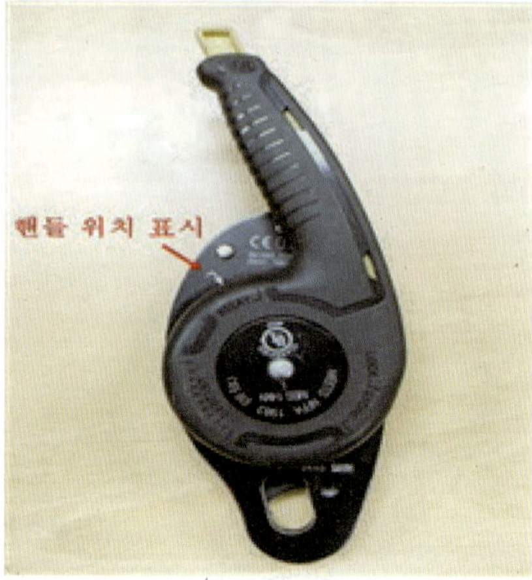


[그림 1-49] 아이디 핸들 위치에 따른 기능

- 보관: 평소 휴대하거나 보관할 때의 핸들 위치
- 잠금: 사용자가 아이디의 로프에서 손을 떼고 다른 작업을 할 때 핸들을 위치
- 빌레이: 빌레이 위치에 핸들을 놓으면 로프의 인양은 가능하지만, 역방향으로 내려가는 건 불가능하다.
- 하강: 사용자의 하강, 혹은 하중을 하역할 때의 핸들 위치
- 안티-패닉(Anti-Panic): 사용자가 핸들을 과도하게 당기면 아이디는 사용자가 패닉에 빠졌거나, 너무 빠른 속도로 내려간다고 간주해 제동을 걸어버린다. 사용자의 실수를 백업해주는 안전장치이다.

## 5) 수직 구조(Vertical Rescue)의 절차

수직 구조는 로프를 상하(↕) 수직 방향으로 진행하여 구조하는 형태의 로프구조 시스템이다. 수직 구조는 두 가지로 나눌 수 있다. 첫 번째는 로프를 위로 당겨서 구조대상자를 위로 끌어올리는 인양 구조, 두 번째는 로프를 아래로 내려서 구조대상자를 아래로 내려보내는 하역 구조다.

수직 구조는 로프구조의 가장 일반적인 형태다. 예를 들어 절벽 아래로 추락한 구조대상자를 인양하는 인양 구조, 공사장 가설물 위로 떨어진 구조대상자를 구급차가 있는 아래로 내려보내는 하역 구조를 생각할 수 있다. 수직 구조는 현장에서 많이 쓰이는 로프구조 시스템인 만큼, 평소 구조대는 많은 수직 구조 훈련을 시행해야 한다. 또한, 수직 구조는 모든 로프구조 시스템의 기초가 되며 대부분의 로프구조 시스템은 수직 구조의 변형으로 해석할 수 있다.

① 구조 현장의 공통적인 절차

가. 현장 파악 단계

- 구조대는 현장 도착 후, 구조대상자의 위치를 파악하고 구조 목적을 설정한다.
  - 구조 목적: 구조대상자를 어느 지점으로 이송하여 구조 완료할 것인지 큰 목적
- 구조대는 현장에 대한 위험 요소를 파악하고 안전 대책을 수립한다.
  - 위험 요소: 대원 및 로프구조 시스템 등의 안전에 위해가 될 만한 요소
  - 안전 대책: 위험 요소로부터 보호하는 수단 혹은 위험 요소를 회피하는 수단
- 구조대는 구조 방법을 토의하고 결정한다.

나. 구조 준비 단계

- 구조대는 개인별 임무를 결정하고 지휘관을 통해 구체적인 구조 계획을 수립한다.
- 구조대는 필요한 장비를 준비하고 개인별로 휴대한다.
  - 개인별 임무에 맞춰 휴대한다.

② 인양 구조

가. 로프구조 앵커 및 '높은 방향 전환' 앵커 등 설치

- 구조대는 구조대상자에게 접근하기 위한 하강 로프, 로프구조 시스템인 메인·백업 로프 시스템을 설치한다.
- 구조대는 절벽 모서리에서의 '높은 방향 전환'을 위한 앵커 및 다목적 삼각대를 설치한다.

나. 구조대원 하강 및 구조대상자 접촉

- 구조대원은 구조대상자에게 로프 하강하여 접촉하고 상태 파악을 한다. 만약 구조대상자가 의식이 없다면 2명 이상 접근해야 구조대상자를 들것에 실을 수 있다.
- 구조대원은 구조대상자를 응급처치하고 들것에 결착한다. 구조대상자가 척추, 허리, 다리 등 골절 환자일 경우 들것을 수평으로 사용해야 한다.

  ❗ 현장 상황에 따라 들것 없이 구조대상자에게 안전벨트를 착용시켜 구조할 수 있다.
- 위 과정 동안 위에 있는 구조대는 하강기와 도르래 배력 시스템을 이용하여 메인 로프에 인양 시스템을 만들고 있어야 한다.
- 구조대원은 구조 계획 수립시, 구조대상자와 함께 인양될지, 독립적으로 등반할지 결정된 상태다.

다. 구조대상자 인양

- 구조대상자가 이송되는 단계에서 구조대원의 역할은 다음과 같다.
  - 이송 경로상의 장애물로부터 구조대상자가 걸리지 않도록 조치
  - 이송되는 동안의 응급처치 및 구조대상자 관리
- 만약 구조대원이 구조대상자와 함께 이송된다면 다음과 같은 시스템을 사용한다.

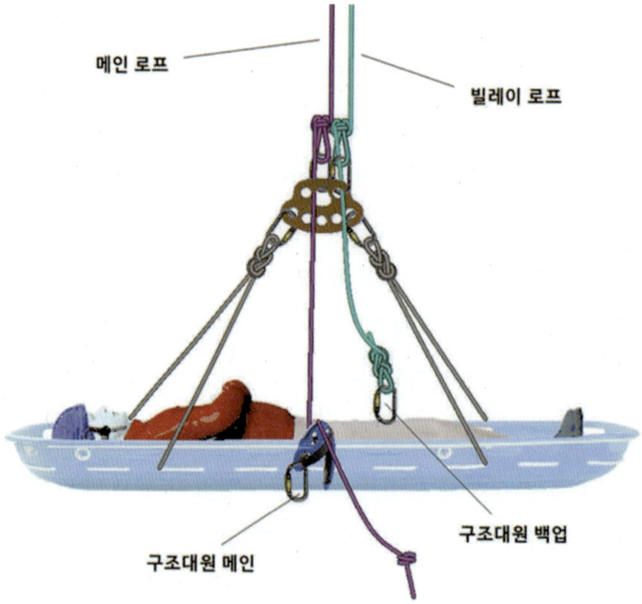


[그림 1-50] 구조대원이 들것(구조대상자)와 함께 이송되는 시스템 (예시)

• 만약 구조대원이 함께 이송되지 않는다면, 밑에서 들것 유도로프를 운영할 수 있다.
• 구조대는 메인 로프의 도르래 배력 시스템으로 인양을 실시한다. 백업 로프는 메인 로프의 진행을 따라가며 메인 로프의 파손을 대비한다.

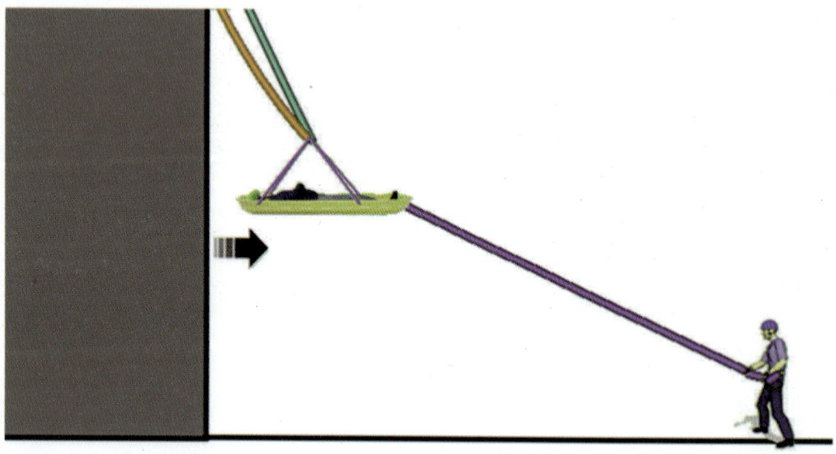

[그림 1-51] 들것 유도로프로 들것을 장애물(벽)에서 떼는 모습

라. 구조 완료

• 인양을 마친 후, 구조대는 구조대상자를 안전한 지역까지 이송한다.

③ 하역 구조

가. '구조 현장의 공통적인 절차'에 따라 현장 파악 단계, 구조 준비 단계를 마친다.

나. 로프구조 앵커 및 '높은 방향 전환' 앵커 등 설치

- 구조대는 로프구조 시스템인 메인 · 백업 로프 시스템을 설치하고 들것에 연결한다.
- 구조대는 구조대상자에 대한 응급처치를 실시하고 구조대상자를 들것에 고정한다.
- 구조대는 절벽 모서리에서의 '높은 방향 전환'을 위한 앵커 및 다목적 삼각대를 설치한다.

다. 구조대상자 하역

- 메인 로프의 하역을 맡은 구조대원은 하강기로 구조대상자를 하역한다. 백업 로프에도 하강기를 설치했다면 메인 로프와 함께 TTRS로 하역한다. 이는 메인 · 백업의 구분 없이 두 로프가 중량을 50:50으로 분담한 채 하역하는 형상이다.
- 구조대상자가 하역되는 과정에서 구조대원의 역할을 '구조대상자 인양'때와 같다. 만약 구조대원이 함께 이송되지 않는 상황이라면, 구조대원이 먼저 하강하여 밑에서 들것 유도로프를 운영한다.

라. 구조 완료

- 하역을 마친 후, 구조대는 구조대상자를 안전한 지역까지 이송한다.

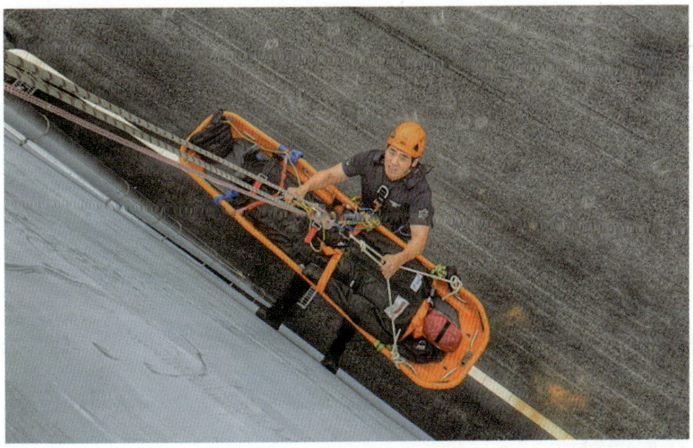

[그림 1-52] 수직 구조

## 6) 수평 구조(Highline)의 절차

수평 구조는 로프를 좌우(↔) 수평 방향으로 진행하여 구조하는 형태의 로프구조 시스템이다. 우리나라에서 수평 구조는 보통 계곡 구조를 할 때 많이 사용된다. 태풍이나 장마철에 계곡에 고립된 피서객들을 안전한 곳으로 구조할 때, 계곡을 가로질러서 수평의 로프를 설치하여 구조하는 시스템이 대표적인 수평 구조의 모습이다.

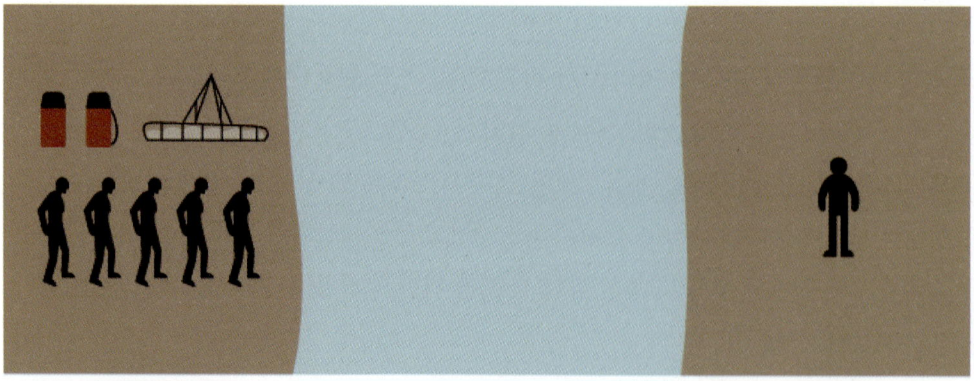


[그림 1-53] 가까운 수변(구조대가 있는 가까운 곳) & 먼 수변(구조대상자가 있는 먼 곳)

### (1) 현장 파악 단계

- 구조대는 현장 도착 후, 구조대상자의 위치를 파악하고 구조 목적을 설정한다.
  - 구조 목적: 구조대상자를 어느 지점으로 이송하여 구조 완료할 것인지 큰 목적
- 구조대는 현장에 대한 위험요소를 파악하고 안전 대책을 수립한다.
  - 위험요소: 대원 및 로프구조 시스템 등의 안전에 위해가 될 만한 요소
  - 안전 대책: 위험요소로부터 보호하는 수단 혹은 위험요소를 회피하는 수단
- 구조대는 구조 방법을 토의하고 결정한다.

### (2) 구조 준비 단계

- 구조대는 개인별 임무를 결정하고 지휘관을 통해 구체적인 구조 계획을 수립한다.
- 구조대는 필요한 장비를 준비하고 개인별로 휴대한다.
  - 개인별 임무에 맞춰 휴대한다.

### (3) 수평 로프 설치

- 구조대는 수평 로프를 설치하기 위해 로프의 끝을 먼 수변으로 전달해야 한다. 구조용 로프인 직경 11㎜ 이상의 로프는 무거워서 멀리 던지기 힘들다. 따라서 얇은 로프가 들어있는 드로우백(Throw bag)을 던질 경우 20~30m까지 던질 수 있어서 웬만한 계곡의 먼 수변까지 던지는 게 가능하다. 이런 로프를 '전달 로프'라고 한다. 만약 계곡 폭이 매우 넓다면 로프총이나 빅샷(거대한 새총 형태의 장비)으로 전달 로프를 전달하는 방법이 있다.

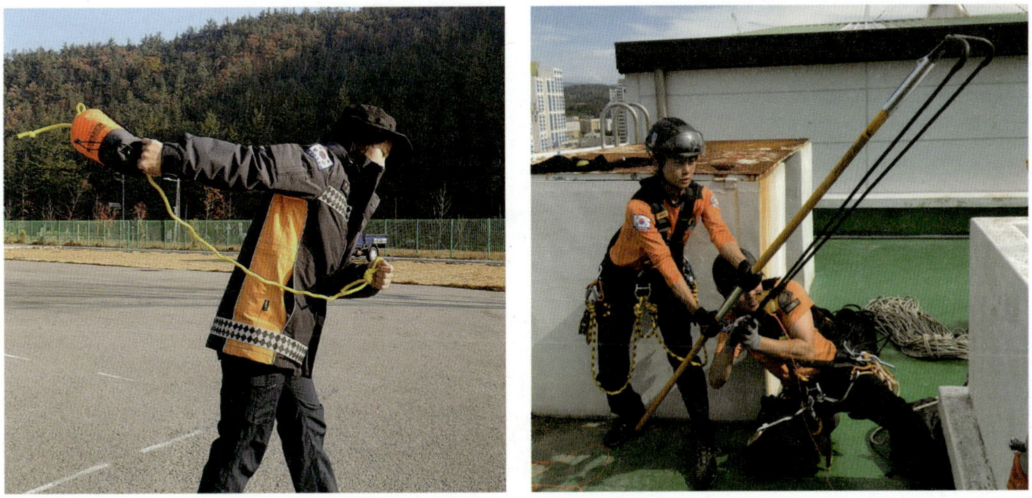

[그림 1-54] 드로우백(좌측), 빅샷(우측)

• 구조대는 수평 로프 11㎜의 끝에 다음과 같은 메시지를 달아 전달 로프를 통해 먼 수변으로 전달되도록 한다. 만약 구조대상자가 먼 수변에 있는 경우, 비전문가인 구조대상자도 쉽게 수평 로프의 끝을 확보할 수 있도록 메시지의 그림으로 유도한다. 전화번호를 남겨서 구조대와 구조대상자 간의 영상통화 등을 하는 좋은 방법이다.

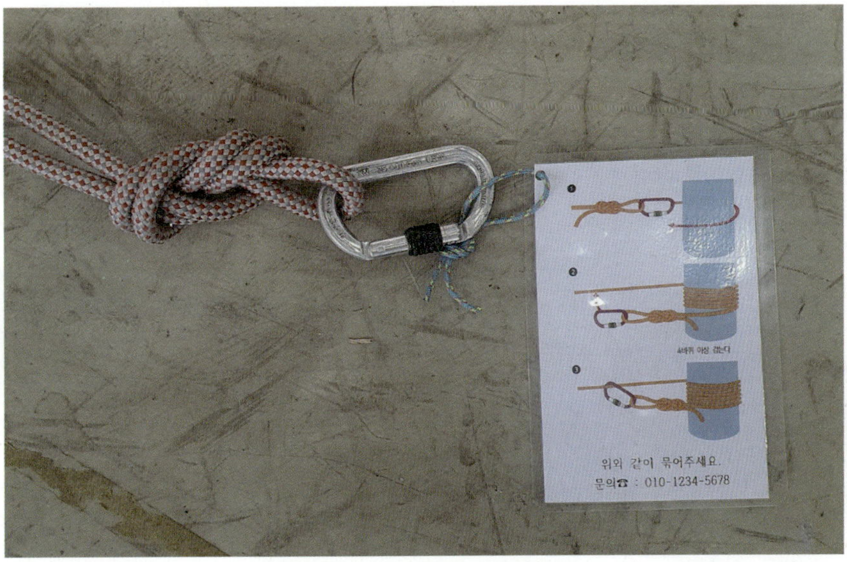


[그림 1-55] 수평 로프와 메시지 예시

• 구조대는 전달 로프를 통해 수평 로프 2줄을 전달한다. 전달 로프에 의해 수평 로프가 먼 수변으로 전달될 때, 로프를 최대한 들어서 가능하다면 급류에 로프가 안 닿게 하는 게 중요하다. 구조대는 수평 로프와 전달 로프 사이에 스위벨을 설치하면 급류에 의해 로프가 꼬이는 것을 어느 정도 예방할 수 있다.

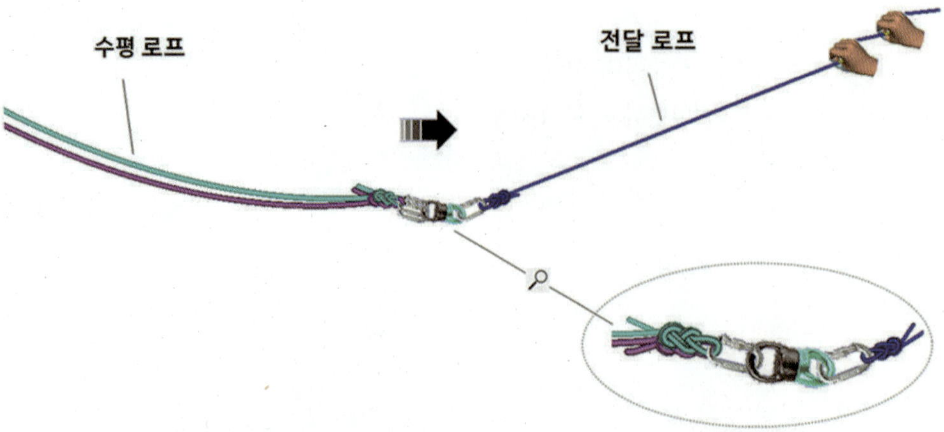


[그림 1-56] 전달 로프에 의해 전달되는 수평 로프

수평 로프는 더블 로프 시스템에 따라 두 줄을 설치하는 게 안전하다. 한 줄이 끊어지더라도 다른 한 줄이 백업으로써 추락을 막을 수 있다. 수평 로프의 경우 강한 장력으로 팽팽하게 당기므로 두 줄을 설치하는 것이 안전하다.

- 수평 로프는 지형지물을 최대한 이용하여 충분하게 높게 설치한다. 최소한 수평 로프에 의해 이송되는 대원 및 구조대상자가 급류에 닿지 않도록 높아야 한다.
- 구조대상자가 수평 로프의 끝을 앵커에 확보하면 구조대원은 하강기와 도르래 배력 시스템을 이용하여 수평 로프에 장력을 가한다. 이때, 수평 로프를 너무 강하게 당기면 앵커와 로프에 무리가 갈 수 있으므로 '12 법칙'을 따른다.

12 법칙 : 도르래 배력 수 × 당기는 사람 수 ≤ 12

예) 3:1 도르래 배력 시스템을 사용하면 당기는 사람은 4명까지 당길 수 있다.

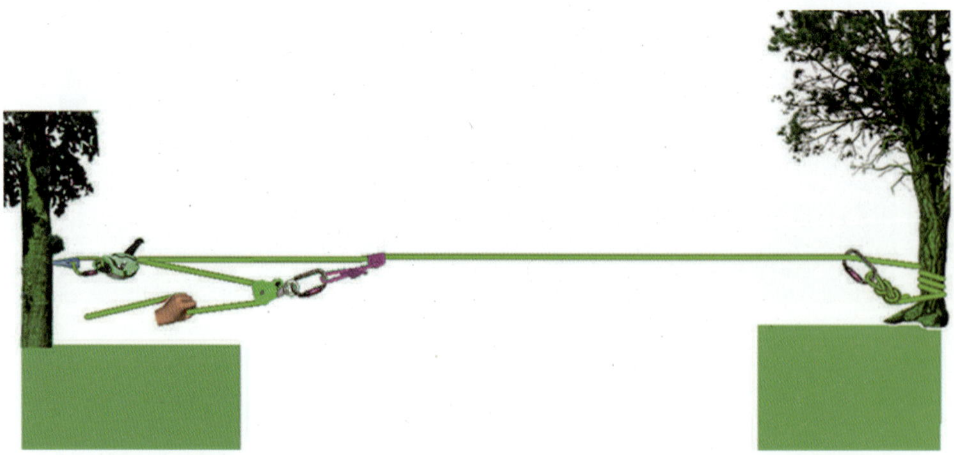

[그림 1-57] 하강기와 3:1 도르래 배력 시스템을 통한 수평 로프 설치. 두 줄을 설치한다.

### (4) 구조대원 도하

- 구조대원은 수평 도하 기술을 이용하여 계곡을 도하한다. 구조대원은 도하 간, 본인의 안전벨트에 유도 로프를 결착하고 계곡을 도하하여 유도 로프의 끝을 먼 수변에 설치한다. 유도 로프란, 수평 로프의 도르래를 통해 구조대상자 및 필요 장비를 수변 간에 이송하는 역할을 하는 로프를 말한다.

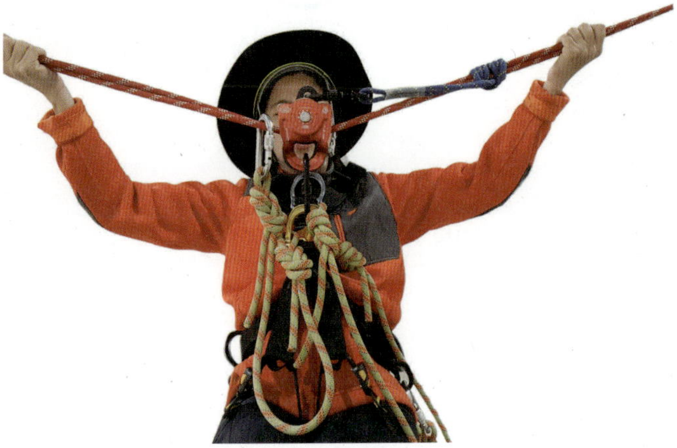

[그림 1-58] 수평 도하 기술의 예시

수평 도하는 역회전 방지 도르래 혹은 등강기를 통해 도하하는 것이 편리하다. 구조대원의 체중이 수평 로프에 실리면 수평 로프는 넓은 'V'모양으로 처지게 되는데, 수평 로프의 중간을 지나면 로프가 오르막길이 되므로 등강기와 같이 다시 내려가지 않게 하는 기능이 필수다.

### (5) 수평 이송 시스템 및 유도 로프 확보

- 먼 수변으로 도하한 구조대원은 구조대상자를 접촉한 후, 유도 로프를 확보한다. 큰 힘이 필요한 상황이다면, 하강기와 도르래 배력 시스템을 설치한다. 가까운 수변의 구조대는 유도 로프를 하강기로 설치해야 한다. 구조대상자를 이송해올 때 비교적 강한 힘이 필요하여 도르래 배력 시스템을 설치하기 위함이다.
- 가까운 수변의 구조대는 수평 로프에 운송용 도르래를 설치하고 유도 로프를 도르래의 양쪽으로 연결한다. 유도 로프는 계곡을 도하했던 대원에 의해 끝이 먼 수변에 전달된 상태다. 따라서 먼 수변의 구조대원이 유도 로프를 당기면 운송용 도르래가 수평 로프를 타고 수평 이동할 수 있다. 가까운 수변부터 먼 수변까지 한 줄의 유도 로프로 이어진 도르래는 당기는 쪽으로 수평 로프를 타고 이동할 수 있어서, 구조대상자 혹은 필요 장비들을 원하는 지역으로 수평 이송할 수 있다.
- 운송용 도르래는 두 줄의 수평 로프를 한 번에 탈 수 있는 쿠테나이 도르래를 사용하거나, 홀도르래 2개를 사용한다.

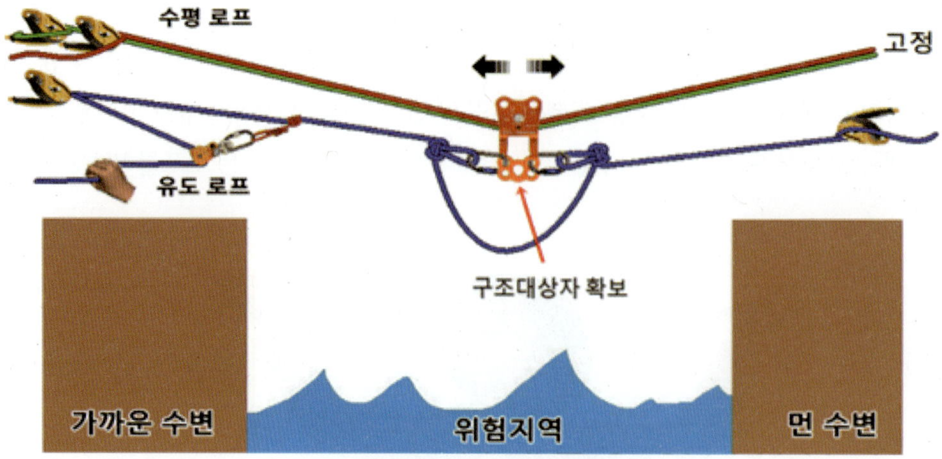


[그림 1-59] 수평 이송 시스템

#### (6) 구조대상자 수평 구조

- 먼 수변의 구조대원은 유도 로프를 통해 부력 조끼와 헬멧 등 필요한 안전장비를 전달받아 구조대상자에게 장착한다. 그리고 운송 도르래에 구조대상자를 확보하여 수평 이송 준비를 마친다.
- 가까운 수변의 구조대는 유도 로프를 하강기와 도르래 배력 시스템으로 확보하고 당긴다. 구조대상자는 그 힘에 의해 수평 로프를 타고 가까운 수변으로 이송된다. 먼 수변의 구조대원은 유도 로프를 적절한 힘으로 늦춰 구조대상자가 안정적으로 이송될 수 있도록 돕는다.
- 구조대상자가 가까운 수변에 도착하면 구조대는 구조대상자를 안전한 지역으로 이송한다.

## 2 화재구조

구조대원을 포함하여 모든 소방관이 가장 많이 활동하게 되는 사고현장은 화재현장이다. 오늘날 대부분의 화재는 인명피해가 적은 내화구조 건물의 화재이지만 소규모의 화재라도 화재진압 작전의 성공 여부와는 별도로 화재 건물은 철저히 검색하여야 한다. 겉보기에 작은 규모의 화재가 발생한 건물일지라도 짙은 연기 속에서 탈출하지 못한 사람이 있을 수 있기 때문이다.

### 1) 건물 내부 검색

#### (1) 외부관찰

현장에 먼저 도착한 진압대원들이 화재 규모를 판단하고 진압준비를 하는 동안 구조대원들은 가능한 한 건물 전체와 그 주변을 검색하여야 한다. 세심한 관찰을 통해서 화재의 규모와 건물의 손상 여부, 진입경로와 소요시간 등을 예측할 수 있다.

건물에 진입하기 전에 선택 가능한 탈출 경로(창문, 출입문, 옥외계단 등)를 미리 정해놓고 건물에 진입한 후에는 창문의 위치를 자주 확인하도록 한다. 이것이 대원들의 위치선정을 위한 기준이 될 수 있기 때문이다.

### (2) 질문을 통한 정보 확인

화재 건물에서 대피한 사람이 있으면 화재지점과 범위, 그리고 건물 내부에 생존해 있을지 도모를 구조대상자에 대한 정보를 수집하기 위하여 질문을 한다. 이웃 사람들은 거주자들의 방위치와 복장을 알 수 있기 때문에 다른 사람들이 발견될 수 있는 정보를 제공해 줄 수 있다. 구조대상자의 숫자와 위치에 대한 정보는 현장지휘관과 모든 대원에게 전파하여 검색 활동에 참고한다.

가능한 한 모든 정보를 확인하되 전체 건물의 수색이 완료될 때까지 모든 거주자들이 대피했다고 추측하는 것은 금물이다.

### (3) 1차 검색과 2차 검색

검색에는 두 가지 중요한 목적이 있다. 구조대상자의 발견(구조를 위한 검색)과 화재 규모에 대한 정보(화재 범위에 대한 탐색)를 얻는 것이다. 건물화재 시의 구조대상자 검색은 1차 검색과 2차 검색으로 나누어진다.

① 1차 검색(Primary Search)

1차 검색은 화재가 진행되는 도중에 검색작업이 진행되는 것을 말하며, 생명의 위험에 처한 사람을 신속하게 발견하는 것이다. 때로는 1차 검색이 매우 불리한 상황에서 진행되지만, 그럼에도 불구하고 신속하고 빈틈없이 이루어져야 한다. 대원은 신속하게 구조대상자들의 위치를 파악하여야 한다. 가능하다면 인명검색과 함께 새로이 발견되는 상황들에 대하여도 보고한다.

가. 반드시 2명 이상의 대원이 조를 이루어(Two in, Two out) 검색하는 원칙을 지켜야 서로의 안전을 책임지고 신속하게 검색작업을 진행할 수 있다.

나. 검색을 진행할 때에는 화재 건물의 내부 상황에 따라 똑바로 서거나 포복 자세를 취한다. 연기가 엷고 열이 약하면 걸으면서 수색하는 것이 용이하지만 연기가 짙은 경우에는 포복 자세를 취함으로써 시야를 확보할 수 있고 물체에 걸려 넘어지거나 계단 사이로 추락하는 것을 방지할 수 있다. 포복 자세로 계단을 오를 때에는 머리부터, 내려갈 때에는 다리부터 내려가는 것이 안전하다. 또, 정전이나 짙은 연기로 시야가 확보되지 않을 때에는 자세를 낮추고 벽을 따라 진행하며 계단에서는 자세를 낮추고 손으로 확인하며 나아간다.

다. 검색이 진행되는 동안 연기와 화재의 확산을 막기 위해서 아직 불이 붙지 않은 장소의 문은 닫는다. 생존자들이 쉽게 빠져나오고 걸려 넘어지는 위험을 줄이기 위해서 계단이나 출입구 복도에 필요하지 않은 장비를 놓지 않도록 한다.

라. 건물을 검색할 때 구조대원은 인기척에 계속 귀를 기울이면서 각 방을 빈틈없이 검색한다. 가능한 한 화점 가까운 곳에서 검색을 시작해서 진입한 문 쪽으로 되돌아가면서 하나하나 확인한다. 이 방법은

가장 큰 위험에 놓여 있는 사람들에게 가장 신속하게 접근하기 위한 것이다. 화점에서 멀리 떨어진 사람들은 상대적으로 위험도가 덜하기 때문에 구조대원이 접근할 때까지 기다릴 수 있는 여유가 있다.

마. 화장실이나 욕실, 다락방, 지하실, 베란다, 침대 밑이나 장롱 속, 캐비닛 등 의식을 잃은 구조대상자나 아이들이 숨어 있을 만한 장소를 빠짐없이 검색하여야 한다. 먼저 후미진 곳을 검색하고 방의 중심부로 이동한다. 앞이 보이지 않으면 손과 발의 촉감을 이용하여 검색하고 검색봉이나 장비의 자루 부분들을 이용해서 최대한 수색 반경을 넓힌다.

바. 단전과 진한 연기로 시야가 방해를 받는다면 현장지휘관에게 보고해서 배연을 시킬 수 있도록 조치하고 손과 발로 더듬어 가면서 검색을 진행한다.

사. 현장에 투입된 대원은 현장지휘관과 계속 무선연락을 유지하며 배연이나 조명, 기타 필요한 조치가 있으면 즉시 요청한다. 특히 여러 가지 이유로 검색하지 못하는 장소가 있으면 즉시 보고하여 다른 조치를 취할 수 있도록 한다. 어떠한 이유로든 검색이 중지된다면 지휘관은 최대한 빨리 조치를 취하여 검색작업이 재개될 수 있도록 조치하여야 한다.

② 2차 검색(Secondary Search)

2차 검색은 화재가 진압되어 위험요인이 다소 진정된 후에 진행한다. 2차 검색은 빈틈없이 살피면서 공을 들여야 하는 작업으로 또 다른 생존자를 발견하고 혹시 존재할지도 모르는 사망자를 확인하는 작업이다.

화재진압과 환기작업이 완료되면 2차 검색을 위한 대원들을 진입시킨다. 2차 검색은 신속성보다는 꼼꼼함이 필요하다. 1차 검색 때에 발견하지 못한 공간이나 위험성을 확인해야 하기 때문에 소홀히 할 수 없는 작업이다. 1차 검색과 마찬가지로 좋은 소식이든 나쁜 소식이든 새로이 확인되는 사항이 있으면 즉시 보고한다.

## 2) 피난(유도) 및 구조

### (1) 사전 고려사항

(1) 사전 해당 건물에 대한 이해가 필요하다. 비상구의 위치(2개 이상의 피난로 확보), 피난 시 장애요소 여부(옥상문 상시 개방, 피난로 상의 물건 적재), 임시 대피공간 여부(피난안전구역 등), 소방시설 등(제연설비, 구조대)의 위치 등 을 평상시 숙지하도록 한다.

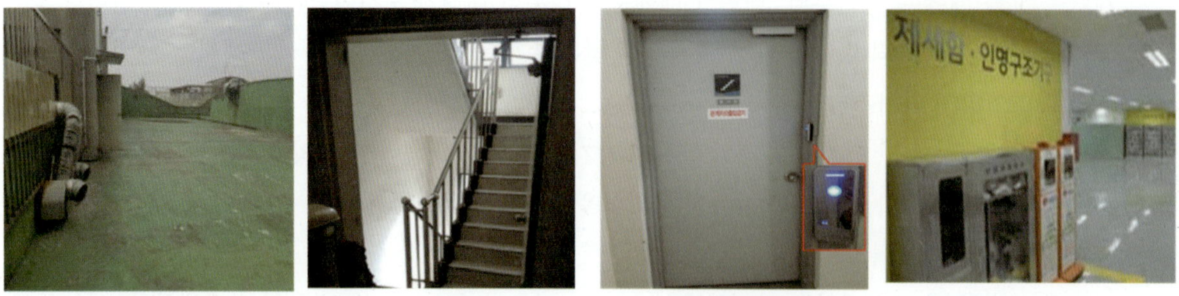

옥상 피난계단 옥상층 출입문 피난안전구역

[그림 1-60] 피난 시 사전 고려사항

### (2) 장애인 등 피난약자의 재실 유무

재해약자의 경우 유형별에 맞는 피난방법이 필요하므로 사전에 이해 대한 정보를 파악하여야 한다. 특히 거동 불가자가 거주하는 소방대상물의 경우에는 장애정도와 평상시 해당위치 등의 현황을 숙지하여 피난유도방법 및 보조도구 등을 사용할 수 있도록 한다.

[표 1-2] 피난안전구역

| 설치 기준 | – 건축법 시행령 제34조에 따른 피난안전구역 설치(30층 마다) |
|---|---|
| 주요 설비 | – 소화기구, 옥내소화전설비 및 스프링클러설비<br>– 자동화재 탐지설비<br>– 방열복, 공기호흡기, 인공소생기, 피난유도선, 유도등 · 유도표지, 비상조명등 및 휴대용비상조명등<br>– 제연설비, 무선통신보조설비<br>– 자동제세동기 등 심폐소생술 응급장비<br>– 방독면 |

### (3) 사전 교육 · 훈련

가장 효과적이고 중요한 점은 거주자 및 재실자 등 대피(피난동선) 및 대피유도 방법을 숙지시키는 것이다. 특히 피난약자 및 피난보조자에게는 피난에 사용되는 보조기구 활용법 및 피난요령 등을 사전에 교육하고 훈련하도록 한다.

## 3) 대피 시(피난유도) 고려사항

(1) 담당구역 별로 양방향 피난유도하며 자력대피불가능자 및 잔류자 확인

[표 1-3] 피난소요 시간

※ 계단폭 약 110cm

| 구분 | 피난 요구 시간 | | |
|---|---|---|---|
| 수용인원<br>건물층수 | 240명/층 | 120명/층 | 50명/층 |
| 50 | 2시간 11분 | 1시간 6분 | 33분 |
| 40 | 1시간 45분 | 52분 | 26분 |
| 30 | 1시간 18분 | 39분 | 20분 |
| 20 | 51분 | 25분 | 13분 |
| 10 | 38분 | 19분 | 9분 |

(2) 연소실, 화재층, 직상층 등, 위험이 예상되는층 순으로 재실자의 피난을 유도

(3) 각층에 피난유도요원을 배치하여 구두 또는 확성기로 특별피난계단을 통한 피난안전구역 또는 지상층으로 피난을 유도(피난장소는 원칙적으로 지상이 원칙, 상황에 따라 옥상으로 대피)

(4) 거동불가능자 및 피난약자 등 피난층까지의 피난이 어려운 경우, 피난안전구역을 활용하여 구조를 위한 대기 장소로 활용하며, 재탈출을 위한 휴식공간으로도 사용 가능

**[표 1-4] 피난자의 보행속도**

| 종 류 | 예 시 | 보행속도 | |
|---|---|---|---|
| | | 수평(m/sec) | 계단(m/sec) |
| 자력 피난이 불가능한자 | 중환자, 신체장애자 | 0.8 | 0.4 |
| 건물구조에 익숙하지 못한 자 | 호텔투숙객, 내방객 | 1.0 | 0.5 |
| 건물구조에 익숙한 자 | 건물 내 거주자 | 1.2 | 0.6 |

(5) 방화문 입구 병목현상에 의한 피난지연 대비 및 피해최소화를 위해 통제인원 배치하며 잔류자가 없는 것으로 확인된 경우 해당 방화문을 반드시 폐쇄

(6) 소방대 도착 시 초기 소화활동을 실시한 인원은 현재까지의 화재 상황 등에 대해 보고하고, 소방대장에게 필요한 정보를 전달 할 수 있도록 한다.

(7) 구조대상자 대피 우선순위

**【 구조대상자 대피 우선순위 】**

① 거주자 중 구두 지시를 따를 수 있는 자
② 관계자 등의 보조에 의해 피난 가능한 자
③ 휠체어환자 및 거동불편환자
④ 외상환자 및 거동불가 환자

인명구조 및 대피보조 시에는 중상자, 노인, 아이 등 위험도가 높은 인원을 우선으로 구조(피난보조)한다.

(8) 대피 유도장소 선정 우선순위

① 건물 내 가장 가까운 안전지대(화점 아래층, 복도, 피난계단 등)

② 최종 피난장소는 원칙적으로 지상을 원칙으로 하며 상황에 따라 옥상으로 대피

③ 강한 화세 등으로 이동이 불가능 시 연기 진입 차단이 가능한 공간

(9) 외상환자나 자력대피가 불가능한 경우 필요 시 이불, 침대시트 등을 활용하여 이동시킨다.

(10) 연기의 농도가 짙어질수록, 연기 흐름이 빨라질수록, 온도가 높아질수록 화점에 가까워지므로 이를 인지하고 피난(유도)하도록 한다.

**【 거동불가능자 이송방법 】**

- 침대시트 및 이불등 활용 환자 이동법
  - 환자의 머리 부분에서 환자를 제어
  - 침대 바닥으로 내려 끌어 이동시킴
  - 요양병원등 노유자시설 등 활용가능

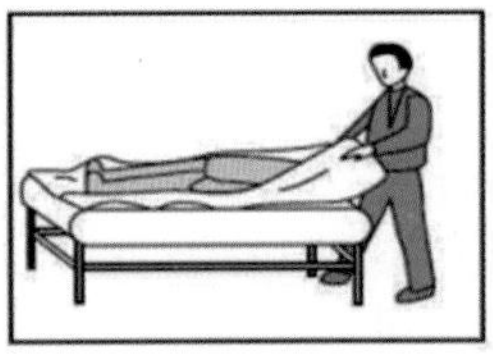

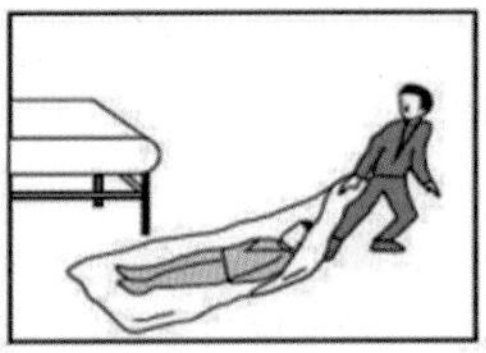

들것이동 구조(시트에 싸서 견인) 모습

참고문헌


- 강원소방본부. 오스트리아 산악구조서비스(AMRS, Austria Mountain Rescue Service). 강원소방.(2012).
- 강원소방학교 소방전술 II.(2019).
- 강원소방학교. 화재진화사 2급.(2019).
- 경상북도 소방학교. 인명구조사 II급.(2017).
- 박문호. 직진붐식 인명구조용 소형사다리차의 구조 안전성 평가에 관한 연구, 전주대학교 일반대학원 석사학위논문.(2021).
- 박은상. 고층건물 화재 시 소방사다리차의 소방 구조활동 시간에 따른 피난안전성 분석, 충북대학교 석사학위논문.(2022).
- 배이환. 119안전센터의 인명구조능력 강화방안 연구, 강원대학교 산업과학대학원 국내석사학위논문.(2018).
- 부산소방학교. 구조실무.(2017).
- 부산소방학교. 소방전술 II.(2017).
- 산림청. 산악사고 안전매뉴얼. 산림청 숲길정책팀.(2012).
- 서울소방재난본부. 서울형 산악구조 매뉴얼. 서울시.(2014).
- 서울소방재난본부. 소방전술 II.(2019).
- 소방방재청. 피난안전성 평가기술개발을 위한 대규모 복합건축물 피난 시뮬레이션 국산화. 연구보고서.(2014).
- 소방방재청, 항공구조활동지침.(2003).
- 오백균. 로프하강 및 구조기술. 119 Magazine.(2001).
- 중앙119구조본부. 로프구조 핸드북.(2021).
- 중앙소방학교. 구조론.(2009).
- 중앙소방학교. 긴급대응실무자 II.(2022).
- 중앙소방학교. 소방전술 2. 우리사.(2022).
- 중앙소방학교. 인명구조사(2급) 교재.(2019).
- 최승수. 소방전술. 도서출판 다인. 서울.(2022).
- 최준영. 건물 화재시 헬리콥터 인명구조 규정의 개선 연구, 경기대학교 건설・산업대학원 석사학위논문.(2016).
- Avillo, A. Planning and Managing Technical Rope Rescues. Fire Engineering, 155(12), 57–61.(2002).
- Bloomer, Art. Technical Rescue Response: Awareness First for Safety. FIRE Engineering, 172(4), 125–128.(2019).
- ASTM, American Society for Testing and Materials, ASTM International – Standards(2022).
- Cooper, Donald C., Patrick(Rick) LaValla, and Robert(Skip) Stoffel. Search and Rescue Fundamentals:Basic and knowledge to perform wilderness, inland, search and rescue, 3rd., revised. Tacoma, WA:ERI International.(1999).
- Csaba HAJDU, Rajmund KUTI, Designing Complex Technical Rescues with a Proprietary Application (Computer Program), AARMS, 17(1), 45–52.(2018).
- David Sweet. 「Vehicle Rescue and Extrication Principles and Practice」, Revised Second Edition, Jones & Bartlett Learning. (2022).
- Eric H. Martin. Introduction to Search and Rescue. National Association for Search and Rescue. NASAR.(2008).
- IFSTA, International Fire Service Training Association 「FIRE SERVICE TECHNICAL SEARCH AND RESCUE」, Fourth Edition, Fire Protection Publications.(2015).
- Intertional Association of Fire Chiefs, 2010; Fundamentals of Technical Rescue. Book, Jones and Bartlett Publishers).(2010).
- International Association of Fire Chiefs; Fundamentals of Technical Rescue, Jones and Bartlett Publishers.(2010).
- Janina. Helicoptor mountain rescue., Wilder.(2018).
- Loui McCurley, Tom Vines. 「Rope Rescue principles and practice」, Fourth Edition, Jones & Bartlett Learning.(2022).
- NFPA 1001. National Fire Protection Association. Standard for Fire Fighter Profesional Qualifications. As part of the Emergency Response and Responder Safety Document Consolidation Plan (consolidation plan) as approved by the NFPA Standards Council, this Standard is slipping cycle and being combined into a new consolidated draft, NFPA 1010.(2019).
- NFPA 1006. National Fire Protection Association. Standard for Technical Rescue Personnel Professional Qualifications. This standard identifies the minimum job performance requirements (JPRs) for fire service and other emergency response personnel who perform technical rescue operations.(2021).
- NFPA 1670. National Fire Protection Association. Standard on Operations and Training for Technical Search and Rescue

Incidents. This standard identifies and establishes levels of functional capability for efficiently and effectively conducting operations at technical search and rescue incidents while minimizing threats to rescuers. It is intended to help the authority having jurisdiction (AHJ) assess a technical search and rescue hazard within the response area, identify the level of operational capability, and establish operational criteria.(2017).
- NFPA 2500. National Fire Protection Association. Standard for Operations and Training for Technical Search and Rescue Incidents and Life Safety Rope and Equipment for Emergency Services. As part of the Emergency Response and Responder Safety Document Consolidation Plan (consolidation plan) as approved by the NFPA Standards Council, NFPA 2500 is a combination of Standards NFPA 1670, NFPA 1858, and NFPA 1983. For consolidated Standard and revision cycle information.(2022).
- Pendley, Tom, Technical Rescue Field Operations Guide, 5 Edition.(2017).
- 소방청. 해외구조기법 및 사례연구를 통한 국내 표준구조모델 개발. 연구보고서. 구조학 총론, 구조학 각론. 2022.

웹사이트

- 강원소방학교(https://gfsa.gwd.go.kr/school)
- 경상북도 소방학교(https://gb119.go.kr/gfa/)
- 국제산악연맹(UIAA, Union Internationale des Associations d'Alpinsme, International Climbing and Mountaineering Federation). UIAA–International Climbing and Mountaineering Federation, (URL : 〈http//www.theuiaa.org)(2002).
- 네이버 블로그, 항공 의무 이송(m.nfsago.kr)(2016)
- 부산소방학교(https://119.busan.go.kr/)
- 서울특별시소방학교(https://fire.seoul.go.kr/school/)
- 소방방재신문, 장남중의 로프 이야기 테크니컬 로프레스큐–매듭(fpn119.co.kr) (2003)
- 소방청(https://nfa.go.kr/nfa/)
- 장남중, 장남중의 로프 이야기 테크니컬 로프레스큐–'안전을 위해 고려해야 할 기준'(blog.naver.com)(2022)
- 장남중, 장남중의 로프 이야기 테크니컬 로프레스큐–매듭(blog.naver.com)(2003)
- 중앙소방학교(https://www.nfa.go.kr/nfsa/)
- NAVER Academic, 로프하강 및 구조기술(academic.naver.com)
- Organizing Fire and Rescue Services Online Training(www.nfpa.org.)(2022)
- ASTM, American Society for Testing and Materials, ASTM International – Standards Worldwide.www.astm.org(2022).

# STEP 02 자동차사고구조

## 학습목표[1]

※ 이 장을 마치고 관련된 학습활동을 끝내고 나면 다음과 같은 학습 목표를 이룰 수 있다.

- 자동차 사고의 특성을 설명할 수 있다.
  - 사고 발생 형태를 파악하고 필요한 사전조치를 취할 수 있다.
  - 사고장소 주변의 위험요인을 파악하고 안전하게 조치할 수 있다.
  - 자동차 사고 흐름을 파악하고 구조대상자의 안전한 구조활동을 할 수 있다.

## 1 자동차 사고의 일반적 특성

구조출동으로 가장 빈번하게 출동하게 되는 현장은 화재에 이어 교통사고가 2위를 차지하지만 출동건별 구조인원은 가장 많다. 2020년도 구조활동 통계(2020 소방행정자료 및 통계 – 소방청)에 의하면 사고종별 구조인원은 다음 표와 같다.

[표 2-1] 사고종별 구조건수 및 구조인원

| 구분 | 화재 | 교통사고 | 산악사고 | 수난사고 | 기계사고 | 자연재난 |
|---|---|---|---|---|---|---|
| 출동건수 | 19,237 | 16,631 | 4,590 | 2,889 | 1,256 | 906 |
| 구조인원 | 3,840 | 21,120 | 5,019 | 2,341 | 1,103 | 1,886 |
| 출동건당 구조인원 | 0.2 | 1.3 | 1.1 | 0.8 | 0.9 | 2.1 |

이와 같이 자동차 사고는 출동건수에 비해 구조인원이 많으며 여타의 사고현장과는 다른 몇 가지 특성을 가지고 있다.

1) 자동차 인명구조 표준작전절차(SOP 307) 서울특별시

### 1) 구조와 함께 응급처치가 필요하다.

구조대원이 구조대상자에게 접근해서 가장 먼저 취해야 할 조치는 응급처치의 일반원칙을 따르는 것이다. 교통사고 부상자와 같이 다발성 손상이 예상되는 환자에게는 생명 유지와 직접적으로 관계되는 손상 유무를 평가하고 ABC's에 따른 응급처치 후에 동반된 다른 손상에 대한 평가와 응급처치를 시행해야 한다.

### 2) 출동 장애요인이 많다.

자동차 사고가 발생하면 주변의 차량이 정체되어 현장접근이 지연되는 경우가 많다. 특히 출, 퇴근 러시아워 시간에 사고가 발생하면 현장 접근이 심각하게 지연되고, 주변의 차량과 군중으로 인해 구조활동에 심각한 장애를 받을 수도 있다.

### 3) 사상자가 발생한다.

자주 출동하는 사고 중의 하나인 엘리베이터 고장의 경우 구조대상자는 많이 발생하지만 부상을 입거나 사망자가 발생하는 경우는 매우 드물다. 그러나 교통사고는 거의 대부분의 경우 사상자가 발생하고, 경우에 따라서는 예상보다 훨씬 심각한 상황이 전개되기도 한다.

### 4) 2차 사고의 발생 위험이 높다.

사고로 차량이 손상되면 연료가 누출되어 화재나 폭발이 발생하기도 하며, 누출된 연료, 차량 내부의 가연물에 불꽃 등으로 인한 2차 사고가 발생할 위험성이 높다. 특히 안개, 강우, 강설 등으로 시야가 확보되지 않고 운전여건이 좋지 않을 때에는 다수의 차량이 연쇄 충돌하는 사고가 발생하기도 한다. 불꽃을 유발할 수 있는 장비의 사용으로 인한 화재 위험성이 증가한다.

## 2 자동차 사고 대응

### 1) 사전 대응

사고 구조를 하기 위해 다양한 사고에 대응할 수 있도록 항상 체력과 기술이 필요하며, 특히 자동차 사고의 경우에는 많은 사람들이 용이하게 접근하여 관찰할 수 있는 도로상에서 발생하는 만큼 신속성이 더욱 중요하다. 또한 차량의 구조, 형태나 사고의 유형 등을 파악하는 것이 매우 중요하다.

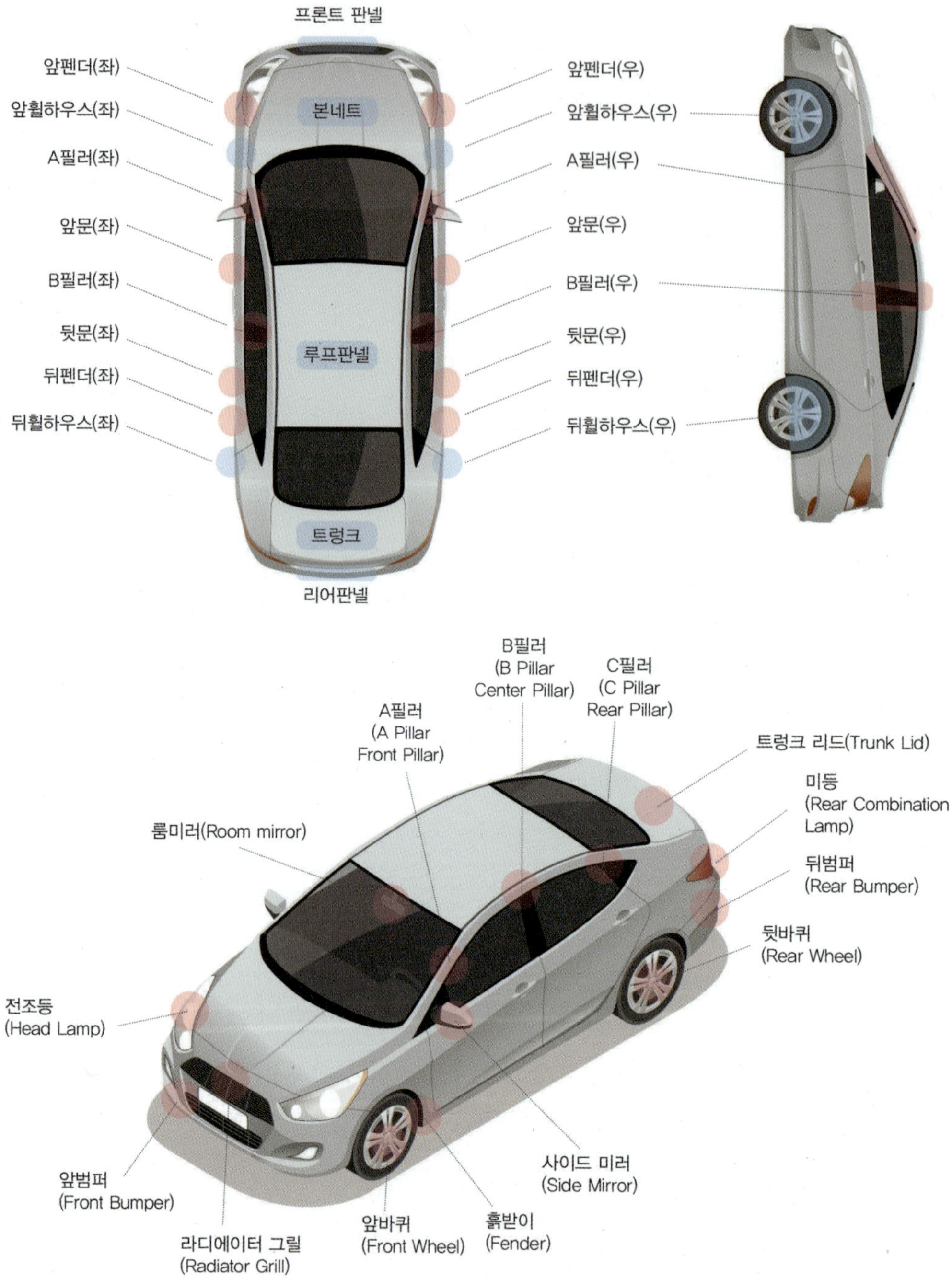


[그림 2-1] 자동차 형태

### (1) 도로 상황의 파악

평소 관할 구역 내의 간, 지선 도로현황과 병목구간 공사 중인 도로, 건설현장 등 출동에 필요한 도로현황을 면밀히 파악하는 것이 중요하다.

### (2) 교통흐름의 파악

거리상의 최단 경로를 이용해서 출동하는 것이 아니라 최소시간으로 현장에 접근할 수 있는 길을 택하는 것이 중요하다. 사고 발생시간이 오전 8시라면 도심의 사무실 밀집 지역을 피하는 것이 좋고 명절이나 연말 연시에 사고가 발생하면 백화점 주변이나 대형 상가나 밀집한 지역은 우회하는 것이 좋다. 이와 같이 평소 시기별, 시간대별 교통의 흐름도 파악하고 있어야 한다.

## 2) 현장 상황의 파악 및 위험요인 확인

사고현장으로 출동하라는 지시를 받았을 때 사고에 관한 유효한 모든 정보를 파악해야 하며 가능한 한 모든 대원에게 사고 차량 유형이나 대수, 사상자 수, 부상 정도, 위험물 적재 차량 유무 여부 및 그로 인한 특별한 사전조치 필요 여부 등을 미리 알려주어야 한다. 이와 같이 출동하기 전에 유효한 정보를 파악하게 되면 필요한 장비를 미리 준비하고 인접 소방서나 유관기관의 지원을 요청하는 등 상황에 대처할 수 있는 능력을 배가시킬 수 있다. 현장에 도착하기 전에 신고자로부터 또는 유・무선 통신망을 활용해서 파악 가능한 사항은 대체로 다음과 같다.

① 사고장소, 대상: 자동차만의 사고인가? 다른 요인이 결합된 복합적인 사고인가?

② 사고차량의 상태: 충돌 혹은 전복인가? 화재가 발생했는가? 등의 상황

③ 구조대상자의 상황: 구조대상자는 몇 명 정도인가? 사상자가 있는가? 부상자는 심각한 상태인가? 차량에 깔리거나 끼인 사람이 있는가? 등

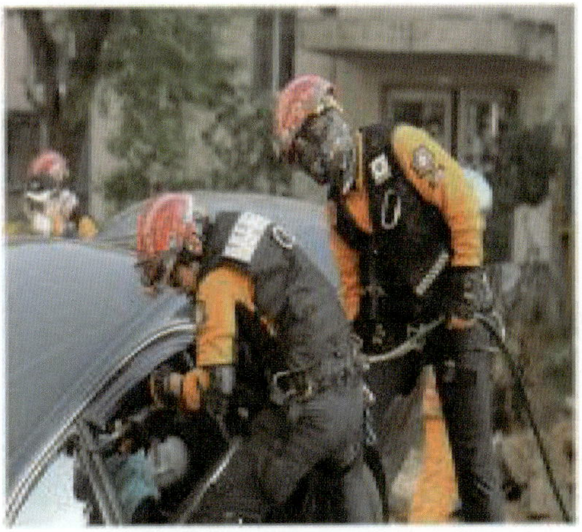

[그림 2-2] 차량구조 장비사용

## 3 구조에 필요한 장비 준비

사고의 개략적인 내용이 파악되면 사고의 양상, 사고 발생 시간대의 관내 도로, 교통상황, 기상조건 등 구조 활동에 필요한 제반 상황을 확인하고 필요한 구조장비를 준비하여 이후 전개되는 구조 활동에 지장이 없도록 조치하여야 한다. 만약, 필요한 장비가 관할 소방서에 없는 경우 유관기관이나 업체에 지원을 요청한다.

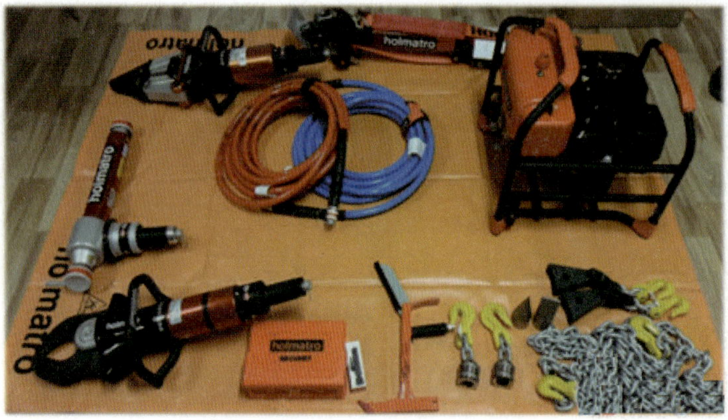


[그림 2-3] 차량 구조에 필요한 장비

### 1) 현장의 안전을 확보하기 위한 장비

도로에는 많은 차량이 고속으로 통행하기 때문에 항상 안전사고에 주의해야 한다. 유도표지, 경광봉, 호각 등이 안전을 확보하기 위해 사용된다.

### 2) 구조대상자가 자동차 내에 갇혀있는 경우

#### (1) 유압구조장비(유압전개기, 유압절단기, 유압램)

유압구조장비는 큰 힘을 발휘하면서도 유압엔진과 작동부분이 분리되어 있어 진동이나 압력이 차체나 구조대상자에게 전달되지 않는다. 따라서 도어의 해체나 계기판에 의한 신체의 압박 해소, 차체의 절단 또는 파괴 분해에 광범위하게 사용된다.

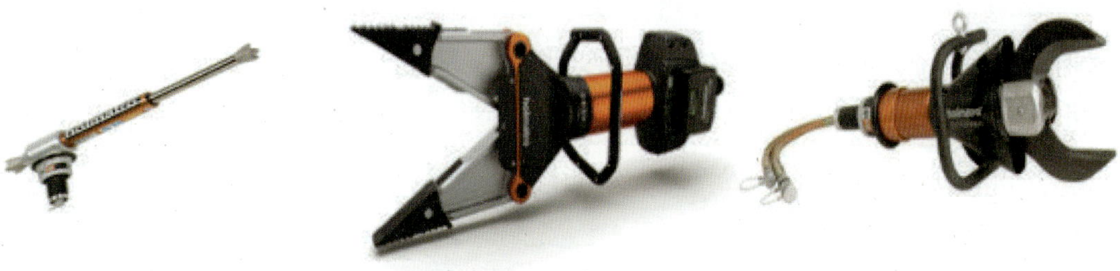

유압램　　　유압전개기　　　유압절단기

**[그림 2-4]** 유압구조장비

유압구조장비는 엔진 또는 수동으로 강력한 유압을 발생시켜 물체를 절단하거나 압착, 확장시키는데 사용하는 장비로써 압력이 유압호스를 통해 이동하므로 운반 및 사용이 용이하다. 유압구조장비는 수동식 장비와 엔진 또는 모터를 이용하는 동력식 장비가 있다. 자동차 사고현장에서는 큰 힘을 필요로 하기 때문에 동력장비인 엔진식 유압장비를 많이 활용했지만, 최근에는 배터리식 유압전개기를 주로 사용한다. 엔진식 유압구조장비는 동력을 발생시키는 유압엔진펌프와 물체의 좁은 틈새를 벌리는 전개기(배터리식은 유압엔진펌프가 필요 없음), 강력한 힘으로 물체를 절단할 수 있는 절단기, 넓은 틈새를 더 벌리거나 고하중을 지탱하는 일종의 피스톤인 유압램으로 구성된다. 유압구조장비에는 매우 강한 압력이 작용하고 있으므로 시동을 걸거나 끌 때에는 반드시 장비가 연결된 상태이여야 하며 작동방법과 안전수칙을 숙지하고 있는 대원만이 사용하여야 한다. 또한 대부분의 유압구조장비들이 상당히 무거우므로 장비를 확실히 잡고 신체 균형을 잘 유지해야 한다. 다만, 유압구조장비는 초고압의 유압(700bar 이상)을 사용하는 특성상 잠재위험요소들을 가지고 있어 다음과 같은 사항을 주의하여야 한다.

유압호스는 파열로 인한 구조대원과 구조대상자, 그리고 주변 활동대원에게 직접적인 피해를 발생시킬 위험이 있다. 유압램은 오작동에 의한 순간적인 지지력 상실로 인하여 안전사고의 발생 위험이 있다. 유압전개기는 강한 힘으로 인해 신체를 심각하게 훼손할 가능성이 있으며, 유압절단기는 신체 절단 위험 및 절단물 비산으로 인한 직접적 피해 위험이 있으므로 주의한다.

#### (2) 에어백 세트

압축공기로 작동됨에 따라 안전성이 높으며, 휴대와 사용이 간편하다. 고중량의 물체를 들어 올릴 수 있기 때문에 전복된 차량을 고정하거나 압착된 부분을 벌릴 때 많이 사용한다.

#### (3) 이동식 윈치

휴대와 설치가 간편한 이동식 윈치는 계기판, 페달에 의한 신체의 압박 해소에 사용한다.

#### (4) 동력절단기 또는 가스절단기

손상된 차량 부근에서 동력절단기나 가스절단기 등 불꽃이 발생하는 장비를 사용하면 누출된 연료에 착화되거나 구조대상자에게 화상을 입힐 우려가 있으므로 특별한 주의가 필요하다. 부득이 해당 장비를 사용할 경우에는 누출된 연료를 제거하고 경계관창을 배치하며 구조대상자를 보호할 수 있는 안전조치를 취하고 작업하도록 한다.

## 4 사고 현장의 안전조치

### 1) 현장파악

현장 상황을 파악하는 것은 구조작업을 효율적이고 성공적으로 수행하는 필수조건이 된다. 현장파악은 구조대원이 현장에 처음 도착하는 순간부터 시작하여야 한다. 무턱대고 현장에 접근하기보다는 현장과 그 주변을 주의 깊게 관찰함으로써 구조대원의 안전을 확보하고 구조작업의 실마리를 잡아갈 수 있게 된다.

#### (1) 구조차량의 주차

사고 현장에 도착한 후에는 구조차량을 조심스럽게 주차시켜야 한다. 즉, 구조대원이나 장비가 쉽게 도달할 수 있을 만큼 가깝게 주차시키는 것이 좋지만, 너무 가까운 나머지 구조활동에 장애를 주어서는 안 된다.

① 사고장소의 후면에 주차한다.

구조차량은 지나가는 차량들로부터 현장을 보호하기 위하여 일시적으로나마 방벽 역할을 하여야 한다. 그렇지만 가능하다면 다른 차량들의 교통 흐름을 막지 않도록 최소한 한 개 차로의 통행로를 확보하여야 한다. 따라서 사고가 발생한 장소의 후면에 구조차량을 주차하는 것이 좋다.

② 직선도로인 경우

일반적인 상황이라면 구조대원이 활동할 수 있도록 15m 정도의 공간을 확보하고 주차한다. 구조차량의 경광등이 통행하는 차량들에게 사고가 발생했음을 알려주고 주의를 촉구하게 되지만, 안전을 위하여 깔때기(칼라콘) 등으로 유도표지를 설치하고 경광봉을 든 경계요원을 배치한다. 유도표지의 설치 범위는 도로의 제한속도와 비례한다(이격거리=주행속도). 100km인 도로라면 사고장소에서부터 후면 100m까지, 80km인 도로에서는 사고장소에서부터 후면 80m까지 유도표지를 설치한다. 교통통제용 경계표시판, 라바콘(CON) 등을 이용하여 차선 변경 등의 유도표지를 설치한다.

[표 2-2] 유도표지 설치 범위

| 도로주행 | 지역도로 | 일반도로 | 고속화도로 | | 고속도로 |
|---|---|---|---|---|---|
| 규제속도 | 40km/h 미만 | 60km/h 미만 | 80km/h 미만 | 100km/h 미만 | 110km/h 미만 |
| 설정거리 | 40m | 60m | 80m | 100m | 110m |

③ 곡선도로인 경우

곡선도로에서는 구조차량의 주차 위치를 더욱 신중하게 고려하여야 한다. 곡선 부분을 지나서 주차하게 되면 통행하는 차량들이 직선 구간에서는 구조차량을 발견하지 못하고 회전한 직후 구조차량과 마주치게 되므로 추돌사고가 발생할 확률이 높다. 따라서 구조차량은 최소한 곡선 구간이 시작되는 지점에는 주차하여야 한다. 부서된 차량 주변으로 도로안전용품('가드', '콘'등)을 사용하여 후속 차량들에게 시각적인 주의를 줌으로써 2차 사고를 방지한다. 특히 후방부는 고속으로 진행하는 차량들로부터 사고 지점임을 인지할 수 있도록 맨 후방에 부서한 출동대의 차량으로부터 충분한 거리를 두고'도로 안전용품'을 설치한다.

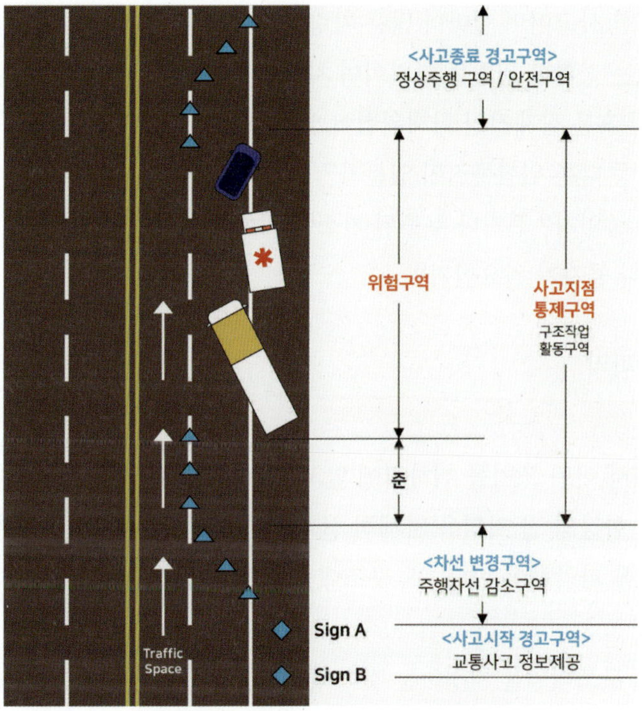


[그림 2-5] 직선도로에서 구조차량의 주차

## (2) 교통 및 인원 통제

교통사고 현장에서 차량을 통제하는 것은 부상자와 구조대원을 2차 충돌 사고로부터 보호하기 위한 것이기 때문에 현장에 도착한 즉시 시행하여야 한다. 주변지역의 교통 흐름을 제한하고 통제함으로써 사고현장을 보호할 뿐만 아니라, 구조차량의 접근을 용이하게 하고 다른 운전자들의 불편을 최소화할 수 있다. 경광봉이나 깃발, 호각, 간이분리대 등 적절한 경고장비를 이용해서 사고현장으로 접근하는 차량들에게 양방향으로 신호를 보낼 수 있도록 한다. 원활한 구조작업을 위해 사고현장 주변의 인원들에 대한 적절한 통제를 실시한다. 통제대상 인원은 출동 소방대원은 물론 유관기관 인력 및 주변을 통행하는 일반 군중 등 사고현장 주변의 모든 인원이다. 통제되지 않은 군중은 원활한 구조작업에 지장을 초래하고 결과적으로 인명손실의 위험성을 증가시킨다. 특히 인파로 인한 각종 안전사고 발생 가능, 약탈이나 폭행 등 강력범죄 발생 가능, 구조작업에 대한 불필요한 간섭, 원활한 구조작업 불가 등의 문제가 발생한다. 군중 통제는 경찰력에 의하여 실행하도록 하며, 사고현장은 유관기관과의 공조 체계를 갖추도록 하여야 한다.

### (3) 현장에 접근하기 전에 조사할 사항

구조대원들은 현장에 도착하기 전에 무선통신을 통해서 계속 정보를 얻을 수 있지만, 항상 그 정보가 정확한 것은 아니어서 현장에 도착하면 예상치 못한 일들과 마주치게 된다. 따라서 구조대원은 구조작업에 앞서 사고현장을 정확히 파악하여야 한다.

가. 다른 차량들에 의한 위험성이 있는가?
나. 어떤 차종에서 발생한 사고이며 얼마나 많은 차량이 사고와 관련되어 있는가?
다. 차량들이 흩어져 있는 정확한 위치는 어디이며 차량의 손상 정도는 어떠한가?
라. 화재가 발생했는가? 혹은 잠재적인 화재위험이 있는가?
마. 유독물이나 폭발물 등 다른 위험물질이 있는가?
바. 차량의 엔진이 동작 중인가? 전기나 누출된 가스에 의한 위험요인은 없는가?
사. 추가적인 구조장비나 물자가 필요한가?

### (4) 구조작업을 위한 상황파악

#### ① 사고차량의 확인

구조대원은 사고현장에서 어떤 조치를 취하기에 앞서 정확한 상황판단을 해야 한다. 구조대원은 차량 주변 지역을 관찰하고 사고 현장의 전 지역을 자세히 살펴보아야 한다. 사고차량 안팎에 있는 사고자의 숫자를 파악하고 부상의 정도를 파악해야 한다. 또 구조대원은 차량 상태와 필요한 조치 그리고 도사리고 있는 위험요인들도 파악한다.

각 차량별로 1명씩 전담 구조대원을 지정하는 것이 좋지만, 구조대원이 부족한 경우에는 구조대장이 대원들에게 조사할 차량과 주변 지역을 명확하게 지정해 주고 보고를 받도록 한다.

#### ② 주변 지역의 확인

대원들이 각 차량을 확인하는 동안 제3의 구조대원이 현장 주변 지역을 수색하도록 한다. 일반적인 도로에서는 한눈에 사고장소 주변 지역을 확인할 수 있지만, 산길이나 제방 부근에서 발생한 사고일 경우 차량으로부터 멀리 떨어진 곳에 튕겨 나간 구조대상자가 있을 수도 있다.

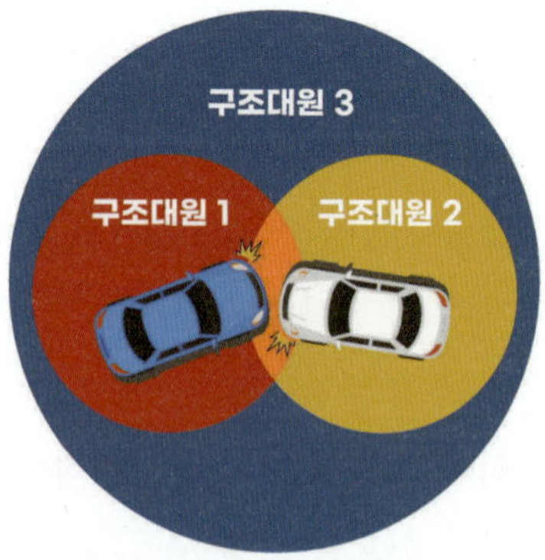

[그림 2-6] 구조대원의 주변지역 확인

#### ③ 구조대상자의 상태 파악

구급대원이나 응급처치 교육을 받은 구조대원은 구조대상자의 부상 정도와 갇힌 상태를 등급별로 분류하고, 구조대장은 그 분류에 따라 구조 우선순위를 결정한다. 대부분의 경우 중상자의 구조가 경상자보다 우선되어야 하지만, 차량에 화재가 발생했거나 생명을 위태롭게 할 다른 위험요인이 있다면 그 차량의 탑승자를 최우선적으로 구조한다. 구조대상자가 차량에 갇혀 있지 않다면 구조를 위한 작업공간을 확보하기 위해 그 구조대상자를 먼저 이동시킨다. 대원들은 모든 조사가 끝나면 구조대장에게 결과를 보고해야 한다.

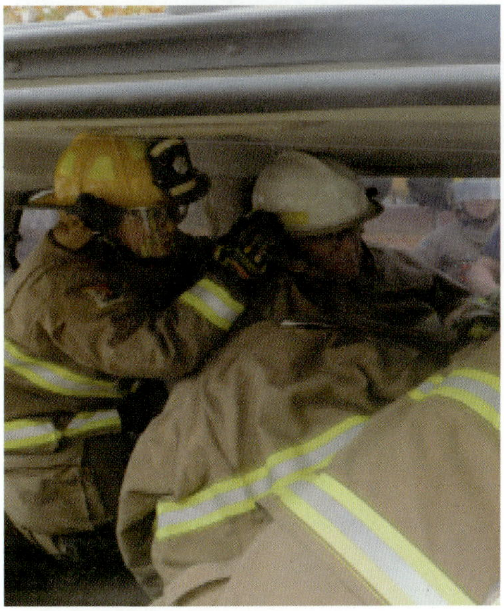

**[그림 2-7]** 구조대상자의 상태 파악

## 2) 사고 차량의 안정화[2)]

사고 자동차에 접근하면 현장파악 및 안전조치와 함께 사고 자동차를 안정시켜야 한다. 자동차를 안정시키는 궁극적 목적은 구조 중에도 자동차가 움직이지 않도록 고정하는 것이다. 이것은 차량 손상의 확대, 구조대상자의 부상악화 또는 구조대원 및 응급구조사의 부상 방지를 위해 반드시 조치해야 할 사항이다.

그리고 현장의 안전 점검은 다음과 같으며, 구조 및 응급처치를 위한 가장 기본적인 조건이다.

- 자동차 시동을 끈다.
- 자동차 열쇠가 그대로 꽂혀 있다면 신속히 제거한다.
- 주차용 브레이크를 채우고 차량 내부로 진입한다.
- 기타 장애용 용품을 제거한다.

가장 적절한 고정 방법은 바퀴에 고임목을 설치하고 차량과 지면 사이에 단단한 버팀목을 대는 것이다. 사고차량과 지면의 접촉면적을 최대한 확대하면 차량의 흔들림은 최소화하게 된다.

2) 중앙소방학교 소방전술 교재2(2022)

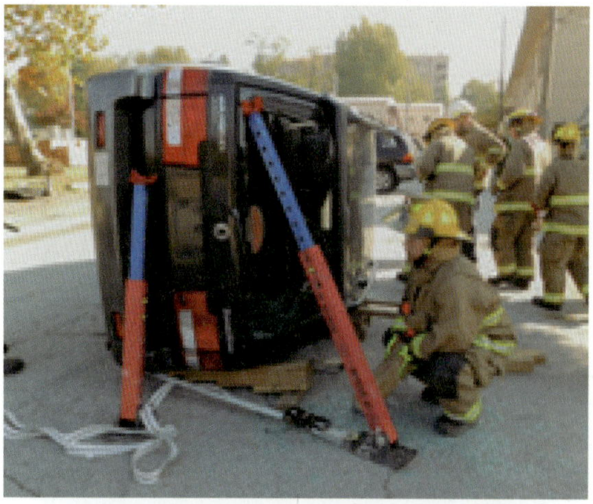

[그림 2-8] 사고 차량의 안정화 – 버팀목 적용

### (1) 바퀴 고정하기

간혹 차량을 흔들어서 균형이 유지되고 있는지를 시험하려고 한다. 그러나 사고장소의 지반이 연약하거나 제방, 벼랑 등에서는 살짝 건드리는 것만으로도 차량이 움직일 수 있기 때문에 이런 행동은 하지 말아야 한다. 대부분의 경우 사고차량은 똑바로 서 있다. 그러나 차량의 바퀴가 모두 지면에 닿아 있다고 하더라고 고정 작업은 반드시 필요하다. 사고차량을 고정함으로써 상하좌우 흔들림을 최소화할 수 있다.

**① 차량이 평평한 지면 위에 있다면 바퀴의 양쪽 부분에 고임목을 댄다.**

차량이 많이 손상되지 않았다면 핸드브레이크나 변속기어로 차량을 고정할 수 있지만, 반드시 바퀴에 고임목을 대서 완전히 고정해야 한다. 똑바로 서 있는 차량의 안정화 작업은 '고임목', '블럭' 등을 사용하는 단순한 방법만으로도 충분하다. 고임목은 바퀴의 양쪽 부분에 다 대 주어야 한다. 고임목이 없다면 적당한 크기의 나무 조각이나 벽돌 등으로 대체할 수 있다.

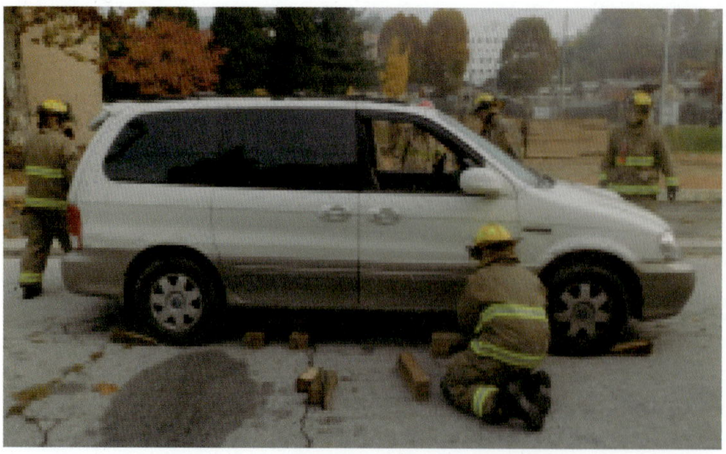

[그림 2-9] 사고 차량의 안정화 – 고임목 적용

② 차량이 경사면에 놓여있다면 바퀴가 하중을 받는 부분에 고임목을 댄다.

### (2) 흔들림 제어

사고 차량이 상하 또는 좌우로 흔들리는 경우에는 차체를 고정하기 위하여 에어백이나 버팀목, 로프 등을 이용해서 고정할 수 있다.

#### ① 에어백

에어백은 전복된 차량을 지탱하는데 사용한다. 설치가 간편하고 고하중을 들어 올릴 수 있지만 약간의 흔들림이 있다.

에어백을 사용할 때에는 다음의 안전수칙을 준수해야 한다.

- 에어백은 단단한 표면에 놓는다.

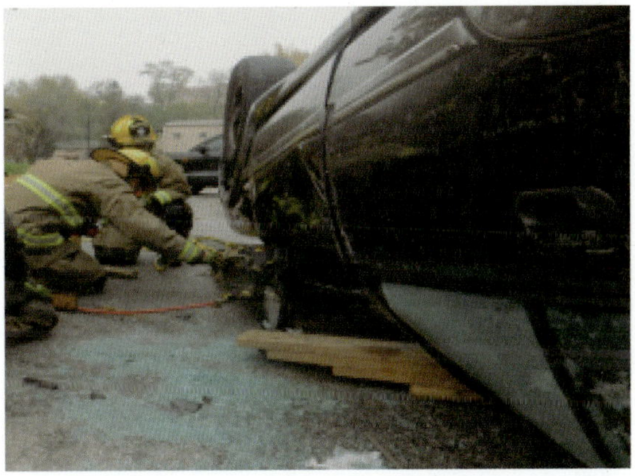

[그림 2-10] 단단한 표면에 에어백 적용

- 에어백을 겹쳐서 사용할 때에는 2층을 초과하지 않도록 한다. 작은 백을 위에 놓고 큰 백을 아래에 놓는다.

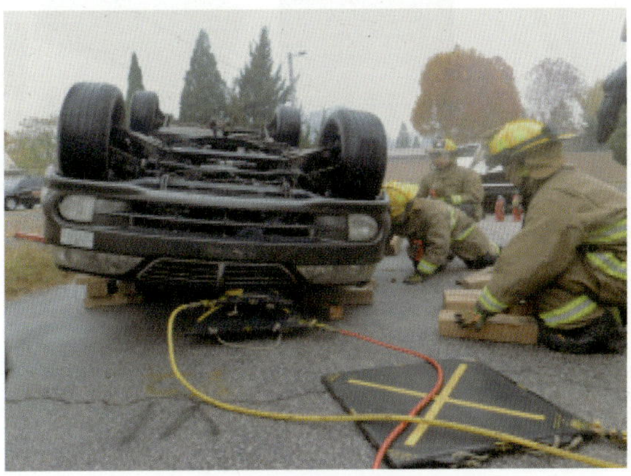

[그림 2-11] 충분한 버팀목 사용

- 에어백을 사용할 때에는 반드시 충분한 버팀목을 준비해서 에어백이 팽창되는 것과 동시에 측면에서 버팀목을 넣어준다.

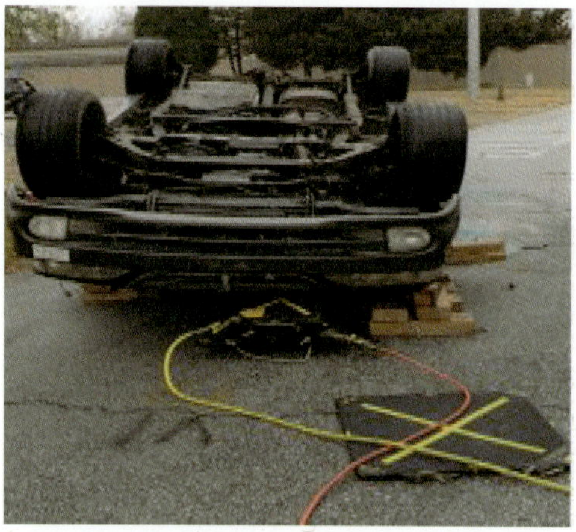

[그림 2-12] 에어백과 버팀목에 동시에 하중 분산

- 공기는 천천히 주입하고 지속적으로 균형 유지에 주의한다.
- 날카롭거나 뜨거운 표면에 에어백이 직접 닿지 않게 한다.
- 에어백만으로 차량을 지탱해서는 안 된다. 에어백이 필요한 높이까지 부풀어 오르면 버팀목을 완전히 끼우고, 에어백에서 공기를 조금 빼내서 에어백과 버팀목에 동시에 하중이 걸리도록 한다.

**② 나무 버팀목 및 블록, 지지대(리프트잭)**

사각형 나무토막을 상자처럼 쌓아 올려서 차량을 고정시킬 수 있다. 최근에는 계단형 또는 조립식 블록 형태로 만들어진 규격제품이 생산되고 있다.

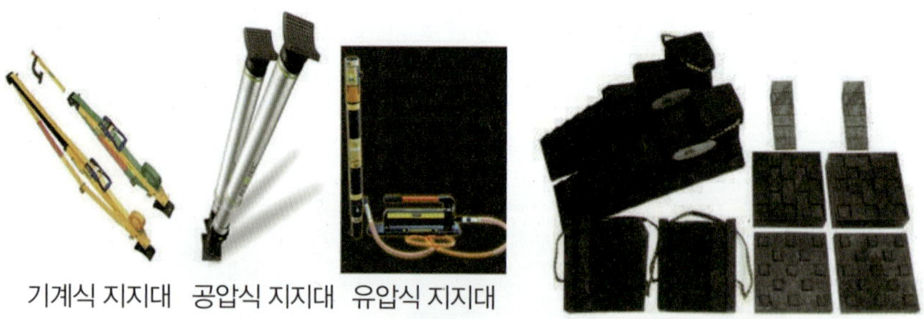


[그림 2-13] 차량구조 지지대 및 조립식 블록 형태의 제품

- 차량과 버팀목이 단단히 밀착될 때까지 버팀목을 쌓아 올린다. 이때 구조대원의 신체 일부가 조금이라도 차체 밑으로 들어가지 않도록 주의한다. 예기치 않게 차량이 주저앉으면서 손이나 신체에 부상을 입을 수 있으니 주의한다.

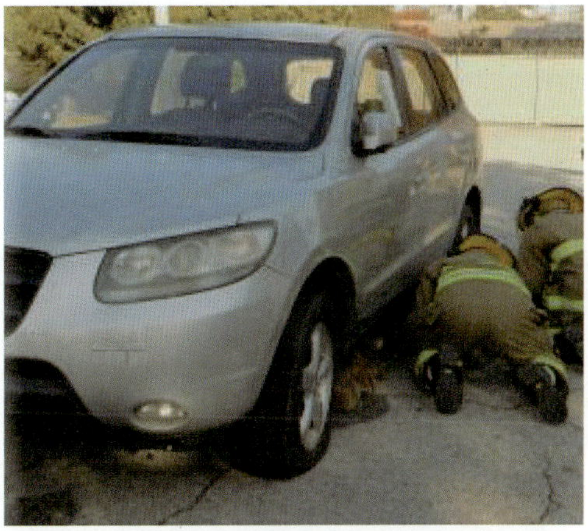

**[그림 2-14]** 버팀목 A 주의한다.

• 구조대상자의 신체가 차량에 깔리거나 차량 바깥으로 나와 있는 경우, 차량의 균형 유지에 더욱 주의하여 조금의 흔들림도 없도록 완전히 고정한다.

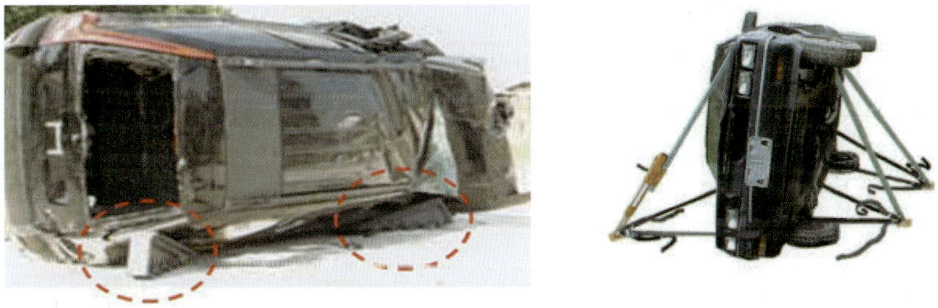

**[그림 2-15]** 차량의 균형 유지를 위해서 조금의 흔들림도 없도록 완전히 고정한다.

• 손을 보호하기 위해서는 차량 밑 부분과 일정한 거리를 유지하면서 다른 블럭 등을 이용해서 버팀목을 밀어 넣는다.

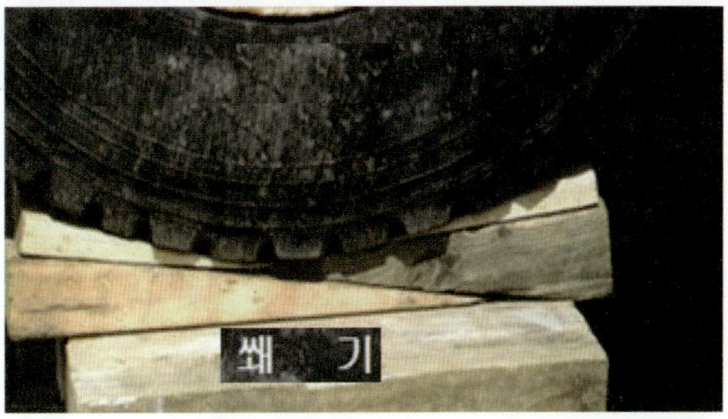


**[그림 2-16]** 차량과 버팀목의 밀착도를 높이기 위해서 작은 나뭇조각이나 쐐기를 이용할 수 있다.

- 차량과 버팀목의 밀착도를 높이기 위해서 작은 나뭇조각이나 쐐기를 이용할 수 있다.
- 측면으로 기울어진 차량은 넘어지지 않도록 리프트잭 등으로 고정한다.

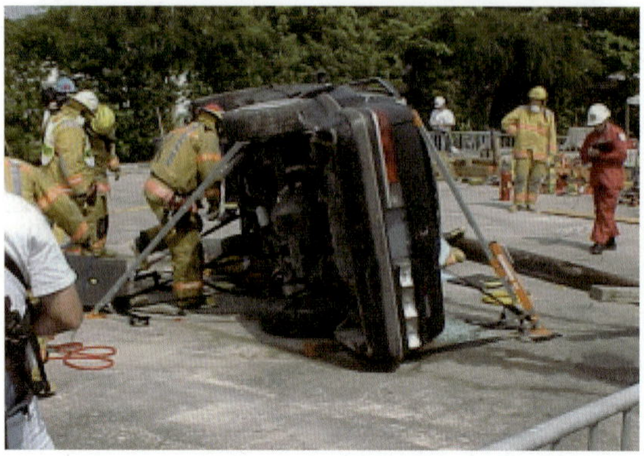

[그림 2-17] 측면으로 기울어진 차량은 넘어지지 않도록 리프트잭 등으로 고정한다.

- 완전히 전복된 차량은 전복된 상태에서 추가로 차체가 넘어질 가능성은 없지만, 고정이 완전하게 되지 않으면 차량의 지붕 면을 기준으로 차체가 심하게 흔들리게 되므로 정확하고 확실한 고정이 이루어져야 한다. 일반적인 '완전전복 차량'은 무거운 엔진부로 인하여 보닛은 지면과 가깝게 붙어 있고, 후미'트렁크'쪽은 상대적으로 위로 들려 있는 형상을 하는 것이 대부분이다. 이 경우에는 중력에 의해 트렁크가 강하게 열릴 수 있다는 점에 유의해야 한다. 블록, 고임목 등으로 차량의 후미와 지면의 사이 공간에 괴어서 고정하고, '보닛'과 앞 유리창 사이의 공간에 '블럭'을 설치하여 추가적인 고정을 통해 안정성을 확보한다.

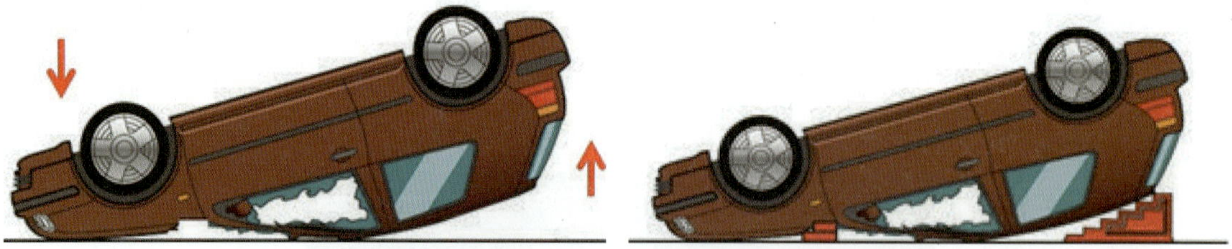

[그림 2-18] '보닛'과 앞 유리창 사이의 공간에 '블럭'을 설치하여 추가적인 고정을 통해 안정성을 확보

## 3) 차량의 위험요인 제거

### (1) 누출된 연료의 처리

모든 차량은 그 차량을 운행하기 위한 연료를 탑재하고 있다. 일반적으로 승용차는 휘발유, 승합차나 RV 차량은 경유, 택시의 경우에는 LPG를 사용하는 경우가 많지만 모든 차량이 이와 같은 것은 아니다. 모든 경우에 연료가 안전하게 처리될 때까지 차량 주변에서 화기사용을 엄금하고 화재가 발생하면 신속히 진압할 수 있도록 소화기 또는 경계관창을 배치한 후에 구조작업에 임하도록 한다.

#### ① 액체 연료

휘발유나 경우와 같이 액체 연료인 경우에는 모래나 흡착포를 이용해서 누출된 연료를 흡수시켜 처리하는 것이 좋다. 사용된 모래나 흡착포는 완전히 수거해서 소각 또는 전문 업체에 처리를 위탁한다.

#### ② 기체 연료

일부 승용차나 택시, 승합차는 LPG를 연료로 사용한다. 기체 연료는 특성상 공기 중에서 신속히 기화하며 극히 적은 농도(LPG의 폭발 범위는 대략 2~10% 정도)에서도 폭발할 수 있다. 가스가 누출되면 화기사용을 엄금하고 주변의 사람들을 대피시킨다. 가스가 완전히 배출될 때까지 구조작업을 연기하는 것이 좋지만, 긴급한 경우라면 '고압분무방수'를 활용해서 가스를 바람 부는 방향으로 희석시키면서 작업하도록 한다.

현장에 접근하는 구조대원은 반드시 바람을 등지고 접근하며, 구조차량도 사고 장소보다 높고 풍상측에 위치하여야 한다.

### (2) 에어백

일부 차량은 탑승자를 충격으로부터 보호하기 위한 에어백 시스템을 장착하고 있다. 이 에어백 시스템은 구조 활동 중에 돌발적인 작동으로 구조대원이나 구조대상자에게 위협이 될 수 있다. 에어백은 322km/h의 엄청난 속력으로 팽창하면서 구조대상자나 구조대원에게 충격을 가할 수 있다. 일반적인 차량은 전원이 제거된 후에도 10초 내지 10분 간 에어백을 동작시킬 수 있다. 따라서 에어백이 부착된 차량에서 구조작업을 할 때에는 배터리 케이블을 차단하고 잠시 대기하는 것이 좋다. 배터리의 전원을 차단할 때에는 –선부터 차단한다. 차량의 프레임에 (–)접지가 되어 있으므로 (+)선부터 차단하다가 전선이 차체에 닿게 되면 불꽃이 발생하기 때문이다. 그러나 일부 에어백은 차량의 배터리와 별도로 동작하기 때문에 각별한 주의가 필요하다.

## 4) 접근 및 구조

### (1) 차량 유리의 특성

일반적으로 차량 내에 있는 구조대상자에게 접근하는 방법은 다음 3가지이다.

• 차량의 문을 연다.
• 차량의 유리를 파괴한다.
• 차체를 절단한다.

단순한 접근 방법을 택할수록 구조작업은 순조롭게 진행된다. 유리 제거는 공간(통로)을 확보하는 가장 간단한 방법 중 하나이다. 차량의 손상이 심해서 구조대상자에게 접근하기가 쉽지 않다면, 구조는 지연되고 사고위험은 더욱 가중된다. 우선 차문을 열려고 시도하는 것이 순리이지만 열리지 않는다면 창문을 여는 것이 두 번째로 택할 방법이 된다. 유리를 안전하게 파괴하기 위해서는 차량에 사용되는 2가지 유리의 특성을 파악할 필요가 있다.

① 접합유리(Safety Glass or laminated Glass)

이 유리는 유리판 두 장을 겹치고, 그 사이에 얇은 플라스틱 필름을 삽입하여 접착한 것이다. 이 유리는 전면의 방풍유리(Windshield)에 사용되며 일부 차량은 뒷유리창에도 사용한다. 이 유리에 충격을 가하면 중간의 필름층 때문에 유리가 흩어지지 않고 붙어있게 된다. 이것은 운전자와 승객이 유리 파편에 부상 당하는 것을 막기 위해서 사용하는 것이다.

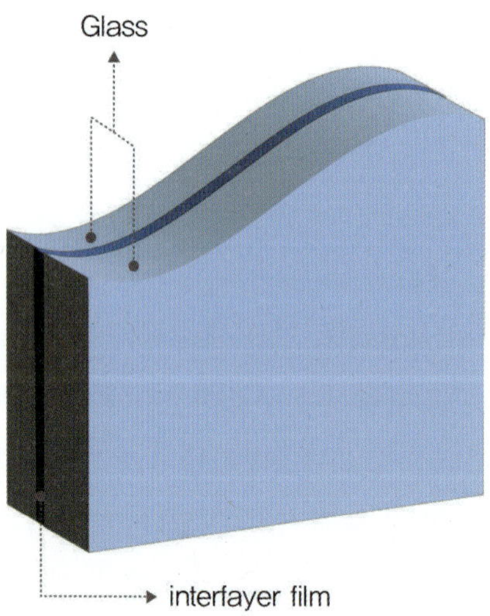


**[그림 2-19]** 접합유리 구조

② 강화유리(Tempered Glass)

열처리된 유리는 측면 도어의 유리창과 후면 유리창에 사용된다. 이 유리는 충격을 받으면 유리면 전체에 골고루 금이 가도록 열처리되었다. 즉 충격을 받으면 전체가 작은 조각들로 분쇄된다. 따라서 일반 유리와 같이 길고 날카로운 조각들이 생기지 않아 유리 파편에 의한 부상 위험이 줄어든다. 반면 분쇄된 유리 조각에 의해 손이나 노출된 피부에 작은 손상을 입을 수 있고 특히 눈에 유리 조각이 박힐 수도 있다.

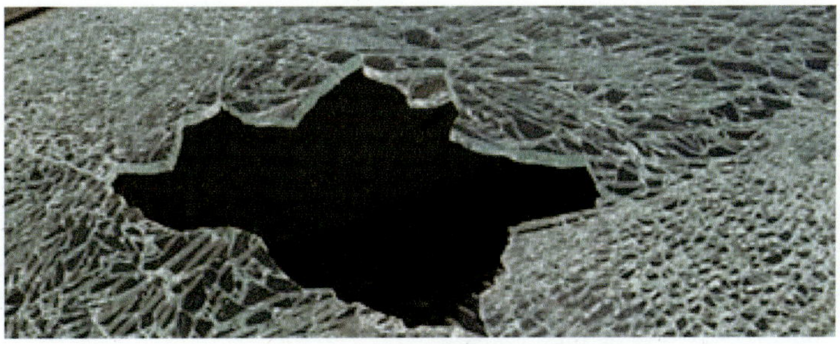

[그림 2-20] 강화유리

### (2) 유리창 파괴 장비

① 안전장비

유리창을 제거할 때는 날카로운 파편에 손이나 발, 눈에 부상을 입을 가능성이 높다. 헬멧의 실드는 눈을 완전히 보호할 수 없으며 면장갑에는 작은 유리 파편이 붙게 된다. 반드시 헬멧과 고글을 착용하고 장갑은 손목까지 보호되는 가죽장갑을 착용한다.

② 파괴장비

가. 센터펀치

스프링이 장착된 펀치로 열처리 유리를 파괴할 때 사용한다. 유리창에 펀치 끝을 대고 누르면 안으로 눌려 들어갔다 튕겨 나오면서 순간적인 충격을 주어 유리창을 깨뜨린다.

응급구조사는 구조대상자에게서 가능한 먼 측면이나 후방 창문으로 접근하려 할 것이다. 유리를 부수려면 아래쪽 모서리에다'센터펀치(center punch)'를 사용해야 한다. 창문 꼭대기에 손가락 걸이를 뚫고 장갑을 착용한 손으로 창문에서 조각을 떼어낸다.

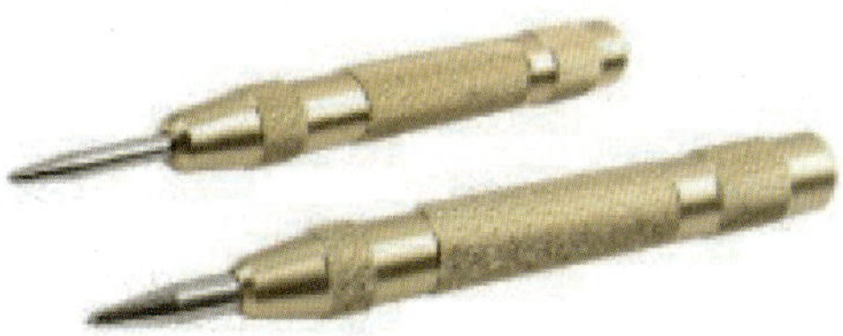

[그림 2-21] 센터펀치

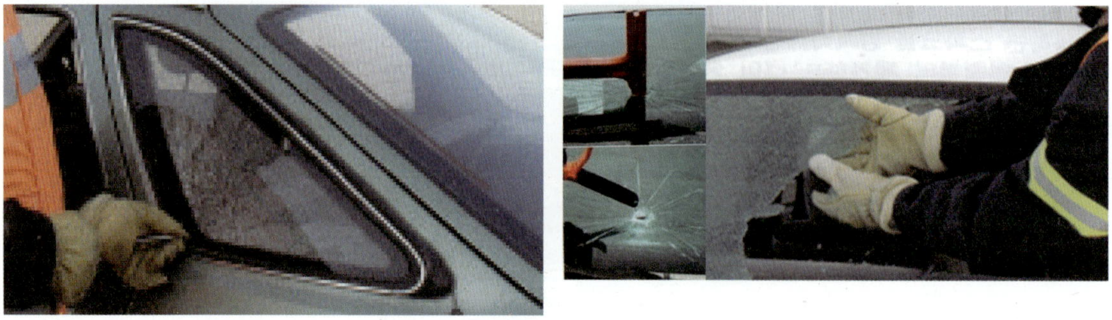

[그림 2-22] 센터펀치 사용 후 유리창 제거

나. 차유리절단기

톱날 부분으로 안전유리를 잘라서 제거할 수 있다. 도구 뒷부분으로 유리창 모서리에 충격을 가하여 구멍을 뚫고 톱날 부분을 넣어 잘라낸다.

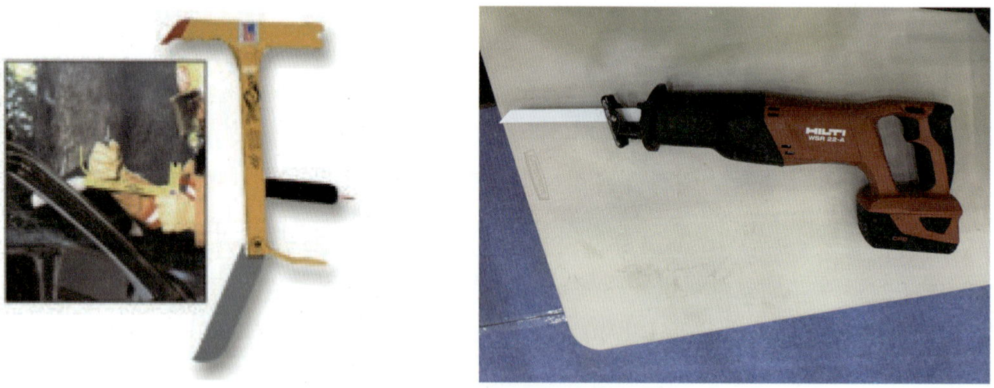

[그림 2-23] 수동/자동 차유리 절단기

다. 기타 장비들

전문적인 유리창 제거 장비가 없을 때에는 도끼나 드라이버, 커플링스페너 등을 이용해서 유리창을 파괴할 수 있다. 이러한 장비를 사용할 때에는 구조대상자에게 손상을 입히지 않도록 각별한 주의가 필요하다.

### (3) 유리창 파괴

파괴된 차문을 열거나 차 지붕을 제거하는 등 구조작업을 전개하기 위해서 유리창을 파괴-제거해야 할 경우가 많다. 유리창을 자르기 전에, 가능하면 구조대상자를 모포나 방화복 등으로 감싸서 추가적인 부상을 입지 않도록 해야 한다.

① 전면 유리 제거하기

전면의 안전유리는 깨어져 흩어지지 않기 때문에 파괴 도구로 내려치는 것만으로는 유리창을 파괴할 수 없다. 가장 좋은 방법은 '차유리절단기'를 이용해서 유리창을 톱으로 썰어내듯 절단하는 것이다. 만약 이 장비가 없다면 손도끼를 이용해서 유리창을 차근차근 절단해 낸다.

가. 차유리절단기의 끝부분으로 전면 유리창의 양쪽 모서리를 내려쳐서 구멍을 뚫는다.

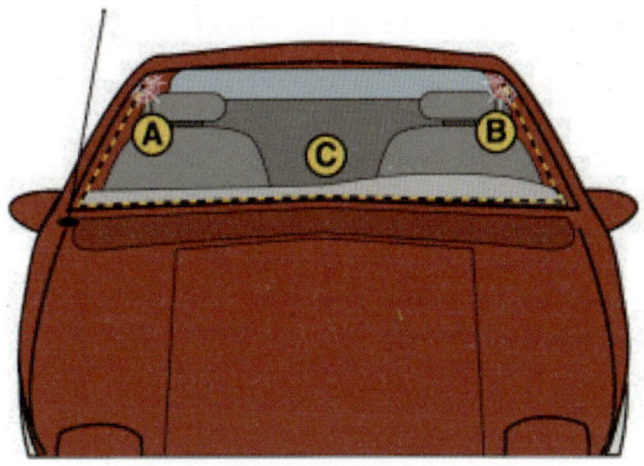


[그림 2-24] 차유리 절단 순서

나. 차유리절단기를 이용해서 유리창의 세로면 양쪽을 아래로 길게 절단한다. 그런 다음 절단된 세로면에 연결된 맨 아래쪽을 절단한다. 절단 과정에서 차 위에 올라서거나 손으로 유리창을 누르지 않도록 주의한다.

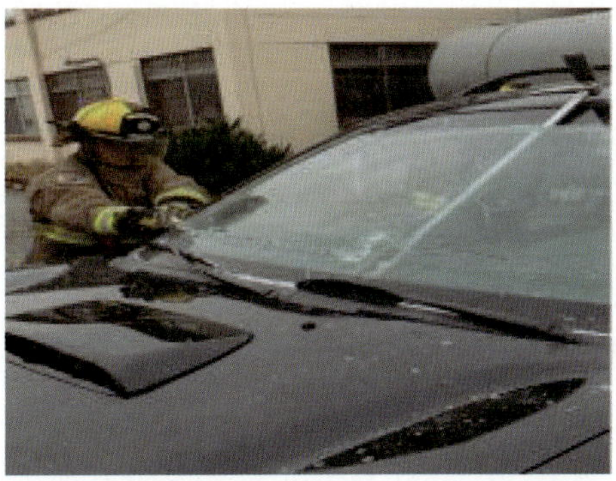

[그림 2-25] 절단된 세로면에 연결된 맨 아래쪽을 절단한다.

다. 유리창 절단이 완료되면 유리창의 밑 부분을 부드럽게 잡아당겨 위로 젖힌다. 그러면 유리창은 자연스럽게 벌어지기 시작하고 결국 차 지붕 위로 젖혀 올릴 수 있게 된다.

라. 유리창을 떼어 안전한 곳에 치우고 창틀에 붙은 파편도 완전히 제거한다.

### ② 측면 유리 제거하기

열처리된 유리를 사용하는 측면이나 후면 유리창은 비교적 간단한 방법으로 제거할 수 있다. 이 유리창들은 모서리 부분을 날카롭고 뾰족한 도구로 강하게 치면 쉽게 파괴할 수 있다. '센터펀치'를 사용할 때에는 한 손은 버팀대 역할을 해서 구조대원의 손이 유리창 안으로 끼어 들어가지 않도록 조심한다.

가. 깨진 유리창이 구조대상자나 구조대원에게 손상을 입히지 않도록 유리창에 테이프를 붙인다. 다른 방법으로는 판매되는 끈끈이 스프레이를 뿌리는 것이다. 이 스프레이는 유리창에 끈끈한 막을 형성시켜 유리가 조각조각으로 떨어지지 않도록 해 준다.

나. 센터펀치를 유리창의 모서리 부분에 대고 누른다. 펀치가 튕겨 나오면서 유리창에 충격을 가하여 유리창이 깨지게 된다. 이 센터펀치를 사용할 때에는 손 위치에 주의하여 펀치를 잡은 손이 유리창 속으로 뚫고 들어가지 않도록 주의해야 한다.

다. 유리가 깨지면 위쪽에 손을 넣어 차 밖으로 조심스럽게 들어낸다. 만약 테이프에 유리가 붙어있지 않고 조각조각으로 깨지면 손을 안쪽에서 차 바깥으로 털어낸다.

### ③ 구조대상자 빼내기

볼트를 모두 풀어냈으면 차내에 공구나 볼트, 장식물 등 장애물이 남아 있는지 다시 한 번 확인한다. 안전벨트가 채워져 있으면 잘라낸다. 구조대상자를 의자에 앉힌 채로 뒤로 약간 기울이면서 그대로 뒷문을 통해서 빼낸다.

## (4) 차문의 절단, 해체

전면 또는 측면에서 강한 충격을 받은 차는 프레임이 휘어지거나 문이 뒤틀려 쉽게 열리지 않는다. 이런 상황에서 구조대상자를 구출하려면 차 문을 강제로 열던가 떼어내야 한다.

'유압전개기'는 주로 문틈을 벌릴 때, '유압절단기'는 문의 경첩을 절단할 때, '지렛대', '헬리건 바'등은 좁은 틈새를 벌릴 때 사용한다.

구조대상자에게 심각한 부상이 없고 차량 손상도 경미하지만 문이 열리지 않는 경우에 유압전개기를 이용해서 차 문을 강제로 열어 구조한다. 차량의 손상을 줄이기 위해서 부득이 문 틈새를 벌려 문을 열고자 한다면 먼저, 지렛대나 구조도끼 또는 헬리건 바(Halligan-type bar) 등을 문틈에 넣고 비틀어 전개기 끝이 들어갈 수 있을 만큼 틈새를 넓혀야 한다. 전개기 끝이 문틈에 걸리면 유압전개기를 벌려서 틈을 확대하고 유압전개기를 닫아서 다시 밀어 넣기를 반복한다. 한 번에 완전히 열려고 무리하게 벌리면 팁이 빠져나올 수 있으므로 주의한다. 먼저 차체와 도어(Door) 사이의 틈을 유압전개기로 틈을 벌려 문을 개방한다. 도어가 개방되면 열리는 방향의 반대편에 있는 경첩(Hinge)을 제거하여 문을 분리・제거한다. '프론트휀더'를 압착시켜 찌그러트려서 휀더와 도어 사이에 보다 넓은 공간을 확보하여 유압전개기를 사용한다. 창문틀의 상・하를 유압전개기로 확장하여 문짝이 찌그러지면서 확보된 것보다 넓은 틈을 이용하여 차 문을 절단, 해체한다.

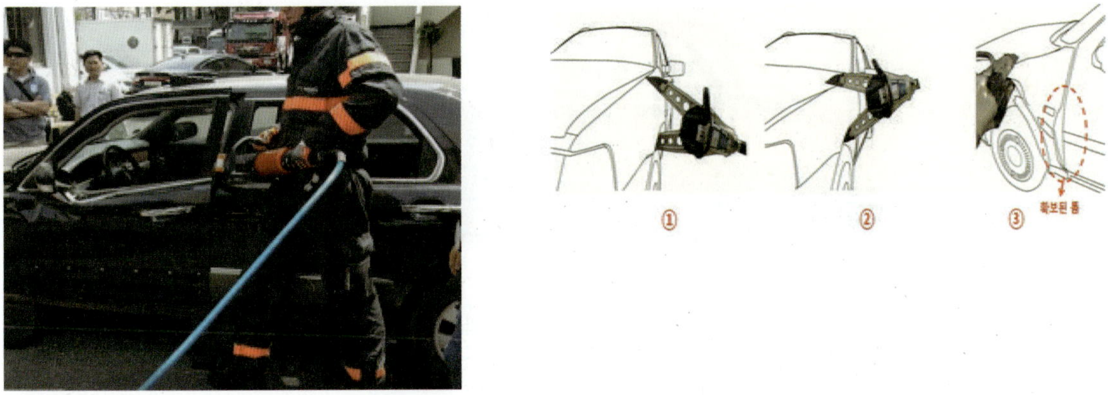


[그림 2-26] 유압전개기와 유압절단기

### (5) 지붕 제거하기

구조대상자를 구출하거나 응급처치를 위하여 차 지붕 전체를 들어내야 하는 경우도 있다. 차 지붕을 들어내기 위해서는 유리창을 먼저 제거하여야 한다. 도어를 열면 차체를 둘러싸고 있는 부위를 '필라(Pillar) 판넬'이라 부르며 앞문 쪽을 'A필라', 가운데 부분을 'B필라', 뒷문 쪽을 'C필라'라고 부른다. 구조대원 및 응급구조사는 구조대상자를 구출하기 위한 복잡한 접근방법을 이해하고 적용하는 것이 중요하다.

복잡한 접근 방법은 다음과 같다.

- 문과 지붕 기둥을 없애 출구를 만들기
  - ㉠ 가장 먼저 문으로 접근을 시도한다.
  - ㉡ 문 접근이 실패하면 파괴적 또는 비파괴적 수단으로 문을 연다.
  - ㉢ 모든 것이 실패하면, 창문 개구부로 접근한다. – 이러한 다단계과정은 시간이 소비되고 수많은 도구가 필요하다.
  - ㉣ 더 신속하고 훨씬 효율적인 과정은 위험이 통제되고 자동차가 고정되자마자 사고 자동차의 지붕을 처리하는 것이다.
- 지붕을 제거하는 데에는 세 가지 이점이 있다.
  - ㉠ 지붕을 제거하면 자동차 내부 전체에 접근할 수 있다. 응급구조사는 환자에게 접근이 쉽고 자동차에 들어가 응급처치 및 환자를 안정시킬 수 있다.
  - ㉡ 지붕을 제거하면 커다란 출구가 생겨서 구조대상자가 치명적인 손상을 입었거나 화재 또는 다른 위험이 있을 때 재빨리 구조할 수 있다.
  - ㉢ 신선한 공기를 제공하고 열 문제가 있을 때 환자를 냉각시키도록 돕는다.

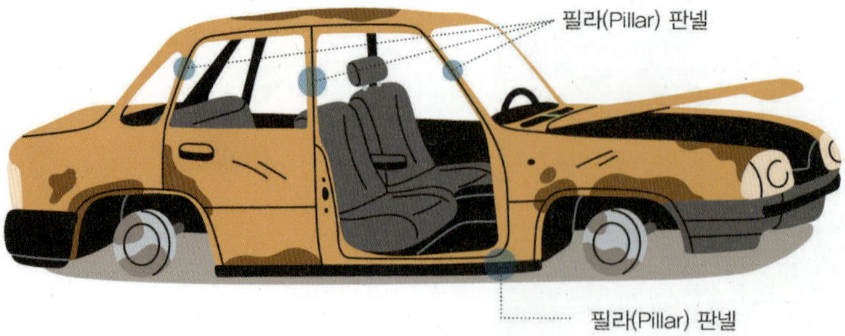


[그림 2-27] 차량의 판넬

① 지붕을 접어 올리기

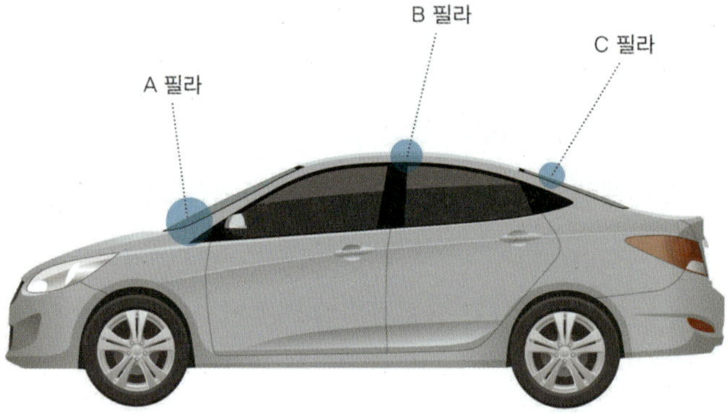


[그림 2-28] 필라(Pillar) 판넬

사고의 형태가 복잡하여 구출공간(통로)의 확보가 여의치 않은 상황에서 지붕을 제거하여 통로를 확보하게 될 수도 있다.

먼저 지붕 위에 절단된 앞 유리창이 올려져 있거나 기타 장비가 있으면 완전히 제거한다. 유압절단기로 A필라와 B필라를 모두 절단한다. 필라는 차에 바짝 붙여 절단하는 것이 좋다. 기둥이 길게 남아 있으면 구조작업을 할 때 장애가 된다. 유압절단기로 뒷좌석 부분의 지붕 좌우를 조금씩 잘라주고 두 명의 대원이 양 옆에서 지붕을 잡아 뒤로 젖히면 쉽게 젖혀진다. 지붕을 뒤로 젖히기 전에 구조대상자를 모포나 방화복으로 감싸서 낙하물로 인한 부상을 방지한다.

② 지붕 제거하기

지붕을 제거하는 방법은 접어 올리는 방법과 유사하다. 다만 C필라까지 절단하여 지붕을 완전히 분리한다. 4명의 대원이 각 귀퉁이를 들어 올려 안전한 곳으로 이동시킨다.

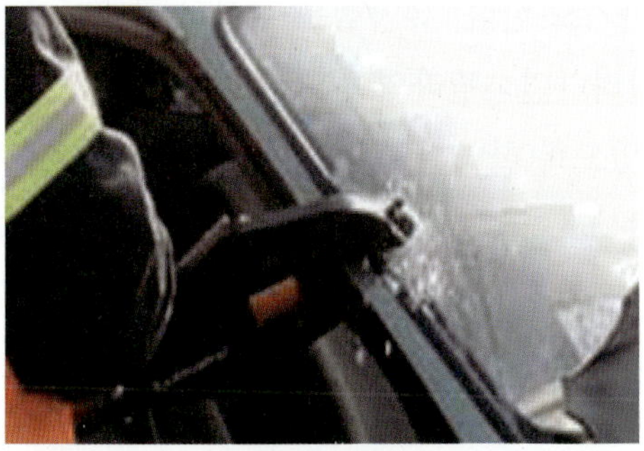

A필라를 절단한다.

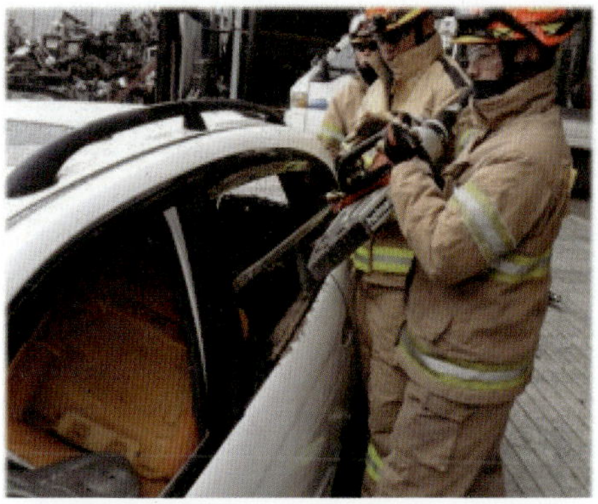

B필라를 절단한다.

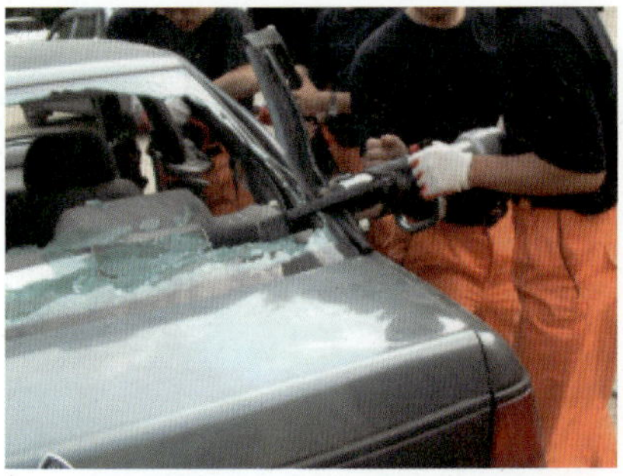

C필라를 절단한다.

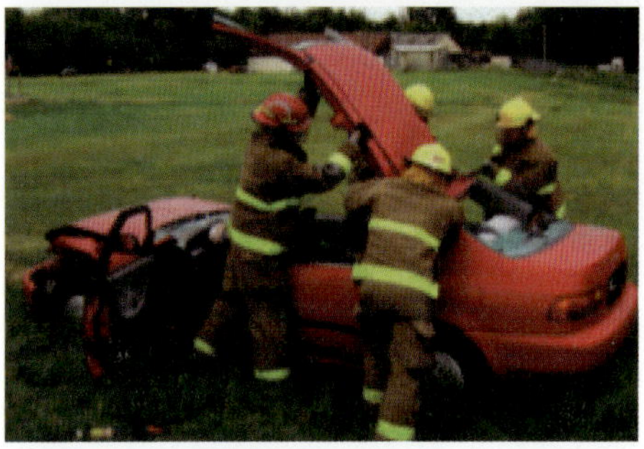

지붕을 들어 올린다.

**[그림 2-29]** 필라(Pillar) 판넬 제거 순서

주의점으로는 지붕을 들어 옮길 때 기둥(필라)이 구조대상자에게 부딪히지 않도록 주의한다. 절단된 지붕은 구조작업에 방해되지 않는 안전한 곳으로 옮긴다.

### (6) 계기판 등(dash board or center fascia) 밀어내기

차량이 강한 정면 충격을 받으면 계기판이 밀려 들어와 운전자 또는 탑승자를 압박하게 된다. 이때에는 유압램을 이용하여 계기판을 밀어내는 것이 가장 효과적인 방법이다.

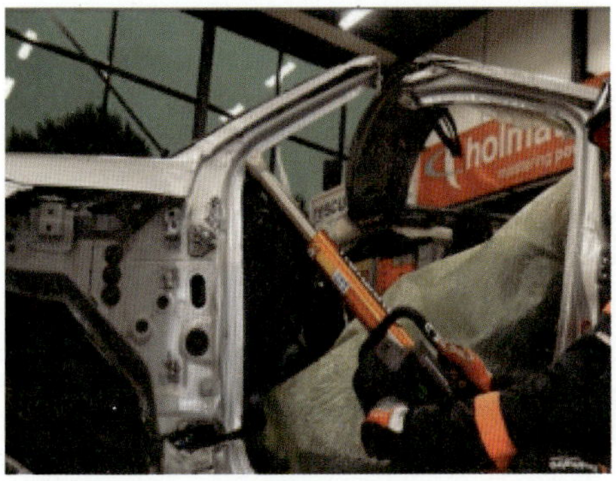

A필라를 절단한다.

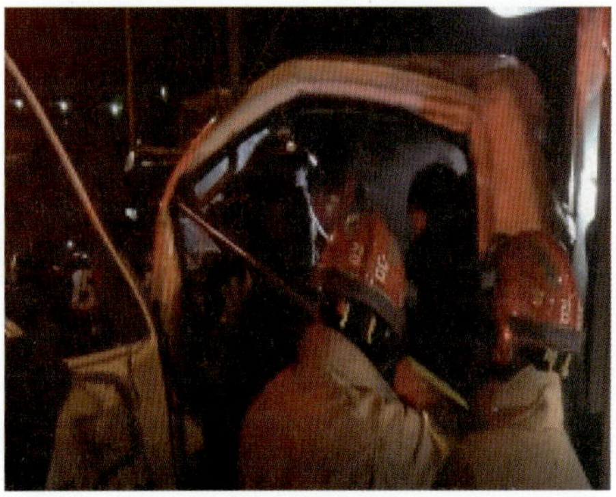

B필라를 절단한다.

**[그림 2-30]** 유압램

유압램을 A필라와 사이드씰 사이에 설치한다. 유압램은 2개를 준비하여 각각 운전석과 조수석에 함께 설치하는 것이 효과적이나 신속한 작업이 필요시 1개로 작업하기도 한다. 유압램을 서서히 확장시키면 계기판이 밀려나가고 구조대상자를 구출할 수 있다. 계기판이 밀려나면 A필라의 하단부를 조금 절개하고 나무토막을 끼워 넣어, 유압램을 제거해도 계기판을 지탱할 수 있도록 한다. 주의사항으로는 확장되는 유압램이 프레임에서 미끄러지지 않도록 안전하게 설치하며 구조대상자의 신체가 압박을 받지 않는지 지속적으로 관찰한다.

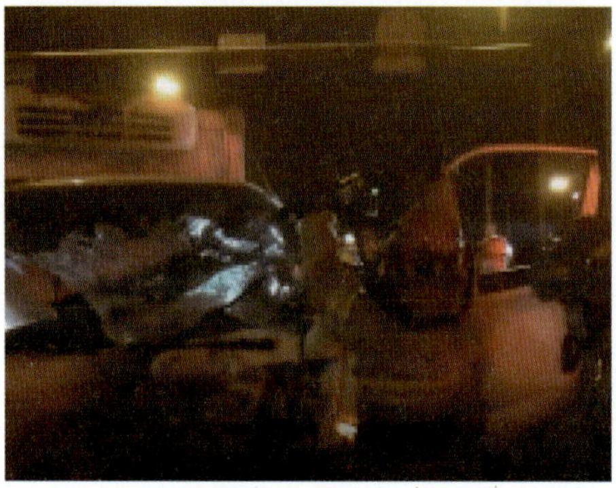

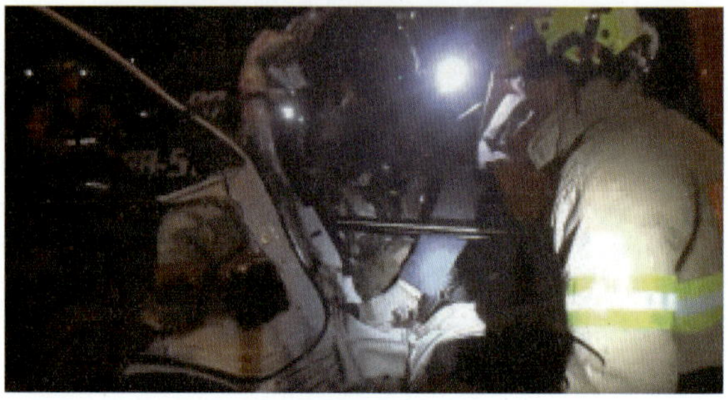

[그림 2-31] A필러 절단 후 유압램의 사용은 구조대상자를 더욱 쉽게 구조할 수 있게 한다.

## 5) 전기자동차

전기자동차는 고전압 배터리에 축적되어 있는 전기에너지로 모터를 가동하여 발생하는 구동력으로 운행하는 차량을 말한다.

기존의 내연기관 차량이 엔진에서 연료를 폭발시켜서 피스톤의 움직임으로 구동력을 발생시키는 것에 반해 전기자동차는 배터리를 이용하기 때문에 훨씬 친환경적이고 현대적인 차량이다.

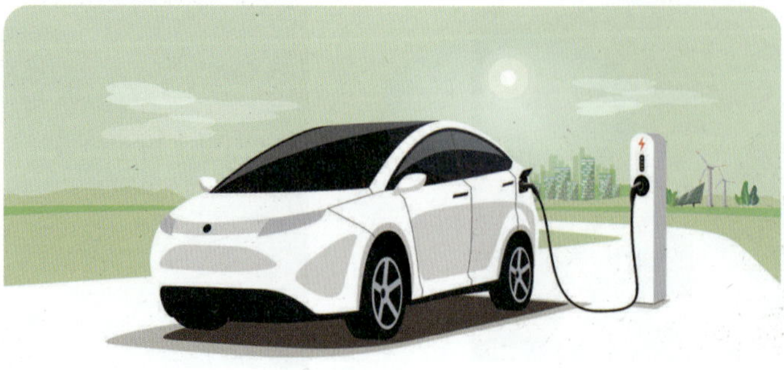

[그림 2-32] 전기자동차

기존 내연기관 차량의 대체 모델로 각광을 받던 하이브리드 & 플러그인 하이브리드 차량과 다르게 순수 전기에너지를 사용하며, 내연기관 대신 전기모터를 사용하여 출력을 발생한다.

고전압 배터리에서 인가되는 전원을 사용하는 전기모터는 고전압 배터리와 함께 전기자동차의 핵심 부품으로 전원 인가를 통한 회전력을 각 차축의 바퀴로 전달한다. 차량의 실제 구동 부품으로 문제 발생 시 차량의 직접적인 운동 성능 즉 전·후진 가속 및 감속을 일으킬 수 있는 장치이기 때문에 차량의 화재 발생 시 차량 전원 차단 및 주차 상태로의 변경을 통해 구조 및 화재진압 작업 간 차량의 이상 작동상태 발생이 되지 않도록 주의가 요구된다.

고전압 배터리는 대량의 리튬이온 배터리 셀이 모듈화되어 내부에 장착된 전기자동차의 에너지원이다. 리튬이온 배터리의 경우 높은 온도에 의하여 폭발하는 위험 및 단점으로 인해 전기차 제조사에서는 배터리 팩의 열관리를 위한 다양한 형태의 냉각 수단을 이용한다.

전기차 화재 발생 시 일반적인 고전압 배터리 관련 화재가 아닌 일반 화재로 인한 배터리 팩 주변 온도 상승은 배터리 팩 내부 셀 온도 상승으로 이어지며 결국 배터리 팩 화재로 이어질 수 있다. 전기차 화재 발생 이후 화재진압이 모두 이루어진 이후에도 주변 잔열로 인한 배터리 셀의 온도 상승이 발생하며, 이를 통한 2차 화재 발생 예방을 위하여 통상 화재진압 이후 24시간 동안 차량의 화재 차량 및 주변 환경의 온도 상승에 관한 관찰 및 냉각이 필요로 한다.

- 기계적 원인뿐만 아니라 고전압 배터리 부분 이상에 의한 화재 발생 다수: 고전압 배터리 화재는 일부 폭발까지 이어진 사례도 발생(폭발 위험 내재)
- 엔진룸이 발화지점으로 추정되지만, 소훼 상태로 살펴볼 때 엔진룸 내부의 전기배선에서 미확인 단락에 의해 발생한 화재로 추정: 고전압을 전달하는 전기배선이 화재 시 연소를 확대시키는 주요 요인이 될 수 있음
- 사고가 아닌 시험 주행 또는 운행 중 화재 발생으로 전소한 사례가 있음: 운행 중 차량 이상 징후 발견 시 빠른 응급조치가 필요, 고전압 배터리 화재로 이어지면 화재진압 곤란

### (1) '하이브리드'(HYBRID ELECTRIC VEHICLE)

하이브리드 전기자동차로 불리기 위한 필수 조건은 배터리와 전기모터를 갖추고 있어야 한다는 것이며, 배터리와 전기모터만으로 구동되는 차는 순수한 전기자동차이지만, 거기에 기존 방식의 내연기관을 함께 갖추고 있기 때문에 순수하지 못한 전기자동차라 하여 '하이브리드 전기자동차'라고 하는 것이다.

- 하이브리드 차량 화재 다수 발생(내연기관 화재 + 전기적 원인 화재): 내연기관과 같은 화석연료 사용으로 전기적 원인에 의한 화재 뿐만 아니라 연료계통에서도 화재가 많이 발생함

### (2) '플러그인 하이브리드'(PLUG-IN HYBRID ELECTRIC VEHICLE)

플러그인 하이브리드 전기자동차의 경우 기존 하이브리드 전기자동차에 정차 상태에서 별도의 차량용 충전기를 추가적으로 사용하여 내부의 고전압 배터리를 충전할 수 있도록 만들어진 형식의 차량이다. 외부 전원으로 배터리를 충전하여 모터 구동이 가능하다. 배터리를 가득 충전한 후 출발하면 처음 40km 전후까지

배터리 전원의 힘만으로 가는 전기자동차 모드로 주행하며, 배터리 충전량을 일정 수준으로 유지하면서 하이브리드 모드로 주행한다.

### (3) '수소 연료 전지 자동차'(FCEV)

공기 중 산소를 수소와 함께 반응시켜 발생하는 전기로 모터를 구동하여 동력을 얻는다. 수소가 연료 전지에 공급되면 전자와 수소이온으로 분리된다. 분리된 전자는 외부 회로로 전달되어 연료 전지 자동차의 모터를 구성하는 동력원인 전기에너지로 사용되고, 수소이온은 전해질 막을 통과해 막 반대편의 연료 전지에 공기 중의 산소와 반응하여 물을 생성한다. 이렇게 생성된 물은 남은 공기와 함께 대기 중으로 배출된다.

### (4) 전기자동차 화재 진압법

전기자동차 고전압 배터리에 화재가 발생하면 진압하기 매우 어렵다. 또 감전, 폭발 등 여러 위험 요소가 동반되기 때문에 전기자동차 사고에서는 초기 진화와 초기대응시간 확보가 중요하다. 작은 고전압 배터리 화재는 분말소화기, 이산화탄소소화기, 포말소화기로 진화하지만 큰 화재는 다량의 물, 폼 소화약제를 사용하여 진화한다. 소방관이 도착하기 전까지 최초 신고자 또는 목격자에 대한 초기대응지도가 중요하며, 전기자동차 운전자는 차량 구조와 안전조치사항을 숙지했을 가능성이 있으므로 초기대응지도를 해야 한다. 그러므로 전기자동차 운전자는 차량의 구조원리, 조치요령, 대피방법 등의 교육 이수를 통해 초기대처법을 알고 있어야 한다.

차량 안정화 응급조치 시에는 창문과 문 및 트렁크를 개방해야 한다. 기어는 주차로 고정된 것을 확인하고, 시동은 전원을 끄는 것을 확인한다. 가능하다면 고전압 배터리 안전플러그를 탈거하되 운전자 보호장비 및 사전지식 정도에 따라 시행한다.

고전압 배터리 확인은 불꽃이나 연기가 나고, 거품이 끓는 소리가 있을 시 화재 가능성이 있으며, 고전압 배터리 이상 발견할 때에는 곧바로 안전거리 최소 30m 이상까지 대피하도록 한다. 현장 특성 상 주행하는 차량에 의해 2차 사고 위험성이 있을 때는 2차 위험요소 방지를 위해 사고 지점에 삼각대 설치 등의 조치를 취한다.

고전압 배터리 화재 시 고전압 배터리에서 인화성가스가 새어 나와 구조대상자 및 소방관에게 영향을 미칠 수 있다. 또 고전압 배터리와 전선 등에 의해서 감전될 위험성이 있으므로 주의해야 한다.

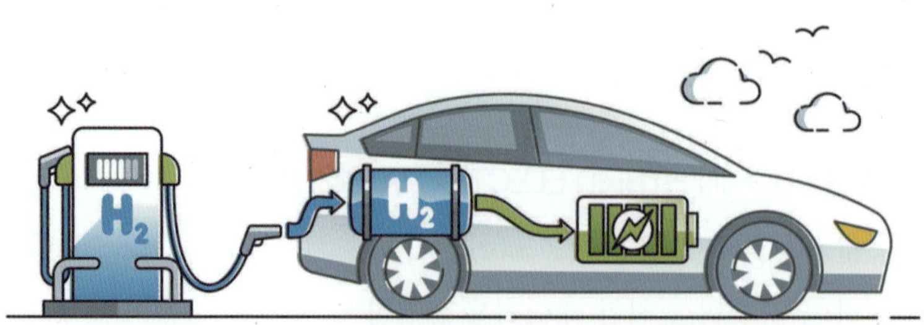


[그림 2-33] 수소차

## 참고문헌


- 국창호, 문학훈, 변영호, 이영춘. 하이브리드 green car:친환경자동차의 모든 것. 골든벨.(2019).
- 김길현. motor fan illustrated.2 친환경자동차. 골든벨.(2011).
- 김재휘. 하이브리드 전기자동차. 골든벨.(2019).
- 데이코산업연구소. 글로벌 전기자동차, 하이브리드차 개발동향과 시장전망.(2010).
- 소방청. 2020년도 구조활동 통계.(2020).
- 오상기, 이승호. 전기자동차개론. 문운당.(2012).
- 이광주, 이종태, 용기중. 수소연료전지 자동차의 긴급대응 가이드 분석. 한국수소 및 신에너지학회 논문집.(2010).
- 이의평. 자동차 화재 발생원인 분석. 한국화재조사학회 2011년도 제20회 추계학술대회 p.31-59.(2010).
- 이재곤. 자동차 구조와 원리. 홍릉과학출판사.(2016).
- 인명구조사 II급. 중앙소방학교.(2019).
- 자동차 인명구조 표준작전절차(SOP 307). 서울특별시.(2021).
- 전기(동력)자동차 사고 구조활동지침 – 전기차 · (플러그인)하이브리드차 · 수소차. 소방청.(2020).
- 전기자동차 화재 어떻게 대응하여야 하나?. 국립소방연구원.(2021).
- 정용욱, 박재림, 김성현. 친환경 전기자동차. 미전사이언스.(2014).
- 중앙소방학교. 중앙소방학교 공통교재(소방전술 II).(2022).
- (재)제주테크노파크. 전기차 배터리 안전회수 및 해체 · 보관 매뉴얼. 환경부.(2019).
- 차량화재 발생 시 선제적인 현장활동을 위한 차량별 엔진룸 강제 개방 대응 지침서. 광주소방본부.(2020).
- 특수재난 대응역량 강화 및 안전사고 방지프로젝트 NO.20- 친환경자동차 화재 대응기술 편람. 경기도소방재난본부.(2019).
- 소방청. 해외구조기법 및 사례연구를 통한 국내 표준구조모델 개발. 연구보고서. 구조학 총론, 구조학 각론. 2022.


## 국외논문


- David Sweet. 「Vehicle Rescue and Extrication Principles and Practice」, REVISED SECOND EDITION, JONES&BARTLETT LEARNING.(2022).
- Editorial Department, 「FIRE SERVICE TECHNICAL SERCH AND RESCUE」, EIGHTH EDITION, Fire Protection Publications.(2015).
- Loui McCurley, Tom Vines. 「Rope Rescue principles and practice」, FIFTH EDITION, JONES&BARTLETT LEARNING.(2022).
- Ron "Z" Zawlocki, Craig Dashner, PE. 「Trench Rescue Principles and Practice to NFPA 1006 and 1670」, FOURTH EDITION, JONES&BARTLETT LEARNING.(2022).
- Steve Treinish. 「Water Rescue Principles and Practice to NFPA 1006 and 1670: Surface, Swiftwater, Dive, Ice, Surf, and Flood」, THIRD EDITION, JONES& BARTLETT LEARNING.(2022).


## 웹사이트


- 국가화재정보시스템 통계분석
- 도로교통공단 www.koroad.or.kr
- 한국전기자동차협회. keva.or.kr
- (사)한국전기자동차산업협회. www.kevia.org
- 환경부. www.me.go.kr
- 환경부. 전기차 충전소. ev.or.kr
- 한국자동차 공업협회. http://www.kama.or.kr
- 한국에너지관리공단. http://www.kemco.or.kr/

- 현대자동차 정비치침서. gsw.hyundai.com
- 기아자동차 정비지침서. gsw.kia.com
- 친환경차 종합정보 지원시스템. www.hybirdbonus.or.kt/
- 한국전력 전기자동차의 모든 것. https://blog.kepco.co.kr/448
- 한국수입자동차협회. https://www.kaida.co.kr/
- 중앙소방학교. http://www.nfa.go.kr/nfsa/
- 경기도소방학교 https://119.gg.go.kr/academy
- 강원도소방학교. https://fire.gwd.go.kr/school
- 경북소방학교. https://gb119.go.kr/gfa/
- 서울소방학교. https://fire.seoul.go.kr/school
- 광주광역시 소방본부. https://www.gwangju.go.kr/fire/
- 테슬라 코리아 긴급 구조자 자료
  : https://www.tesla.com/ko_KR/firstresponders?redirect=no
- Model S 구조 관련 영상 : https://www.youtube.com/watch?v=ntK3rvVI2Qw
- Model X 구조 관련 영상 : https://www.youtube.com/watch?v=D4peF1EYke8
- Model 3 구조 관련 영상 : https://www.youtube.com/watch?v=2X_WorH4pUw
- 전기 차량 긴급 구조 관련 영상 : https://www.youtube.com/watch?v=8n5Wf7TIGrU

# STEP 03 생활안전구조

**학습목표 >**

※ 이 장을 마치고 관련된 학습활동을 끝내고 나면 다음과 같은 학습 목표를 이룰 수 있다.

1. 생활안전사고의 특성을 설명할 수 있다.
2. 생활안전사고 발생 형태를 파악하고 필요한 사전 조치를 취할 수 있다.
3. 생활안전사고 장소 주변의 위험요인을 파악하고 안전하게 조치할 수 있다.
4. 생활안전사고 흐름을 파악하고 구조대상자의 안전한 구조활동을 할 수 있다.

## 1 벌집 제거 활동

### 1) 벌집 제거 및 동물포획의 일반적 특성

벌 쏘임으로 인한 과민성 쇼크, 동물에 물릴 위험성이 있어 구조활동 시 구조활동자 및 주변인 등 현장통제와 안전을 최우선하여 작업하여야 한다. 특히 동물 포획 중 해당 농눌의 난폭한 행동에 따른 주민 사싱이나 시설물 훼손 발생 우려가 있다. 벌 제거 활동의 경우에는 작업 도중에 일부 벌이 주위에서 구경하는 시민에게 날아갈 수도 있으니 주의해야 한다. 벌 제거용 스프레이 등을 이용하여 화염으로 벌집 제거 시에는 화재 발생 가능성이 있다. 특히 지붕, 처마 및 땅벌집의 경우 과도한 스프레이 사용 후 불을 붙여 화염으로 벌집 제거 시에는 화재가 일어날 가능성이 있어 다른 방법을 사용하기를 권장한다. 또 사다리를 이용한 작업 시에는 추락 등의 2차 피해 발생이 우려되므로 주의하고, 말벌보호복의 경우 땀의 배출이 되지 않고 주로 한여름 낮에 작업이 많으므로 체온관리 및 탈수 방지를 위해 충분히 수분을 공급해야 한다.

벌은 밝은 색보다 검고 어두운 색 계열의 옷에 공격성을 보이므로 흰색 계열의 옷 착용하는 것이 좋으며, 소매가 긴 옷을 입어 팔다리 노출을 최소화해야 한다. 후각적으로는 향수, 화장품, 스프레이 종류는 벌을 자극하므로 피하는 것이 좋다. 특히 벌은 단 성분을 좋아하기 때문에 탄산음료나 달콤한 음료를 자제하여야 한다. 벌집 발견 시 자세를 낮춰 천천히 다른 장소로 이동하며 머리 부위를 감싸고 신속하게 20m 이상 떨어진다.

Check!

**말벌 공격성향 실험 결과**

- 색상에 따른 공격성 순서: 검은색 〉 갈색 〉 빨간색 〉 초록색 〉 노란색
- 공격부위 : 머리부위 집중 공격
- 특이사항 : 벌집을 건드린 후 자세를 낮추면 벌은 머리부분을 지속적으로 공격하지만, 그 장소에서 빠르게 20m 정도를 이탈하면 대부분 벌들이 벌집으로 복귀

※ 실험기관 : 국립공원관리공단, 기간 : '16년 6월 ~ 9월, 장소: 가야산 등 국립공원

6~8월 말벌류의 활동이 왕성한 시기로 특히 7~8월 여름철 휴가 기간 및 9~10월 추석명절 벌초 등에 벌 쏘임 사고가 집중된다.

## 2) 벌집 제거 및 동물포획의 대응

알레르기 반응이 확인된 있는 사람은 벌집 제거 출동에서 제외되어야 하며 이를 사전에 파악하여야 한다.

상황실 또는 신고자와의 통화를 통해 현장상황을 판단하는 것이 중요하다. 이는 필요 장비를 별도로 적재하거나 유관기관・단체(경찰, 포획단 등)에 지원 요청을 파악할 필요성이 있기 때문이다.

벌집의 경우 집의 위치, 높이, 벌집 크기, 벌 종류 및 크기 등을 파악하여야 한다. 대부분 원형구는 말벌집이고, 넓적한 종모양의 경우 쌍쌀벌집 등으로 구분할 수 있는데, 말벌의 경우 공격성이 강하고 쌍쌀벌에 비해 매우 위험하기 때문에 이를 구분할 필요가 있다.

생명의 위협이 없는 단순 야생 동물 포획 신고는 유관기관(시・도, 시・군・구청 및 동물 관련 기관 등)에 통보한다. 또한 고양이 사체 처리 등도 마찬가지로 시・도, 시・군・구청 및 동물 관련기관 등으로 통보한다. 벌집제거와 마찬가지로 현장도착 전까지 보호복, 소방장비 등의 이상 유무를 반드시 확인한다.

벌집 또는 동물을 그냥 두어도 주민의 피해가 발생하지 않을 것으로 예상되는 경우 신고자에게 안내(또는 유선통보) 후 현장에서 철수한다(출처: 최문호 박사자료).

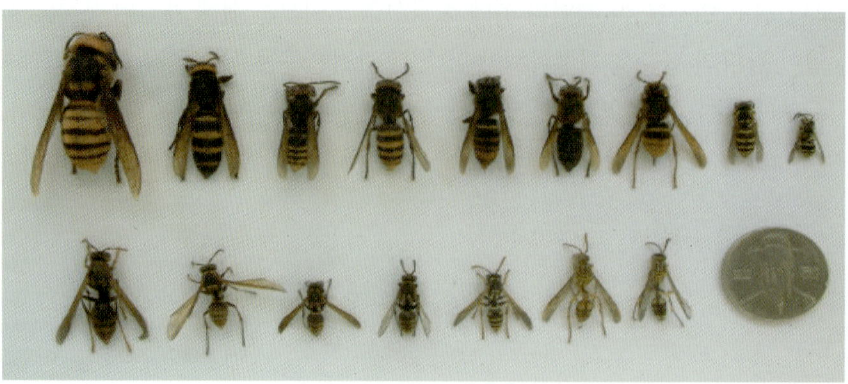

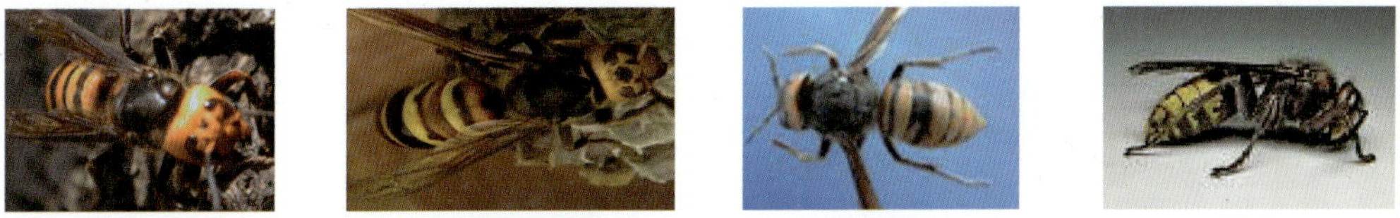

장수말벌　　꼬마장수말벌　　좀말벌　　말벌

**[그림 3-1]** 종류별 벌크기 비교(출처 국립공원관리공단)

## 3) 벌집제거 현장 안전조치

### (1) 보호복 등 장비 구성

보호복은 안면부, 상체, 하체, 장갑, 신발의 구조로 일체형을 기본으로 하며 활동성과 안전성을 확보한다. 전용장갑과 전용신발을 착용하여야 하며, 보호복과 이음새 및 지퍼의 끝 부분 또는 틈이 있는 모든 부분은 벨크로나 테이핑 등으로 밀폐하여 말벌 등이 침투할 수 없는 구조이어야 한다.

1세대 보호복은 소방복을 입고 얼굴을 가릴 수 있는 양봉용 면포를 착용하였다. 이때 벌 쏘임 등 안전사고가 많이 발생하였다. 2세대 보호복은 해충 방제용 보호복으로 낚시나 야외 활동 시 해충에 대한 보호복으로 망사 형태로 되어 있다. 이 보호복 역시 노출 부위나 틈 부위에 벌 쏘임으로 인한 안전사고가 빈번하였다. 3세대 보호복은 비닐을 이용한 투피스(two picco) 형태를 이용하였다. 투피스 형태는 상의와 하의 연결 부분의 틈 또는 작업 시 노출로 인해 벌 쏘임 사고가 발생하였다. 이후 이를 개선한 원피스 형태가 최근 많이 이용되고 있으며, 개선 후 벌 쏘임 사고가 크게 줄었다. 비닐은 벌 쏘임을 방지할 수 있으나, 벌집 제거 작업은 주로 여름과 초가을에 대부분 이루어져 무더위로 인한 환풍이 문제점이 있으므로 주의하여야 한다.

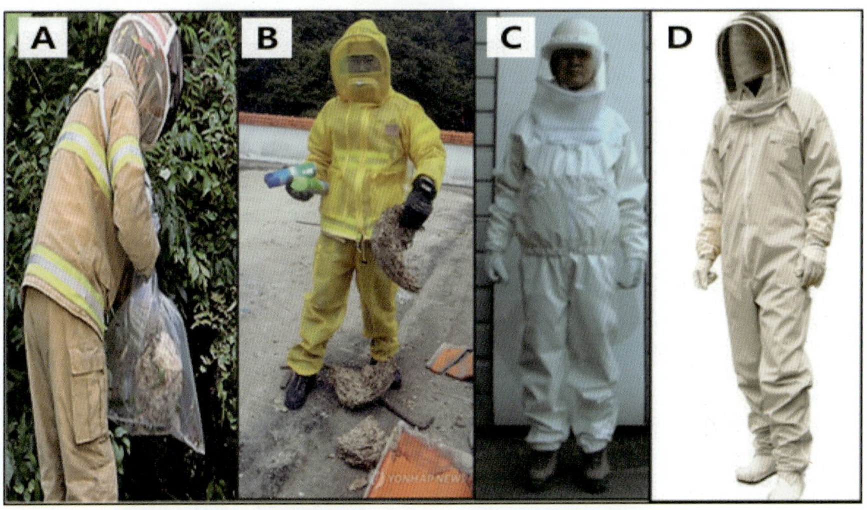


**[그림 3-2]** 벌집 제거시 사용되는 보호복의 종류

A: 양봉용 안면보호 면포, B: 해충 보호복, C: 말벌전용 투피스, D: 말벌전용 원피스

일반적으로 벌들을 제거하기 위해 스프레이 살충제(에프킬라TM)를 이용하는데, 최근 소방제품 판매회사에서는 말벌 전용 스프레이(W울트라프리즈520 에어로졸TM)를 판매하고 있다. 살충제의 성분은 프레스로이드계의 프탈트린과 디페노트린이 주성분이다. 피레스로이드계 살충제는 주로 신경, 근육 등을 마비시켜 살충 효과를 나타낸다. 에프킬라의 경우 100g 중 액화석유가스가 70g이며, 살충성분이 30g 중 프탈트린 0.106g, 디페노트린 0.098g, d,d-시스/트란스프랄레트린 0.028g이다. W울트라520 에어로졸은 100g 중 액화석유가스가 63g, 살충성분이 37g 중 프탈트린 0.1974g, 디페노트린 0.1096g이다. W울트라프리즈520 에어로졸이 에프킬라보다 살충 성분이 더 많이 들어있어 말벌에 대한 살충력이 높게 나타나고 있다.

원격 스프레이 분사기는 화학 스프레이를 원거리 분사해 주는 보조장비이다. 긴 장대를 이용하여 장대 윗부분에 화학 스프레이를 고정하여 아래에서 줄을 당겨 분사하는 형태와 긴 장대에 노즐을 이용하여 아래에서 화학 스프레이를 분사하여 장대 윗부분에서 분사되는 형태가 있다. 1~2층 높이의 벌집 제거에 적합한 화학 스프레이 분사기 장비이다.

말벌 전용 비닐 또는 그물이 촘촘한 망포대를 이용하여 벌집 회수용 포대가 있고, 근거리의 말벌을 직접 사충할 수 있는 장비로써는 배드민턴 라켓, 전기 모기채 등이 있다.

| 장비명 | 장비 구성 |
|---|---|
| 말벌전용 보호복<br>안면 보호대<br>보호용 안경<br>(헬멧, 본체, 장갑, 신발 일체형) | 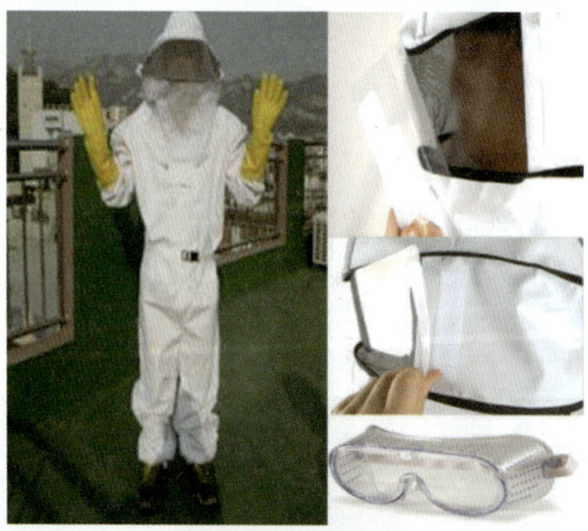 |
| 보호용 장갑<br>말벌제거 전용장갑 | 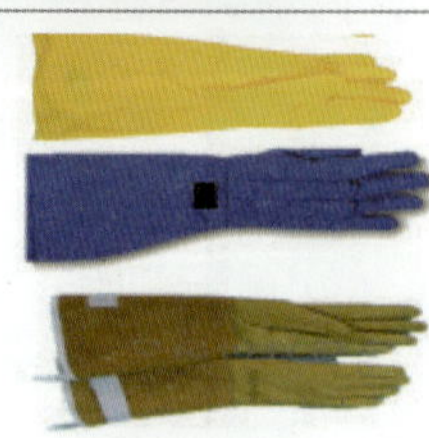 |
| 보호용 신발<br>말벌제거 전용 신발 | 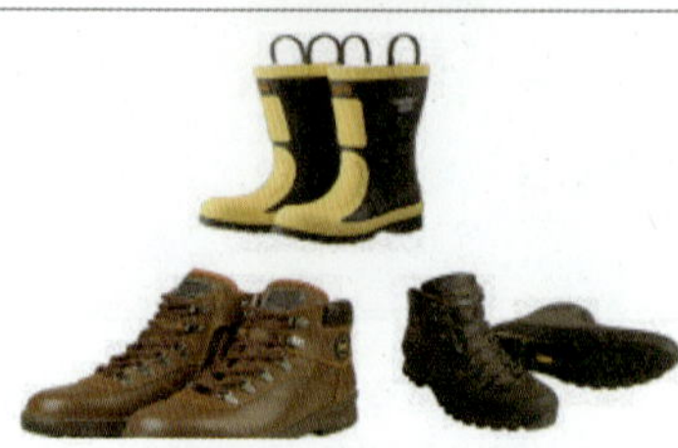 |

[그림 3-3] 말벌 전용 보호복, 보호용 장갑, 보호용 신발의 구성

### (2) 현장통제

안전센터의 출동 시 2인 1조로 벌집 제거 출동을 실시한다. 호기심으로 인해 현장에 많은 주민들이 모여들 수 있다. 이때 철저한 안전통제를 하지 않을 시 주민들까지 벌 쏘임을 당할 수 있다. 안전통제선 내 모든 작업자는 벌집제거 전용 보호복을 착용해야 하므로 주작업자를 제외한 인원들은 현장 주변을 통제하며 안전거리는 벌집과의 거리가 최소 30m로 설정한다. 공동마을, 아파트 관리실, 소방차량 등에 방송시설을 이용하여 전체 주민에게 알려서 벌 쏘임을 사전에 예방하거나 상황을 전파한다. 벌집을 제거 후에도 귀소벌 등의 잔여벌들이 주변에 나타날 수 있으므로 주의하도록 한다.

## 4) 벌쏘임 시 대처법

벌에 쏘였을 시의 말벌독 알레르기 증상으로는 속이 메스껍고 울렁거림, 구토, 설사, 어지러움, 전신 두드러기, 쏘인 부분이 심하게 부어오르면서 호흡곤란 등이 있다. 특히 알레르기로 인한 '과민성 쇼크' 발생의 가능성이 있다. 벌쏘임 시에는 신용카드 모서리 등을 이용해 신속히 벌침을 제거하고, 쏘인 부위의 감염 방지를 위해 소독하거나 깨끗한 물로 씻은 후 얼음주머니 등으로 찜질하면 통증 감소에 도움을 줄 수 있다. 입으로 벌침을 제거하는 것은 매우 위험한 방법이니 하지 말아야 한다. 말벌 등의 벌독에 의한 사망시간은 79%가 쏘임 후 1시간 이내 사망으로 말벌의 독성은 생각하는 것보다 훨씬 강하기 때문에 최대한 신속히 119 신고 후 1시간 내 병원 치료를 받을 수 있도록 한다.

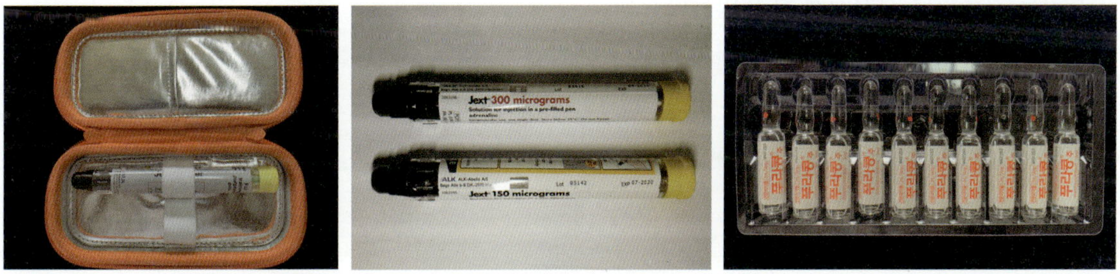

[그림 3-4] 벌쏘임 약물처치

# 2 동물포획 활동

## 1) 구조출동 동물별 특성 및 습성[3]

### (1) 멧돼지

멧돼지는 사람에게 직접적 위해를 끼칠 수 있는 동물이므로 바로 119에 신고해야 한다. 소방청이 위험을

3) 인명구조학 각론(2021)

공식적으로 지정한 동물로 벌집, 멧돼지, 뱀을 들고 있다. 최소한 이 3가지는 119에 신고해서 안전하게 처리하도록 해 달라고 홍보하고 있다. 만약 야산에 갔다가 멧돼지와 맞닥뜨리게 되었을 경우에는 그 자리에 멈춰서서 멧돼지의 눈을 똑바로 쳐다보고, 최대한 주의를 끌지 않는 게 최선이다. 고함을 지르거나 공격을 하는 등 멧돼지를 자극하는 행위는 하지 않도록 한다. 더불어 무조건 뒤돌아서 뛰어 도망가는 것은 매우 위험하다. 왜냐하면 멧돼지는 무척이나 민첩하여 사람이 달리는 속도를 금방 따라잡기 때문이다. 겨울에 산에 놀러 갔다가 눈에 찍혀있는 멧돼지의 발자국을 보면 바로 조용히 하산하는 게 바람직하다. 일반인이 마주치면 목숨이 위험하다. 멧돼지의 무기는 무식하게 센 힘과 짤막하지만 굵고 단단하며 끝이 날카로운 엄니가 있다. 그러나 멧돼지의 엄니는 사람의 허벅지 높이에 위치하여 만약 허벅지에 찔리면 대동맥을 다치고 과다출혈로 사망할 수 있다. 방송프로그램 스펀지에 따르면 멧돼지가 달려올 때 우산을 펼치면 멈춰선다고 한다. 눈 앞에 갑작스럽게 바위 같은 장애물이 생긴 것으로 인식하기 때문이라고 한다. 우연히 만났을 때 써먹을 확률은 낮지만 사냥할 때는 필요한 방법이다.

멧돼지는 어지간한 총알로도 쉽게 죽지 않는 두꺼운 피부를 가졌다. 수렵 강습시에도 멧돼지 사냥 시 정면에서 격발하지 말고 측면에서 급소에다가 사격하라고 가르친다. 특히나 수컷들은 엄니로 싸움을 하므로 어깨와 목 주변의 피부가 매우 두껍다. 그러므로 앞서 설명했듯이 근접병기로 멧돼지를 잡고 싶으면 적어도 사냥개들과 함께 행동해야 한다. 그리고 멧돼지는 생각보다 예민하고 영리하다. 나이 좀 먹은 개체는 화약 냄새, 쇠 냄새 등으로 총 가진 사람 정도는 구분하는 데다가, 무리생활을 하기 때문에 어린 개체는 경험 많은 나이든 개체로부터 전수받으므로 총 가진 사람에게 다짜고짜 덤벼들 정도의 일은 어지간해서는 없다. 단 한 발을 급소, 즉 미간이나 심장에 쏴서 즉사하게 해야 한다. 멧돼지와 마주쳤을 때 대처방법은 다음과 같다.

- 소리를 지르거나 시끄럽게 하지 않는다.
- 멧돼지 눈을 보면서 침착하게 주위의 나무나 바위 등에 몸을 숨기도록 한다.
- 겁먹은 듯한 행동이나 돌발행동을 하지 않는다.
- 위험이 감지되었을 때 즉시 높은 곳으로 올라가거나 가방 등으로 몸을 보호한다.

### (2) 뱀

뱀이 사람을 공격할 때는 사람이 자신도 모르게 뱀을 건드렸기 때문에 공격을 받는 것이다. 숲의 오솔길을 걷다 실수로 뱀의 몸통을 밟아버렸다든지, 아니면 낙엽을 밟고 미끄러졌는데 그 속에 잘 안 보이게 섞여 있던 뱀을 깔고 앉았다든지, 등산용 스틱으로 풀을 친다는 게 실수로 뱀을 쳐버렸다든지 하는 이유로 종종 산에서 뱀에 물리는 일이 발생한다. 등산이나 야영, 야외 활동을 할 때 뱀이 자주 출몰하는 곳은 가급적 피한다.

뱀을 목격했다면 주위 사람에게 뱀이 있음을 알리고, 공원이나 도심지 등 불특정 다수가 많은 곳에 뱀이 출현했다면 함부로 잡으려 들지 말고 119에 연락하는 것이 좋다.

우리나라에서 누룩뱀, 구렁이, 실뱀, 유혈목이, 무자치, 능구렁이, 대륙유혈목이 등 독이 없거나 비교적 위험도가 낮은 뱀들은 사람의 접근을 감지하면 먼저 도망간다. 하지만 살모사, 쇠살모사, 까치살모사 세 종은 다른 뱀들에 비해 도망가지 않고 위장, 기습으로 사냥하는 습성이 있으므로 위장이 들켰다는 확신이 들기 전까진 가만히 있거나, 들켰어도 독으로 스스로를 방어하려 한다. 그러니 뱀이 가만히 똬리를 튼 것을 봤다면 가만히 내버려 두는 것이 제일 이롭다.

독사는 적을 물어 독니로 독을 주입한다. 뱀의 독은 각종 효소와 독성단백질 등의 복잡한 성분으로 되어 있으며, 주요 독성분으로 출혈독・신경독(신경을 마비시키는 독)・심장독・용혈소 등이 있고, 종에 따라 성분 구성이 약간씩 다르다. 독의 주목적은 먹이에 주입하여 저항력을 잃게 해서 효율적으로 먹이를 얻는 것이며, 성분 중의 효소는 먹이의 소화를 촉진시키는 효과도 있다. 독은 뱀이 자신을 지키기 위한 무기이기도 하다. 일반적으로 독이 없는 뱀은 포획물에게 덤벼들어 몸통으로 감아 죄어서 질식시키는데 작은 먹이는 통째로 삼킨다. 뱀에 물린 경우 대처방법은 다음과 같다.

- 환자를 안정시키고 움직임을 최소화하도록 한다.
- 기도유지 및 호흡, 순환평가를 실시한다.
- 상처부위를 심장보다 낮게 위치시키고 상처부위를 넓은 천 등으로 가볍게 묶어준다.
- 필요시 부목고정을 실시한다.
- 상처 부위는 칼로 절개하거나 입으로 독을 빨아내지 않는다.
- 상처 부위에 얼음을 직접 대지 않는다.
- 알코올, 카페인 등을 섭취하지 않는다.
- 독이 퍼지는 속도를 늦추고, 신속히 병원으로 이송한다.

### (3) 개

맹견(猛犬)은 사납고 공격성이 강한 개들을 말한다. 사고는 대부분 대형 스피츠 및 마스티프 계열의 잡종들이 노인이나 어린아이들을 물어 죽이는 경우가 많다고 한다. 허스키나 말라뮤트 같은 개는 성인 남자에게는 한없는 순둥이처럼 보여도 의외로 어린이와 단둘이 있을 때 공격성을 드러내는 경우가 잦아서 허스키는 미국에서 제일 사람을 많이 죽인 견종 4위에 랭킹되어 있다. 진돗개도 마찬가지이다. 맹견은 주인에게만 얌전하고 충성스러운 반면 타인에게는 공격적이어서 위험하다. 주인이 있는 개가 주인이 없는 유기견보다 공격성을 보이는 경우가 많다. 주인이 있는 개들은 주인을 지켜야 한다는 신념, 혹은 다른 사람이 주인과 친해지는 것을 싫어하는 질투심, 혹은 주인에 대한 믿음 때문에 더더욱 공격적일 수 있다.

'맹견'에 대한 대처는 사실 보통 사람은 매우 곤란할 수밖에 없지만, 폭력을 쓰지 않고도 개를 물러나게 하는 방법도 있다. 개는 인간과는 다른 약점을 많이 가지고 있기 때문이다.

※ 다음과 같은 방법을 권장한다.

가. 개의 청각을 공격한다.

- 초음파를 이용한 야생동물 퇴치 장치를 설치한다.

나. 개의 후각을 공격한다.

- 개가 지나다니는 길에 개의 후각을 자극하는 물질을 뿌려두는 것이 가장 유효하며, 급할 땐 달려드는 개를 향해 뿌릴 수도 있다.
- 레몬즙 : 레몬의 즙을 내서 물과 섞은 다음 분무기 등에 담아둔다.

- 식초 원액 그대로 분무기 등에 담아둔다.
- 고추가루, 후추가루, 타바스코 핫소스 등을 사용한다.
- 물파스나 진한 향수도 싫어하지만 그 효과는 증명되지 않았다.
- 향이 있는 스프레이형 모기약
- 호신용 최루액을 가지고 다닌다.

## 2) 동물포획 현장대응 및 상황별 동물포획 절차

### (1) 동물포획 현장대응 원칙

동물포획의 목적은 주민의 안전한 보호에 있다. 사람의 안전에 위협이 되는 동물은 포획되어야 한다. 하지만 포획 활동에 앞서 출동한 대원의 안전도 병행되어야 하며 안전을 무시한 현장 활동은 하지 말아야 한다. 따라서 출동대원의 안전이 확보된 상태에서 동물포획을 통해 생활 민원을 해결하는 것을 원칙으로 한다.

### (2) 공통 현장대응 사항

- 동물포획을 위한 현장활동 등은 현장지휘관의 승인하에 반드시 대원의 안전이 보장된 상태에서 이루어져야 한다.
- 동물포획 출동대원은 지휘자, 주포획대원, 추격대원, 보조 포획대원, 안전통제대원으로 편성하여 운영한다, 지휘자, 추격대원, 포획대원은 현장안전 통제 요원의 임무를 같이 수행할 수 있다.
- 현장에 도착하면 공동마을, 아파트 관리실, 소방차량 등의 방송시설을 이용하여 전체 주민에게 알려 안전통제를 실시한 후 현장 활동에 임한다.
- 안전통제는 안전라인 등을 설치하며, 신고자 또는 주민의 협조를 받아 통제한다.
- 현장 활동 대원은 동물포획 시 안전사고를 방지하기 위하여 안전장비를 완벽히 착용 후 작업에 임한다.
- 마취총 사용 시는 발사 거리 이내에 사람이 없는 것을 반드시 확인하고 지휘자의 지시에 따라 발사하여야 한다.
- 그물망 또는 포획망, 포획틀 등을 이용한 포획방법을 우선 고려하고 부득이한 경우 마취제를 활용한 포획방법을 고려하는 등 동물에게 고통이 적은 방법을 우선하여 선택한다.
- 철수 시 발사된 마취제 주사기는 회수하는 것을 원칙으로 하여, 철수 후 주민들이 주사기에 찔리는 사고와 같은 2차 안전사고를 미연에 방지한다.
- 동물포획 활동 중 대원이나 주민들의 안전사고가 발생하면 작업을 중단하고, 안전통제선 밖으로 대피하여 즉시 응급처치 후 구급대의 협조를 받아 병원으로 이송한다.

  ! 동물에게 물릴시 공수병, 파상풍, 세균감염 등의 우려가 있어 응급조치 후 즉시 병원이송을 원칙으로 한다.
- 물림 사고를 일으킨 동물은 포획 후 약 14일 정도를 관찰하도록 한다.

  ! 공수병은 약 10일, 파상풍은 약 14일 이내에 발병한다.

### (3) 현장대응 절차

**1단계 출동 전**
1. 정보 수집
2. 장비 적재

**2단계 출동 중**
1. 상황변화 파악
2. 임시 임무 부여

**3단계 현장 도착**
1. 안전통제
2. 보호복 및 장비 착용
3. 현장상황 확인

**4단계 현장 활동**
1. 동물포획 전략 수립
2. 최종 임무 부여
3. 동물포획 활동

**5단계 철수**
1. 대원 및 주민 안전확인
2. 사용 장비 확인
3. 안전통제 해제 및 철수

**6단계 안정화 및 인수 · 인계**
1. 안정화 및 보호조치
2. 관련기관 인수 · 인계

**[그림 3-5]** 동물포획 현장 활동

#### ① 출동 전 단계(정보수집 및 장비적재)

- 유기동물, 야생동물 등 동물의 종류 등의 사전 정보수집한다.
- 부상 여부 또는 공격성 등의 사전 정보수집한다.
- 현재 육안으로 식별되는 동물의 마리 수 및 위치 파악 등의 정보수집한다.
- 포획틀, 마취총 등 상시 적재하지 않는 장비의 적재한다.
- 생활안전 구조차, 소형상비 운반차 등 추기 출동차량 필요차량 선정한다.

#### ② 출동 중 단계(현장상황 파악 및 임시임무 부여)

- 동물의 최초 발견된 장소에 머물고 있는지 여부 확인한다.
- 다른 장소로 동물이 이동했다면 최종 위치 확인한다.
- 동물이 사람의 접근을 경계하거나 위협적인 행동을 하는지 파악한다.
- 출동 중 수집한 정보를 바탕으로 동물포획 출동대원 사전 임시 임무를 부여한다.

#### ③ 현장 활동 단계(안전통제 및 포획활동 등)

- 현장 안전 통제 및 현장 상황 파악한다.
- 동물포획 전략수립 및 포획장비 선정한다.
- 최종 임무부여한다.
- 안전교육실시 및 위험요소 차단한다.
- 동물포획 활동 임무를 수행한다.

> ! 특히 마취도구를 사용할 때는 반드시 동물관계인(주인)의 동의를 구하고, 관계인이 없을 시는 현장 지휘자의 판단하에 목적에 맞는 적절한 약품과 수량을 사용하고 기록한다.

④ 현장 활동 종료 및 철수 단계(안전확인 및 포획장비 이상 유·무 확인)

- 현장 활동 대원과 주민의 안전 및 포획장비 이상 유 · 무 확인한다.
  - ❗ 가능하다면 포획에 사용된 주사기 바늘 등 마취기자제는 2차 안전사고 방지를 위하여 회수한다.
- 안전통제 해제 및 철수한다.

⑤ 동물포획 후 안전화 및 관련 기관 인수·인계 절차

- 포획 동물 상태 확인한다.
- 포획동물의 안정화를 위해 두건이나 헝겊으로 머리(눈)를 가려주거나, 동물 이송장을 천으로 덮어 안정시킨다.
- 현장기록: 구조활동일지 작성한다.
- 동물 인수 · 인계서 작성 관할 자치구 보호센터나 지정 동물병원 인계한다.
- 동물포획 실패 시 기타 포획방법 안내한다.
  - 동물포획 틀(트랩) 대여: 소방관서나 관할 지자체에 요청하여 트랩을 대여하는 방법으로 포획하도록 한다.
  - 약물을 이용한 방법: 동물병원 또는 약국에서 구할 수 있는 수면제를 사료에 썩어서 섭취하게 한 후 포획하도록 유도 안내한다.
  - 멧돼지 등 유해야생동물의 경우 관할 지자체에 소속된 유해야생 동물포획 단을 이용할 수 있도록 관계기관에 연락한다.

## 3 승강기 구조작업

### 1) 승객 구출 작업 시 유의사항

부적절한 방법을 이용한 승객구출 시도는 작업자 또는 승객에게 중대한 사고를 유발할 수 있으므로 엘리베이터에 관한 교육 및 훈련을 받은 인력 외에는 실시하지 말아야 하며, 특히, 본문의 승객구출 절차 중「상황5」"권상기 수동조작에 의한 구출작업"은 반드시 숙련된 전문인력 2인 이상이 실시하며,「기어드 방식」에만 적용 가능하다. 승객 갇힘 상황이 본문 「상황1~5」과정에 의한 승객구출이 불가하여 카 위 비상구 출구를 통해 구출을 시도할 경우 구조작업 중의 추락사고 등을 대비한 별도의 안전조치가 필요하다.

승객구출 작업에 앞서 카 내의 승객과 연락을 취하면서 불안해하는 승객을 안심시키고 갇힌 승객의 상태를 최우선적으로 확인하여야 한다. 특히 승객 구출 절차에 필요한 개인 안전장비나 보조기구를 사전에 준비하여 구출작업의 효율성을 높여야 한다.

## 2) 승객 구출 절차(flow-chart)

현장 상황에 맞는 가장 안전한 방법으로 신속하게 승객을 구출한다.

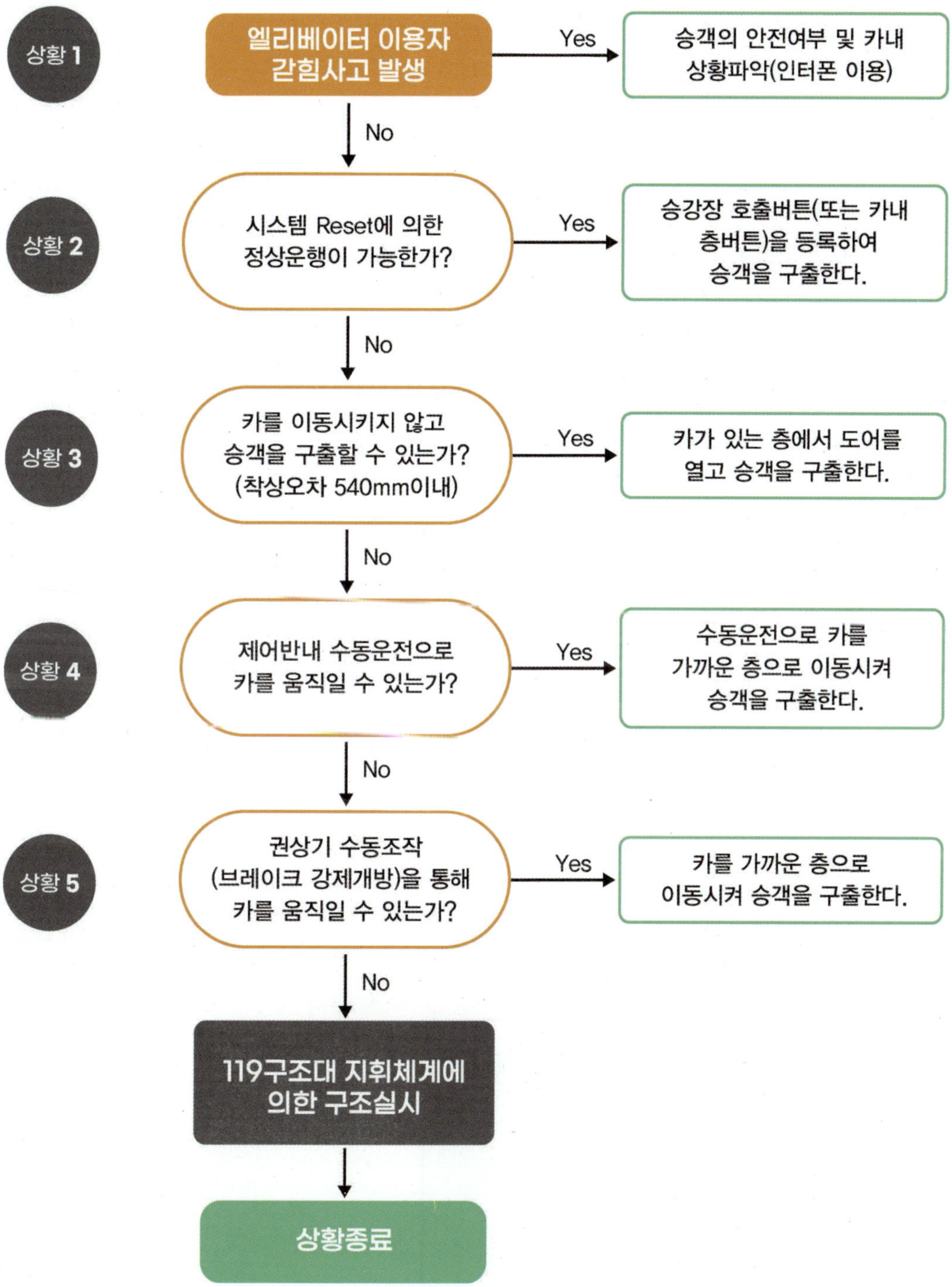


[그림 3-6] 승객구출 절차

## 3) 상황별 대응 절차

### (1) 승객 갇힘 여부 확인

① 엘리베이터 내의 인터폰을 통하여 승객들의 안전 여부를 확인 후 갇힌 승객에게 신속하고 안전하게 구조될 수 있음을 알려 안심시킨다.

- 신속한 구조를 위해 고장이 발생된 층을 확인하고 응급환자 여부 등을 확인한다.
- 엘리베이터는 안전한 구조로 추락하거나, 질식할 위험이 없으니 침착하게 구조를 기다릴 수 있도록 안내한다.

② 승객구출을 실시하기 전 승객에게 작업과정의 주의사항을 알린다.

- 엘리베이터가 움직일 수 있으니 안전한 자세를 취하고 도어나 버튼 및 스위치 등을 만지거나 조작하지 않도록 안내한다.

③ 승강장의 위치표시기와 감시반의 위치표시기로 카의 위치를 확인한다.

- 위치표시기에 표시된 층으로 이동하여 실제로 엘리베이터가 그 층에 정지되어 있는지 확인한다.

④ 승객을 구출하기 위한 안전한 절차를 다시 한번 확인한다.

### (2) 카의 정상운행 여부 확인

① 카의 상태(정지 위치 및 도어상태)를 확인하고 주전원을 OFF하였다가 다시 ON하여(시스템 리셋)카의 정상운행이 가능한지 확인한다.

> ❗ 경미한 고장의 경우 주 전원을 OFF하였다가 다시 ON하면 제어반 내 CPU가 RESET되면서 정상운행이 가능한 경우가 있다.

② 정상운행이 가능한 경우 승강장 호출버튼을 등록하여(또는 카내 층버튼 등록 유도) 카를 이동시킨 후 승객을 구출한다.

### (3) 승객 구출가능 여부 확인

① 아래의 사항을 고려하여 카를 이동시키지 않고 해당 층에서 승객을 구출할 수 있는지를 확인한다.

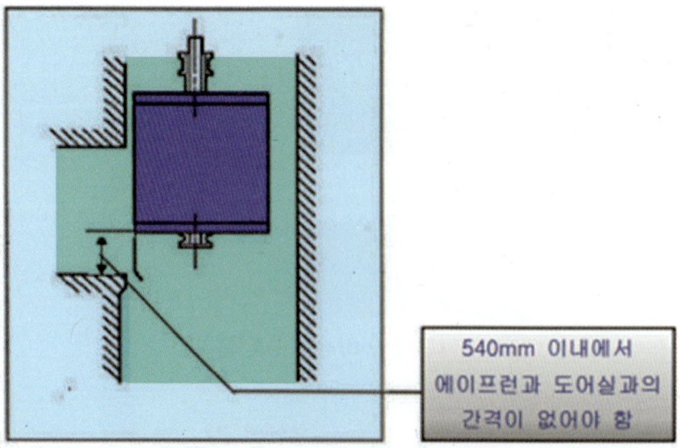


카가 층보다 높은 위치에 정지한 경우

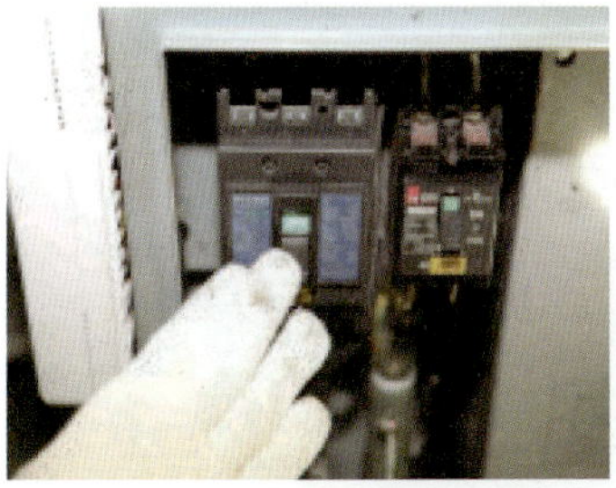

① 주 전원을 차단한다.

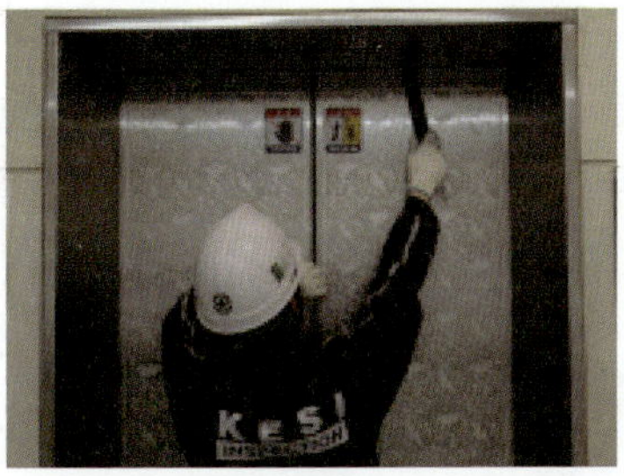

② 한손에는 비상키를 잡고 다른 손으로 도어틈새에 손가락을 넣어 개방을 준비한다.

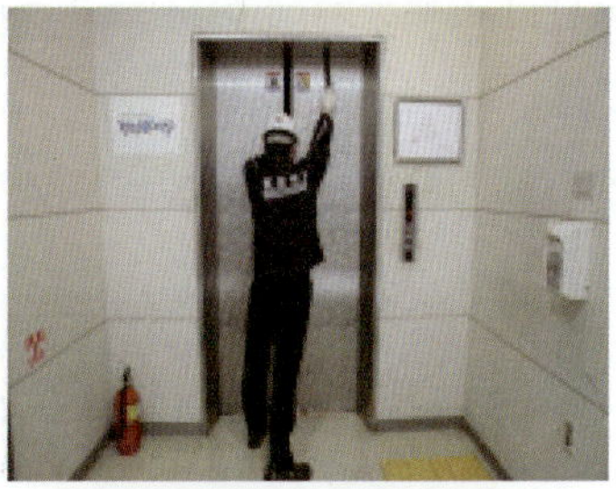

③ 한쪽 발의 무게중심을 뒤로 하고 승장 도어를 최소한 개방하여 카의 위치를 확인한다.

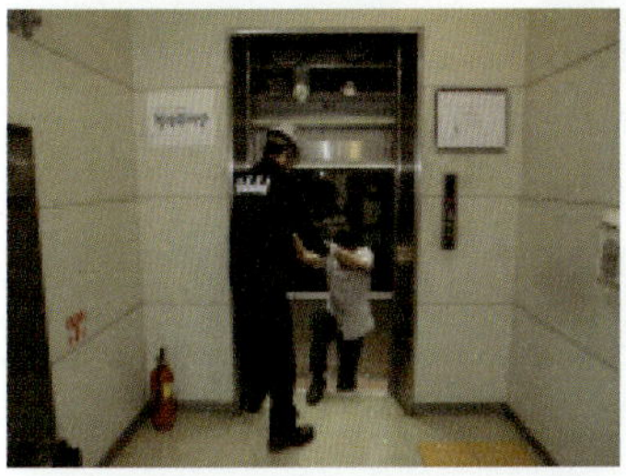

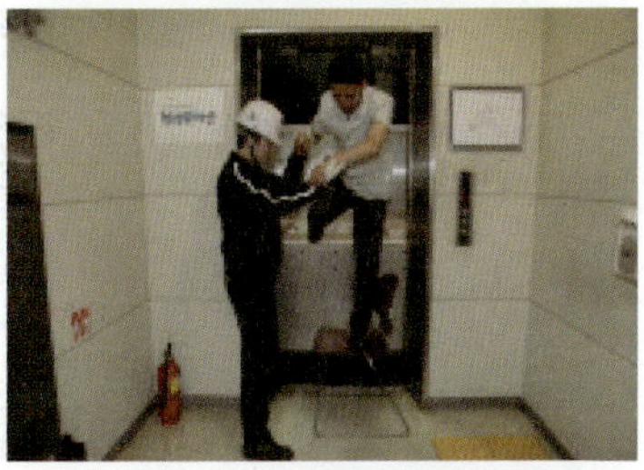

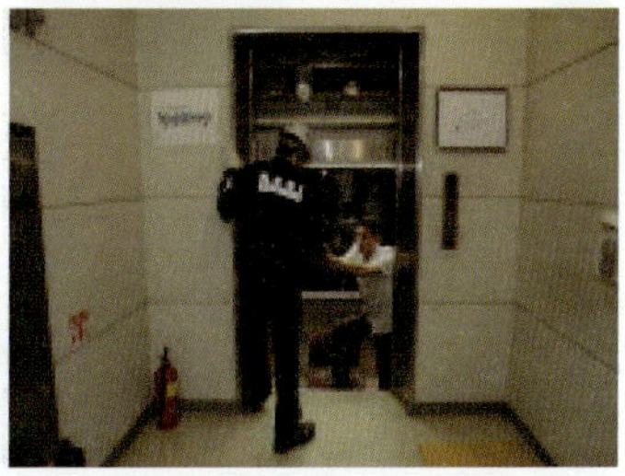

④ 카의 위치가 확인되면 승장 도어를 완전히 개방한 후 승객을 구출한다.

❗ 노약자를 구출할 경우에는 낙상 등의 사고예방을 위하여 이동식 사다리나 보조기구(의자 등)를 사용한다.

[그림 3-7] 승객 구출

### (4) 기계실 수동운전 여부 확인

① 기계실 제어반 수동운전이 가능한지 확인한다.

② 수동운전이 가능한 경우 인터폰을 통하여 승객에게 저속으로 카를 움직일 것임을 알리고, 수동운전 시 약간의 충격이 발생할 수 있음을 알려 당황하지 않도록 한다.

③ 제어반 내 표시창(예: DZ) 또는 해당 승강장 도어 틈새로 착상 위치를 확인하면서 저속 운전을 실시하여 카를 가장 가까운 착상 위치에 정지시킨다.

④ 카가 착상 층에 도착 후 도어가 자동으로 열리면 주 전원을 차단하고 승객이 안전하게 승강장으로 이동할 수 있도록 안내한다.

⑤ 도어가 자동으로 열리지 않을 경우 주 전원을 차단하고 승강장 도어 개방키를 이용하여 승강장 도어를 개방한 후 승객을 구출한다.

### (5) 권상기 수동조작에 의한 구출요령

- 본 작업은 모든 상황별 절차(상황 1~4)를 적용할 수 없는 경우에 한하여 실시한다.
- 비상정지장치가 작동된 상태에서는 반드시 카가 상승방향으로 움직이도록 작업한다.

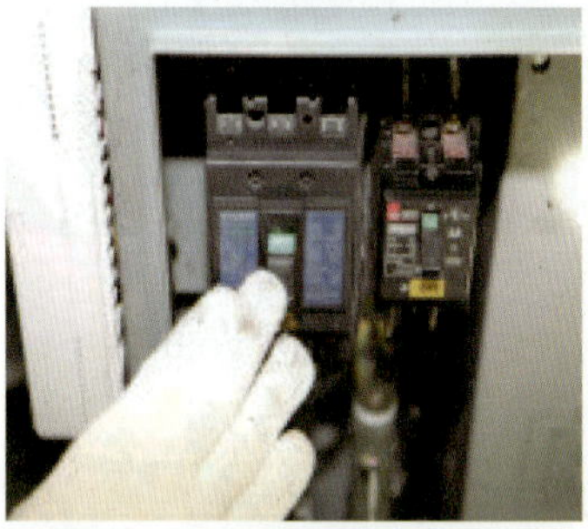

① 주 전원을 차단한다.

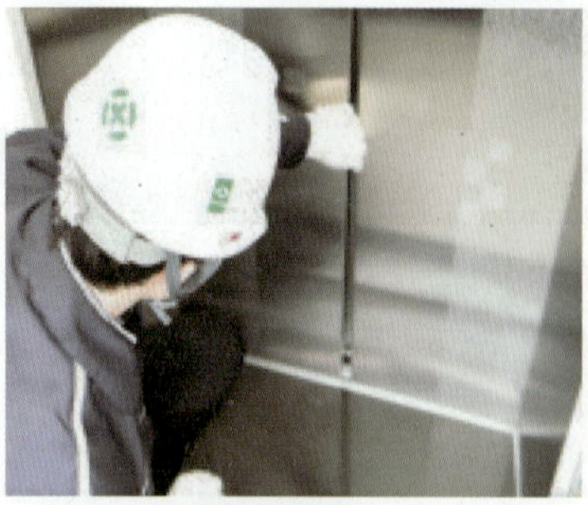

② 카도어 및 전층의 승장도어가 닫혀있는 것을 확인한다.

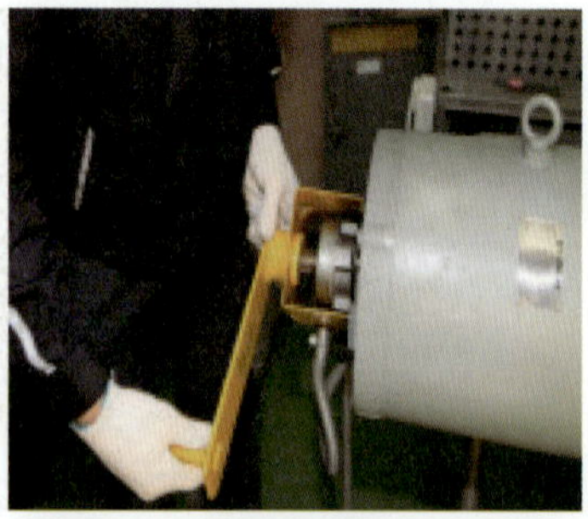

③ 구출작업자(1)은 전동기축에 터닝핸들을 끼우고 양손으로 잡는다.

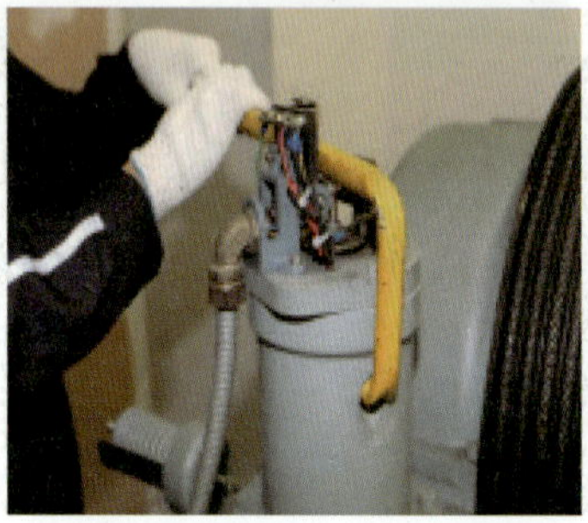

④ 구출작업자(2)는 도르래의 반대 측에서 전자브레이크의 개방레버를 걸고 대기한다.

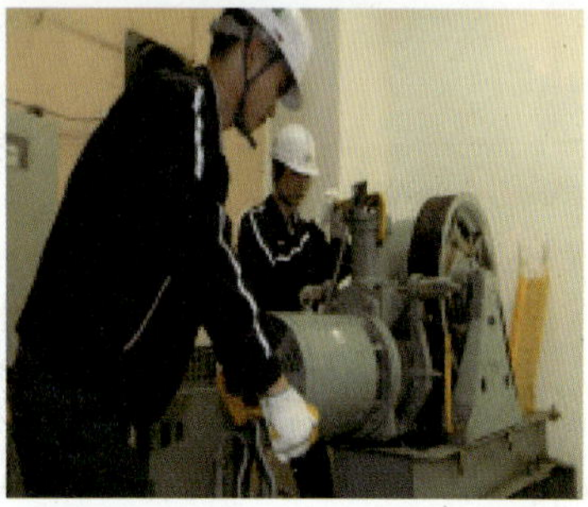

⑤ 구출작업자(1)은 회전방향 및 이동거리를 결정하고 구출작업자(2)와의 복창으로 '개방' 및 '정지'를 반복하며 승강장 착상위치까지 작업한다.

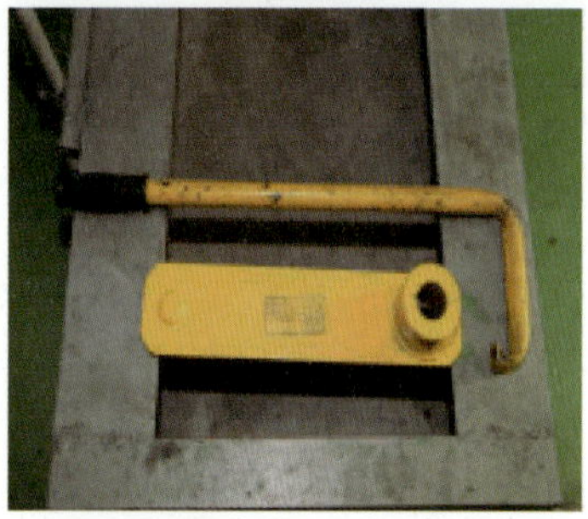

⑥ 터닝핸들과 브레이크 개발레버를 벗기고 「상황3」의 절차에 따라 승객을 구출한다.

[그림 3-8] 권상기 수동조작에 의한 구출요령

Check!

**작업 중 주의사항**

- 가. 상기 작업은 반드시 2인 이상의 훈련된 요원이 작업하여야 한다.
- 나. 브레이크 개방 레버 사용 시 갑작스런 회전으로 인해 작업자가 상해를 입을 수 있으므로 주의한다.
- 다. 전동기 축에 고정된 플라이휠을 잡을 경우 반드시 장갑을 착용한다.

(6) 마스터키 사용 구조

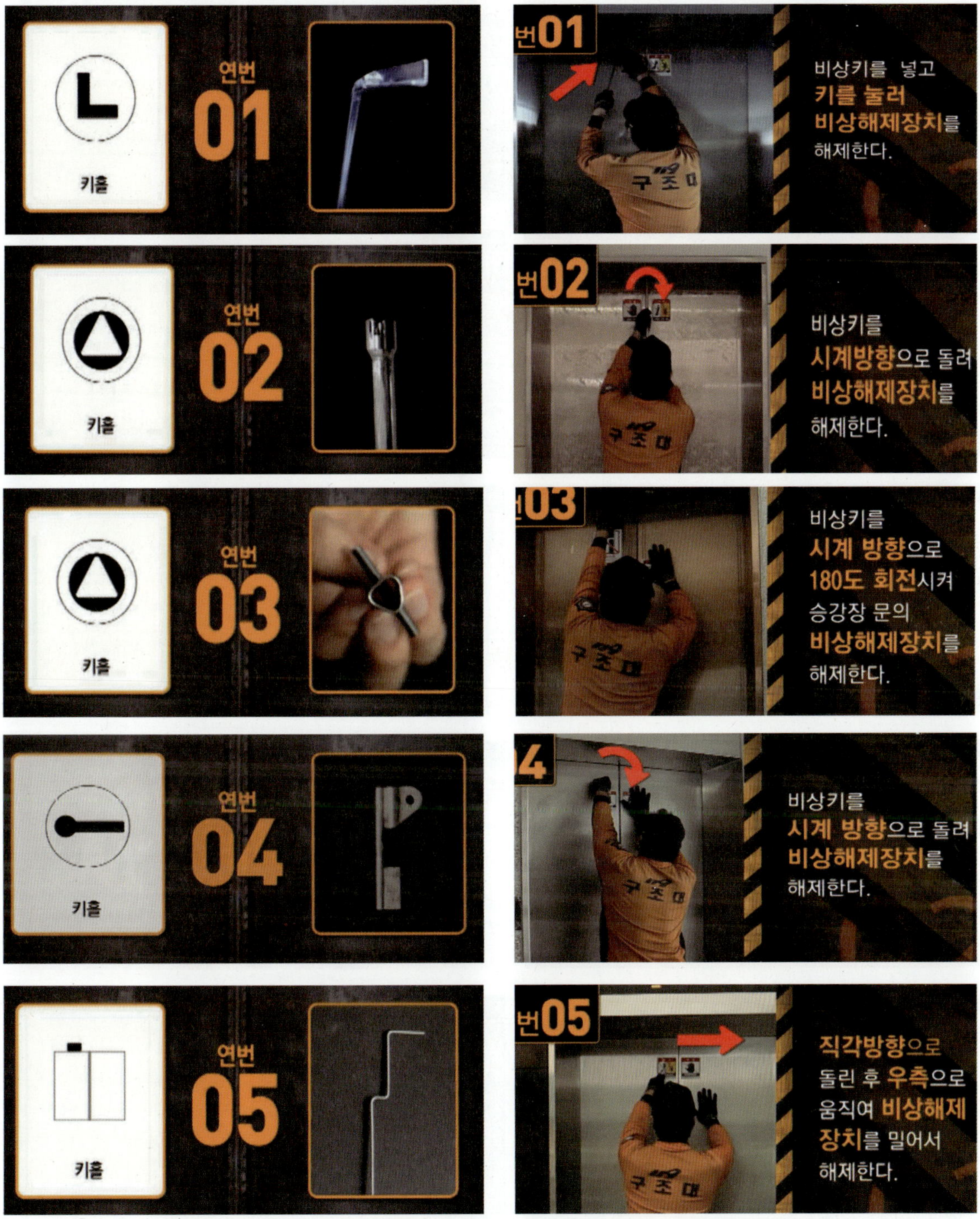


[그림 3-9] 마스터키 사용구조(1)

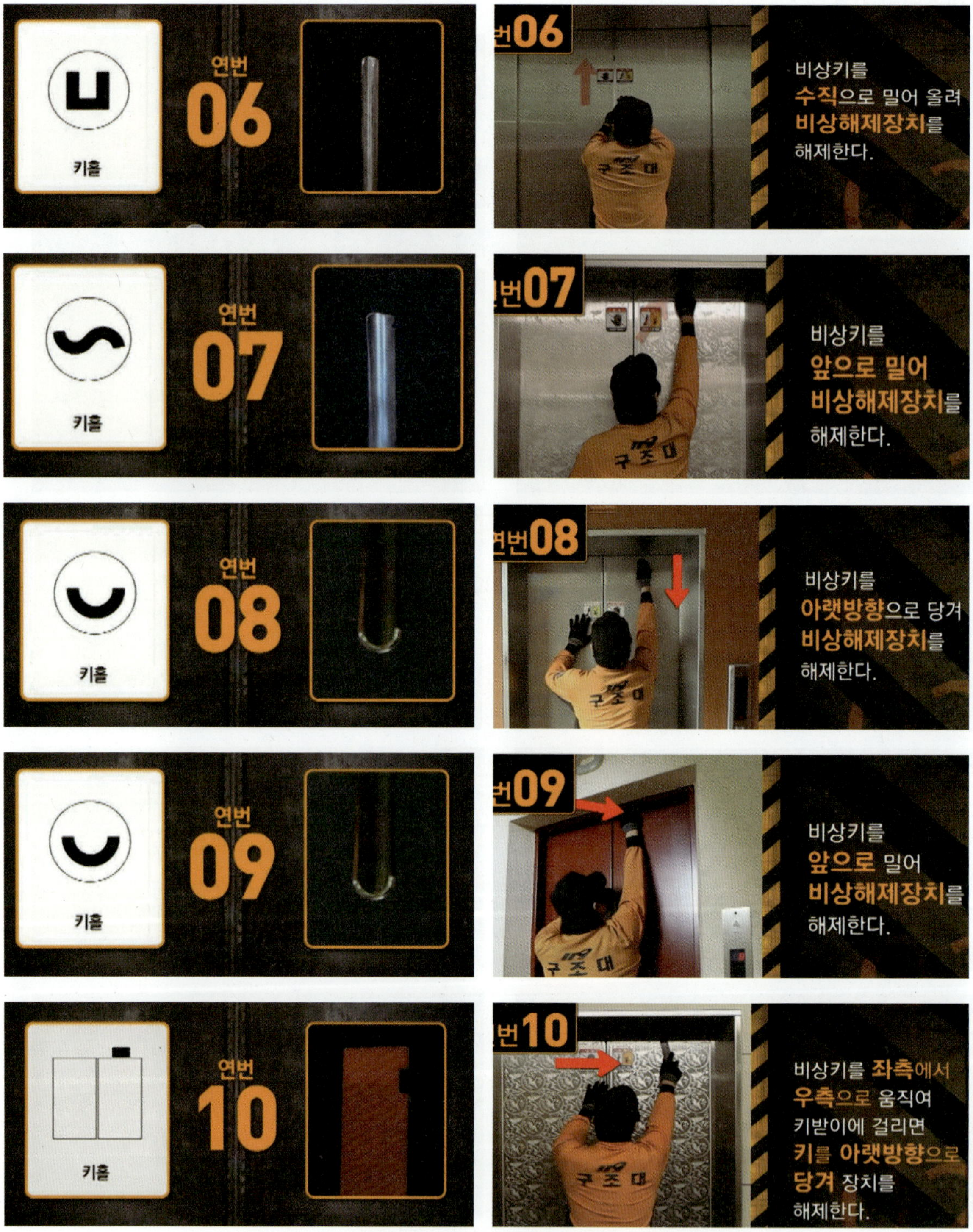


[그림 3-9] 마스터키 사용구조(2)

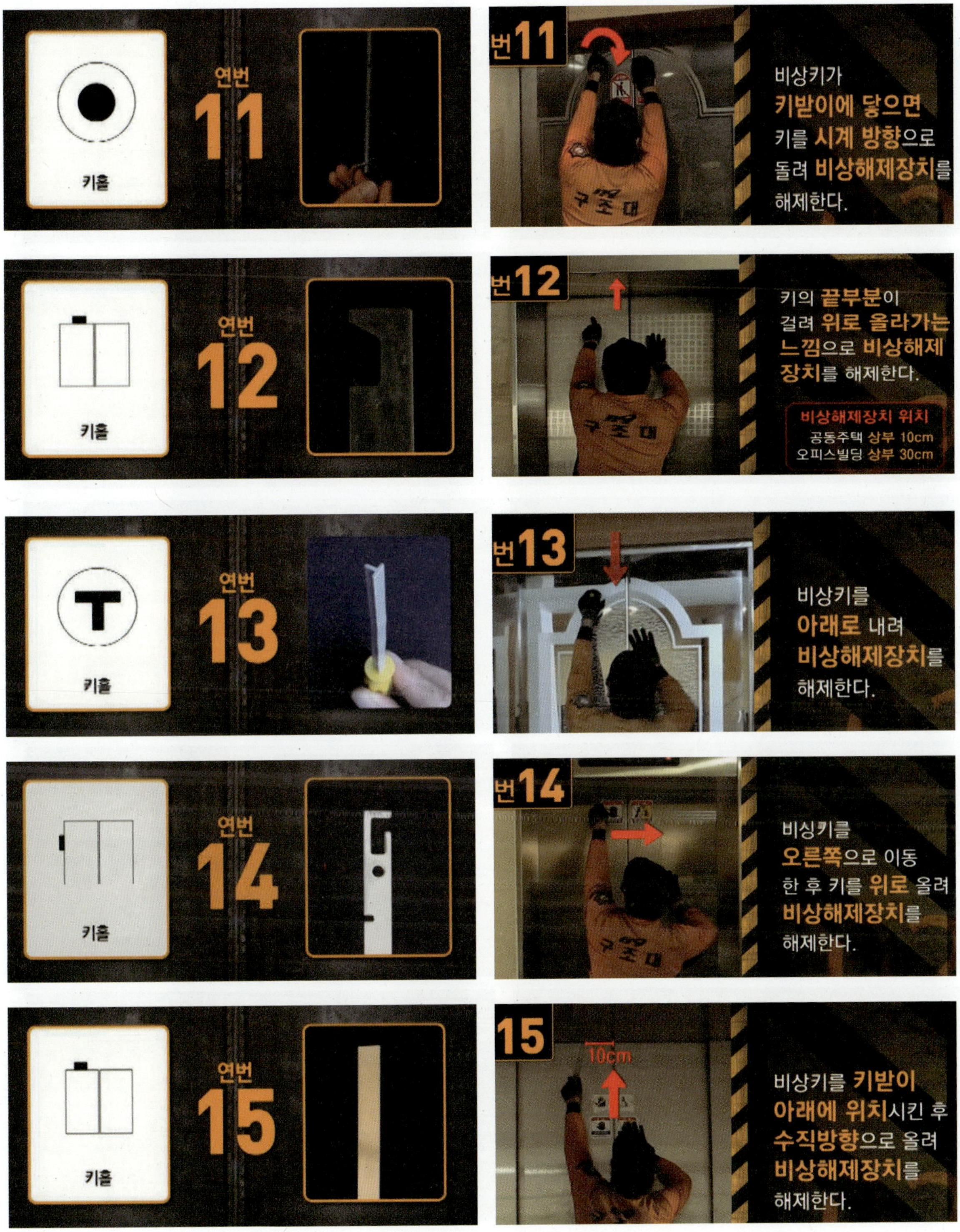
키홀
연번
11
번11
비상키가
키받이에 닿으면
키를 시계 방향으로
돌려 비상해제장치를
해제한다.
키홀
연번
12
번12
키의 끝부분이
걸려 위로 올라가는
느낌으로 비상해제
장치를 해제한다.
비상해제장치 위치
공동주택 상부 10cm
오피스빌딩 상부 30cm
키홀
연번
13
번13
비상키를
아래로 내려
비상해제장치를
해제한다.
키홀
연번
14
번14
비싱키를
오른쪽으로 이동
한 후 키를 위로 올려
비상해제장치를
해제한다.
키홀
연번
15
15
10cm
비상키를 키받이
아래에 위치시킨 후
수직방향으로 올려
비상해제장치를
해제한다.

[그림 3-9] 마스터키 사용구조(3)

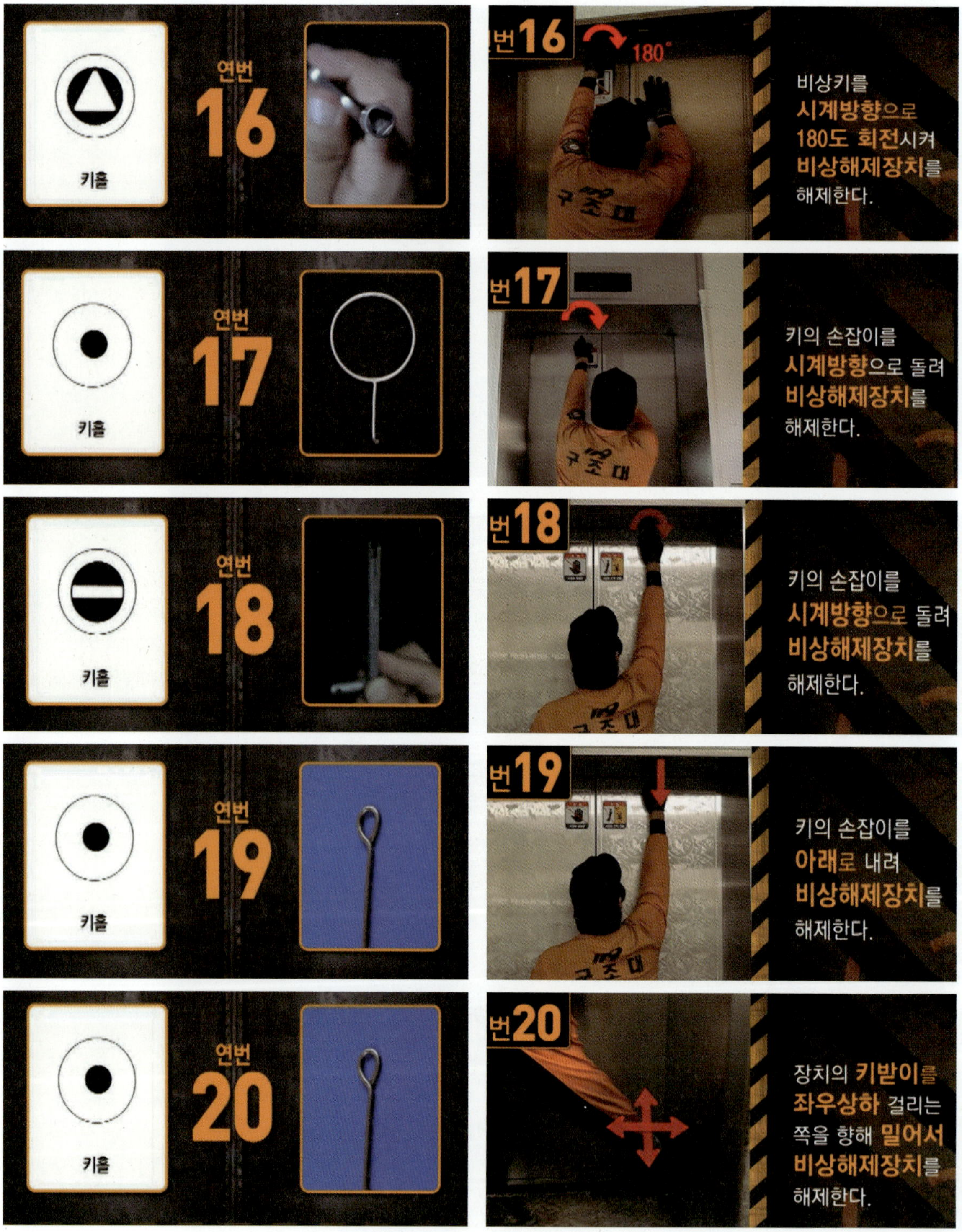


[그림 3-9] 마스터키 사용구조(4)

## 4 다중밀집압사 구조

### 1) 사고 원인

군중 밀집도가 높아지면서 자리에 있던 시민들의 몸에 가해지는 압력이 높아졌고, 이로 인해 질식과 장기 파열, 압좌, 압궤 손상 등이 발생했다. 평균 성인 남성 기준, 흉부에 40kg의 압박이 30초 지속 시 심각한 불편함을 느끼고, 60kg이 40분 지속 시엔 생명에 지장이 생긴다. 이태원 사건의 경우 평균 약 65kg의 성인 100명이 한꺼번에 밀었다고 한다면, 가해지는 힘은 18t 가까이 됐었기 때문에 아무리 건장한 남성이라고 해도 사고를 당할 수밖에 없었다.

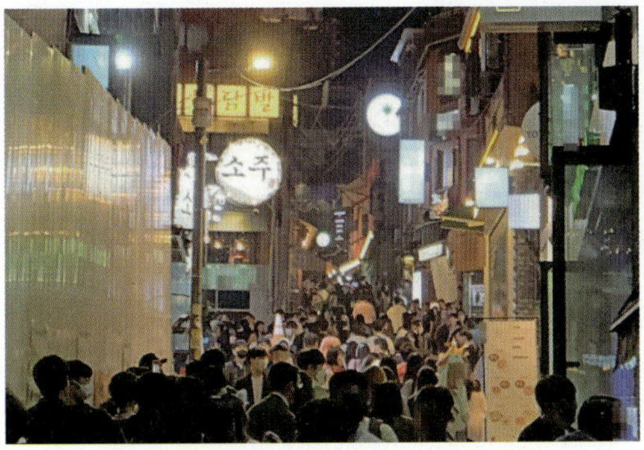


이태원 저녁 전경 (출처: 매일경제)

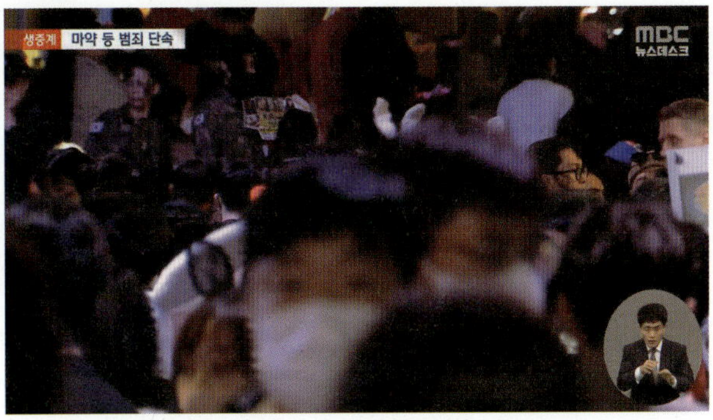


이대원 핼러인 축제 보도 (출처: MBC)

[그림 3-10] 이태원 거리 밀집 사진

### 2) 증상

압좌, 압궤 손상이 생기며, 이는 압력에 의해 신체의 조직, 혈관, 신경 등이 손상을 입은 것이다. 교통사고나 광산 사고 등으로 인해 주로 발생하며, 국소적으로 골절이나 내출혈, 수포 형성, 부종 등을 유발한다. 또한 전신적 순환 장애를 일으켜 손상 부위 이하의 감각을 마비시키고 맥박 소실을 초래하여 심할 경우 심정지 상황으로 이어질 수 있다.

손상을 받은 부위와 종류에 따라 증상이 다양하게 나타나며, 중증도도 달라진다. 압착 받은 부위에 심한 부종이 생기면 근육 내 압력을 증가시켜 혈액 공급이 차단되며, 신경을 눌러 근육이 괴사한다. 겉으로는 멍이 드는 정도로 가볍게 보이더라도 내부 장기에 출혈이나 기능 이상이 생기는 경우도 많다.

손상으로 인해 골절이 흔하게 발생하며, 골절로 흉곽이 손상되어 갈비뼈가 부러져 폐나 심장에 영향을 미치고, 이에 호흡 부전이나 쇼크가 발생할 수 있다. 그리고 복부가 눌리면 간, 비장이 파열되어 내출혈이 심하게 일어나거나 장이 파열되어 복막염을 일으킬 수 있으며, 신체 여러 부분이 압착 손상을 받으면 손상된 조직에서 화학물질이 분비되어 신장 기능의 이상을 초래하며 심할 경우 사망할 수 있다.

압착 시간이 10분 이내라면 압착의 원인을 신속하게 제거하고 의복을 느슨하게 풀어준 후 내출혈이나 쇼크가 발생하는지 주의 깊게 관찰하며 병원으로 이송해야 한다. 언제부터 압박이 되어있었는지 모를 경우엔 구조대를 기다려야 한다.

압사는 단어 그대로 눌려서 죽는 것을 말한다. 특히 이태원 사고의 경우 다중밀집사고로 수많은 사람들에게 짓눌려 직접적인 압력을 받아 압사하는 경우와 매우 좁은 공간에 서로의 압력에 의해 숨을 못 쉬어서 죽는 외상성 질식사의 경우도 존재했다.

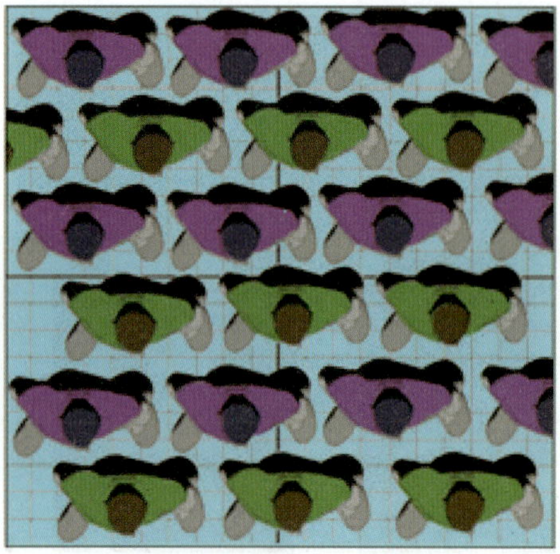

**[그림 3-11] 위험 밀도 설명도**

출처 imgur, G.Keith Still

[그림 Ⅲ-23]과 같이 제곱미터당 5명 이상의 사람이 있다면 압사가 발생할 수 있는 위험 밀도이다. 이 순간부터 인원 과밀로 인해 군중은 유체화되어 군중의 흐름은 사회적 질서가 아닌 물리적 법칙에 따라 자신이 원하는 방향 또는 자신이 예상하는 대로 몸을 움직일 수 없게 된다.

독일의 공립 과학 연구기관은 이태원 사고에서 군집 인원이 제곱미터당 10명 이상이 군집해 있는 것으로 분석했고 이러한 밀도만으로도 충분히 위험하지만 이태원 해밀턴호텔 서편 골목길은 10도의 경사가 있어 사고 발생 위험이 더욱 증가하였다.

이렇듯 자신의 몸을 통제할 수 없는 상황에서 넘어지면 넘어진 사람으로 인해 빈 공간이 발생하고 근처 사람들은 압력에 의해 빈공간으로 밀리다 같이 넘어지는 현상이 발생하는 데 이를 군중 붕괴라고 하며 이번 이태원 사고에서는 비탈길 중간 부분에서 사람이 넘어지면서 대규모 군중 붕괴가 발생했다.

특히 군중 붕괴가 발생하면 처음 넘어지는 사람은 다음에 넘어지는 사람에 의해 압력을 받아 외상성 질식과 다발성 장기 부전이 유발되며 사람 속에 파묻혀 골든 타임 4분 안에 구조하여 응급처치를 실시하는 것은 불가능해 압사가 발생하게 된다.

### 3) 구조활동

압사 사고 피해자들을 구조하는 경우 깔린 사람들을 구조하는 것보다 뒤에서부터 해결하는 방법이 바람직하다 앞에서 발생한 압사 사고 자체를 전파받지 못해 계속 뒤에서 밀려오는 사람들을 통제함으로써 추가로 발생할 수 있는 사고도 예방하고 뒤쪽에 공간이 생기면 움직일 수 있는 사람들은 알아서 빠져나올 수 있기 때문이다.

또한 깔려있는 사람의 경우 위에서 발생하는 하중이 상당하기 때문에 무리하게 잡아당기는 구조를 시도할 경우 부상 상태가 악화될 수 있다. 외상성 질식사와 같은 경우 압력에 의해 늑골 골절 등으로 인해 가슴이 눌려 숨을 못 쉬게 되는데 이 경우 심정지 상태에서 4분 이내의 심폐소생술을 받지 못할 경우에는 뇌사 혹은 사망에 이르게 된다.

사고 발생 이후 시간이 경과한 뒤에 구조를 진행할 때는 강력한 압력을 장시간 받고 있던 사람을 갑작스럽게 구할 경우 혈액 순환이 재개되며 압괴 부분에서 발생된 독소가 퍼져 쇼크사할 위험이 존재한다. 의식을 잃은 자의 반응을 확인한 후 119에 신고한다. 구급차가 도착하기 전까지 심폐소생술의 순서를 준수하여 반복적으로 시행해야 한다. 기도를 개방하고, 인공호흡을 2회 시행한 후, 가슴압박 30회 및 인공호흡을 반복해서 진행한다. 이 모든 것은 골든타임 4분 내에 실행되어야 한다.

### 4) 안전 예방 대책

가장 좋은 방법은 군중이 몰리는 지역에 가지 않는 것이며, 가게 될 경우엔 긴급히 인파에서 빠져나와야 한다. 빠져나올 수 없을 시엔 두 팔로 단단히 팔짱을 낀 후 흉부 앞으로 들어 올려 외부에서 흉부로 가해지는 힘을 최소화하고, 숨을 들이마실 때 흉부가 부풀어 오를 수 있는 공간을 확보해주어야 한다. 또한 무릎으로 장애물을 밀어내듯이 버텨 배에 가해지는 압박을 분산시켜야 하며, 버티다 어쩔 수 없이 넘어졌다면 몸을 웅크리고 옆으로 누운 자세를 취해야 한다. 가방이나 인형으로 완충 작용을 할 수도 있다.

인파가 모이기 시작하면 빨리 앞으로 가라고 하는 게 아니라, 우측통행을 하자고 하며 자리를 통제해야 한다. 앞사람과의 공간을 확보하고, 홍수가 났을 때 걷는 방법과 같이 무릎을 살짝 굽힌 채 대각선으로 걸으며 인파 속을 빠르게 빠져나와야 한다.

## 참고문헌


- 강원소방본부. 오스트리아 산악구조서비스(AMRS, Austria Mountain Rescue Service). 강원소방.(2012).
- 국립공원공단. 보도자료, 가을철 야외활동 독버섯, 뱀 등 독성생물 주의, 국립공원공단 국립공원연구원(말벌 크기별 사진).(2019)
- 국립공원공단. 보도자료, 지리산국립공원 야외 활동 시"벌 쏘임 사고주의" 당부. 지리산국립공원경남사무소 재난안전과(2022).
- 국제산악연맹(UIAA, Union Internationale des Associations d'Alpinsme, International Climbing and Mountaineering Federation). UIAA – International Climbing and Mountaineering Federation (www.theuiaa.org). 2022. Acess Homepage.
- 김동원. 말벌의 생태와 분류 그리고 벌집제거, 농촌진흥청 국립농업과학원.(2018).
- 산림청. 산악사고 안전매뉴얼. 산림청 숲길정책팀.(2012).
- 서울소방재난본부. 서울형 산악구조 매뉴얼. 서울시.(2014).
- 소방청. 보도자료, 검은 옷 입으면 말벌 공격위험 더 높아. 소방청 코로나19 긴급대응반(2022).
- 장남중(2020). 로프이야기. 소방방재신문. 2020. https://www.fpn119.co.kr.
- 중앙소방학교. 소방전술 2. 우리사.(2022).
- 최승수. 소방전술. 도서출판 다인. 서울.(2022).
- 소방청 119생활안전과 "승강기 문개방 교육용 동영상"
- American Society for Testing and Materials. ASTM International – Standards Worldwide.www.astm.org. 2022. Acess Homepage.
- Eric H. Martin Introduction to Search and Rescue. National Association for Search and Rescue. NASAR. Firehouse.(2008).
- International Association of Fire Chiefs; Fundamentals of Technical Rescue, Jones and Bartlett Publishers.(2010).
- Janina. Helicoptor mountain rescue., Wilder.(2018).
- Loui McCurley, Tom Vines. 「Rope Rescue principles and practice」, Fourth Edition, Jones & Bartlett Learning.(2022).
- National Association for Search and Rescue. Fundamentals of Search and Rescue. Jones and Bartlett Learning. VA.(2019).
- NFPA 1001. National Fire Protection Association. Standard for Fire Fighter Profesional Qualifications. As part of the Emergency Response and Responder Safety Document Consolidation Plan (consolidation plan) as approved by the NFPA Standards Council, this Standard is slipping cycle and being combined into a new consolidated draft, NFPA 1010.(2019).
- NFPA 1006. National Fire Protection Association. Standard for Technical Rescue Personnel Professional Qualifications. This standard identifies the minimum job performance requirements (JPRs) for fire service and other emergency response personnel who perform technical rescue operations.(2021).
- NFPA 1670. National Fire Protection Association. Standard on Operations and Training for Technical Search and Rescue Incidents. This standard identifies and establishes levels of functional capability for efficiently and effectively conducting operations at technical search and rescue incidents while minimizing threats to rescuers. It is intended to help the authority having jurisdiction (AHJ) assess a technical search and rescue hazard within the response area, identify the level of operational capability, and establish operational criteria.(2017).
- NFPA 2500. National Fire Protection Association. Standard for Operations and Training for Technical Search and Rescue Incidents and Life Safety Rope and Equipment for Emergency Services. As part of the Emergency Response and Responder Safety Document Consolidation Plan (consolidation plan) as approved by the NFPA Standards Council, NFPA 2500 is a combination of Standards NFPA 1670, NFPA 1858, and NFPA 1983. For consolidated Standard and revision cycle information.(2022).
- Tom Pendley(2017). The essential Technical Rescue Field Operations Guide. Desert Rescue Research.(2017).
- 소방청. 해외구조기법 및 사례연구를 통한 국내 표준구조모델 개발. 연구보고서. 구조학 총론, 구조학 각론. 2022.


## 웹사이트


- 강원소방학교(https://gfsa.gwd.go.kr/school).
- 경상북도 소방학교(https://gb119.go.kr/gfa/).
- 국제산악연맹(UIAA, Union Internationale des Associations d'Alpinsme, International Climbing and Mountaineering Federation). UIAA–International Climbing and Mountaineering Federation, (URL : 〈http//www.theuiaa.org〉.(2002).

– 부산소방학교(https://119.busan.go.kr/).
– 서울특별시소방학교(https://fire.seoul.go.kr/school/).
– 소방방재신문, 장남중의 로프 이야기 테크니컬 로프레스큐–매듭(fpn119.co.kr) (2003)
– 소방청(https://nfa.go.kr/nfa/).
– 한겨울의 흉기'고드름 폭탄'… 해빙기 주의. mbc뉴스, 2013.1.14.
– https://imnews.imbc.com/replay/2013/nwdesk/article/3218092_30357.html
– 신원폭포 사망사고, 마른 하늘에 '고드름벼락', 나이스경제, 2011.12.19.
– http://www.niceeconomy.co.kr/news/articleView.html?idxno=26209
– 나무위키, https://namu.wiki/w/%EA%B3%A0%EB%9D%BC%EB%8B%88
– 맹견 · 맹견대처법, 나무위키 https://namu.wiki/w/%EB%A7%B9%EA%B2%AC
– 한국승강기안전관리공단 https://home.koelsa.or.kr/portal/contents.do?mId=0203080200
– 서울소방재난본부 http://119.seoul.go.kr:9119/file/2398DA82EFAB93D5.html

## 국민재난안전포털

– https://www.safekorea.go.kr/idsiSFK/neo/sfk/cs/contents/prevent/SDIJK15043.html?pagecd=SDIJK150.43&menuSeq=128
– 이홍근, 강연주,"쏟아진 119 신고 100건 ... 현장에 구급차 진입 못해'전전긍긍'", 경향신문, 2022. 11. 07., https://www.khan.co.kr/national/national-general/article/202211071924001
– 유근형,"재난의료팀 15개 중 9개, 이태원 참사 3시간 지나서야'늦장 출동'", 동아일보, 2022. 11. 07., https://www.donga.com/news/article/all/20221107/116345846/1
– 공취사, "이태원 압사 사고 원인", https://cafe.naver.com/uccplus/1994650?art=ZXh0ZXJuYWwtc2VydmljZS1uYXZlci1zZWFyY2gtY2FmZS1wcg.eyJhbGciOiJIUzI1NiIsInR5cCI6IkpXVCJ9.eyJjYWZlVHlwZSI6IkNBRkVfVVJMIiwiY2FmZVVybCI6InVjY3BsdXMiLCJhcnRpY2xlSWQiOjE5OTQ2NTAsImlzc3VlZEF0IjoxNjY3ODIzNTk4Nzc2fQ.Vw8luSTYBIlj05dEvYHHzPRliBYM_vD-yoD2eVYNiAw, 2022. 11. 02.
– 멋짐멋짐 경제상식,"이태원 참사 압사사고 원인", https://blog.naver.com/yokkaul/222915847751, 2022. 10. 31.
– 코코넛38 건강,"압좌증후군이란?", https://blog.naver.com/notsilly/222914665406, 2022. 10. 30.
– 보건의료정보센터,"이태원 압사 사고 CPR 심폐소생술 대비책", https://blog.naver.com/elanfriends/222919724050, 2022. 11. 04.
– 응급구조사 범키 Medical Info,"이태원 압사사고, 압좌, 압궤 손상 원인, 증상, 치료", https://blog.naver.com/beomju7773/222917897642, 2022. 11. 02.

# STEP 04 수난구조

### 학습목표 >

※ 이 장을 마치고 관련된 학습활동을 끝내고 나면 다음과 같은 학습 목표를 이룰 수 있다.

1. 수난 사고의 특성을 설명할 수 있다.
2. 수난 사고 발생 형태를 파악하고 필요한 사전 조치를 취할 수 있다.
3. 수난 사고장소 주변의 위험요인을 파악하고 안전하게 조치할 수 있다.
4. 수난 사고 흐름을 파악하고 구조대상자의 안전한 구조활동을 할 수 있다.

## 1 수상구조

### 1) 개요

주 5일 근무제의 정착 및 여가 및 레저문화의 확산으로 주말과 휴일에 물가를 찾는 인파가 많아짐에 따라 물놀이 안전사고의 발생빈도가 더욱 증가추세에 있다. 이에 따라 해수욕장, 강, 저수지, 계곡 등 수상인명 구조에 대한 전반적인 안전사고 예방 및 대응 활동이 더욱 증대되고 있다.

### 2) 일반원칙

- 위급상황 시 자신의 숙련된 기술 중에 어떤 기술을 사용하여 구조대상자에게 도움을 주어야 하는지에 대하여 명확히 이해하고 있어야 한다.
- '구조대원과 구조대상자 양쪽 모두에게 안전성이 확보되는 동시에 효율적이어야 한다'는 기본 원칙이 있다.
- 구조대상자의 안전을 생각함과 동시에 자신의 안전 또한 확보 되어야 한다.
- 수상구조는 가장 안전하고 확실한 구조방법이 최우선적으로 선택되어야 한다.
- 어떠한 경우에도 현장활동대원의 안전이 최우선 되어야 한다.

## 3) 수상구조의 4가지 원칙

- 예방(위험분석) 및 개인역량
- 상황판단
- 구조 및 응급처치
- 복구와 안정화

### (1) 예방(위험분석) 및 개인역량

예방은 수상구조에 앞서 선행되어야 하는 중요한 요소 중에 하나이다. 위험요소에 대해 미리 사고 위험 표시판 및 부표, 깃발 등 선제적 조치가 필요하며, 이와 같은 노력들이 반드시 필요하다. 성공적인 수상구조를 수행하기 전에 반드시 아래와 같은 개인역량이 갖춰져야 한다.

- 지식: 절차와 장비에 대해 제대로 알아야 한다.
- 기술: 구조기법을 선택해서 사용할 수 있는 능력을 가져야 한다.
- 체력: 구조를 수행하기 위한 지구력과 근력 등 체력을 갖추어야 한다.
- 판단: 원하는 결과를 얻기 위해 지식, 기술, 그리고 체력을 효과적으로 적용할 수 있어야 한다.
- 지시 및 이행: 자제력과 수상구조대장의 지시에 즉각적으로 응답을 해야 한다.
- 응용: 구조환경에 따라 장비와 구조기법을 자유자재로 적용할 줄 알아야 한다.

### (2) 상황판단

① 구조대상자의 여러 유형과 그 특징

소난낭한 사람과 수영을 못하는 익수자의 특징은 서로 다르다. 익수자는 어느 정도 버틸 수 있는 수영실력을 가지고 있지 않기 때문에 빠진 깊이의 물에서 익수자 스스로 떠 있을 수 없고 헤엄쳐 나올 수도 없다. 익수자는 수면에서 발생할 수도 있고 물 아래에서도 발생할 수 있다. 익수자는 조난당한 사람들보다 발견하기가 더 어려운데 특히, 수상구조대원과 상당한 거리를 두고 발생하였을 경우에는 더욱 발견하기가 힘들다. 익수는 갑자기 의식을 잃는다거나 수면 아래가 갑작스럽게 출렁거려 구조요청을 하지 못하는 경우가 많다. 익수사고의 원인으로는 안전관리 소홀, 공포, 피로, 경련, 조류 등이 있다.

익수자들이 일반적으로 보이는 행동들은 다음과 같다.

- 허우적거리며 몸을 꼿꼿이 세우고 있다.
- 몸을 꼿꼿이 세우고 있다.
- 물에서 입영을 하기 위한 발동작을 하지 못하고 있다.
- 양팔을 격렬하게 움직이고 수면에서 머리를 앞쪽으로 들기위해 계속 움직이고 있다.
- 도움요청을 위해 머리는 뒤로 젖혀져 있고 얼굴은 해안 쪽으로 향하고 공포에 질린 얼굴을 하고 있다.

이러한 과정은 최소 10초에서 길게는 60초가량 지속되며, 장대나 투척식 로프를 던지거나 건넬 경우 신체에 접촉을 해야 익수자는 잡을 수 있다.

조난 당한 사람은 팔을 흔들고 소리를 지르며 도움을 요청한다. 구조대상자는 안전한 지역으로 가려고 수영을 하지만 손젓기(스트록)가 약하고 비효율적이다. 어떠한 사람이 수영을 하려 하지만 아무런 진척이 없다면 그는 조난에 빠진 것으로 판단한다.

**② 신고 및 보고**

구조를 실시하기 전에 반드시 119에 신고 및 유관기관의 자원 지원을 받기 위해 알려야 한다. 간단한 구조활동도 기타 여러 가지 이유들로 복잡해질 수 있기 때문이다.

**③ 구조절차 계획**

수상구조대원들은 각 상황에 맞는 적절한 구조방법과 그와 관련된 장비들의 장점과 단점들을 미리 파악해 놓으면 가장 적절한 구조방법을 채택하는데 도움이 된다. 구조과정 계획을 세울 때 고려해야 할 다른 요인들은 다음과 같다.

- 구조대상자 – 인원수와 현재의 상태
- 거리 – 구조대원과 환자와의 거리
- 조건 – 파도와 주변 환경 등
- 자원 – 인력과 장비

구조대상자의 인원수와 현재상태 파악은 안전한 구조를 위해 필요한 구조대원과 장비의 수를 결정한다. 익수자가 보다 심각한 상황에 처해있다면 대응시간은 더 단축되어야 한다. 예를 들어 만약 익수자가 의식을 잃은 채 얼굴을 수면 아래로 하고 물에 떠있는 상태라면 레스큐 튜브를 사용하기 전 레스큐 보드를 사용하거나 가능하다면 보트를 사용, 신속히 구조하도록 한다.

구조대상자와의 거리에 있어서는 다음과 같은 사항을 고려해야 한다.

- 익수자와의 거리가 어느 정도인가?
- 어디가 최단거리인가?
- 익수자가 해변으로부터 얼마만큼 떨어져 있는가?

예를 들어 익수자가 암벽으로 이루어진 근처에 있다고 가정하자. 이러한 상황에서도 어떻게 하면 익수자에게 한 번에 갈지 고려해야 하고 어떠한 경로가 익수자에게 도착하여 적절한 조치를 해줄 가장 최단거리인지 확인하라. 구조 시 최상의 조건을 만들기 위해 위기대응팀을 조직하는 것이, 어떠한 주어진 상황에서 구조계획을 수립할 때 영향을 미칠 수 있다는 것을 염두에 두어야 한다.

가. 조건 - 파도와 주변 환경

파도의 조건을 유리하게 사용해야 한다. 예를 들어 가까운 곳에 파도가 있다면 부서지는 파도를 추진력으로 이용하여 이동함으로써 에너지를 아낄 수 있고 익수자에게 보다 더 빠르게 도착할 수 있다. 만약 가까운 곳에 파도가 없다면 그때는 파도가 잠잠한 사이에 수영해 갈 수 있는 시기이다. 파도의 상태가 격렬하다면 각 장비와 관련된 위험요소가 증가한다. 수상구조대원의 구조장비를 사용하기에

너무 위험한 상황이라면 동력수상구조장비 등 기타 여러 운영지원을 요청해야 한다. 헬기와 동력수상구조장비는 구조대원이 직접 가지 못하는 구역에 익수자가 있을 때 유용하게 사용된다.

### 나. 자원 - 인력과 장비

구조과정을 계획하는 것은 구조지역 부근을 순찰하고 있는 대원의 인원수와 사용가능한 장비, 그리고 구조상황에 따라 각 구조대원의 구조기술을 비교하고 적절히 배치하는데 달려있다. 수상구조대원은 만약 장비의 사용이 불가능하다면 어떠한 장비가 사용불능인지, 그리고 이것이 구조상황에 어떠한 영향을 미칠지 알고 있어야 한다. 예를 들어 특히 많은 인원을 구조할 때 사용하는 구조보트가 운용되지 못할 경우에는 평소보다 많은 수의 구조대원이 필요하고 이에 따라 순찰할 때 많은 수의 레스큐 튜브와 레스큐 보드를 확보해 놓아야 한다.

다른 차선책으로는 만약 구조에 필요한 장비가 없는 경우라면 수상구조본부를 통하여 가까운 다른 수상 구조대 헬기나 기타 동력수상구조장비의 운영지원을 요청해야 한다. 수상구조 대장이 모든 수색과 구조작전을 지휘하므로 어떠한 구조과정을 계획하고 실행하기 전에는 항상 수상구조 대장과의 적절한 의견 조율과 통제에 따라야 한다.

- 익수자의 위치와 파도의 변화 등 구조 환경을 지속적으로 확인한다.
- 익수자가 의식이 있는 상태라면 구조대원이 익수자의 소리를 들을 수 있는 거리에 도달했을 때 익수자와 대화를 하며 안심 시켜준다. 이때는 수상구조대원이 무엇을 할 것이라는 것을 알려주는 것이 좋다.
- 패닉에 빠진 사람은 구조자에게 달려들 수도 있으므로 조심스럽게 접근하여 익수자의 상태를 확인하고 2m 정도 떨어져서 구조행동을 취하도록 한다.
- 만약 익수자가 의식이 없는 상태라면 구조자는 반드시 익수자를 지켜보면서 수초 내에 환자의 호흡이 멎을 수 있으므로 신속하게 행동해야 한다.
- 익수자가 물속으로 가라앉는 것을 보았을 경우에는 목격한 정확한 지점을 반드시 기록해 놓아야 한다. 이것은 나중에 익수자를 탐색하는 시간을 줄여줄 것이다.
- 만약 공기방울이 보인다면 그 부근에 익수자가 가라앉아 있다는 것을 어느 정도 암시하는 것이지만 조류의 작용도 고려되어야 한다.
- 물속의 익수자를 식별하기 어렵다면 수상구조대원은 수면에서 머리부터 입수 다이빙을 해야 한다. 그러나 물이 탁할 때는 다리부터 들어가는 것이 안전하다.

물속의 익수자에게 도달했을 경우에는 다음과 같다.

- 익수자의 머리 쪽으로 접근하여 자세를 잡는다.
- 익수자의 겨드랑이를 잡는다.
- 겨드랑이를 잡은 손이 미끄러지지 않도록 주의하면서 수면 위로 쉽게 올라가기 위해 바닥을 한번 박차는 것이 좋다.
- 도움을 요청하고, 해변으로 돌아올 때 수상에서 익수자에게 인공호흡을 실시해야 한다.

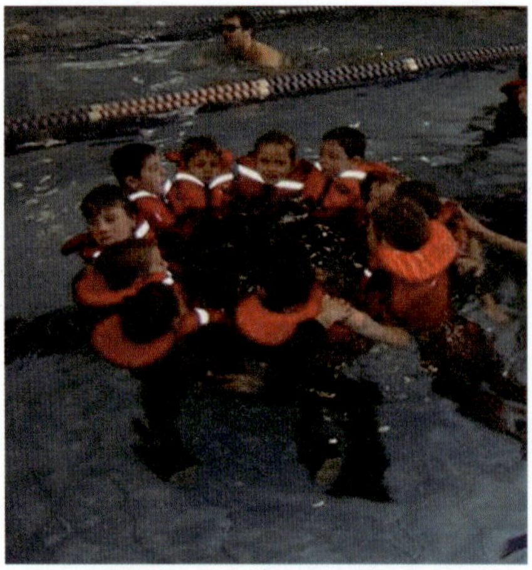

[그림 4-1] 수상구조 체온유지

다. 구조절차 계획

수상구조대원들은 각 상황에 맞는 적절한 구조방법과 그와 관련된 장비들의 장점과 단점들을 미리 파악해 놓으면 가장 적절한 구조방법을 채택하는데 도움이 된다. 구조과정 계획을 세울 때 고려해야 할 다른 요인들은 다음과 같다.

- 구조대상자 – 인원수와 현재의 상태
- 거리 – 구조대원과 환자와의 거리
- 조건 – 파도와 주변 환경 등
- 자원 – 인력과 장비

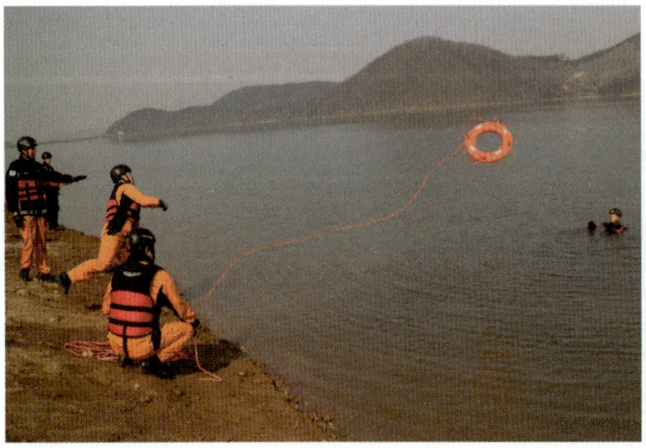

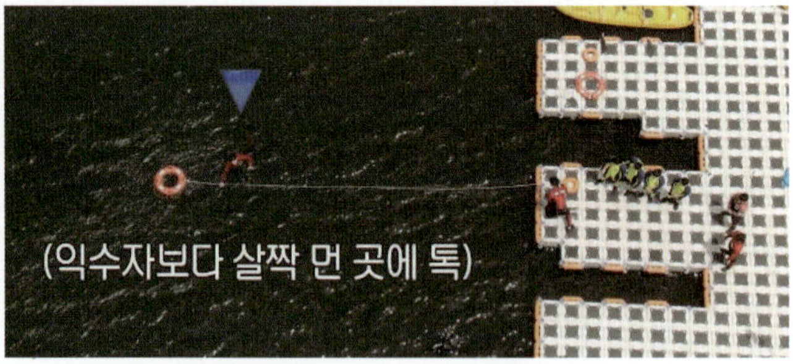


[그림 4-2] 장비를 이용한 수상구조

구조대상자의 인원수와 현재상태 파악은 안전한 구조를 위해 필요한 구조대원과 장비의 수를 결정한다. 익수자가 보다 심각한 상황에 처해있다면 대응시간은 더 단축되어야 한다. 예를 들어 만약 익수자가 의식을 잃은 채 얼굴을 수면 아래로 하고 물에 떠있는 상태라면 레스큐 튜브를 사용하기 전 레스큐 보드를 사용하거나 가능하다면 보트를 사용, 신속히 구조하도록 한다.

구조대상자와의 거리에 있어서는 다음과 같은 사항을 고려해야 한다.

- 익수자와의 거리가 어느 정도인가?
- 어디가 최단거리인가?
- 익수자가 해변으로부터 얼마만큼 떨어져 있는가?

예를 들어 익수자가 암벽으로 이루어진 근처에 있다고 가정하자. 이러한 상황에서도 어떻게 하면 익수자에게 한 번에 갈지 고려해야 하고 어떠한 경로가 익수자에게 도착하여 적절한 조치를 해줄 가장 최단거리인지 확인하라. 구조 시 최상의 조건을 만들기 위해 위기대응팀을 조직하는 것이, 어떠한 주어진 상황에서 구조계획을 수립할 때 영향을 미칠 수 있다는 것을 염두에 두어야 한다.

**① 조건 - 파도와 주변 환경**

파도의 조건을 유리하게 사용해야 한다. 예를 들어 가까운 곳에 파도가 있다면 부서지는 파도를 추진력으로 이용하여 이동함으로써 에너지를 아낄 수 있고 익수자에게 보다 더 빠르게 도착할 수 있다. 만약 가까운 곳에 파도가 없다면 그때는 파도가 잠잠한 사이에 수영해 갈 수 있는 시기이다. 파도의 상태가 격렬하다면 각 장비와 관련된 위험요소가 증가한다. 수상구조대원의 구조장비를 사용하기에 너무 위험한 상황이라면 동력수상구조장비 등 기타 여러 운영지원을 요청해야 한다. 헬기와 동력수상구조장비는 구조대원이 직접 가지 못하는 구역에 익수자가 있을 때 유용하게 사용된다.

**② 자원 - 인력과 장비**

구조과정을 계획하는 것은 구조지역 부근을 순찰하고 있는 대원의 인원수와 사용가능한 장비, 그리고 구조상황에 따라 각 구조대원의 구조기술을 비교하고 적절히 배치하는데 달려있다. 수상구조내원은 만약 장비의 사용이 불가능하다면 어떠한 장비가 사용불능인지, 그리고 이것이 구조상황에 어떠한 영향을 미칠지 알고 있어야 한다. 예를 들어 특히 많은 인원을 구조할 때 사용하는 구조보트가 운용되지 못할 경우에는 평소보다 많은 수의 구조대원이 필요하고 이에 따라 순찰할 때 많은 수의 레스큐 튜브와 레스큐 보드를 확보해 놓아야 한다.

다른 차선책으로는 만약 구조에 필요한 장비가 없는 경우라면 수상구조본부를 통하여 가까운 다른 수상구조대 헬기나 기타 동력수상구조장비의 운영지원을 요청해야 한다. 수상구조 대장이 모든 수색과 구조작전을 지휘하므로 어떠한 구조과정을 계획하고 실행하기 전에는 항상 수상구조 대장과의 적절한 의견 조율과 통제에 따라야 한다.

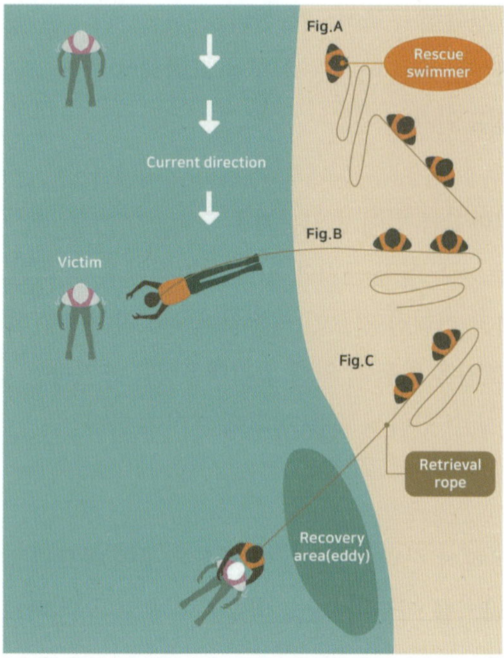


[그림 4-3] 하천과 강에서 장비를 이용한 수상구조

- 익수자의 위치와 파도의 변화 등 구조 환경을 지속적으로 확인한다.

### (3) 수상구조

장비 없이 구조하는 것은 대체로 익수자와 수상구조대원의 위험을 증가시킨다. 레스큐 보드나 레스큐 튜브와 같은 모든 구조 장비는 언제든지 사용할 준비가 되어 있어야 하고, 사고가 일어날 가능성이 있는 지역에 눈에 쉽게 보이도록 배치시켜 놓아야 한다.

구조장비를 구비하는데 있어서 시간을 소비하더라도 아래와 같은 장점이 있다.

- 익수자에게 도달하는 시간을 줄여줄 것이다.
- 장애물로부터 공황에 빠진 익수자를 보호한다.
- 수상구조대원이나 익수자에게 부력이 있는 지지물을 제공한다.
- 해변으로 빠르게 돌아올 수 있도록 돕는다.

#### ① 방어적인 자세

물에 빠진 사람들은 오직 숨을 쉬는 것에만 관심이 있다. 그들의 행동은 종종 비 이성적이고 수상구조대원이 그들을 돕기 위해 다가갈 때 수상구조대원과 주위사람들을 위험에 빠뜨리게 한다. 물에 빠진 익수자의 공격으로부터 자신을 보호하기 위해, 수상구조대원은 익수자에게 다음과 같이 접근해야 한다.

- 가장 위험한 단계로 익수자에게 신속하게 접근하며 구조자는 최소 2m 전방에서 구조를 위한 준비 자세를 취한다.
- 파도와 같은 외부요인으로 익수자와 가까워질 것을 대비하여 가장 방어적인 자세를 취하며 이때 입영

이 사용된다.

- 구조자는 익수자의 상태에 따라 사전에 어떤 구조기술을 사용할 것인지를 결정하여야 한다.

장비 없이 구조 하는 것은 되도록 지양되어야 하고 만약 구조장비(레스큐 튜브, 레스큐 보드)없이 구조를 행해야 하는 경우는, 장비를 가져오는 시간이 익수자의 상태에 있어서 안 좋은 영향을 줄 수 있는 매우 긴급한 상황에서만 수행되어야 한다.

### ② 수면에서의 이동

익수자를 물 밖으로 옮길 경우 다양한 방법을 사용하여 신속하게 이송한다. 얕은 물에서 의식이 있거나 없는 익수자를 뒤로해서 옮길 때 사용된다. 이때 척추 손상 여부와 응급상황을 고려하여 익수자를 이송하여야 한다.

- 방어 자세를 갖추며 익수자에게 도움을 주겠다는 신호를 보낸다.
- 의식있는 구조자를 안전하게 운반하는 영법으로 횡영은 수면에서 옆으로 가는 영법으로 속도가 빠르지 않지만 익수자를 완전히 제어할 수 있는 장점이 있지만 구조자보다 큰 익수자는 구조하기 힘들다.
- 발차기(가위차기)에서 강한 추진력이 나오기 때문에 구조에서 가장 많이 사용한다.
- 익수자의 겨드랑이를 잡고 배영으로 구조하는 방법으로 익수자가 호흡이 가능하기에 편안하게 구조할 수 있다.
- 구조 거리가 가까울 때 이 방법이 효과적이다. 최근에는 상하 움직임이 많은 평영킥보다는 양다리를 번갈아 차주는 로터리 킥을 많이 사용한다.
- 뒤에서 한 팔로 안는 자세에서 손으로 겨드랑이를 감는다. 몸의 한쪽을 아래로 하여 곧바로 펴고, 다리는 기위 치기를 하면서 앞으로 뻗은 손은 나아갈 방향과 몸의 뜨기를 조절한다.

### ③ 손목 끌기

손목 끌기 방법은 구조자가 의식이 있는 지친 익수자 또는 의식이 없는 익수자의 손목을 잡고 구조하는 방법이다.

- 구조자는 방어 자세를 갖추며 익수자에게 접근한다.
- 구조자는 오른 손(왼손)으로 익수자의 오른쪽(왼손) 손목을 잡고 당기면서 익수자의 얼굴이 수면위로 나오게 돌린다.
- 구조자는 익수자의 손목을 잡고 횡영을 사용하며 안전한 장소로 이동한다.
- 구조자는 익수자의 얼굴이 물속으로 들어가지 않도록 주의한다.

### ④ 레스큐 튜브 구조

레스큐 튜브는 구조 장비 중 가장 효율이 높고 널리 사용되고 있다. 레스큐 튜브는 익수자 구조뿐만 아니라 수상 놀이를 즐기는 모든 사람이 휴대하여 사용할 수 있는 다목적 구조장비로서 항상 휴대하여 물놀이를 즐긴다면 최상의 안전을 보장받을 수 있다.

레스큐 튜브는 순찰지역 내에서 항상 사용할 준비가 되어 있거나 수상구조대원이 지니고 있어야 한다.

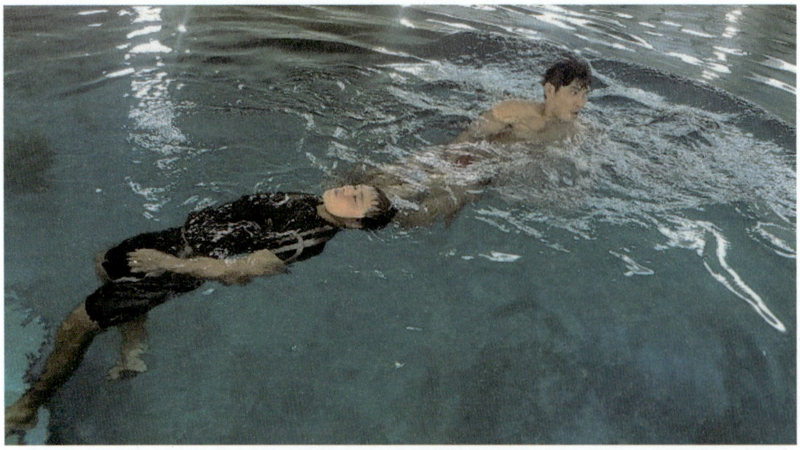

[그림 4-4] 손목 잡고 횡영구조

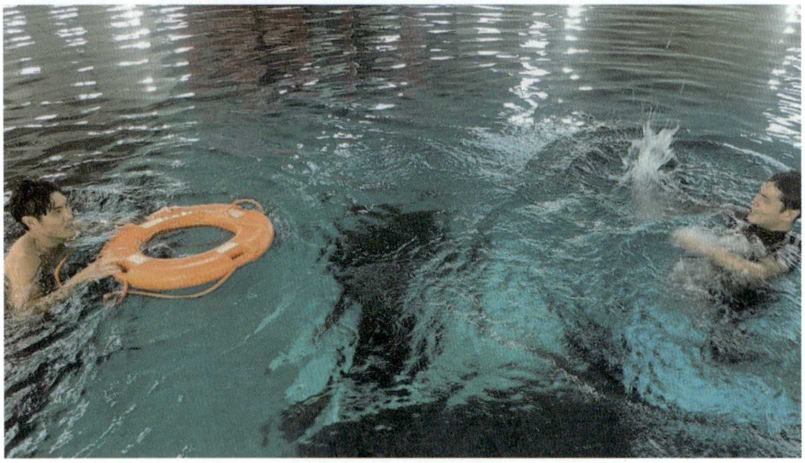

[그림 4-5] 구명환 구조

### ⑤ 탈출하거나 피하는 방법

익수자가 갑자기 달려들거나 가까워질 때 물속으로 들어가는 동시에 익수자의 가슴을 손바닥으로 힘껏 밀어내면서 익수자를 주시하며 수중 기본배영으로 탈출해야 한다.

- 구조자의 손을 익수자의 가슴에 얹어라.
- 익수자의 가슴을 밀때 물속에서 물위로 올려주는 느낌으로 밀어준다.
- 수면에서 익수자를 잘 확인한다.
- 만약 이용가능하다면 익수자를 향해 구조장비를 내민다.
- 익수자를 재확보한다

### ⑥ 앞쪽에서 탈출하거나 피하는 방법

구조자가 구조 중 갑자스러운 상황에 의해 익수자 앞에서 목을 잡혔을때 침착하고 신속한 대처로 해결해야 한다.

- 구조자의 앞목이 잡히면 턱을 앞가슴에 붙이고 옆으로 돌린다.
- 구조자는 양팔을 사용하여 물속으로 내려간다.
- 물속으로 내려가면서 구조자의 손으로 익수자의 팔꿈치 위쪽을 매우 강하게 누르고 위쪽으로 밀어올린다.
- 수중 기본배영으로 탈출한다.
- 수면에서 익수자를 확인한다.
- 만약 이용 가능하다면, 익수자를 향해 구조장비를 민다.
- 익수자를 재확보한다.

#### ⑦ 뒤쪽에서 탈출하거나 피하는 방법

구조자는 어떠한 상황에서도 뒷쪽에서 목을 잡혀서는 안된다. 또한, 익수자에게 등을 보여서도 안된다.

- 구조자의 앞목이 잡히면 턱을 앞가슴에 붙이고 옆으로 돌린다.
- 구조자는 양팔을 사용하여 물속으로 내려간다.
- 물속으로 내려가면서 구조자의 손으로 익수자의 팔꿈치 위쪽을 매우 강하게 누르고 위쪽으로 밀어올린다.
- 수중 기본배영으로 탈출한다.
- 수면에서 익수자를 확인한다.
- 만약 이용 가능하다면, 익수자를 향해 구조장비를 민다.
- 익수자를 재확보한다.

#### ⑧ 의식이 없는 익수자

- 익수자 뒤로 접근한다.
- 익수자의 양 팔 아래에 튜브를 넣어 가슴을 두른다.
- 가능하다면 신속하게 익수자의 머리를 물밖으로 끌어내라.
- 익수자가 호흡을 하고 있는지 평가해라. 만약 호흡이 없다면 수상에서 실시하는 인공호흡법을 사용한다.
- 도움이 필요하다는 신호를 보내고 익수자를 가라앉지 않게 한 다음 필요하다면 물속에서 하는 인공호흡법을 사용해라
- 이러한 조치가 불가능하다면 익수자를 해변으로 데려온 다음 응급처치를 실시한다.

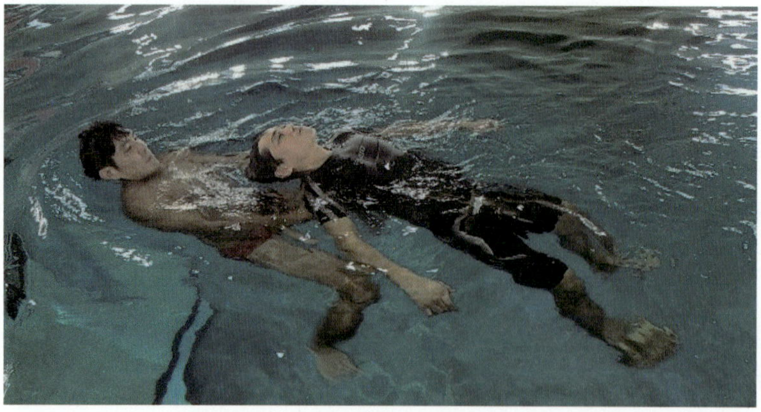

[그림 4-6] 양겨드랑이 잡고 배영구조

### ⑨ 레스큐 튜브를 이용한 수상에서의 인공호흡법

수상에 %치지 않는 지역이나 해변 가까운 곳에서 시행되어야 한다. 수상에서 하는 인공호흡법에는 구강 대 비강이 주로 사용된다. 수상구조대원들은 다양한 방법으로 인공호흡법을 능숙하게 수행할 수 있도록 해야 한다.

### ⑩ 해변으로 귀환하기

- 만약 레스큐 튜브를 이용해서 익수자를 해변으로 끌고 가는 것이 안전하다고 판단된다면 그렇게 해라. 의식 있는 익수자가 등을 대고 뜨거나 다리로 물을 차는 행동을 함으로써 수상구조대원을 도울 수 있게 격려한다.
- 쇄파대 지역으로 들어갈 때 조심야 한다. 항상 밀려오는 파도와 같은 연안 쇄파를 조심해야 한다.
- 파도가 접근할 때에는 다음과 같다.
  - 익수자를 수상구조대원 쪽으로 당기고, 익수자가 튜브의 줄에 엉키지 않게 한다.
  - 익수자를 해변 쪽으로 돌리고, 수상구조대원은 익수자와 파도 사이에 위치한다.
  - 익수자에게 숨을 크게 들이쉬라고 말하고, 그때 수상 구조대원의 손으로 익수자의 입과 코를 막고 고정시켜라. 그리고 잠수를 시도한다.
  - 다른 방법으로는, 만약 파도가 충분히 작거나 모래톱 위에 있다면 익수자를 파도 위로 들어올린다.
  - 만약 수상구조대원이 익수자를 놓친다면, 익수자를 다시 확보한 다음 계속해서 해변가로 진행해 나가야 한다. 얕은 곳에 도착한다면 익수자의 상태에 따라 조치한다.

### ⑪ 의식이 있고 호흡하고 있는 익수자

- 익수자를 물 밖으로 나올 수 있게 도와주고, 반드시 안전하다고 판단될 때만 레스큐 튜브를 익수자에게 주고 떨어져야 한다.

- 익수자의 상태를 계속 확인한다.

⑫ 의식이 잃은 채 호흡하거나 혹은 탈진한 익수자

- 익수자의 머리를 물 밖으로 나오게 하고 지원요청 신호를 보내는 동안 익수자를 확실하게 지지하고 있어야 한다.
- 익수자의 생체징후를 확인하라. 만약 익수자의 호흡이 멈춘다면 CPR을 시작할 준비를 한다.
- 지원팀이 도착하면, 팀을 이뤄서 구조대상자를 안전한 곳으로 옮기고 익수자 평가와 적절한 치료를 실시한다.

⑬ 의식을 잃은 채 호흡이 없는 익수자

- 익수자를 지지한 채로, 두 번의 인공호흡법을 실시하고 지원요청신호를 보낸다.
- 익수자의 생체징후를 확인하고 계속 인공호흡을 실시한다.
- 지원이 도착하면, 팀을 이뤄서 익수자를 안전한 곳으로 옮기고 익수자 평가와 함께 적절한 치료를 실시한다. 수영능력을 갖춘 사람은 1인 끌기법을 사용해도 된다.

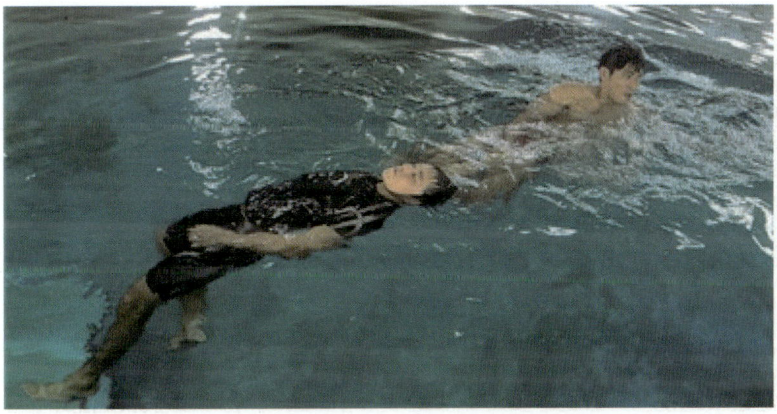

[그림 4-7] 손목 잡고 횡영구조

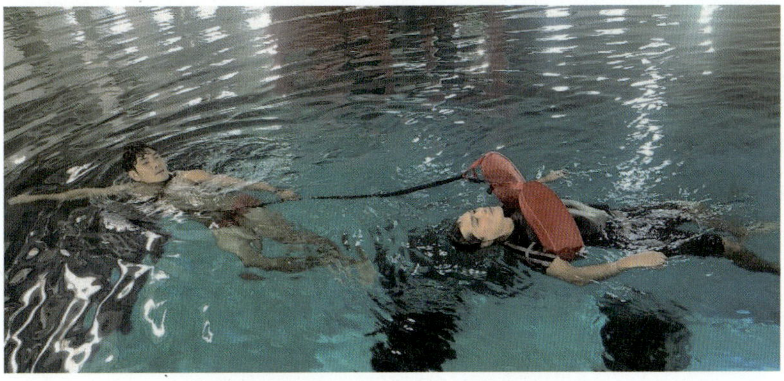

[그림 4-8] 레스큐 튜브를 이용한 횡영구조

# 2 수중수색구조

## 1) 개요

수중사고가 발생하면 구조대원은 익수자가 살아있다고 믿고 수중수색을 실시하고, 익수자를 수중에서 인양할 때 사체로 취급하지 않고 구조를 실시한다. 그러나 수중사고의 생존 가능성은 높지 않다. 수중사고에서 익수자의 생존 가능성을 높이기 위해서는 수중에서 신속한 구조가 이루어져야 한다.

다양한 수중환경에서 구조대원의 안전과 익수자에 대한 신속한 구조를 위해서는 수중수색구조의 기본적 지식이 필요하다.

## 2) 수중사고

### (1) 익사(drowning)

물에 잠긴 후에 질식에 의하여 사망하는 경우로 24시간 이내 사망하는 것이다.

### (2) 익수(near drowning)

물에 잠긴 후에 최종결과에 관계없이 의학적 치료를 제공하지 않으면 사망할 위험이 있으며 24시간 이상 생존하는 것이다.

### (3) 건성익사(dry drowning)

물이 폐로 유입되지 않고 후두경련에 의하여 발생하는 경우로 결국 저산소증으로 의식을 잃게 되거나 사망하게 되며, 익사환자의 15% 내외에서 관찰된다.

### (4) 저산소증(hypoxia)

익수 후 사고의 정도와 시간, 흡인한 물의 양에 따라서 나타나는 중요한 소견 중 하나로 조직세포의 산소분압이 비정상적으로 낮은 경우로 조기에 적극적인 치료를 시행한다면 결과가 양호한 경우가 많다.

### (5) 담수에 의한 익수

담수의 삼투압이 혈액보다 낮기 때문에 폐로 유입된 담수는 폐포벽을 통과하여 혈류로 흡수된다. 결과적으로 혈액의 전해질이 희석되고, 폐포의 모세혈관 벽이 손상되며, 폐포를 싸고 있는 표면활성제의 변성을 초래하여 환기장애가 일어남으로써 저산소증이 유발된다.

### (6) 해수에 의한 익수

농축된 바닷물은 삼투압이 높기 때문에 혈액 내의 혈장성분과 혈장이 폐포 내로 급속히 이동하여 폐부종이 유발되며, 이로 인해 공기 중의 산소가 혈액 내로 유입되지 못하므로 저산소증을 유발한다.

## 3) 신체반응

### (1) 사람이 물에 빠져 물속으로 가라앉으면서 다양한 신체반응이 발생한다.

수심이 깊어질수록 수압에 의해 귀의 압착이 시작되고 압력평형 없이 계속 하강하여 중이 외부와 내부의 압력차가 발생 고막이 파열되고 중이 내부로 물이 들어와 일시적으로 평형감각을 마비시켜 방향감각을 잃는다. 그러나 중이 내부의 공간이 아주 좁아 들어오는 물의 양이 많지 않기 때문에 3~4초가 지나면 평형감각이 되살아난다. 또한 부비동에도 가벼운 상처를 당할 수 있다.

하지만 귀의 통증과 호흡충동으로 살기위해 발버둥치고 움직이면서 압력평형이 저절로 이루어져 고막의 파손과 부비동의 상처는 발생하지 않을 수 있다.

### (2) 살기 위한 호흡으로 위에는 물이 가득차고 일부 폐에도 물이 들어가게 된다.

살기 위해 발버둥치는 몸짓으로 근육에 충분한 산소를 공급받지 못하게 되면서 움직임이 둔화되기 시작하고, 가라앉으면서 목구멍의 근육은 더 이상의 물이 폐속으로 들어오지 못하도록 경련을 일으키며 수축되고, 호흡도 못하게 된다. 다시 목구멍의 근육이 이완되면서 숨을 들어마시는 반사작용이 일어나 폐속에는 물로 차게 된다.

의식을 잃기 전에 바닥에 닿고 본능적으로 바닥에 있는 물체를 양손에 쥐는 행동이 나올 수 있다. 높은 수압에 본능적으로 호흡충동이 일어나면서 폐속에 물이 가득차게 되고, 몸에 부력은 몇 kg 정도 음성부력을 갖게 된다.

<폐에 물이 가득 차면>

익사는 기도를 통해 물이 폐로 들어가 질식해 사망하는 것을 말하는데 폐는 폐포(허파꽈리) 내부에서 공기가 들어갔다 나왔다 하면서 산소와 이산화탄소의 교환으로 호흡을 하게 된다. 이때 공기 대신 물이 들어가면 폐포가 손상이 되고 폐포 내부에 산소 교환을 원활하게 돕는 계면활성제가 물과 반응하면서 거품이 발생하게 된다. 익사자의 입에서 피거품이 발생하는 이유는 손상된 폐포와 계면활성제가 물과 반응하면서 발생하는 거품 때문이다.

<소량의 물이 폐로 들어가면>

물에 빠진 직후에 아무런 증상이 나타나지 않다가 시간이 흐른 후 갑자기 호흡곤란 등 물에 빠진 듯한 증상이 나타날 수 있다. 이런 증상을 물 없이 익사한다고 해서 '마른 익사'라고 부르기도 한다.

마른 익사는 일반적으로 4~8시간 이내에 기침, 흉통, 의식저하 등의 증상이 나타나지만 8시간 이후에도 악화되면서 사망에 이르는 경우도 있다.

익수자를 구조 후 증상이 없다고 해서 집으로 돌려보내서는 안 되는 이유다.

물속에서 호흡을 못하게 되면 우리 몸에서는 포유류 잠수반응(Maailan Diving Reflex)이라는 신체변화가 발생하게 된다.

말초혈관 수축으로 생명유지에 꼭 필요하지 않는 부분인 팔과 다리로 혈류량을 줄이고 뇌와 주요장기에 더 많은 산소를 공급하게 되며, 심장박동수를 감소시켜 산소 소모를 줄이고 말초혈관 수축에서오는 혈압증가를 서맥으로 잡아준다.

이런 잠수반응은 물속에서 생명을 연장시킬 수 있기 때문에 신속한 구조가 필요하다.

## 4) 목격자 인터뷰

수중사고 현장에서 가장 중요한 것은 목격자(신고자)가 목격한 것에 대한 정보를 수집하고 이야기를 나누는 일이다. 목격자와의 인터뷰에 수중수색의 성공과 실패가 달려있다고 해도 과언이 아니다.

(1) 목격자의 인터뷰는 반드시 수중구조작업을 할 구조대원이 함께 있는 곳에서 실시해야 한다. 목격자와의 인터뷰내용을 한 단계 거쳐 듣게 되면 전달하는 사람에 따라 추가되고 빠지는 내용이 발생할 수 있기 때문에 수중구조작업을 수행할 구조대원에게 중요한 내용이 전달되지 않을 수 있다.

(2) 인터뷰는 목격자가 사고 현장을 목격했던 자리에서 실시하는 것이 더욱 정확한 위치를 산정하는데 큰 도움이 된다.

(3) 사고현장에는 경찰, 기자 등이 구조대원들 보다 더 빨리 현장에 도착한 경우가 있다. 특히, 목격자 말을 들은 경찰관 또는 주의사람들에게 목격한 위치를 듣게 되는 경우가 발생할 수 있으므로 목격자와의 인터뷰는 최초 목격자가 맞는지 확인할 필요가 있다.

(4) 어린아이를 포함하여 모든 목격자와 인터뷰 실시하여야 한다. 어린 아이는 어른들처럼 개인감정에 사로 잡히지 않기 때문에 오히려 더욱 정확하게 목격한 위치를 설명하는 경우가 있다.

(5) 목격자의 말을 가로막지 말고 목격자가 말을 다할 수 있도록 시간을 준다. 목격자의 말이 끝나면 목격자에게 질문을 하되'예' 또는'아니오'란 말로는 대답할 수 없는 비 유인(non-leading) 질문을 한다. 목격자는 충격을 받아 매우 추상적이고 암시적인 심리 상태에 있을 수 있기 때문에 유인 질문에는 잘 끌려 온다. '예' 또는 '아니오'라고 대답하는 것이 사건을 생각하는 것보다 수월하기 때문이다.

Check!

- 잘못된 질문 : 그 사람이 저 통나무와 가까운 거리에 있었습니까?
  그 사람이 해변에서 100m 거리에 있었다는 말씀입니까?
- 옳은 질문 : 그 사람이 어디에 있었는지 말씀해 주시겠습니까?목격자가 있었던 곳은 어디입니까?보여주세요, 지적해보세요, 묘사해보세요 등 열려진 질문을 해야 한다.

(6) 수면 위의 거리는 측정하기가 대단히 어려운 것이므로 가능하면 목격자에게 방향 위주로 질문해야 한다.(삼각측량법)쌍방이 통화할 수 있는 무전기가 있으면 보트를 탄 사람이 목격자가 가르키는 방향을 따라 보트를 전진시키면서 부표를 띄워 놓을 수 있다.

Check!

- 잘못된 질문: 그 수영객이 마지막으로 보였던 위치에서 저 보트가 얼마나 가까운 거리에 있었습니까?
- 옳은 질문: 저기 물 위에 떠 있는 구조대원들 중(부표)에 당신이 마지막으로 목격했던 수영객과 같은 자리에 있는 구조대원이 누구입니까?

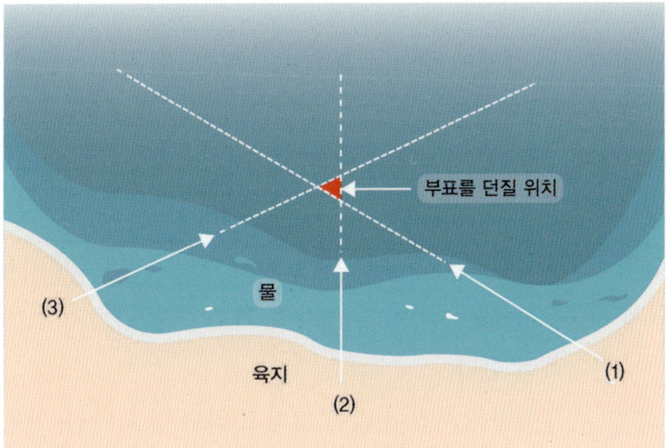


[그림 4-9] 삼각측량법

위치 (1), (2), (3)은 서로 다른 위치에 있었던 목격자의 위치이며 그들 각자가 가르키는 방향이 표시되어 있다.

(7) 거리의 측정이 필요한 경우에는 목격자가 쉽게 말할 수 있는 단위로 말하게 한다. 예를 들면 자동차 한 대의 길이, 운동장 길이 또는 도시의 한 구간의 거리 등이다.

(8) 목격자는 그 자신이 구조에 나서지 못했거나 구조에 나섰기는 해도 최선을 다하지 못했으면 양심의 가책을 느끼거나 죄의식으로 고민할 수 있다. 이런 경우에는 그들이 최선을 다한 것이라고 말해 주어 감정을 느그러 뜨려야 한다. 희생자를 발견하는 일에 있어 그들의 도움이 또 다시 필요한 것이며 그들의 지언이 대단히 값진 일이라는 사실을 말해 주어서 그들을 더욱 위로해야 한다.

목격자는 제2의 희생자이다. 그러므로 목격자는 보호해야 할 대상이다. 목격자와는 개별적으로 따로 인터뷰해야 한다. 다른 목격자가 같이 들을 경우 자기가 본 것을 그대로 말하지 못하고 혼선이 올 수 있기 때문이다.

(9) 목격자가 배 전복 사고에서 살아난 사람인 경우에는 사고를 일으킨 배와 비슷한 크기의 배에 그 목격자를 태우고 사고 현장에 가서 그 사람으로 하여금 사고 지점에 부표를 던지게 한다. 이때 배를 운전하는 사람은 목격자가 지시하는 방향으로 정확히 배를 몰도록 주의해야 한다. 수심이 깊거나 물이 흐릴 때는 정확한 위치를 찾을수록 좋다.

(10) 목격자의 이름, 주소, 전화번호를 확실히 알아 둔다. 목격자가 먼 지방에 사는 여행자인 경우에는 특히 이 사항을 중시해야 한다. 수색이 성공하든 실패하든 그 목격자에게 공식 문서 형식의 감사 서한을 사후에 보내도록 한다. 목격자의 경우 평생 기억이기 때문에 주의 사람들에게 더 많은 과장된

이야기를 하면서 감사서한을 받았다면 구조대원에 대한 더 좋은 기억을 갖게 된다.

## 5) 구조대원의 수중탐색

(1) 수심, 수온, 시야, 물의 움직임, 사고지점을 잘 알고 있는 현지인의 조언, 수색시간 등을 고려하여 현장에 맞는 수중탐색장비를 선정한다.

건식슈트는 바닥에 날카로운 물체에 찢어질 경우 부력상실, 체온감소 등이 올수 있고, 수중부유물이 많은 경우 낚시 줄, 로프 등에 걸렸을때 자르기 위한 커팅도구를 준비해야 한다. 얕은 물(3m 이내)에서의 잠수활동시에는 불필요한 장비(손목에 차는 게이지, 예비공기통, 감압 소세지, 부표 등)는 착용하지 않는다.

① 커팅도구 즉, 칼의 크기와 위치선정은 매우 중요하다. 칼은 재빠르게 자를 수 있어야 하고, 장갑을 낀 상태에도 쉽게 사용 가능해야 하며, 두께가 두꺼운 줄도 자르기 쉬워야 한다. 칼의 위치는 이용하기 쉬운 곳에 장착해야 한다.

② 웨이트슈트: 드라이 슈트에비해 시간이 많이 걸리고 입수 전 힘빠짐, 개인장비가 아닐 경우 쪼임으로 활동에 제약을 받고, 사이즈가 클 경우 내부에 물이 들어와 보온이 되지않는다.

③ 드라이슈트: 교육이 필요하며, 웨이트슈트에 비해 활동이 어렵고, 날카로운 물체에 찢어질 경우 부력 및 체온감소 등이 올 수 있다.

(2) 수중에서는 대화가 안되기 때문에 구조대원의 수색방법 및 익수자를 찾았을때, 위험 상황 발생시 대처 방법, 짝을 잃어버렸을 때 1분 정도 찾다가 못찾으면 상승한다는 등 미리 정해놓고 수색에 들어가야 한다.

(3) 시야는 익수자를 찾는데 매우 중요한 요소이다. 시야가 나오는 곳에서는 부력을 조절하여 바닥의 부유물이 일어나지 않도록 시야를 확보하는 것이 중요하다.

특히 구조대원의 오리발 차기는 물살을 상하로 보내기 때문에 바닥에 부유물이 일어날 수 있으므로 주의가 필요하다

댐, 저수지 등에서의 수중수색 중에는 쌓여있는 부유물이 많아 시야를 흐리게 하는 원인이 되므로 하강 중에 시야를 흐리게 할 수 있는 부분은 미리 확인할 필요가 있다. 특히, 제거되지 않는 수목지역을 수색할 경우에는 호흡 중 발생하는 공기방울에 의해 나무에 쌓여있는 부유물이 시야를 흐리게 하는 원인이 된다.

(4) 물살이 있는 곳에서의 수색은 될 수 있으면 물살을 타고 수색하는 것이 공기소모량을 줄이고 힘들지 않게 수색할 수 있다.

(5) 차량 내부 수색은 수색 전 최대한 많은 정보를 공유해야 한다. 차량의 크기, 도어 갯수, 견인고리위치 등 그리고 그 밖의 특징을 알고 수색 실시하여야 한다.

특히, 화물차 등 차량 적재물의 종류는 구조대원의 안전에 위협이 될 수 있다. 적재물이 유리, 철근 등은 구조대원의 수중구조 활동에 제약을 줄 수 있기 때문이다.

차량 내부 수색은 차량의 움직임에 대비하여 구조대원이 신속한 탈출이 가능하도록 차량으로 구조대

원의 몸이 반절 이상 들어가지 않도록 해야한다. 차량 탐색순서는 차량을 임의로 4등분하여 운전석부터 시작하여 운전석 후면, 조수석, 조수석 후면으로 탐색하고 2인 1개조 원칙을 지켜야 한다.

보조 구조대원은 차량의 움직임 등으로 수색구조대원의 만일의 사고에 대비하여야 한다.

차량견인시 기름누출에 대비 흡착포, 유화제, 오일펜스 등을 준비하고, 만일의 사고에 대비하여 견인줄에서 벗어나고, 차량 내부 물로 인하여 차량유리 파손 등에 대비하여야 한다.

(6) 수중구조대원 선정시 잠수경험도 중요하지만 구조활동 현장에서의 구조대원의 건강상태(정신 및 육체적으로 확인 필요)를 확인하여 수중구조대원을 선정하여야 한다.

구조대원이 감기에 걸렸을 경우 압력평형(이퀄라이징)이 안되어 물속에 들어가지 못하는 경우가 발생할 수 있고, 심리적으로 불안할 경우 호흡량이 증가하여 물속에 머물 수 있는 시간에도 변화가 있을 수 있으므로 구조대원의 심리상태는 구조대원의 안전에 무엇보다 중요하다.

특히, 여러 잠수경험과 잠수자격을 갖추고 있더라도 최근 잠수경험이 없다면 구조대원 선정에 고려해야 하고 기타 여러 가지 이유로 심리적으로 불안한 구조대원은 수중구조대원으로 선정하지 않는 것이 좋다. 수중구조대원으로서의 활동을 보장하기 위해서는 평소 자기에게 맞는 장비와 적절한 수준 유지 훈련이 꼭 필요하다.

(7) 대기잠수자를 선정하여 수중구조대원의 만일의 사태에 대비하여야 한다. 시야가 나오지 않는 환경, 급류, 밀폐공간 등 다양한 구조환경에서 구조작업을 실시하는 수중구조대원은 생각지 못한 응급상황이 발생할 수 있으므로 대기잠수자는 필수가 되어야 한다.

대기잠수자 선정은 수중구조대원에게 심리적 안정을 주어 수중구조대원의 안전에 직접적 영향을 준다. 또한, 대기잠수자는 수중구조대원의 장비 착용 등에 도움을 주어 수중구조대원의 체력소모를 줄일 수 있다.

(8) 보트 및 육상에서 총괄 지휘하는 지휘관은 구조대원이 물속에 들어갔을 때부터 현장의 수심 및 수중구조활동 시간을 체크하여 추후 발생할 수 있는 수중구조대원의 건강상 이상에 대비하여야 한다. 또한 수중구조대원이 호흡하는 공기방울을 보고 여러 가지 상황을 파악하는 것도 중요하다.

수중이동 경로 및 위치를 파악할 수 있을 것이고, 또한, 처음 수중에 도착했을 때 공기방울의 크기를 기준으로 구조대원의 상황을 대략 파악할 수 있어야 한다.

공기방울이 따로 떨어져서 올라오면 수중구조대원이 떨어져 있다는 것을 알수 있을 것이고, 공기방울이 올라오는 속도가 빨라지면 구조대원의 호흡이 빨라진다는 것을 알 수 있고, 구조대원의 호흡이 빨라진다는 것은 구조대원이 힘들어하고 있다든지 당황했을 때 공기방울이 커질 수 있다.

처음 공기방울을 기준으로 크기가 커진다든지 작아지면 구조대원이 있는 수심이 변했다는 것도 알수 있다.

공기방울이 올라오지 않는다든지, 갑자기 많은 공기방울이 올라오게 되면 장비고장 및 구조대원의 몸의 이상을 의심할 수 있다.

지휘관은 구조대원의 수중수색 전 건강상태, 수중수색시간, 사용장비, 수심 등을 기록하여 문서화해 차후 구조대원에게 발생할 수 있는 잠수병 등에 대비해야 한다.

(9) 익수자를 물속에서 인양할 때에는 살아있다는 확신을 가지고 대해야 한다. 수중에서 익수자를 발견하면 목덜미나 가슴 부위를 잡고 올라오는 것이 중요하다. 다리나 머리를 잡고 올라오다 유가족이 보게 되면 오히려 구조대원이 익수자를 죽이는 것처럼 보일 수 있기 때이다.

특히, 수난구조활동은 언론에 바로 노출되기 때문에 수면에 올라왔을 때에도 최선을 다하는 모습을 보여줘야 한다.

(10) 수중구조활동이 끝나면 투입된 장비는 현장에서 확인하여야 분실할 염려가 없다.

## 6) 유족의 배려

구조대원은 심리적 상황에도 대처해야 하는 경우가 많다.

목격자가 친척인 경우도 많으며 이런 때에는 목격자가 정신적으로 비정상적 상태가 되기 때문에 목격자 인터뷰 요령과 동일하지만 좀 더 공손해야 할 필요가 있다.

## 7) 뉴스 미디어와의 관계

구조대원은 유족과 친구의 권리를 존중하는 전제하에서 뉴스미디어와 돈독한 관계를 유지할 필요가 있다. 기자들은 익사 사고가 일어난 직후에 현장에 도착해 구조대원을 기다리게 되는 경우가 많다. 기자들은 대중에게 소식을 알리는 것이 의무이며 또한 수색 작업에 방해를 일으키지 않아야 하는 그런 각도에서 대우하여야 하며 그들의 권리도 존중되어야 한다.

## 8) 수색방법

### (1) 줄을 사용하지 않는 탐색방법

- 등고선 탐색 : 해안선이나 일정 간격을 두고 평행선을 따라 이동하면서 물체를 찾는 방법이다.
- U자탐색: 탐색구역을 “ㄹ”자 형태로 탐색하는 방법으로 장애물이 없는 평평한 지형에서 비교적 작은 물체를 탐색하는데 적합한 탐색방법이다.
- 소용돌이 탐색: 비교적 큰 물체를 찾는데 쓰는 방법으로 중앙에서 출발 바깥쪽으로 탐색하는 방법이다.

### (2) 줄을 사용한 탐색방법

- 원형탐색: 한 사람이 중앙지점에서 줄을 잡고 다른 사람이 반대쪽을 잡고 원을 그리며 조금씩 범위를 넓혀가며 탐색하는 방법이다.
- 반원탐색: 원형탐색을 응용한 방법으로 해안선이나 방파제 등 원형탐색이 어려운 경우 쓰는 방법이다.

• 잭스테이 탐색: 비교적 넓은 범위를 탐색하는 방법으로 평행한 기준선을 두줄로 설정하고 양쪽 끝에 두 명의 탐색조가 서로의 방향을 향해 탐색하는 방법이다.

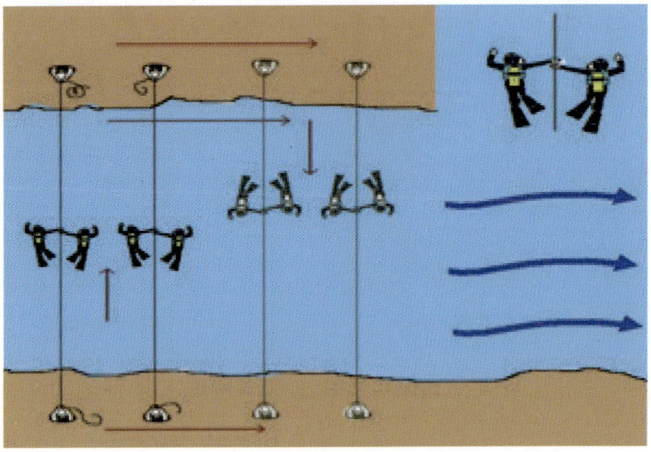

[그림 4-10] 잭스테이

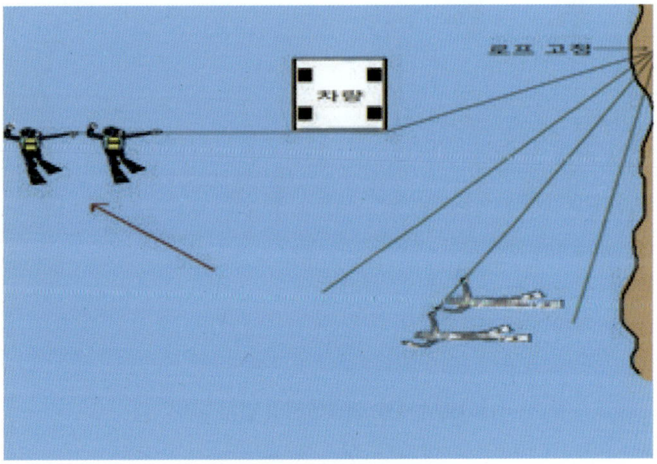


[그림 4-11] 수중 물체탐색

잭스테이 탐색은 격자모양의 탐색 방법으로 해저 지형 검색이나 구조 및 복구에서 가장 정확한 탐색 방법으로 탐색 속도가 빠르기 때문에 일반적으로 많이 사용하는 왕복 탐색 방법이다. 잭스테이 탐색은 정확한 수색을 할 수 있고 적은 면적에서 탐색하는데 유용하지만 시야가 좋다면 비교적 탐색 면적이 넓을 때도 사용하는 방법이다.

• 방사형 수색: 수중 릴을 이용하여 수색하는 방법으로 시야가 나오지 않고 장애물이 많은 곳에서 사용하는 방법이다.

• 수중수색 방법

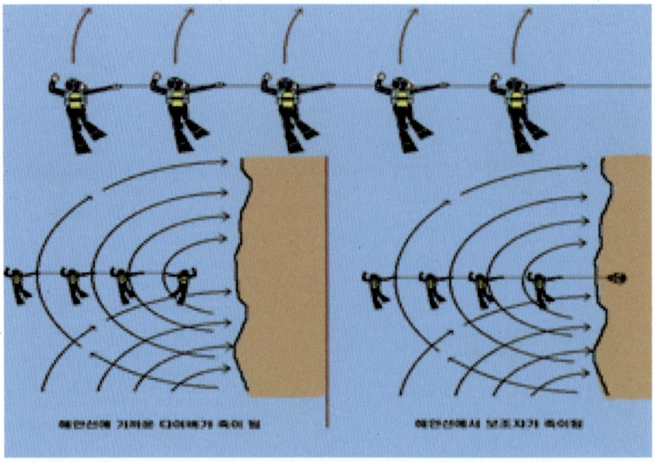

[그림 4-12] 해안에서의 탐색

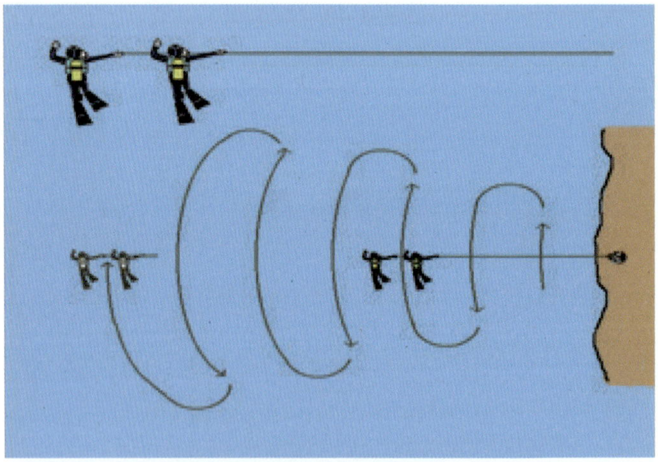

[그림 4-13] 해안에서의 반복 탐색

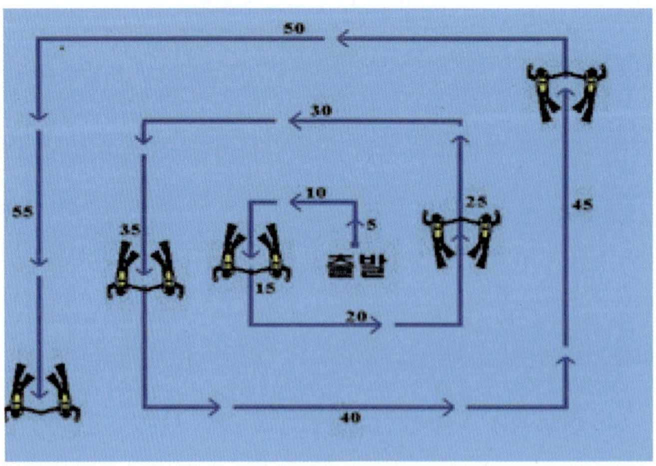


[그림 4-14] 고리모양 탐색

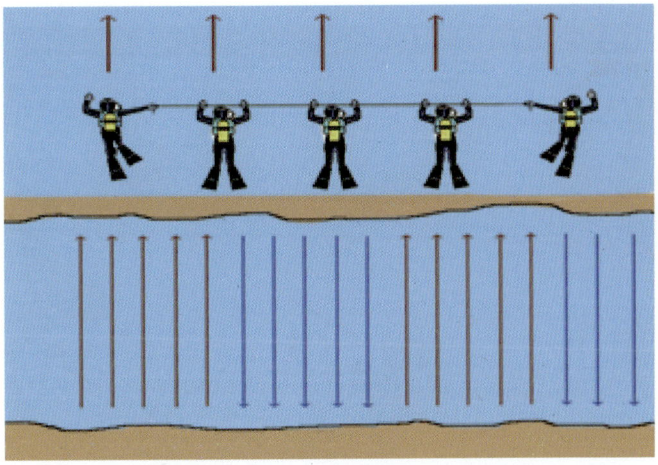

[그림 4-15] 평행한 줄을 이용한 탐색

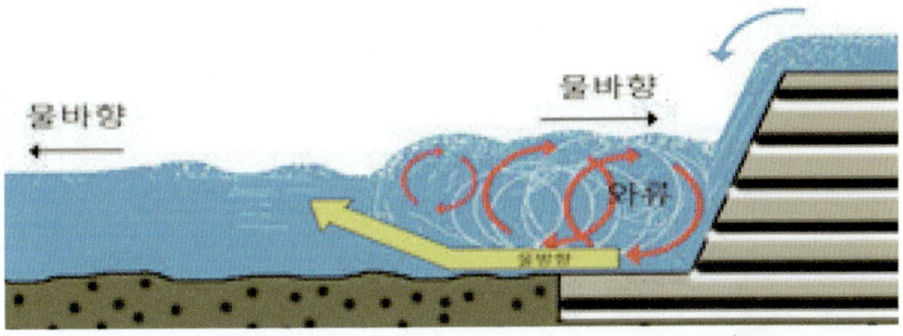


[그림 4-16] 와류에서의 딤색

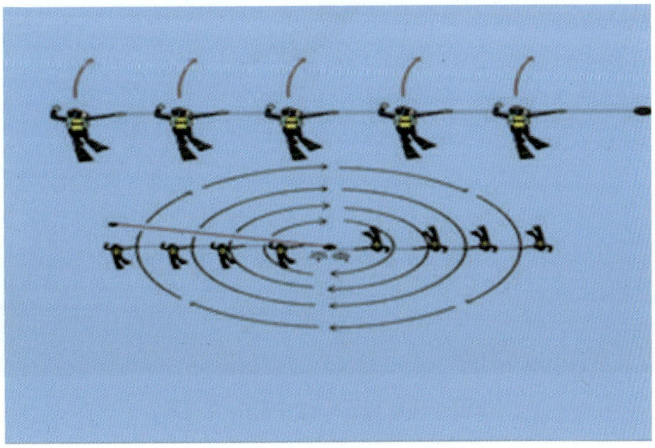

[그림 4-17] 원형 탐색

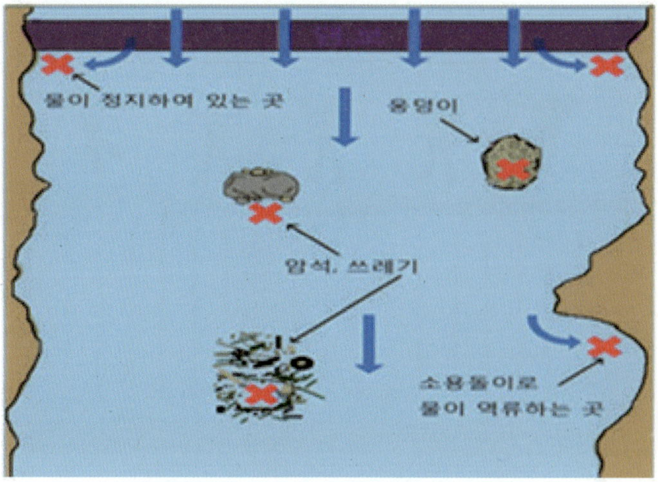


[그림 4-18] 구조대상자가 있을만한 위치

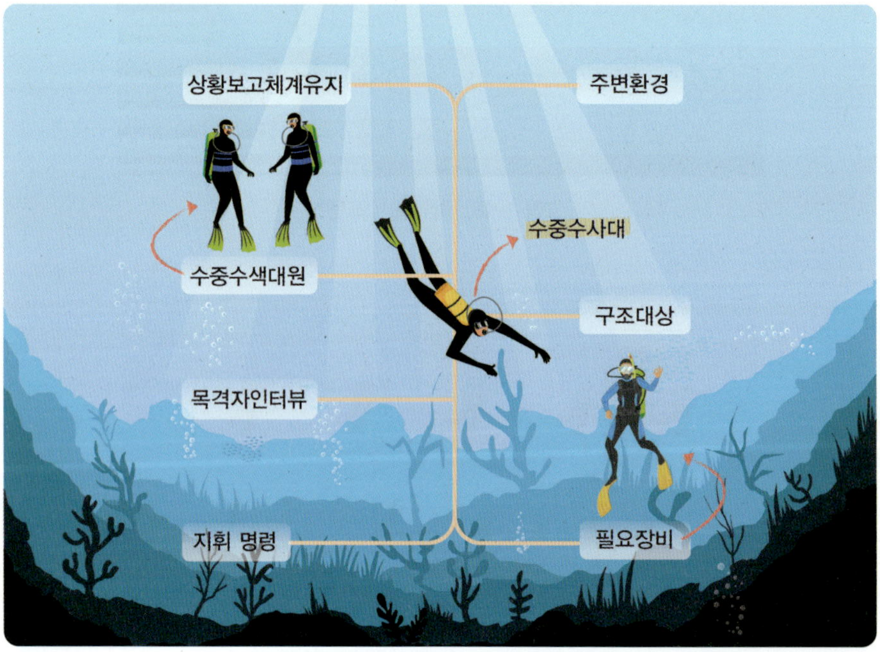


[그림 4-19] 마인드맵 수중수색 계획

## 참고문헌


- 글로벌스쿠버 교육원. 스쿠버 상식(www.scubakorea.net).
- 김병권 외, 잠수의학, 수중과학회.(2020).
- 김정곤 외, 한국의 익사사고 특징과 대응에 대한 고찰. 한국재난정보학회.(2017).
- 소방방재청, 해양경찰청 통계자료.(2022).
- 응급구조와 응급처치, 연세대학교 원주의과대학 응급의학교실. 군자출판사.(2007).
- 이원태 외, 수상안전 바이블. 메디칼 크로스.(2010).
- 중앙119구조단. 동계수난구조반 교재.(2013).
- 중앙119구조단. 수난구조지침.(2022).
- 중앙119구조본부, 동계수난구조론.(2018).
- 행안부. 국가기록원 수난구호법(www.archives.go.kr).
- PADI Rescue Diver Manual
- Eric H. Martin. Introduction to Search and Rescue. National Association for Search and Rescue. NASAR.Firehouse, 42~47.(2008).
- International Association of Fire Chiefs; Fundamentals of Technical Rescue. Jones and Bartlett Publishers.(2010).
- National Association for Search and Rescue. Fundamentals of Search and Rescue. Jones and Bartlett Learning. VA.(2019).
- NFPA 1001. National Fire Protection Association. Standard for Fire Fighter Profesional Qualifications. As part of the Emergency Response and Responder Safety Document Consolidation Plan (consolidation plan) as approved by the NFPA Standards Council, this Standard is slipping cycle and being combined into a new consolidated draft, NFPA 1010.(2019).
- NFPA 1006. National Fire Protection Association. Standard for Technical Rescue Personnel Professional Qualifications. This standard identifies the minimum job performance requirements (JPRs) for fire service and other emergency response personnel who perform technical rescue operations.(2021).
- NFPA 1670. National Fire Protection Association. Standard on Operations and Training for Technical Search and Rescue Incidents. This standard identifies and establishes levels of functional capability for efficiently and effectively conducting operations at technical search and rescue incidents while minimizing threats to rescuers. It is intended to help the authority having jurisdiction (AHJ) assess a technical search and rescue hazard within the response area, identify the level of operational capability, and establish operational criteria. (2017).
- NFPA 2500. National Fire Protection Association. Standard for Operations and Training for Technical Search and Rescue Incidents and Life Safety Rope and Equipment for Emergency Services. As part of the Emergency Response and Responder Safety Document Consolidation Plan (consolidation plan) as approved by the NFPA Standards Council, NFPA 2500 is a combination of Standards NFPA 1670, NFPA 1858, and NFPA 1983. For consolidated Standard and revision cycle information.(2022).
- Pendley, Tom, Technical Rescue Field Operations Guide, 5 Edition.(2017).
- Tom Pendley. The essential Technical Rescue Field Operations Guide. Desert Rescue Research.(2017).
- 소방청. 해외구조기법 및 사례연구를 통한 국내 표준구조모델 개발. 연구보고서. 구조학 총론, 구조학 각론. 2022.

STEP 05

# 도시탐색구조

## 제1절 도시탐색구조

**학습목표 >**

※ 본 도시탐색구조 학습활동을 통해 다음과 같은 학습 목표를 이룰 수 있다.

1. 도시탐색구조의 정의와 일반적 특성을 알 수 있다.
2. 도시탐색구조에 필요한 장비 등에 대해 알 수 있다.
3. 도시탐색구조 대응절차에 대해 말할 수 있다.
4. 도시탐색구조 위험성에 대해 말할 수 있다.

### 1 도시탐색구조의 개념

도시탐색구조(USAR; Urban Search and Rescue)는 지진, 테러, 복합적인 붕괴사고 등에 대응하는 구조대상자 탐색 및 구조 활동의 일련의 절차, 즉 각종 건축물의 붕괴 또는 파손으로 인명피해가 발생한 재난 현장에서 매몰되거나 부상을 당한 구조대상자를 안전하고 신속하게 찾아내고 구조해 내는 일련의 활동으로 건물붕괴 대응기술과 함께 로프구조, 수난구조, 맨홀구조, 협소·폐쇄공간구조 등의 복합적인 인명 구조기술을 말한다.

도시탐색구조는 다음과 같은 특징이 있다.

① 지진, 홍수, 폭풍 등 자연적 원인에 의한 붕괴는 사고 지역이 광범위하며, 사상자 또한 넓은 지역에 광범위하게 나타난다.

② 화재, 폭발, 부실공사 등 인위적 원인에 의한 붕괴는 피해 범위가 좁고 사상자는 작은 공간에 밀집해 나타난다.

따라서 붕괴사고 대응을 위해서는 건축구조의 재료성상 및 건축방식, 하중의 원리 및 붕괴 유형에 대한 기본 개념에 대한 이해가 중요하다.

## 2 용어의 정의

붕괴사고 대응활동이란 건축물 또는 공작물의 붕괴 또는 파손으로 발생되는 화재, 위험물 누출 등 2차 재난을 진압하고, 인명피해가 발생한 현장에서 매몰되거나 부상 등을 당한 구조대상자의 긴급탐색구조와 응급처치 그밖의 긴급한 조치를 말한다.

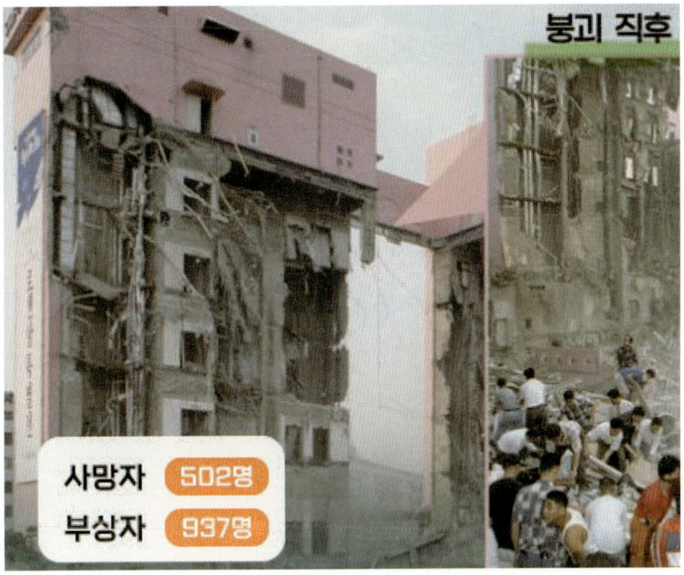


[그림 5-1] 삼풍백화점 붕괴사고(연합뉴스, 2022.6. 인용)

### 1) 붕괴

"붕괴"란 허물어져 무너짐이란 뜻으로 포개어 쌓이거나 짜인 물건이 자연적 원인 또는 인위적 원인으로 인한 충격에 의하여 본래의 형태를 잃고 주저앉거나 떨어져 흩어지는 현상을 말한다.

### 2) 건축물

"건축물"이란 토지에 정착하는 공작물 중 지붕과 기둥 또는 벽이 있는 것과 이에 부수되는 시설물, 지하 또는 고가의 공작물에 설치하는 사무소・공연장・점포・차고・창고 등을 말한다.

### 3) 탐색

"탐색"이란 드러나지 않은 사물이나 현상 등을 찾아내거나 밝히기 위해 살피어 보는 것으로서 여기서는 구조대원이 자신의 오감이나 특수한 장비 및 탐색견 등을 이용하여 구조대상자의 위치 및 상태를 밝혀내는 것을 말한다.

### 4) 구조

"구조"란 사람의 신체적 위험 상황 즉, 화재 및 기타 재난 또는 사고에 의해 자력으로 탈출하는 것이 곤란한 자의 생명・신체를 지식・기술・체력 및 각종 장비를 활용하여 안전한 장소로 구출하는 일련의 행동 과정이다.

### 5) 크리빙(Cribbing)

"크리빙"이란 중량물(붕괴구조물, 차량 등)이 더 이상 내려앉지 않도록 목재 등을 활용하여 격자 형식으로 쌓아 하중을 안정화하고 지탱하는데 활용하는 지주설치법 또는 그 지주 자체를 말한다.

### 6) 쇼어링(Shoring)

"쇼어링"이란 지진, 테러 등 재난에 의한 건축물의 외벽, 천정, 창문을 안정화, 강화하기 위해 목재 등을 활용하여 버팀대를 세우는 작업을 말한다.

## 3 건축물 특성의 이해

### 1) 건축재료의 특성

건축의 주요 재료인 콘크리트, 철강, 목재는 다음과 같은 특성을 가지고 있다.

#### (1) 콘크리트

콘크리트는 보통 시멘트 콘크리트를 말하는 것으로 시멘트, 자갈, 모래, 물 및 약간의 공기가 혼합된 건축재료로 다음과 같은 특성이 있다.

- 화재 및 압착에 저항성이 강하다.
- 장력 및 전단(물체를 절단하는 일) 하에서는 약하다.
- 시간이 지날수록 계속 단단해진다.
- 매우 무겁다($1m^3$ = 약 2,500kg).

또한 콘크리트는 수화작용으로 굳어지는데 콘크리트는 압착에 강하나, 장력에는 약하므로 이를 보완하기 위해 콘크리트 보강용 강철심을 콘크리트 보, 기둥, 바닥에 필수적으로 사용한다.

### (2) 철강

철강은 철과 그 이외의 금속원소를 함유하고 있는 것으로서 크게 탄소강, 특수강, 주철 등으로 분류되고 고층 건축 재료로 주로 쓰이며 특성은 다음과 같다.

- 부수지 않고 굽히거나 펼 수 있다.
- 화재 및 압착에 저항성이 강하다.
- 열, 소리, 전기를 쉽게 전도한다.

### (3) 목재

목재건축물에 주로 쓰이는 목재는 다음과 같은 특성이 있다.

- 자르기 쉽고 가볍다.
- 절연성이 뛰어나다.
- 부서질 때 삐걱 이는 소리(경고음)가 난다.
- 내화성이 없다.

## 4 건축구조의 종류 및 붕괴 징후

건축구조의 종류는 구조체의 재료, 형식, 시공과정 등에 따라 분류할 수 있으나, 본 과정에서는 건축물 붕괴와 비교적 관련이 많은 구소제의 새료에 의한 분류 및 각 유형별 붕괴징후에 대하여 알아본다.

## 1) 목조

목조건축은 벽제, 마루, 지붕 등의 뼈대를 나무로 짜서 만든 구조로서 단독주택이 많은데 이들의 주요 결함은 벽과 접합부에서 발생한다. 이러한 목조 건축물의 붕괴가 우려될 경우, 다음과 같은 안전성 평가를 실시한다.

- 심하게 균열 발생한 부분
- 벽제의 기울어진 상태
- 건축물 기초의 들뜬 상태
- 복층 건물에서는 1층의 안전성 등

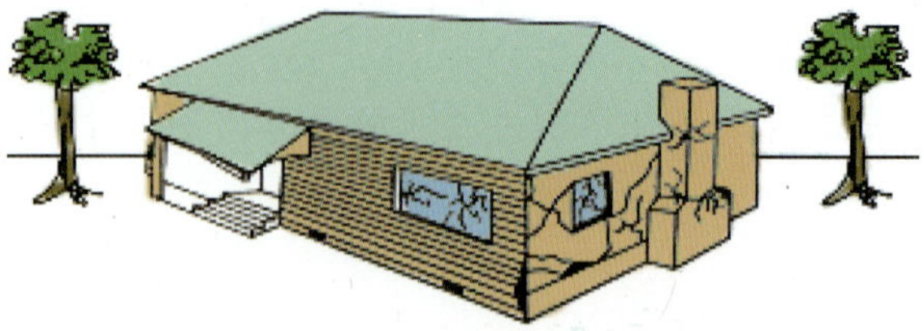

[그림 5-2] 목조건축물의 붕괴징후

## 2) 조적조

조적조 건축물은 조적 벽판 및 목재 바닥판으로 되어 있으며 주거용·상업용·공업용·공공시설용으로 주로 사용되는데, 이러한 건축물의 붕괴가 우려될 경우, 다음과 같은 내용의 안전성 평가를 실시해야 한다.

- 흉벽과 장식용 조적의 헐거워짐
- 파손 벽판
- 바닥판 간 접합부의 파손
- 벽 구석에 균열이 발생
- 바닥이 부분적으로 붕괴되어 불안전하게 지지되고 있는 부분

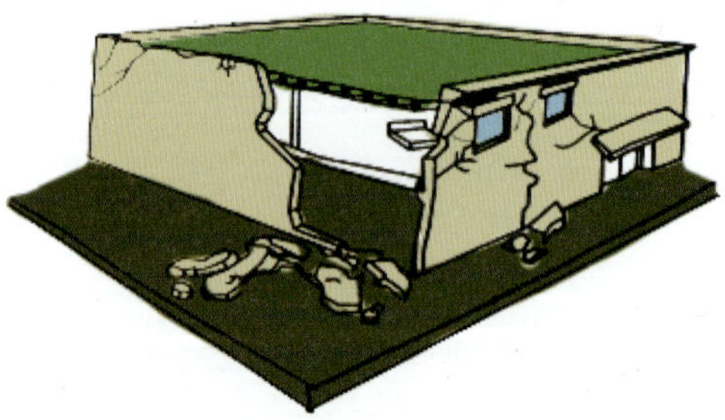

[그림 5-3] 조적조 건축물의 붕괴징후

## 3) 철근콘크리트

철근콘크리트 건축물은 콘크리트 틀을 갖고 있으며 주거용·상업용 또는 산업용으로 사용되는데, 이러한 철근콘크리트 건축물의 붕괴가 우려될 경우 안전성을 평가 시 다음의 내용을 확인해야 한다.

- 기둥 보강재 내부의 콘크리트 함유
- 각 바닥 선에서 기둥의 균열
- 지지 기둥 근처의 대형 보의 대각선상 전단 균열
- 전단벽의 균열 등

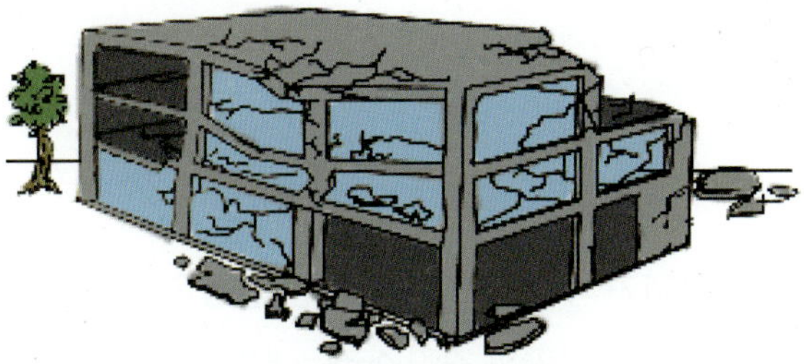

[그림 5-4] 철근콘크리트 건축물의 붕괴징후

## 4) 프리캐스트 콘크리트(Pre-Cast Concrete)

프리캐스트 콘크리트 건축물은 상당한 중량의 바닥판 및 몇 개의 중량 벽판을 갖는 건축물로 주로 상업용・주거용으로 쓰이며 프리캐스트 주차시설을 포함한다. 이 건축물의 대체적인 주요 결함은 부분 판의 상호 접합부에서 발견된다. 즉 벽판 또는 보와 슬래브가 연결되는 부분, 기둥에 보가 연결되는 부분, 슬래브에 벽판이 연결되는 부분 등이며 프리캐스트 건축물의 붕괴가 우려될 경우, 안전성을 평가할 때에는 다음을 확인하여야 한다.

- 벽판의 심한 균열
- 기둥/보의 접합부 용접 파손
- 코벨(corbels/내물림구조)의 균열
- 결합부(두 부재가 만나는 부위) 상부 및 하부 기둥의 균열
- 바닥판의 벽판 접합부 및 전단벽 접합부 상태 등

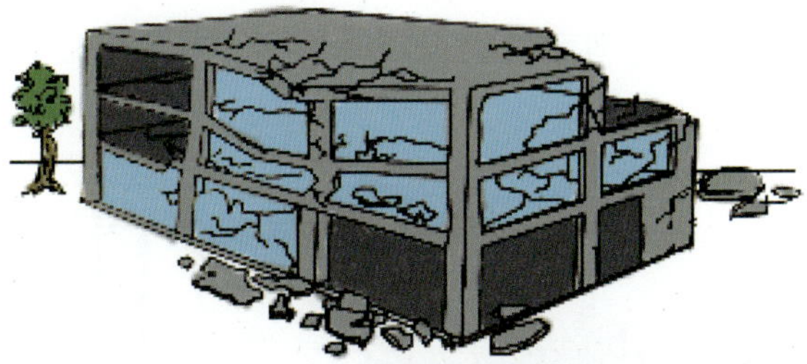

[그림 5-5] 프리캐스트 콘크리트 건축물의 붕괴징후

## 5) 기타 유형

그 외 철골조, 철골철근콘크리트조가 있는데 붕괴위험과 안전성은 축조방식에 따른 취약부분에 대하여 중점적으로 확인 후 평가하여야 한다.

## 5 건축물 붕괴유형

### 1) 캔틸레버 형(Cantilever)

한쪽 벽판이나 지붕 조립부분이 무너져 내리고 다른 한쪽은 원형을 그대로 유지하고 있는 상태를 말한다.

① 발생원인: 어떤 충격에 의하여 한 쪽 벽판의 갑작스러운 탈락

② 생존공간: 생존 가능한 빈공간은 각 층마다 골조나 튼튼한 가구류 부근에 형성

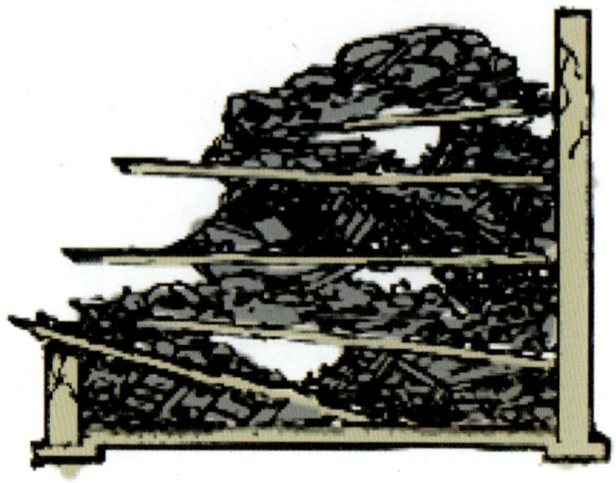

[그림 5-6] 켄릴레버형 붕괴

### 2) 기댄형(Lean-to)

벽판, 바닥판 또는 지붕의 한쪽이 완전히 떨어져 내리고 반대쪽은 여전히 지탱되고 있는 상태를 말한다.

① 발생원인: 지지벽이 무너지거나 한쪽 바닥판의 분리

② 생존공간: 생존이 가능한 공간은 붕괴로 생긴 삼각형 모양의 빈공간에 형성된다.

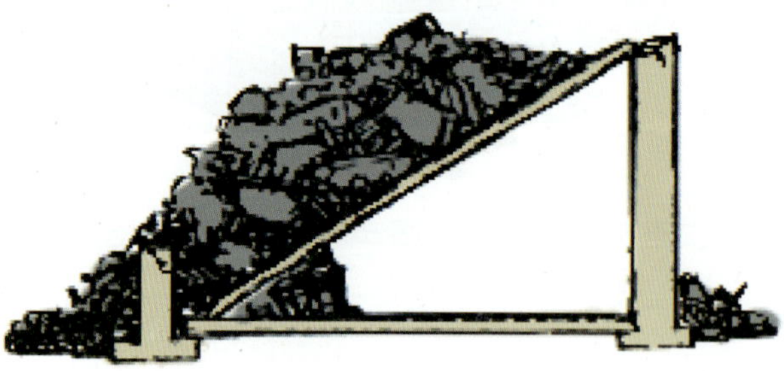

[그림 5-7] 기댄형 붕괴

### 3) 팬케이크형(Pancake)

몇 개의 바닥 슬래브가 완전히 떨어져 내려 겹겹이 쌓인 상태로서 내력벽이나 기둥이 모두 붕괴되었을 때

나타난다.

① 발생원인: 지진이나 부실공사 등

② 생존공간: 생존 가능 빈공간은 기둥부분, 대형시설물의 주변에 좁은 공간 형성

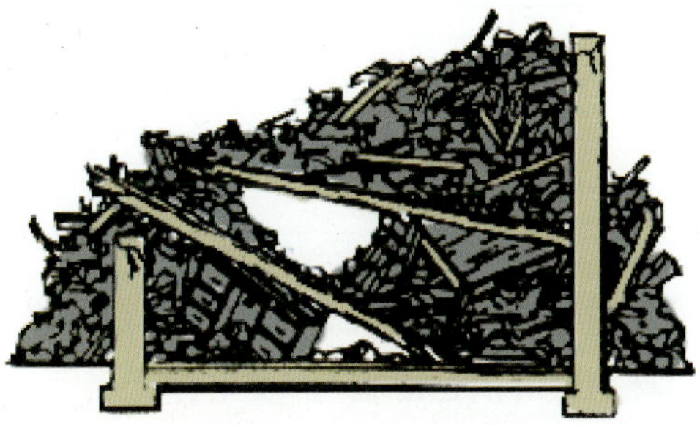

[그림 5-8] 팬케이크형 붕괴

### 4) V형(V-shape)

① 바닥판이 중앙부의 지지력 결함 또는 과부하로 인해 중앙부가 붕괴되어 발생한다.

② 생존공간: 생존 가능 빈공간은 V 형태 잔해의 양쪽 아래 벽 부분에 형성된다.

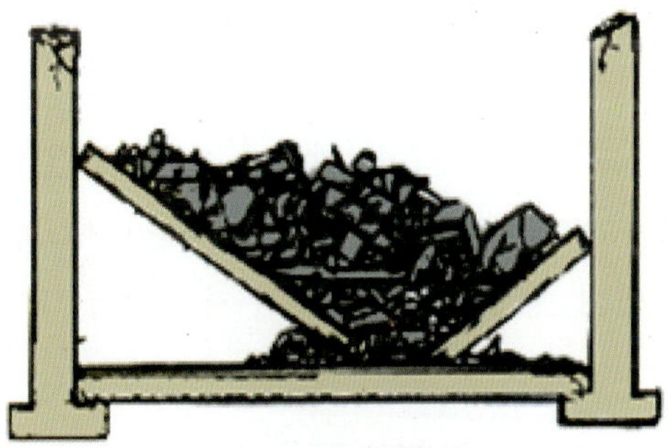

[그림 5-9] V형 붕괴

# STEP 05 도시탐색구조

## 제2절 협소·밀폐공간에 대한 구조 기술

### 학습목표 >

※ 본 도시탐색구조방법 학습활동을 통해 다음과 같은 학습 목표를 이룰 수 있다.

1. 도시탐색구조방법의 정의와 일반적 특성을 알 수 있다.
2. 밀폐공간에 대한 구조를 할 수 있다.
3. 구조대상자를 구출 할 수 있다.
4. 수평갱도나 협소 공간을 위험을 설명할 수 있다.

협소하고 밀폐된 공간에서의 구조기술은 생명에 치명적인 위험이 많으며, 위험한 것 중 하나는 산소가 결핍된 밀폐공간환경이다. 협소하고 밀폐된 공간은 비교적 안전해 보이기 때문에 구조작업이 수월하고 안전한 편이며 작업시간을 단축시킬 수 있을 것이라는 착각에 빠질 수 있다. 많은 보고서에 의하면 협소하고 밀폐된 공간에서 발생하는 사망 사고 중 60% 가량은 환자의 구조를 시도하던 인력이다. 협소하고 밀폐된 공간은 여러 가지 의미로 해석될 수 있지만, 미 국립 산업안전보건국 규제 CFR 1910.146은 이를 출입로가 제한되어 인간의 거주 및 사용에 맞게 설계되지 않은 공간으로 정의되고 있다. 즉, 협소하고 밀폐된 공간은 장기간 동안 머물러 있기에 안전한 곳이 아니다. 이에 대한 예로 운송 탱크, 저장 탱크, 곡물 저장통/저장소, 우물, 물탱크, 맨홀, 펌프장, 배수 암거, 채취장, 호퍼, 지하 저장고, 탄광이나 동굴의 수직 통로 등이 있다.

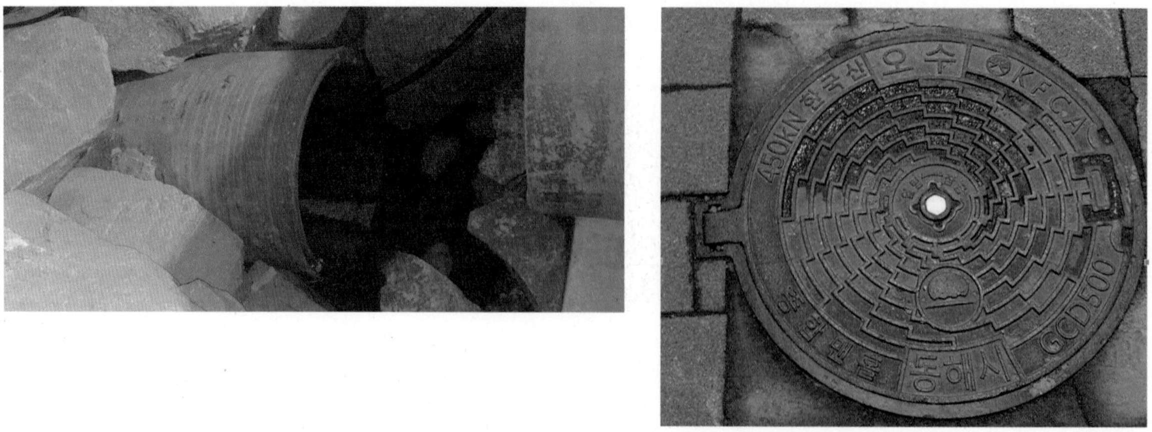


[그림 5-10] 협소 · 밀폐공간인 하수구, 맨홀

## 1 진입 및 탈출

폐쇄 공간에 진입하는 경우 항상 공기호흡기를 착용하여야 하지만 입구가 협소하여 공기호흡기를 착용한 상태에서는 진입이 불가능한 경우가 있다. 이러한 경우에는 진입하는 대원은 면체만을 착용하고 공기호흡기 용기는 로프에 묶어 진입하는 대원과 함께 내려주도록 한다.

① 대원은 안전로프를 매고 호흡기의 면체만을 착용한 후 맨홀을 통과하여 묶어 내려진 본체를 착용하고 진입한다.

② 탈출 시에는 진입의 역순으로 맨홀의 내부에서 호흡기 본체를 벗고 밖으로 나온 후에 면체를 벗는다.

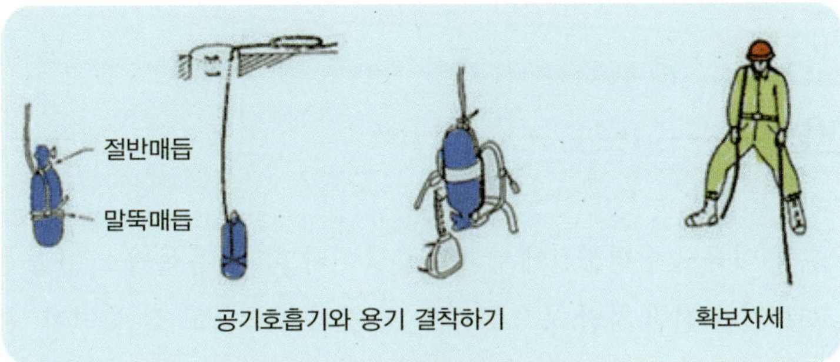


[그림 5-11] 폐쇄공간 진입법

## 2 구조대상자의 구출

① 협소한 공간에서 작업할 때는 환기 및 호흡보호에 유의한다. 환기가 곤란한 경우 예비 용기를 투입, 개방하여 신선한 공기를 공급하는 방안을 선택한다.

② 질식한 구조대상자가 있으면 보조호흡기를 착용시키고 신속히 구출한다.

③ 구조대상자는 원칙적으로 바스켓 들것에 결착하고 맨홀구조기구를 이용하여 구출하며 특히 추락 등 신체적 충격을 받았거나 받았을 것으로 의심되는 구조대상자는 보호조치를 한 후에 구출한다.

④ 장비가 부족하거나 긴급한 경우에는 로프에 결착하여 인양하거나 구조대원이 껴안아 구출하는 방법을 택하고, 외부의 대원과 협력하여 인양한다.

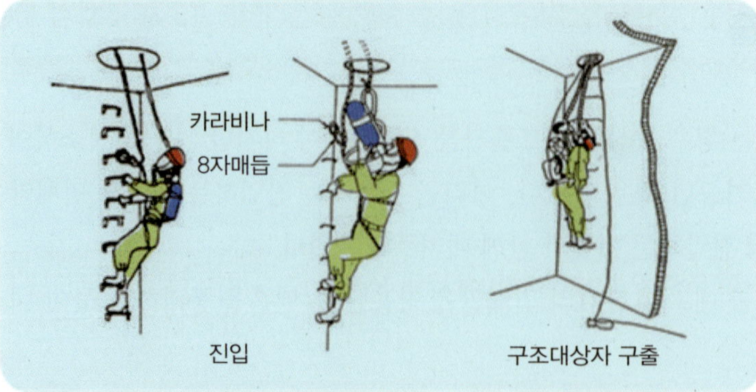


[그림 5-12] 폐쇄 공간에서 구조대상자 구출방법

## 3 수평갱도 진입

최근 지하철이나 터널 등 대규모 수평공간에서 차량충돌이나 화재, 유독가스 누출 등의 사고가 자주 발생하고 있다. 이러한 사고로 인한 전원 차단 등으로 내부 조명이 부족하고 짙은 연기 등에 의한 시야 차단 및 질식 등의 우려가 높아 환기와 조명에 유의하여야 한다. 또한 내부 구조가 복잡하여 사고가 발생한 장소나 출구를 찾기 어려우므로 진입하는 대원은 미리 현장 도면이나 당해 시설의 정보 등을 수집한 다음 구조활동에 임하여야 한다.

이러한 현장에 진입하는 대원은 반드시 2인 이상으로 조를 편성하여 진입하며 안전요원에게 이름과 진입하는 시간을 알려주고, 안전벨트나 신체에 유도 로프를 결착하여야 한다. 안전요원은 현장에 진입한 대원의 이름과 진입시간, 공기호흡기의 잔량 등을 꼼꼼히 기록하여 만약 통신이 두절되거나 공기 소모 예상시간이 경과하였음에도 탈출하지 않았다면 즉시 구조작업을 중지시키고, 긴급구조팀의 투입이나 필요한 안전조치를 취하여야 한다.

몸을 돌릴 수 없는 좁은 공간에서 구조대상자를 구출하는 경우는 뒤에서 로프로 끌어야 하므로 유도로프를 발목에 결착한다.

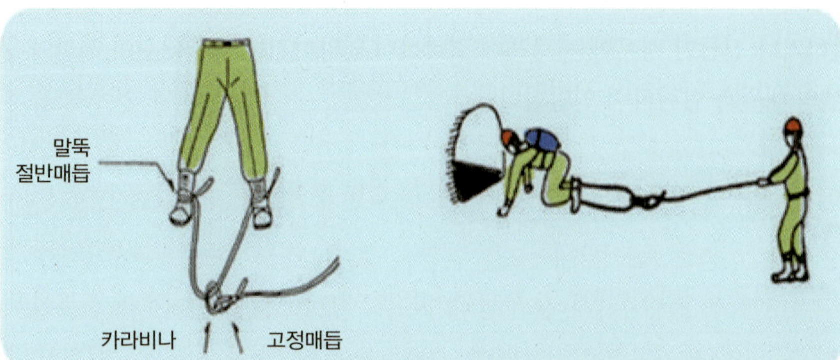


[그림 5-13] 폐쇄 공간에서 구조대상자 구출방법 1

농연 속에서는 자세를 낮추고 진입한다. 선 진자에게 유도로프를 결착하여 후진입자가 이를 잡고 진입할 수 있도록 한다.

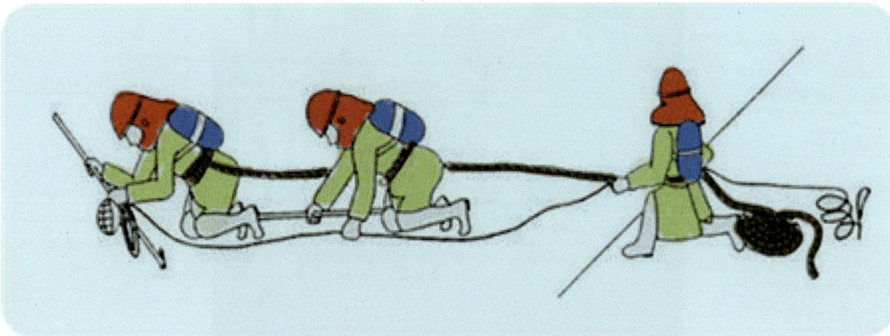

[그림 5-14] 폐쇄 공간에서 구조대상자 구출방법 2

## 4 협소 공간의 위험

협소한 공간에는 여러 가지 위험요소가 있다. 최초반응자인 응급구조사는 현장 안전 확보와 필요하게 될 추가 자원의 요청을 위해 이러한 위험을 확인할 책임이 있다.

### 1) 협소 공간의 주요 위험요소

- 산소가 부족한 환경 훈련이 부족한 구조 인력은 산소 부족에 대한 대비가 미진할 수 있다. 산소 부족 문제는 육안으로 쉽게 구별할 수 있는 문제가 아니다. 이 분야의 전문가인 특수 진입팀은 협소한 공간에 진입하기 전에 환경 평가를 통해 산소 밀도, 황화수소 수치, 폭발 한계, 불이 타는 지의 여부, 독성 물질의 유무 등을 살펴본다. 또한 거센 돌풍과 같은 요소로 인해 산소 수치가 일시적으로 높아 보이는 현상도 염두해야 한다. 협소한 공간은 위험하다는 점을 항상 기억한다.

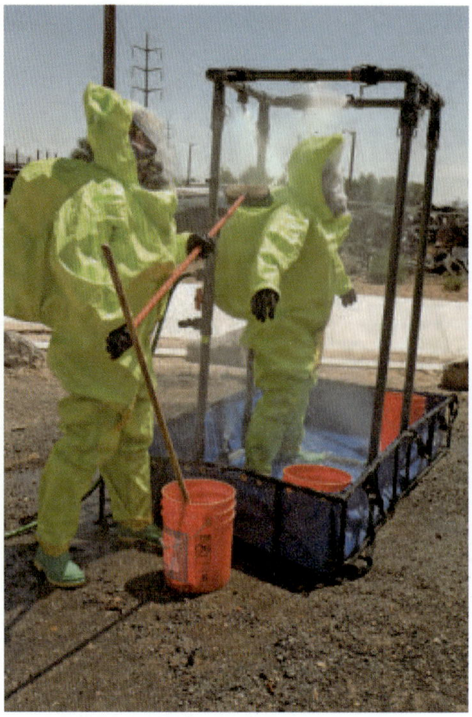

[그림 5-15] 제독 작업

- 유독성/폭발성 화학물질 협소한 공간에서 발견되는 많은 화할 물질은 특히 흡인했을 경우 유해할 수 있다. 일부 독성 연기는 적혈구의 산소를 대체하는 특성을 지닌 가스로 구성된다. 여타 화학 물질은 대단히 폭발성이 높은 경우도 있다. 협소한 공간에서 주로 발견되는 위험한 화학 가스 위험할 수 있는 환경이나 협소한 장소에서 경고판과 같은 위험 징후를 찾는다. 맨홀은 가스, 전기, 수도관 등 공공 이용 시설 저장고로 연결되는 접근로를 제공한다. 이는 협소하고 위험한 공간으로 사람이 갇힐 수 있다. 협소한 공간으로 위험할 수 있는 암거 구조자는 이런 환경에서 훈련, 장비, 경험이 없다면, 저장탑과 같은 제한된 공간으로 들어가는 것을 절대 허용해서는 안 된다(© Michal Heron). 특수-CH12-2210.indd 435 2022-02-10 오후 4:47:38436 Chapter 12 구조 상황 인지와 작전는 황화수소($H_2S$), 이산화탄소($CO_2$), 일산화탄소(CO), 지나치게 낮거나 높은 산소 밀도, 염소($Cl_2$), 암모니아($NH_3$), 이산화질소($NO_2$) 등이 있다.
- 함몰 일부 공간은 (한번 빠지게 될 경우 환자나 구조 인력이 묻히게 될 수 있는) 곡물, 석탄, 모래와 같은 물질을 담고 있다. 이러한 물질은 먼지가 많기 때문에 대단히 폭발성이 높은 환경이 조성된다.
- 기계 장비와 함께 갇히는 사고 협소한 장소에는 사람이 갇힐 수 있는 기계 장비가 있을 수 있다.
- 전기 협소한 공간에 전동기나 전기로 구동되는 관리 장비가 있는 경우가 많다. 이러한 기계는 쇼크나 감전의 위험이 있을 뿐만 아니라 축척된 에너지가 저장되어 있을 수도 있다. 안전한 진입을 하기 위해 구조 인력은 몇 가지 조치를 적용해야 한다. 첫째, 사고현장의 전원을 모두 차단한다. 두 번째, 모든 기기의 전원은 끄고 축척된 에너지는 모두 없애고 잠금장치/표지부착을 한다. (기계 전원을 해제한 다음

에는 잠금장치를 설치하고 실수로 전원이 켜지지 않도록 전원 해제 사유가 적힌 표지를 부착한다.) 세 번째로 협소한 장소는 산소를 공급하고 폭발성 높은 먼지를 제거하기 위해 환기를 할 필요가 있다. 이러한 환경에서는 단순한 불씨 하나만으로도 폭발 사고가 발생할 수도 있다.

- 구조적 고려 사항 기둥 구조나 구조물 형태는 협소한 공간의 구조작업을 더욱 복잡하게 만든다. I빔이 사용된 공간의 경우 조명 상태와 높이가 제한적이기 때문에 손상이 발생하기 쉽다. 원통형이 아닌 협소한 공간은 환자를 구출하기가 쉽지 않다. 협소한 공간은 L자형, T자형, X자형 혹은 복합적인 형태일 수 있다. 이러한 공간은 접근이 제한적이기 때문에 자급식 공기 호흡기를 사용하는 것이 힘들거나 불가능할 수도 있다. 산소관을 통한 외부 공기 공급식 호흡기를 사용해야 할 수도 있다. 또한 구출 작업을 수월하게 하기 위해 전신 벨트를 착용하고 협소한 공간 깊숙이 내려가야 하는 경우도 있다.

참고문헌 국내문헌


- 김성록, 정중식. 드론을 이용한 선외추락 인명사고의 수색 · 구조 방법에 관한 연구. 한국지능시스템학회논문지, 27(3), 236-240.(2017).
- 김성록, 정중식. 드론을 이용한 선외추락 인명사고의 수색 · 구조 방법에 관한 연구. 한국지능시스템학회 논문지, 27(3), 236-240.(2017).
- 김성재, 신동관, 표주현, 신주성, 김무림, 서진호. 협소 공간 생존자 탐색을 위한 뱀형 로봇의 다중 센서 모듈. 로봇학회 논문지, 16(4), 291-298.(2021).
- 김영석. 도시탐색구조론, 중앙119구조단.(2008).
- 김진우. 병원전외상소생술, 군자출판사. p536-594.(2022).
- 김현우. 건축물 화재 인명구조 활동용 드론 개발 및 운용방안 연구, 경일대학교 일반대학원 국내박사학위논문.(2022).
- 신열우 외. 경험적 접근법을 활용한 재난현장에서의 소방드론 임무수행 효율성 분석, 한국화재소방학회 논문지.(2020).
- 에프엠웍스. 무인항공기(회전익)의 재난현장 운용기술 및 교육 · 훈련기법 개발 연구보고서, 국립소방연구원.(2016).
- 연세대학교. 응급구조와 응급처치. 군자출판사, 9판, p703-728, p731-748.(2022).
- 이인선, 신호준, 백민호. 도시탐색구조의 활성화 방안에 관한 연구, 한국방재학회논문집, 제12권 5호.(2012).
- 이인선. 도시탐색구조의 선진화 방안에 관한 연구, 강원대학교 석사학위논문. (2010).
- 이준호, 2021, 접근 어려운 산불 · 고층건물 화재… '소방 드론'이 잡는다, 한국일보. (2021).
- 이지수, 2020, 초고층 건축물 및 밀집 도시 공간 내 재난 및 화재 현장. 일반대학원 박사학위논문.(2020).
- 장현수, 김현수, 송재민, & 이지현. 화재현장에서 효율적인 구조 활동을 위한 디바이스 개발. 한국정보처리학회 학술대회논문집, 27(2), 1094-1096.(2020).
- 전국응급구조사교수협의회. 특수상황전문응급처치학 5판, 대학서림, p375~408, p434~448.(2021).
- 중앙119구조본부. 도시 탐색구조론: 붕괴건축물 탐색구조. 대구.(2017).
- 중앙119구조본부. 동계수난구조론. 대구.(2018).
- 중앙119구조본부. 화생방 사고(테러) 대응 표준교재. 대구.(2017).
- 중앙소방학교. 소방전술 II .(2022).
- 중앙소방학교. 인명구조사 1급 교재.(2019).
- 중앙소방학교. 인명구조사 2급 교재.(2019).
- 채진, 임동균. 인명구조학개론, 동화기술.(2021)
- 홍성준. 소방 드론의 화재진압 및 인명 구조에 대한 효율적 적용 방안 연구, 경기대학교 공학대학원 석사학위논문.(2021).
- 황태성. 한국 드론산업 발전을 위한 정책방안 연구, 용인대학교 대학원 박사논문. (2021).
- Braun, Jonathan, et al., The promising future of drones in prehospital medical care and its application to battlefield medicine. Journal of trauma and acute care surgery.(2019).
- Karaca, Yunus, et al., The potential use of unmanned aircraft systems (drones) in mountain search and rescue operations, The American journal of emergency medicine.(2018).
- Mesar, Tomaz, et al., Use of Drone Technology for Delivery of Medical Supplies During Prolonged Field Care, Journal of special operations medicine: a peer reviewed journal for SOF medical professionals.(2018).
- IFSTA, International Fire Service Training Association 「FIRE SERVICE TECHNICAL SEARCH AND RESCUE」, Fourth Edition, Fire Protection Publications.(2015).
- Eric H. Martin, Introduction to Search and Rescue, National Association for Search and Rescue. NASAR.(2008).
- NFPA 1001. National Fire Protection Association. Standard for Fire Fighter Profesional Qualifications. As part of the Emergency Response and Responder Safety Document Consolidation Plan (consolidation plan) as approved by the NFPA Standards Council, this Standard is slipping cycle and being combined into a new consolidated draft, NFPA 1010.(2019).
- NFPA 1006. National Fire Protection Association. Standard for Technical Rescue Personnel Professional Qualifications. This standard identifies the minimum job performance requirements (JPRs) for fire service and other emergency response personnel who perform technical rescue operations.(2021).
- NFPA 1670. National Fire Protection Association. Standard on Operations and Training for Technical Search and Rescue Incidents. This standard identifies and establishes levels of functional capability for efficiently and effectively conducting operations at technical search and rescue incidents while minimizing threats to rescuers. It is intended to help the authority having jurisdiction (AHJ) assess a technical search and rescue hazard within the response area, identify the level of operational capability, and establish operational criteria. (2017).
- NFPA 2500. National Fire Protection Association. Standard for Operations and Training for Technical Search and Rescue Incidents and Life Safety Rope and Equipment for Emergency Services. As part of the Emergency Response and

Responder Safety Document Consolidation Plan (consolidation plan) as approved by the NFPA Standards Council, NFPA 2500 is a combination of Standards NFPA 1670, NFPA 1858, and NFPA 1983. For consolidated Standard and revision cycle information.(2022).
- NFPA 1006. National Fire Protection Association. Standard for Technical Rescue Personnel Professional Qualifications. This standard identifies the minimum job performance requirements (JPRs) for fire service and other emergency response personnel who perform technical rescue operations.(2021).
- NFPA 1670. National Fire Protection Association. Standard on Operations and Training for Technical Search and Rescue Incidents. This standard identifies and establishes levels of functional capability for efficiently and effectively conducting operations at technical search and rescue incidents while minimizing threats to rescuers. It is intended to help the authority having jurisdiction (AHJ) assess a technical search and rescue hazard within the response area, identify the level of operational capability, and establish operational criteria.(2017).
- NFPA 2500. National Fire Protection Association. Standard for Operations and Training for Technical Search and Rescue Incidents and Life Safety Rope and Equipment for Emergency Services. As part of the Emergency Response and Responder Safety Document Consolidation Plan (consolidation plan) as approved by the NFPA Standards Council, NFPA 2500 is a combination of Standards NFPA 1670, NFPA 1858, and NFPA 1983. For consolidated Standard and revision cycle information.(2022).
- Park, H. K., & Kim, D. H. Examination of the Current Situations of Security Dogs and it's Development Plans. Korean Security Journal, (14), 215–234.(2007).
- Pendley, Tom, Technical Rescue Field Operations Guide, 5 Edition.(2017).
- 국가통계포털(KOSIS). https://kosis.kr/statHtml/statHtml.do?orgId=101&tblId=DT_1IN 1502&vw_cd=MT_ZTITLE&list_id=A11_2015_1_10_10&seqNo=&lang_mode=ko&language=kor&obj_var_id=&itm_id=&conn_path=MT_ZTITLE
- 소방청. 해외구조기법 및 사례연구를 통한 국내 표준구조모델 개발. 연구보고서. 구조학 총론, 구조학 각론. 2022.

# STEP 06 화학사고구조

**학습목표 >**

※ 이 장을 마치고 관련된 학습활동을 끝내고 나면 다음과 같은 학습 목표를 이룰 수 있다.
1. 화학사고의 기본개념과 특성을 설명할 수 있다.
2. 화학사고 발생 형태를 파악하고 필요한 사전조치를 취할 수 있다.
3. 화학사고 장소 주변의 위험요인을 파악하고 안전하게 조치할 수 있다.
4. 화학사고구조 흐름을 파악하고 구조대상자의 안전한 구조활동을 할 수 있다.

## 1 기본개념

### 1) 관련 법률

관련 법률에는 「국민보호와 공공안전을 위한 테러방지법」, 「재난 및 안전관리기본법」, 「국가위기관리기본지침」, 「119 구조 · 구급에 관한 법률」, 「위험물안전관리법」, 「화학물질관리법」, 「산업안전보건법」, 「고압가스안전관리법」, 「화학무기 · 생물무기의 금지와 특정화학물질 · 생물작용제 등의 제조 · 수출입 규제 등에 관한 법률」, 「긴급구조대응 활동 및 현장지휘에 관한 규칙」, 「테러대응 구조대 운영규정」, 「재난현장 표준 작전절차」

### 2) 세부규정

#### (1) 「국민보호와 공공안전을 위한 테러방지법」 국가정보원

- 제8조(전담조직의 설치), 같은 법 시행령
  - 시행령 제11조(전담조직) : 테러대응구조대
  - 시행령 제15조(현장지휘본부) : 구조 · 구급 · 소방
  - 시행령 제16조(테러복구 지원본부) : 구조 · 구급
  - 시행령 제19조(테러대응구조대)

> 1. 테러발생 초기단계에서의 조치, 구조·구급
> 2. 화생방테러 발생 시 초기단계에서의 오염 확산 방지 및 독성제거
> 3. 국가 중요행사의 안전한 진행지원
> 4. 테러취약요인의 사전 예방·점검지원

– 시행령 제23조(상황전파 및 초동조치) 2. 긴급대피 및 구조・구급

#### (2) 「테러대응구조대 운영규정」 소방청

- 제5조(편성)
  - 총기・폭발 등 일반테러 : 지휘・구조, 지원반
  - 화생방테러 : 지휘・구조, 탐지・제독, 지원반
- 제6조(임무)
  - 테러 발생초기단계에서의 조치 및 인명의 구조・구급
  - 화생방테러 발생 시 초기단계에서의 오염확산 방지 및 의심물질 탐지・채취・이송・제독
  - 국가 중요행사장 전진배치 등 안전한 진행을 위한 지원
  - 테러취약요인의 사전 예방・점검 지원
  - 그 밖에 소방청장 또는 시・도지사가 지정하는 임무

## 2 용어정리

### 1) 사고대응

#### (1) 유해성(Hazard)

화학물질의 독성 등 사람의 건강이나 환경에 좋지 아니한 영향을 미치는 화학물질 고유의 성질을 의미한다.

#### (2) 위험성(Risk)

화학물질이 노출되는 경우 사람의 건강이나 환경에 피해를 줄 수 있는 정도를 의미한다.

#### (3) 유해물질(HAZMAT)

Hazardous Materials 준말로 CBRNE 성질을 갖는 물질을 통칭한다.

화학(Chemical), 생물(Biological), 방사능(Radiological), 핵(Nuclear), 폭발(Explosives)

### (4) 위기형태(HAZMAT Crisis Type)

유해물질을 이용한 CBRNE 위기형태는 유출(누출), 화재, 폭발 유형의 사고(Incident), 재난(Disaster), 테러(Terrorism), 대량살상무기(Weapons of Mass Destruction)로 구분한다.

| 구분 | 위기형태 및 유형 | 대 상 |
|---|---|---|
| 화학 사고 | • 유해화학물질의 누출 유해화학물질의<br>• 화재 · 폭발<br>• 자연재해 등으로 대량 유해물질 환경 배출 | • 저장시설 제조 · 사용 시설 운송차량 |
| 화학 테러 | • 다중이용시설에 유독성 화학물질 살포 화학물질 취급시설에 대한 테러<br>• 음식 및 취정수장에 유독물 유입 | • 다중이용시설<br>• 주요기반 시설<br>• 저장 · 제조시설, 운송차량 |

출처 한국재난정보학회 논문집 10권 1호 p98~104 / 2014

### (5) 위기관리(HAZMAT Crisis Management)

유해물질을 이용한 CBRNE 위기관리는 피해, 규모 정도에 따라 일상적 사고(Emergency), 주요 재난(Major Disaster), 국가 차원 대응수준의 치명적 위기(Catastrophic Event)로 분류한다.

- 일상적 사고(Emergency) : 화학물질 제조 · 취급, 저장 · 운송 영업장에 국한된 사고
- 주요 재난(Major Disaster) : 피해 규모가 영업장을 넘어 공공안전을 위협하는 사고
- 치명적 위기(Catastrophic Event) : 국가 차원 대응수준의 사고

| 위기 종류 | 일상적 사고<br>Emergency | 주요 재난<br>Major Disaster | 치명적 재난<br>Catastrophic Event |
|---|---|---|---|
| 대응 수준 | 운영적<br>Operational | 전술적<br>Tactical | 전략적<br>Strategic |
| 대응 방법 | 사건지휘체계<br>Incident Command System | 유관기관 협조체계<br>Multi-Agency Coordination | 국가위기관리<br>Crisis Management |
| 대응 기관 | 지방정부 | 지방 & 중앙정부 | 중앙정부 |

출처 Canton Lucien G – Emergency Management Model

### (6) 화학물질 분류 및 표시

GHS(Globally Harmonized System of Classification and Labelling of Chemicals)는 화학물질 분류 및 표시에 관한 세계조화시스템으로 국제적으로 통일된 기준에 따라 화학물질의 유해위험성을 분류하여 통일된 형태의 경고표시를 의미한다.

국내는 소방청「위험물안전관리법」, 고용노동부「산업안전보건법」, 환경부「유해화학물질관리법」의 세부 기준에 따른다.

### (7) 물질안전보건자료 MSDS(Material Safety Data Sheet)

화학물질 안전사용과 관리를 위해 필요한 물질안전 주요정보 16가지를 기재한 서류를 의미한다.

01. 화학 제품과 회사에 관한 정보
02. 유해성, 위험성
03. 구성 성분의 명칭 및 함유량
04. 응급조치 요령
05. 폭발, 화재 시 대처방법
06. 누출 사고시 대처 방법
07. 취급 및 저장 방법
08. 노출 방지 및 개인 보호구
09. 물리화학적 특성
10. 안정성 및 반응성
11. 독성에 관한 정보
12. 환경에 미치는 영향
13. 폐기 시 주의사항
14. 운송에 필요한 정보
15. 법적 규제 현황
16. 그 밖의 참고 사항

### (8) CAS 번호(Chemical Abstracts Service Registry Number)

미국화학회(American Chemical Society)에서 새로운 화학물질이 생성될 때마다 번호를 부여. 국제적으로 화학물질의 인지 및 확인을 위해 사용되며 최대 10자리의 숫자로 하이픈을 통해 세 부분으로 나뉜다.

예) 불산 : 7664-39-3

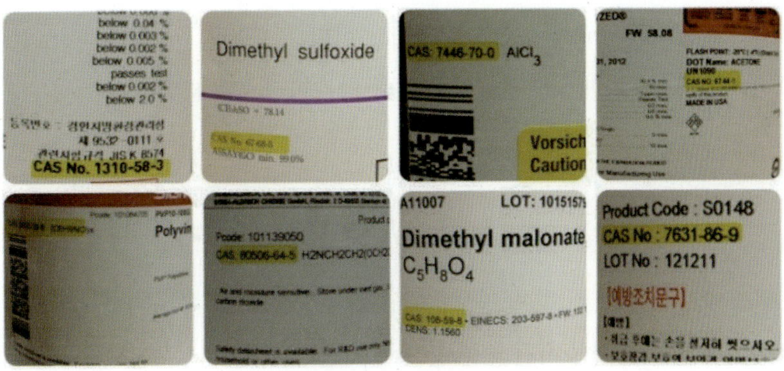


[그림 6-1] CAS 번호의 예

### (9) UN 번호(UN Number)

유해·위험물질의 국제적 운송 보호를 위해 UN이 지정한 물질분류 번호. 4자리 숫자로 UN을 적고 그 뒤에 숫자로 표기 예) 불산 : 1052

「위험물 운송·운반시의 위험성 경고표지에 관한 기준」

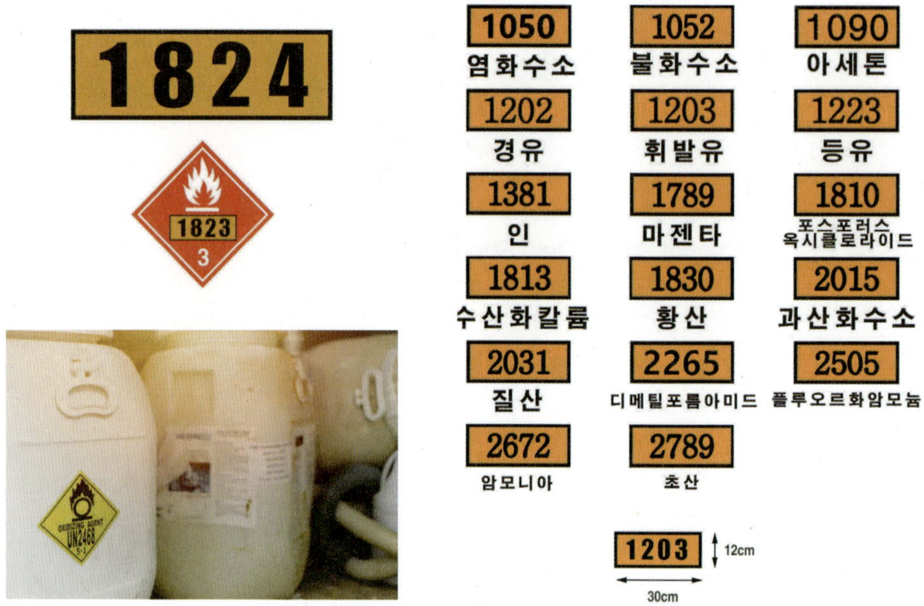


[그림 6-2] UN 번호의 예

## 3 대응이론

### 1) 대응목표

(1) 대응활동은 누출된 독성물질 등으로부터 소방대원의 안전을 확보한다.

(2) 구조대상자(노출자)에 대한 구조·구급활동을 실시한다.

(3) 화학물질 사고테러로 인한 피해·재난상황 확대를 방지한다.

### 2) 대응원칙

(1) 거리 : 대응요원의 오염노출 방지 및 생명보호를 위해 이격거리를 유지한다.

(2) 시간 : 대응요원의 위험구역 활동시간을 20분으로 제한한다.

(3) 차폐 : 유출물질을 차단, 제어하여 오염범위 확산을 최소화한다.

## 3) 현장지휘

화학사고(테러) 현장에서 긴급구조 현장지휘관(Incident commander)은 다음과 같은 절차에 따라 사고 현장 대응계획(Incident Action Plan)을 수립하여 시행한다.

- step 1 : 전술적 우선순위
- step 2 : 위험성 평가
- step 3 : 위험성 추정 및 결정
- step 4 : 위험성 감소대책 수립 및 실행

### (1) 전술적 우선순위

- 인명 구호(Protection of life)
- 사고 안정(Accident stabilization)
- 재산 · 환경보호(Environmental / Property protection)
- 증거 보존(Preservation of Evidence)

[표 6-1] 대응전술

| 순위 | 대응 전술 | 부대 임무 |
|---|---|---|
| 1 | 인명 구호 | 구조, 주민대피, 위험 · 지역통제, 응급의료, 오염제독, 환자이송, 사상자 예우, 유가족 관리 등 긴급구조 |
| 2 | 사고 안정 | 오염탐지 · 분석, 위험통제, 누출통제, 누출방지, 누출 수거,<br>사원통세, 무신통제, 인론통제, 지역 · 도로통제 등 피해수습 |
| 3 | 재산보호<br>환경보호 | 화재진압, 환경영향평가, 오염제거(중화 · 휘석 · 흡착)<br>누출 · 폐기물처리 |
| 4 | 증거보존 | 시료(표본) 채취, 영상기록, 증거물 보존 |

### (2) 위험성평가

화학사고(테러) 현장의 긴급구조 현장지휘관(Incident commander)은 현장 상황, 지리환경 등을 기초로 위험성평가(Risk Assessment)를 실시한다.

- 사전평가

  화학사고(테러) 현장 출동단계에서 수집된 정보 · 자료를 기초로 위험성을 평가한다.

- 위험요인 파악

  화학사고(테러) 현장 출동단계에서 수집된 정보를 기초로 현장 도착단계에서 측정 · 탐지에 의한 위험요인을 파악한다.

### (3) 위험성 추정 및 결정

- 위험성 추정 - 화학사고(테러) 현장의 긴급구조 현장지휘관(Incident commander)은 출동단계와 도착단계에서 수집 또는 탐지된 정보 · 자료를 종합하여 위험성을 추정한다.
- 위험성 결정 - 화학사고(테러) 현장의 긴급구조 현장지휘관(Incident commander)은 추정된 위험성을 기초로 위험지역에서 활동하는 대응요원의 임무 수행에 유해물질이 노출될 경우를 고려하여 위험성을 5가지 과정을 통해 결정한다.
  - step 1 : 유해성 확인(Hazard Identification)
  - step 2 : 용량평가(Dose Assessment)
  - step 3 : 반응평가(Response Assessment)
  - step 4 : 노출평가(Exposure Assessment)
  - step 5 : 위험결정(Risk Characterization)

### (4) 위험성 감소대책 수립 및 실행

화학사고(테러) 현장의 긴급구조 현장지휘관(Incident commander)은 통제지역 설정, 대응부대 임무편성, 개인보호장비 승인 등 위험성 감소대책을 실행한다.

- 「소방용 특수보호복 등의 성능과 유지관리기준」 소방청 기준에 의함
- 미국 화재방호협회 개인보호장비(Personal Protective Equipment) 등급

| 등급 | Level A | Level B | Level C | | Level D |
|---|---|---|---|---|---|
| 보호 기준 | 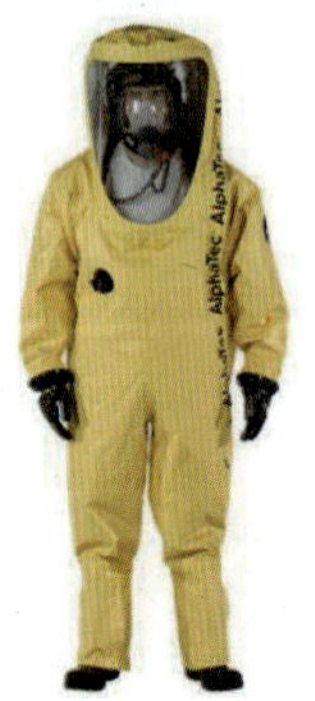 | 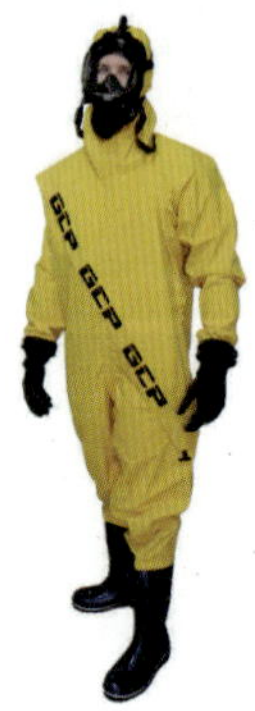 | 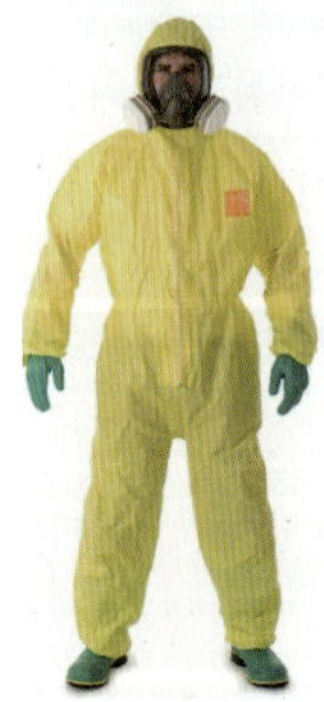 | 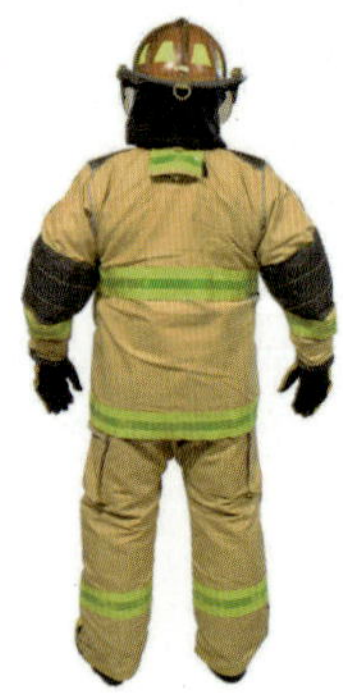 | 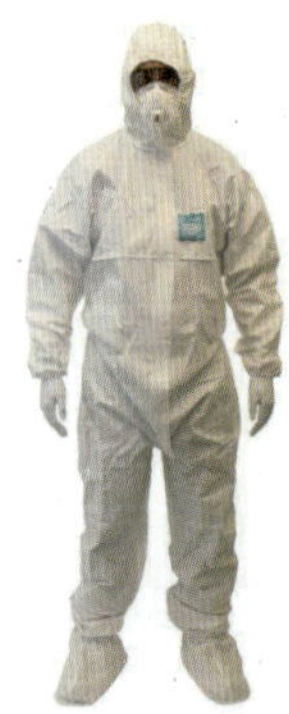 |
| | 공기공급식(atmosphere–supplying respirators) | | | 공기정화식(Air–Purifying Respirators) | |
| 활동 지역 | Hot Zone | | Warm Zone | | Cold Zone |
| | Hazard Area | Exclusion Zone | Contamination Reduction Zone | | Support Zone |
| 유해 물질 | 가스 · 증기, 액체 · 고체 | | 액체 · 고체 | | – |

출처 US NFPA 미국 화재방호협회, US NIOSH 미국 산업안전보건청의 CBRNE 테러사건에 대한 긴급대응을 위한 비상대응요원의 개인보호 장비에 대한 지침 Guidance on Emergency Responder Personal Protective Equipment for Response to CBRN Terrorism Incidents의 HAZWOPER Hazardous Waster Operations and Emergency Response Standard

**[그림 6-3]** CBRNE 테러 사건에 대한 개인보호장비

- Level A : CBRNE 테러사건 현장에서 유해성을 인지하지 못할 때, 위험평가를 정량화할 수 없는 경우로 가장 높은 수준의 피부, 호흡기 및 눈 보호가 필요할 때
- Level B : CBRNE 테러사건 현장에서 유해・위험성을 확인되어 호흡 및 피부보호가 필요할 때
- Level C : CBRNE 테러사건 현장에서 유해・위험성을 확인되어 공기정화 호흡보호가 필요할 때
- Level D : CBRNE 테러사건 현장에서 유해・위험성을 확인되어 일반적인 작업복 수준으로 호흡기 보호구 불필요

## 4 대응절차

### 1) 부대편성

화학사고(테러) 현장의 긴급구조 현장지휘관(Incident commander)은 테러대응구조대를 포함하여 초기대응을 위해 다음과 같이 긴급구조기관(소방서) 단위 출동대의 기능별 임무를 지정한다.

(1) 화학사고(Chemical Incident) : 화학물질을 제조・취급, 저장・판매, 운송 등 관련시설에서의 발생하는 폭발・화재, 누(유)출, 운송・통사고 등은 재난대응을 위한 긴급구조통제단 지휘체계 중심의 부대를 편성한다.

(2) 화학사고 형태를 갖는 테러(Terrorism Related Incident) : 화학물질을 제조・취급, 저장・판매, 운송 등 관련 시설 이외의 지하철 등 불특정다수인이 이용하는 시설(테러취약시설)에서 발생하는 사고 유형은 화학테러 초동조치팀 지휘체계 중심의 부대를 편성한다.

[표 6-2] 긴급구조통제단

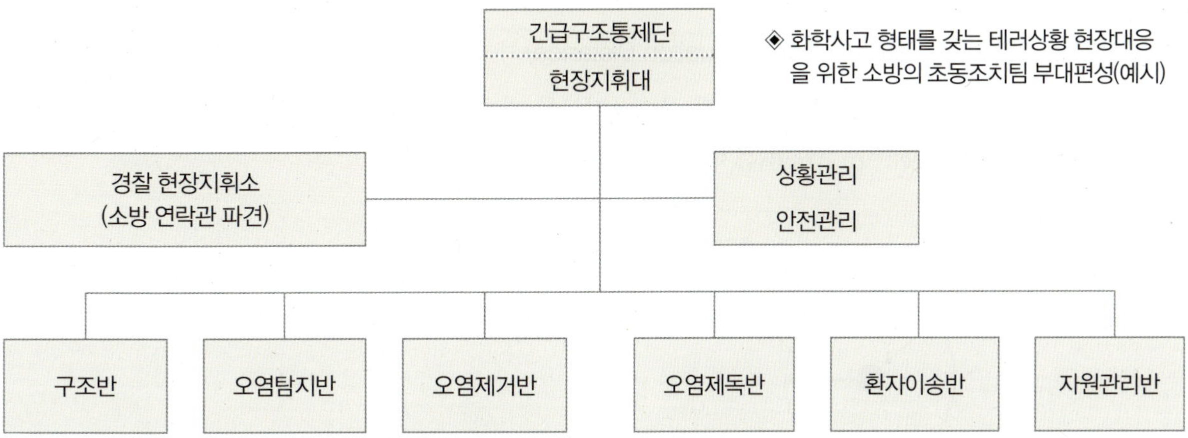

| 임무 | 주요 임무 | 출동대 |
|---|---|---|
| 현장지휘대 | 현장지휘, 상황관리, 안전관리, 자원관리, 연락관 파견 | 지휘대 |
| 구조반 | 노출자 구조, 노출의심자 대피격리 | 구조 · 진압대 |
| 오염탐지반 | 위험구역 등 경계구역 설정, 위험요인 파악, 원점물질 분석 | 테러대응구조대 |
| 오염제거반 | 누출물 수거, 누출확산 방지, 시료채취, 증거보존 | 테러대응구조대 |
| 오염제독반 | 인체제독(노출자 · 대원), 환경제독(시설 · 장비, 차량), 현장응급의료소 | 구급 · 진압대 |
| 환자이송반 | 사상자 분류에 따른 의료기관 구급이송 | 구급대 |
| 자원관리반 | 전기, 가스, 통신, 상하수도, 자치구, 보건, 의료, 군부대 등 자원관리 | 진압대 |

출처 「테러대응구조대 운영규정」 및 지역단위 재난대비 긴급구조대응계획

## 2) 지역통제

화학사고(테러) 현장의 긴급구조 현장지휘관(Incident commander)은 현장 위험성평가를 통해 공공안전을 위한 대피거리와 방호활동 지역을 선정한다.

- step 1: 일반인 공공안전을 위한 대피거리(Evacuation Distance)
- step 2: 방호활동 지역(Protective Action Zone)
- step 3: 통제지역(Hazard Control Zones)

Check!

- US EPA 환경보호국(Environmental Protection Agency): Standard Operating Safety Guidelines
- US OHSA 산업안전보건청(Occupational Safety and Health Administration) : CFR 1910, 120
- US NFPA 화재예방협회(National Fire Protection Association) : NFPA 472

### (1) 일반인 공공안전을 위한 대피거리(Evacuation Distance)

화학사고(테러) 현장 출동단계에서 수집된 정보 · 자료를 기초로 일반인 공공안전을 위한 대피거리를 선정하고, 자원집결지(Check-in Area)를 지정한다.

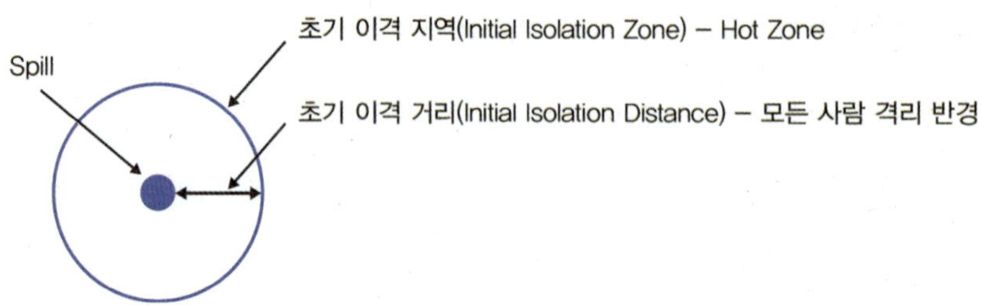


**[그림 6-4]** 대피거리

출처 2020 HAZMAT 비상대응 가이드북(소방청/중앙119구조본부)

[그림 6-5] 대피장소 지정안내

출처 2020 전국 화학사고 대피장소 지정안내(화학물질안전원)

### (2) 방호활동 지역(Protective Action Zone)

화학사고(테러) 현장 도착단계에서 측정・탐지에 의한 위험요인을 파악하고 다음과 같은 사고대응 정보를 활용하여 오염노출, 대응활동 범위를 선정한다.

- 사고현장 기상 및 환경정보
- 화학물질 분류 표지 세계조화시스템 GHS(Globally Harmonized System of Classification and Labelling of Chemicals)
- 물질안전보건자료 MSDS(Material Safety Data Sheet)
- 비상대응 기이드북 ERG(Emergency Response Guidebook)
- 사고대비물질 키인포가이드 KEY INFO GUIDE

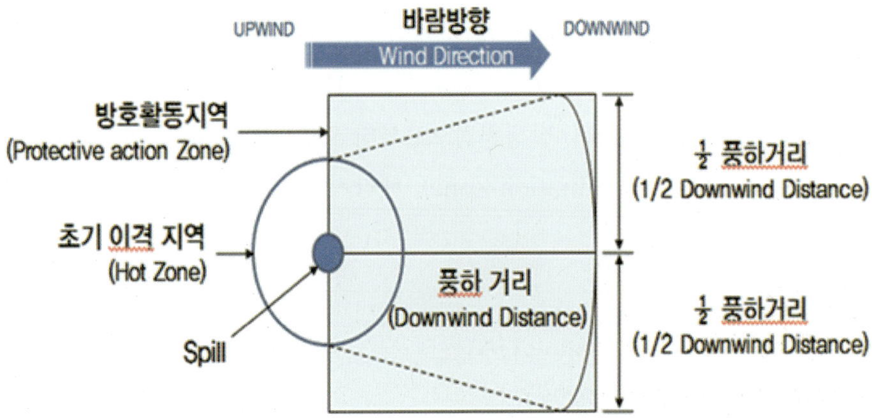


[그림 6-6] 방호활동지역

출처 2020 HAZMAT 비상대응 가이드북(소방청 중앙119구조본부)

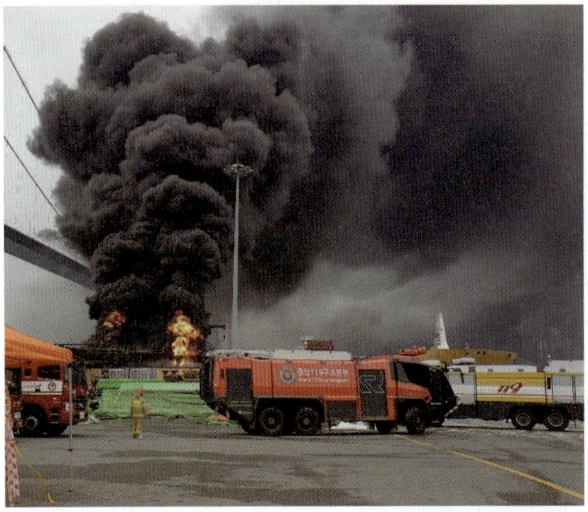

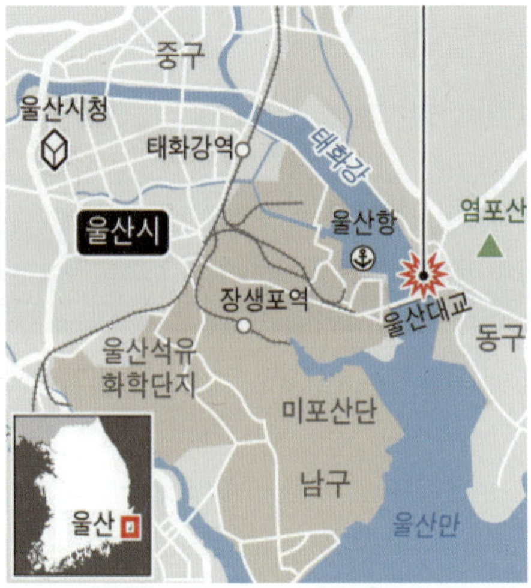


**[그림 6-7]** 석유제품운반선 폭발사고

출처 2019 울산 석유제품운반선 폭발사고

### (3) 통제지역(Hazard Control Zones)

화학사고(테러) 현장에서 추정된 위험성을 기초로 위험성 결정에 따라 현장지휘체계(Incident Command System) 정상작동을 위한 통제지역으로 다음과 같이 용도와 기능이 구분한다.

- 안전지역(Cold Zone) : 화학사고(테러) 현장통제 및 지원 조직이 위치한 풍상 또는 풍측으로 오염도(0ppm↓) 없는 안전한 지역으로 녹색지역(Green Zone), 안전지역(Clean Zone), 지원지역(Support Zone), 대중통제지역(Crowd Control Zone)이라 한다.
- 준 위험지역(Warm Zone) : 화학사고(테러) 현장대응 자원운영, 사상자 분류, 오염제독 등 오염통제, 접근통제를 위한 오염도(0ppm↓) 없는 오염감소지역(Contamination Reduction Zone), 황색지역(Yellow Zone), 접근제한구역(Access Restrictions Zone)이라 한다.
- 위험지역(Hot Zone) : 화학사고(테러) 발생원점으로부터 오염도(0ppm↑) 이상의 오염지역으로 적색지역(Red Zone), 오염지역(Contamination Zone), 배타지역(Exclusion Zone), 제한지역(Restricted Zone)이라 한다.

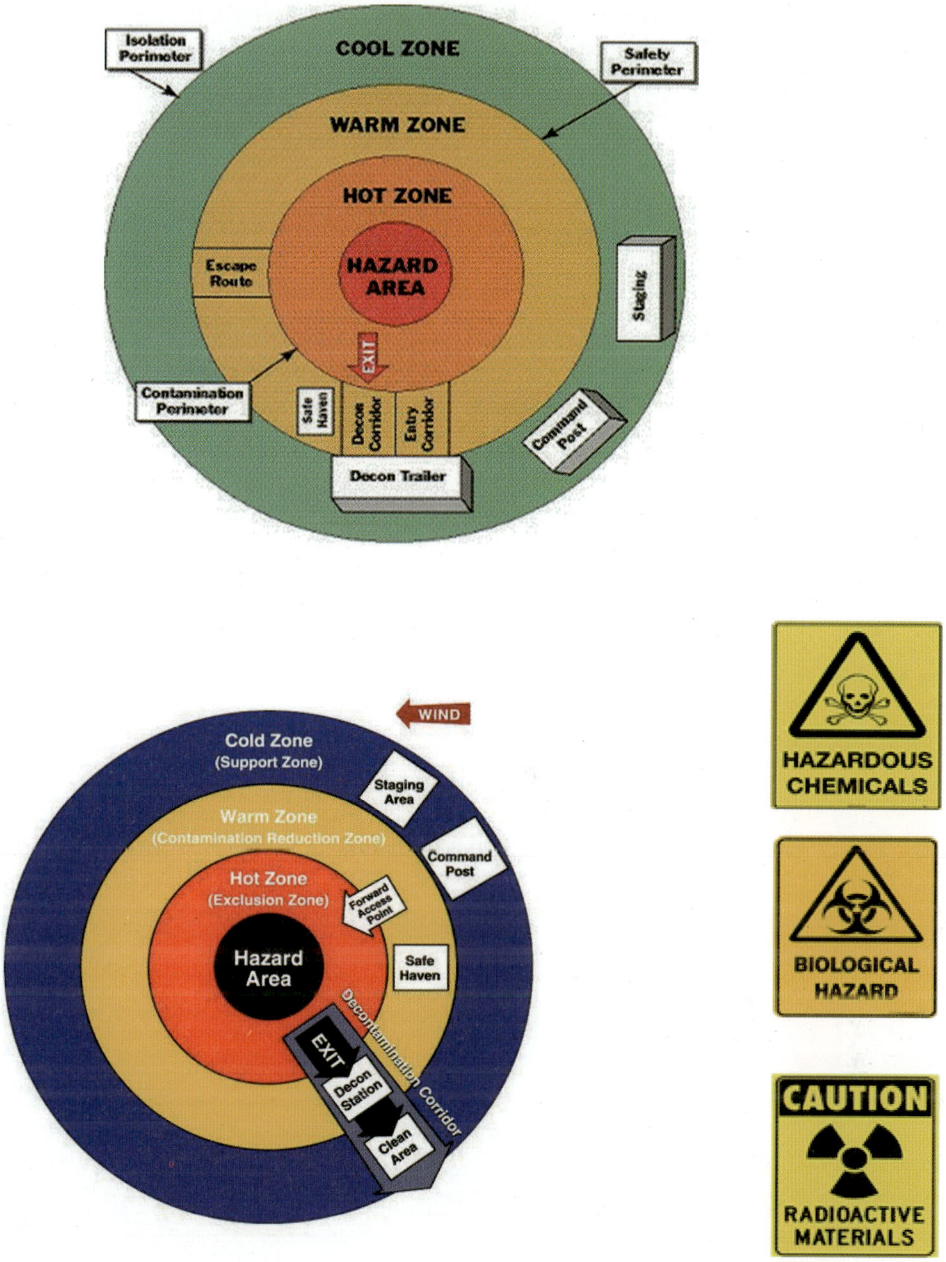


[그림 6-8] 통제지역

출처 US NFPA 472 Standard for Competence of Responders to Hazardous Materials

| 통제 범위 | 위험지역 (Hot Zone) | | 준 위험지역 (Warm Zone) | Cold Zone |
|---|---|---|---|---|
| | Hazard Area | 위험구역 | 준 위험구역 | 안전구역 |
| 표식 | 검정(Black) | 적색(Red) | 황색(Yellow) | 파랑(Blue) |
| 용도 | • 접근금지<br>• 사고원점 | • 접근통제 | • 오염통제<br>• 위험지역 활동지원<br>• 오염 저감통로 CRC<br>• 오염 저감지역 CRZ | • 대중통제<br>• 현장지휘<br>• 자원관리 |
| | • 구조 · 탐지<br>• Intervention Team | | • 오염제독<br>• Decontamination Team | • 기술 · 자원지원<br>• Backup Team |
| 다른 명칭 | | • 배타(배제)지역<br>Exclusion Zone<br>• 제한(한정)지역<br>Restricted Zone<br>• 위험지역<br>Red Zone | • 오염지역<br>Contamination Zone<br>• 경감지역<br>Reduction Zone<br>• 접근제한 지역<br>Limited access Zone | • 안전지역<br>Clean Zone<br>Green Zone<br>• 지원지역<br>Support Zone |
| 설정 | Signs | Fire Line | Fire Line | Police Line |

* 오염 저감통로 CRC : Contamination Reduction Corridor
* 오염 저감구역 CRZ : Contamination Reduction Zone
* NFPA 472 Standard for Competence of Responders to Hazardous Materials

[그림 6-9] 통제지역 설정 화학물질 누출사고

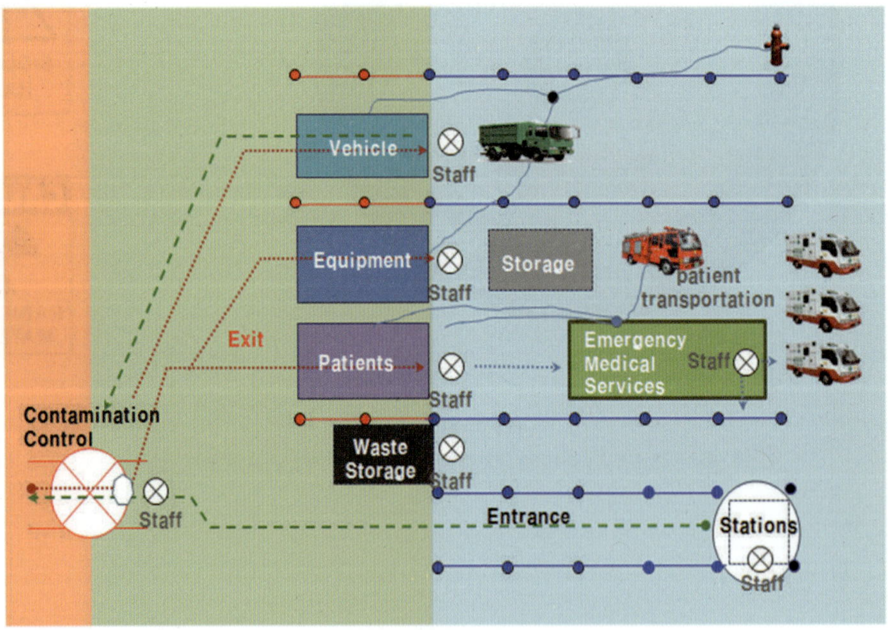


[그림 6-10] 통제구역 오염제독 부대운영 예시

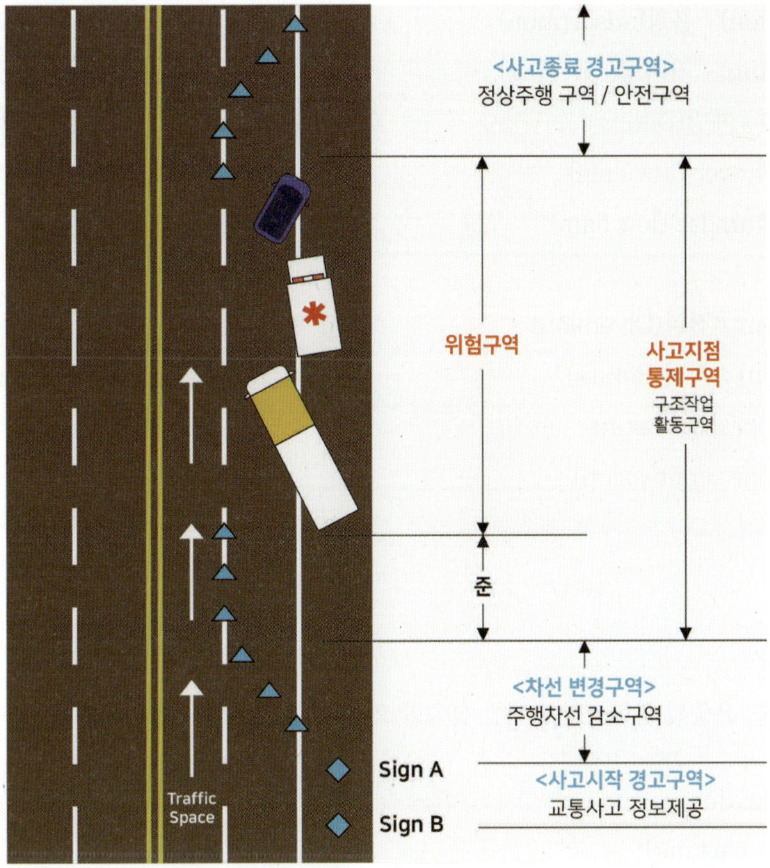


[그림 6-11] 화학물질 운송사고

## 5 대응기술

### 1) 기술 구분

화학사고(테러) 오염제어, 확산방지를 위한 대응기술은 피해 규모, 현장대응요원의 위험노출 및 안전 확보를 위해 방어적 기술과 공격적 기술로 구분한다.

#### (1) 방어적 대응기술

위험지역에서 누출, 유출된 화학물질의 방향전환이나 제방 쌓기와 같은 구체적인 활동의 유형으로 확산을 제한하는 쪽으로 대응노력을 기울이는 방법으로 일반적으로 방어적 대응기술은 공격적인 대응기술보다는 현장대응요원의 위험노출을 감소시키는 장점을 갖는다.

- 흡수(absorption) / 흡착(adsorption)
- 덮기(blanketing) / 커버링(covering)
- 댐(damming) / 제방(Diking)
  - 오버플로 댐(over flow dam)
  - 언더플로 댐(under flow dam)
- 희석(dilution)
- 우회(diversion) / 전환(Diversion)
- 보유(retention) / 격리(Retain)
- 증기 확산(vapor dispersion)
- 증기 억제(vapor suppression)

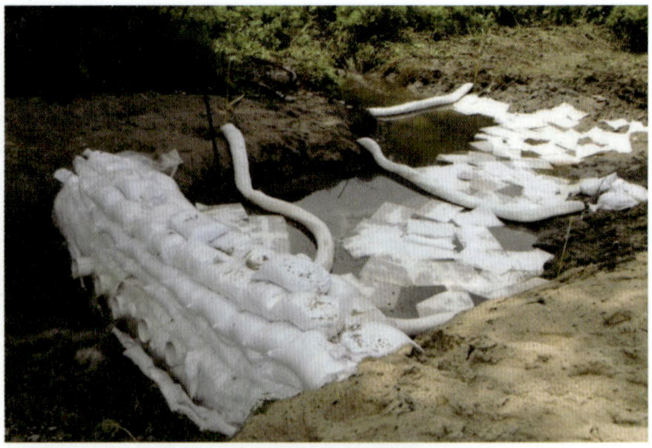

[그림 6-12] 방어 예시

#### (2) 공격적 대응기술

위험지역에서 누출, 유출된 화학물질에 대한 신속한 오염통제, 피해확산 방지를 위한 공세적 대응기술이다.

- 중화(neutralization)
- 오버패킹(over packing)
- 패칭(patching), 플러깅(plugging)
  - 마개누출(bung leak)
  - 구멍 누출(punctures)
  - 테두리 누출(chime leak)
- 응고(solidification)

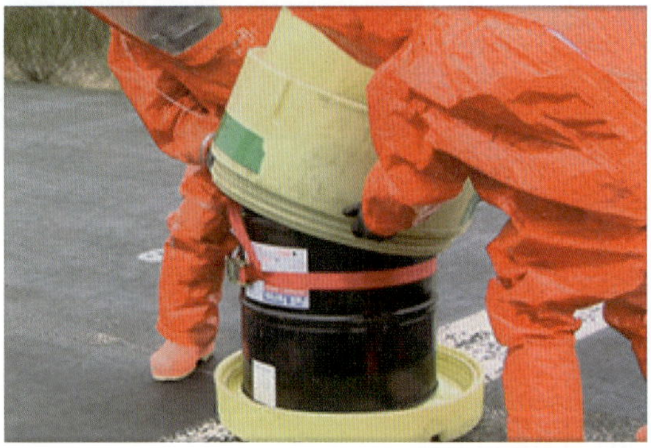

[그림 6-13] 방어 예시

### 2) 누출통제(Leak control)

화학사고(테러) 현장대응 전담부서는 위험구역 사고원점에 대한 오염제어, 확산방지를 위한 방어적・공격적 누출통제를 실행한다.

#### (1) 흡수(absorption) / 흡착(adsorption)

화학사고・오염물질(액체)을 다른 흡수제를 이용해 화학적 변화없이 물질 그대로를 빨아들이는 누출통제 방식이다. 흡수제는 불활성・반응성이 없는 것으로 선택해야 하며, 사고현장에서 사용한 흡수제는 유해한 것으로 간주하여 폐기・처리하여야 한다. 일반적으로 내화학성 케미컬 흡착제(Chemical absorbent)를 사용하고 있으며, 상용 흡수제가 없을 경우에는 모래 및 흙으로 조치할 수 있다.

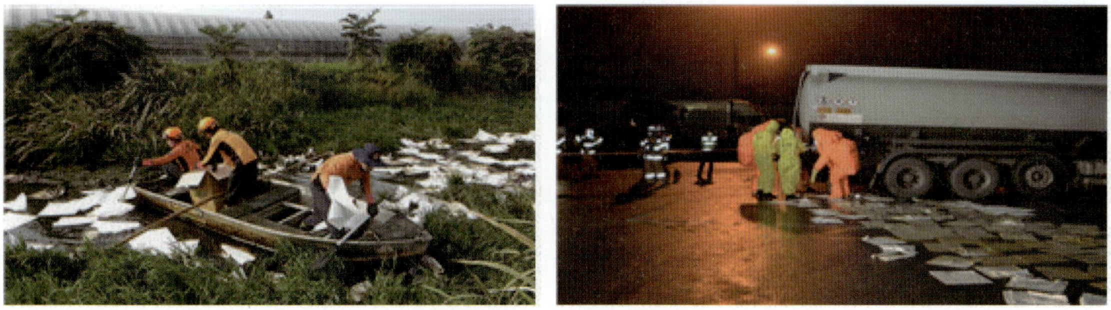

[그림 6-14] 흡수, 흡착 예시

### (2) 덮기(blanketing) / 커버링(covering)

화학사고 · 오염물질의 표면에서 연기(gas), 증발 · 발산(evaporation), 증기 · 안개(vapor)가 발생하는 경우에 누출통제 방식이다.

물질의 상태, 사고의 형태 그리고 사고현장의 풍향 등 기상환경을 고려해 내화학성 플라스틱 용기로 덮어씌우기, 고무장판, 비닐(vinyl), 폴리염화비닐(PVC) 또는 방수천으로 씌우거나 덮는 방법으로 조치할 수 있다.

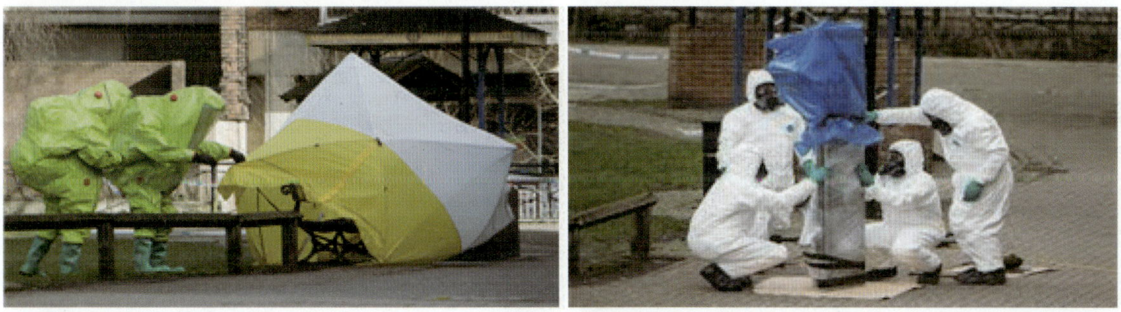

[그림 6-15] 덮기

### (3) 댐(damming)

화학사고 · 오염물질이 하천으로 유입방지를 위해 오염물질의 비중을 기준으로 댐 상류에 가두고 자연수는 댐의 배수관(pipe)을 통해 댐 하류측으로 흐르게 하는 방식이다. 이 방식은 천천히 흐르는 좁은 수로에 가장 효과적이다.

- 오버플로 댐(over flow dam) : 오염물질이 비중(X 〉1)인 경우
- 언더플로 댐(under flow dam) : 오염물질이 비중(X = 1)인 경우

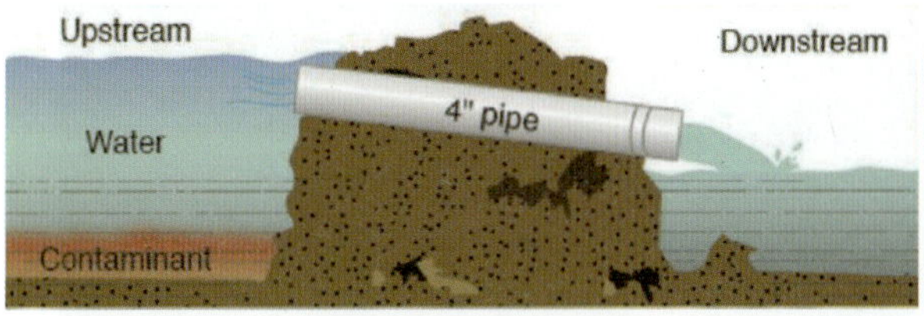


오버플로 댐(over flow dam)

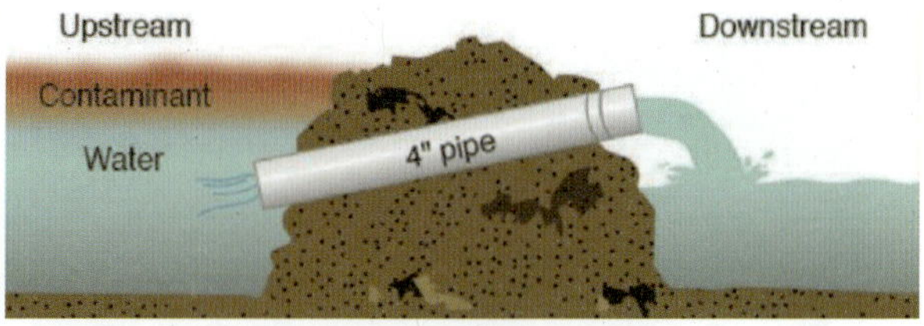


언더플로 댐(under flow dam)

[그림 6-16] 오버플로 댐, 언더플로 댐

### (4) 제방(Diking)

화학사고・오염물질이 저지대의 도로, 토양, 하천, 하수・배수구 등으로 유입되는 것을 차단하기 위해 사고현장의 지형・지물을 이용한 자연 또는 인공 장애물을 설치하는 방식이다. 이 방식은 지대의 높낮이를 고려해야 한다.

- 전환(Diversion) : 오염 누출경로(흐름)의 방향을 변경시켜 유입을 막는 방법
- 쌓기(Diking) : 오염 누출경로(흐름)를 직접적으로 막는 방법

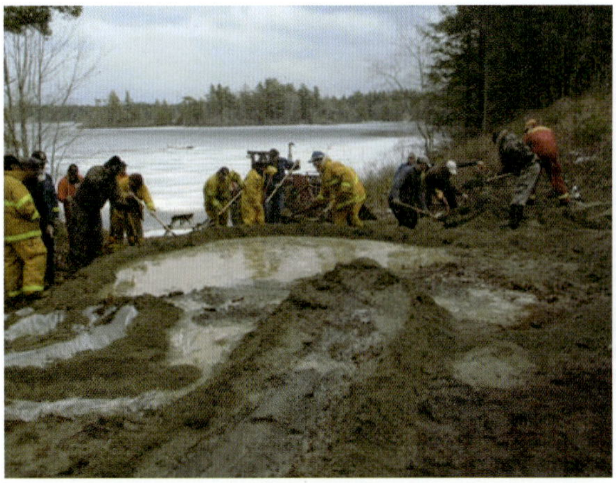

전환(Diversion)

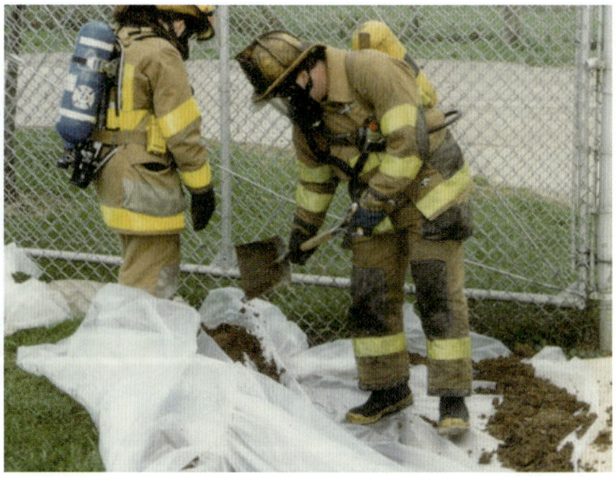

쌓기(Diking)

[그림 6-17] 제방의 예시

### (5) 희석(dilution)

화학사고・오염물질 희석을 위해 가장 많이 사용되는 물질은 물이며 희석작업은 확산되고 있는 오염물질에 대한 오염・독성 등 화학적 성분을 감소시키는 목적으로 희석작업을 위해 분사・누출된 사용물질을 수거해야 하고, 사후 환경영향평가를 통해 회수・처리해야 한다.

- 간접 희석 : 불용・독성 오염물질의 비산, 증발 등 기상으로 확산(aerosol)되는 경우 물질의 농도를 낮추는 기술이다.
- 직접 희석 : 수용・독성 오염물질의 농도를 줄이기 위해서 용해제를 사용하는 처리과정의 기술이다.

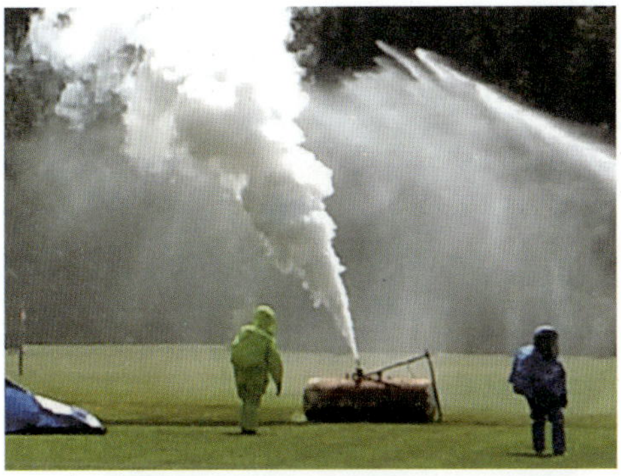
간접 희석

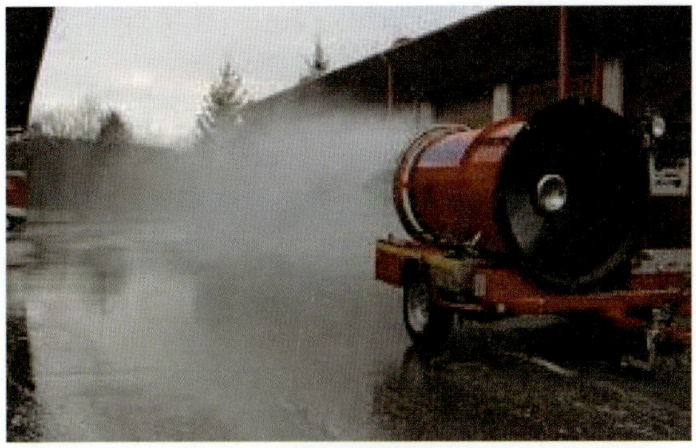
직접 희석

[그림 6-18] 희식의 예시

### (6) 증기 확산(vapor dispersion) / 증기 억제(vapor suppression)

누출된 물질로부터 생성되는 증기를 줄이거나 제거하기 위한 물리적 가둠의 방법이다. 일반적으로 그것은 공격적 방법으로 가연성, 부식성, 독성으로 증기가 발전하는 것을 완화시키고 대기에 노출된 표면적을 줄이기 위한 것이다. 증기 억제는 일반적으로 유해물질의 성분을 변화시키지는 않지만, 통제되지 않은 증기와 연관된 직접적인 피해는 크게 줄일 수 있다. 물 분무 작업 등으로 증기를 확산시키거나 제거하는 방법으로 무수암모니아 등 수용성 물질에 효과적이다

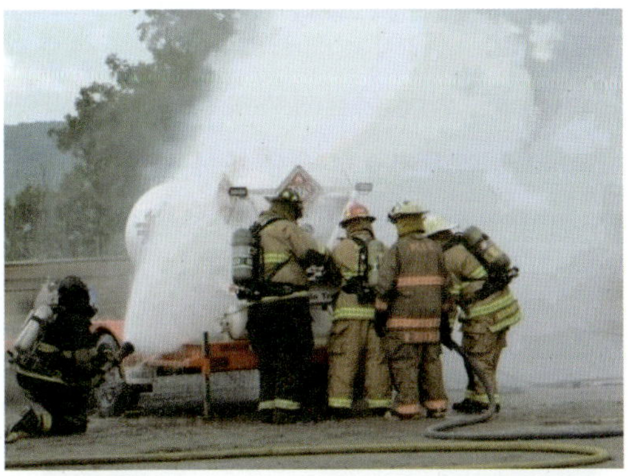

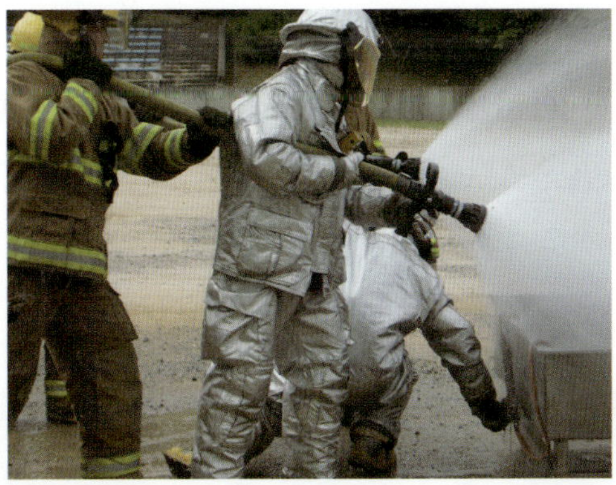

[그림 6-19] 증기의 확산의 예시

### (7) 중화(neutralization)

누출된 화학물질에 제2의 물질을 가함으로써 화학적 반응을 일으켜 덜 해로운 물질 형태로 중화시키는 화학적 방법이다. 가장 일반적인 예로서 누출된 산에 염기 물질을 가하여 중화염을 생성시키는 것이 있다. 중화의 큰 장점은 방출되는 유해 증기가 현저히 감소된다는 것이다. 어떤 경우는 유해물질이 전혀 해롭지 않

은 형태로 전환될 수도 있고, 적은 비용과 노력으로 쉽게 폐기처리 할 수 있다. 그러나 산과 염기가 섞이는 초기 단계에는 독성, 가연성 증기 발생뿐만 아니라 다량의 열을 발생시킬 수도 있다.

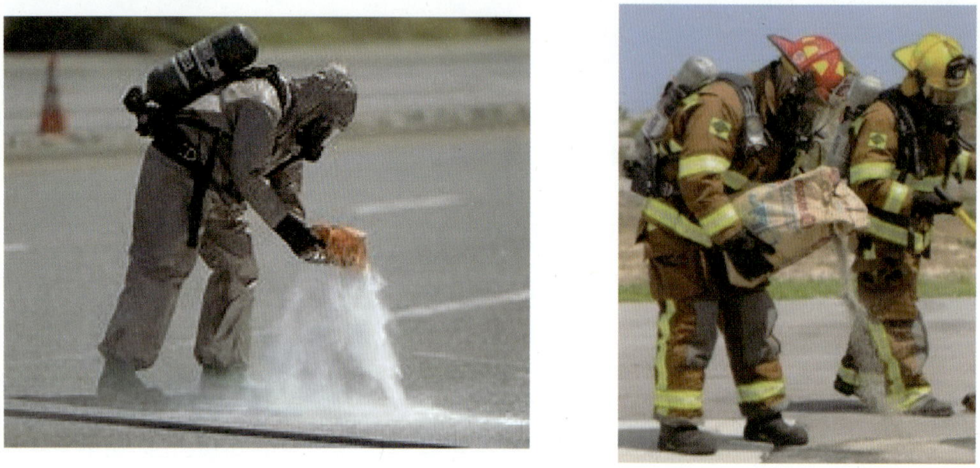

[그림 6-20] 중화의 예시

### (8) 오버패킹(Over packing)

누출이 발생한 드럼, 용기 또는 실린더를 손상되지 않은 대형의 오버패킹 컨테이너 속에 넣는 물리적 봉쇄방법이다. 액체 용기에 사용되지만 염소와 같은 일부 압축가스 실린더에도 사용할 수 있다. 액체 오버패킹 컨테이너는 강철과 폴리에틸렌으로 제작되며 실험실용 팩에서 드럼에 이르기까지 그 범위는 다양하다. 가능하면 오버패킹 컨테이너 속에 용기를 넣기 전에 누출되는 곳을 일시적으로 수리해야 한다. 오버패킹 컨테이너 속에 넣는 방법은 밀어 넣기, 굴려 넣기, 세워 넣기 등의 방법이 있다.

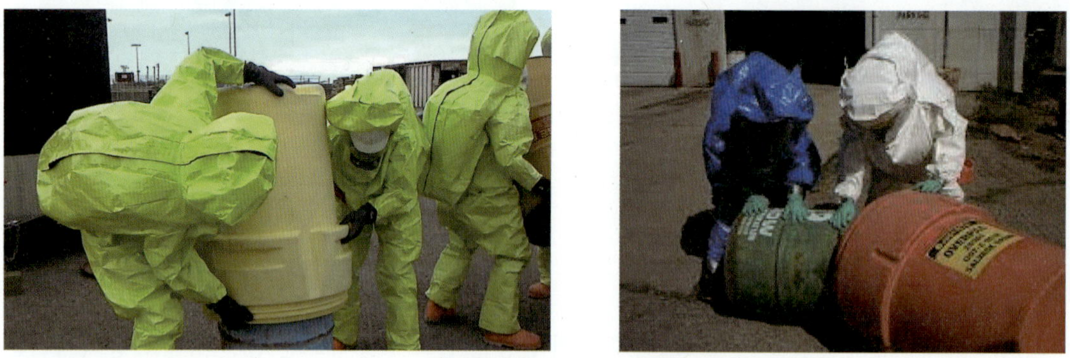

[그림 6-21] 오버 패킹의 예시

### (9) 패칭(patching), 플러깅(plugging)

화학물질 저장용기, 배관 등 균열 부위에 누(유)출되는 물질을 재료를 이용해 나오지 않게 하는 직접적인 방식이다. 패칭(patching) 및 플러깅(plugging)재료의 선택은 누(유)출되고 있는 오염물질의 화학적 특성과 압력을 고려해야 한다.

- 패칭(patching) : 내화학성 고무, PVC 등으로 덧대어 막기 · 조이기
- 플러깅(plugging) : 내화학성 고무, PVC 등으로 끼어 막기

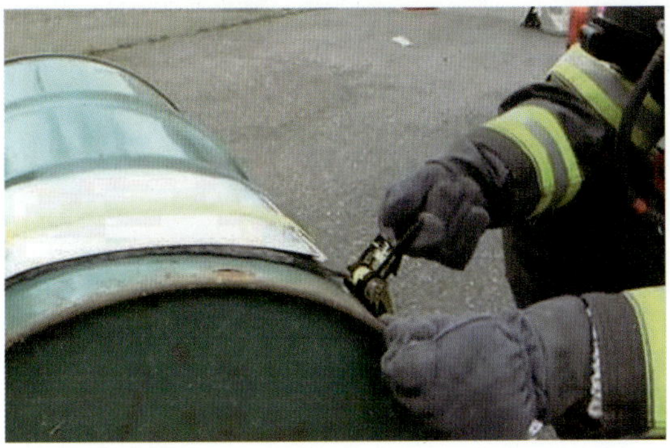
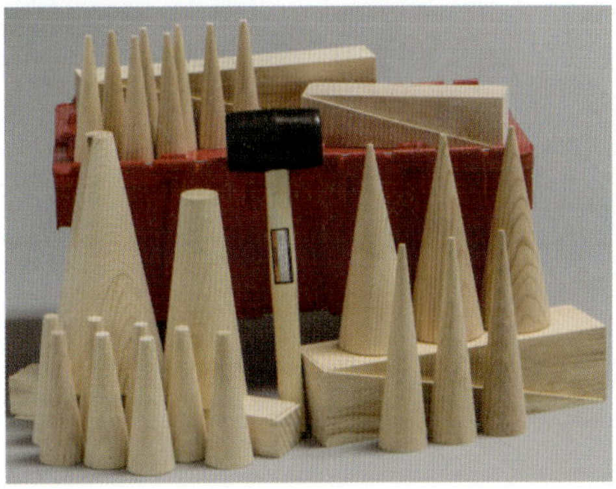

[그림 6-22] 플러깅의 예시

## 3) 누출방지(Leak sealing)

화학사고(대리) 전담부서는 위험구역에서 대응활동 · 노출시간을 줄이기 위해 누출방지용 대응장비를 활용해 누출방지를 시행한다. 이 경우 대응장비 선택에 있어 제조사에서 제공하는 장비사용기준(Catalog Guide)을 준수해야 한다.

### (1) 누출방지 테이프 & 본드(Leak Sealing Tape & Paste)

화학물질 보관탱크, 공급배관 응급처치용으로 운영압력이 최대 0.4bar(0.4kg/㎠)인 경우에 적용한다.

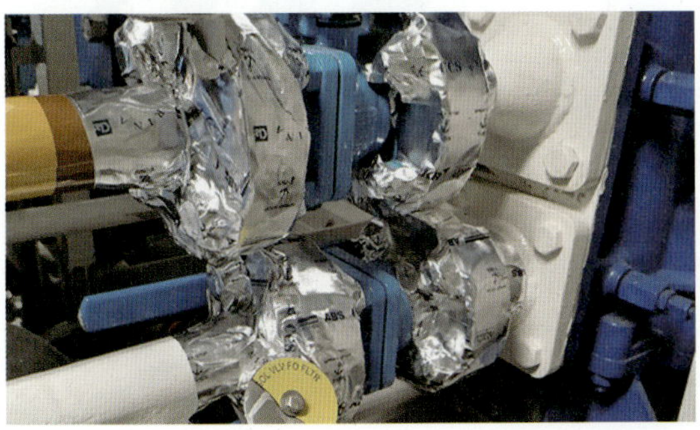
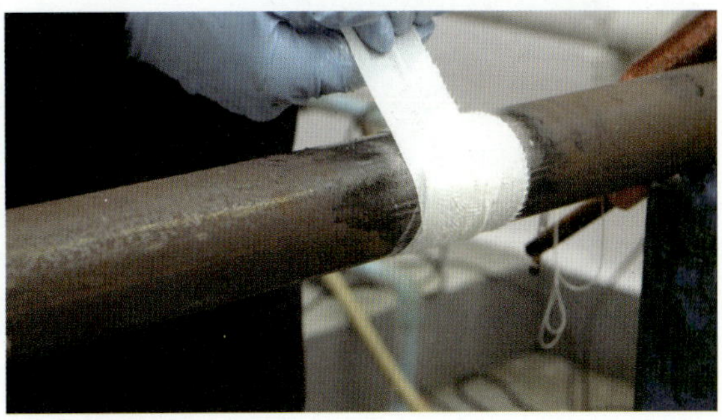

[그림 6-23] 누출방지 테이프 예시

출처 vetter Hazardous Material Program

### (2) 누출방지 슬리브(Pipe Sealing Sleeves)

화학물질 공급배관 연결부위(직경 15~100cm 이하)로 운영압력이 최대 16.0bar (16.3kg/㎠)인 경우에 적용한다.

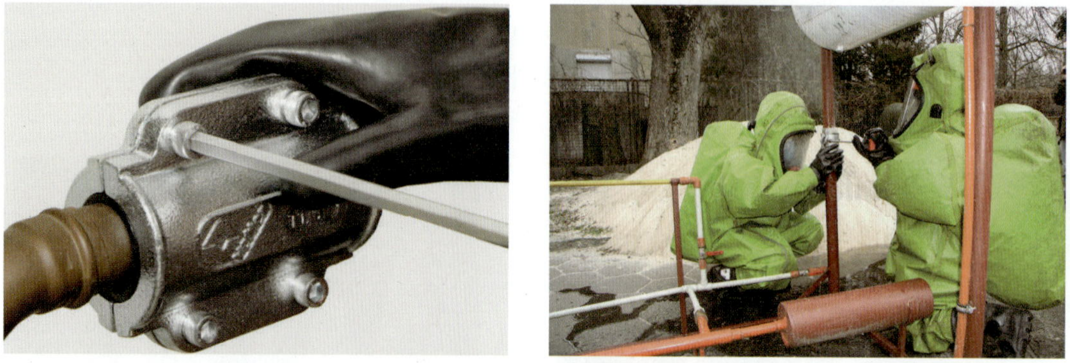

[그림 6-24] 누출방지 슬리브 예시

출처 vetter Hazardous Material Program

### (3) 누출방지 창(Pipe Sealing Lance)

화학물질 보관탱크, 공급배관 파열 15~60mm 이하로 운영압력이 최대 1.5bar(1.5kg/㎠)인 경우에 적용한다.

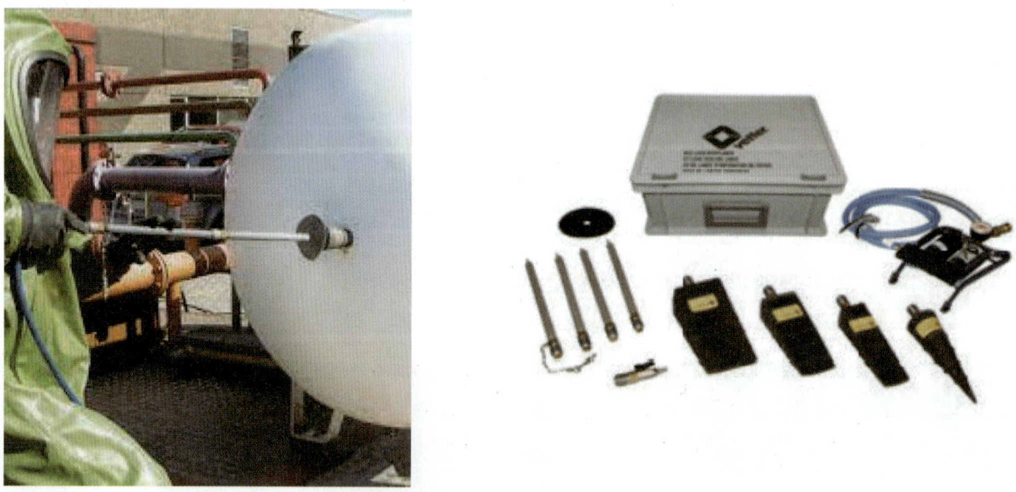

[그림 6-25] 누출방지 창의 예시

출처 vetter Hazardous Material Program

### (4) 누출방지 밴드(Leak Sealing Bandage)

화학물질 보관탱크, 공급배관(직경 48cm 이하)으로 운영압력이 최대 1.4bar(1.4kg/㎠)인 경우에 적용한다.

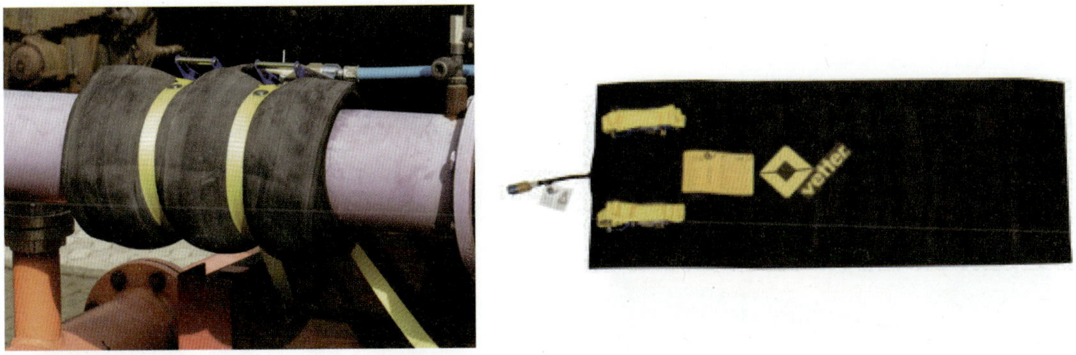


[그림 6-26] 누출방지 밴드 예시

출처 vetter Hazardous Material Program

### (5) 파이프 누출방지 백(Pipe sealing bags and bypass bags FS)

화학물질 공급배관(직경 140cm 이하)으로 운영압력이 최대 1.5bar(1.5kg/㎠)인 경우에 적용한다.

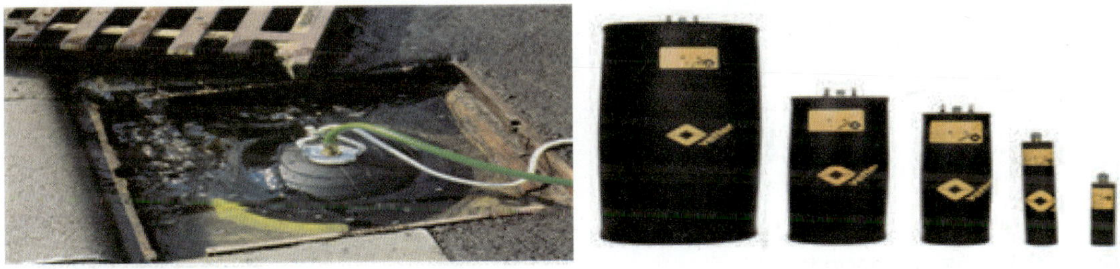

[그림 6-27] 파이프 누출방지 백

출처 vetter Hazardous Material Program

### (6) 고압 누출방지 호스(High-pressure leak sealing system)

화학물질 공급배관 또는 연결부위(T · L · † 형)에서 운영압력이 최대 14bar(14.3kg/㎠)인 경우에 적용한다.

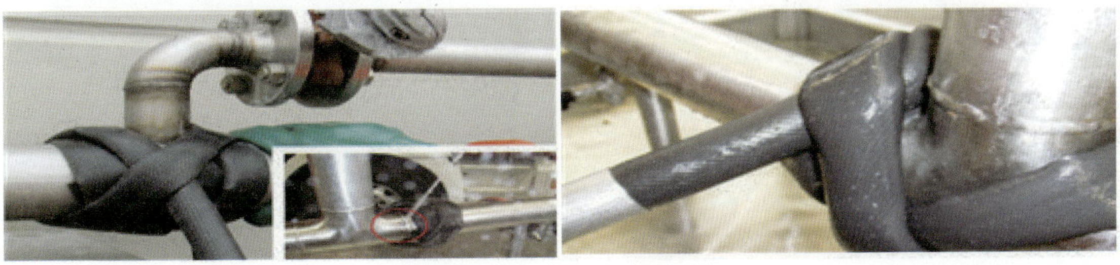

[그림 6-28] 고압 누출방지 호스

출처 vetter Hazardous Material Program

### (7) 고압 누출방지 백(High-pressure leak sealing bags)

화학물질 컨테이너, 탱크로리, 보관탱크, 공급배관(직경 50cm 이상)으로 운영압력이 최대 12bar인 경우에 적용한다.

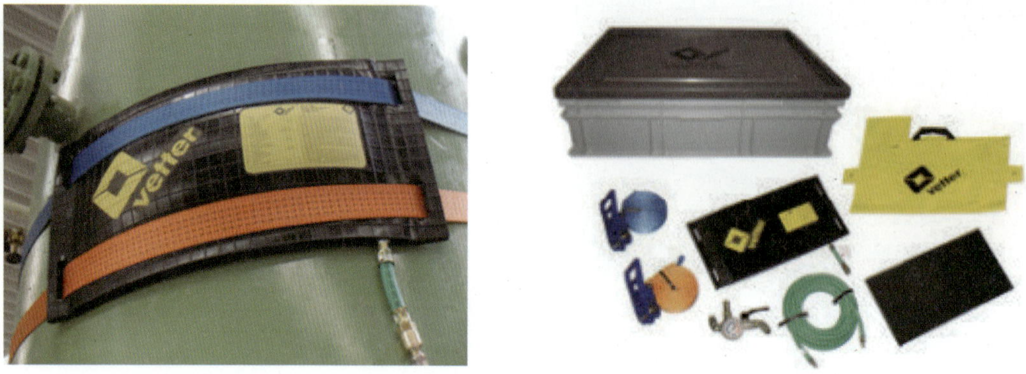


[그림 6-29] 고압 누출방지 백

출처 vetter Hazardous Material Program

## 4) 누출수거(Leak collecting)

화학사고(테러) 전담부서는 환경오염 확산방지를 위해 사고원점에서 누(유)출된 오염물질을 수거・회수용 대응장비를 활용해 누출수거를 실행한다. 이 경우 대응장비 선택은 제조사에서 제공하는 장비사용기준(Catalog Guide)을 준수해야 한다.

### (1) 누출 배수백(Leak drainage bags)

화학물질 보관탱크, 공급배관(직경 50cm 이하)으로 운영압력이 최대 1.5bar인 경우에 적용한다.

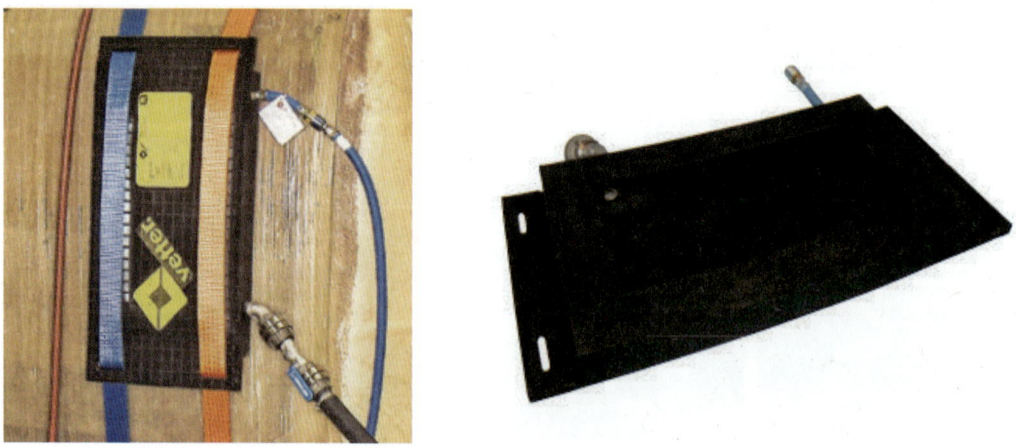


[그림 6-30] 누출 배수백

출처 vetter Hazardous Material Program

### (2) 진공 배수백(Vacuum Leak drainage bags)

화학물질 보관탱크, 공급배관 파열 20cm 이하의 경우에 적용한다.

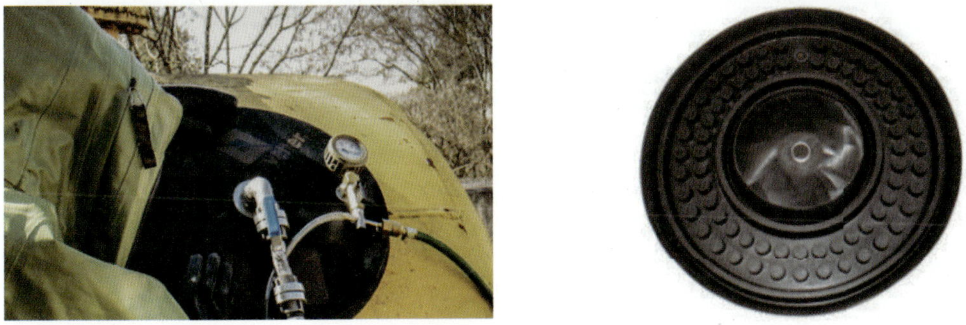

[그림 6-31] 진공 배수백

출처 vetter Hazardous Material Program

### (3) 플랜지 배수백(Flange drainage bags)

화학물질 공급배관 연결부위(직경 50~100cm 이하)으로 운영압력이 최대 14.5bar인 경우에 적용한다.

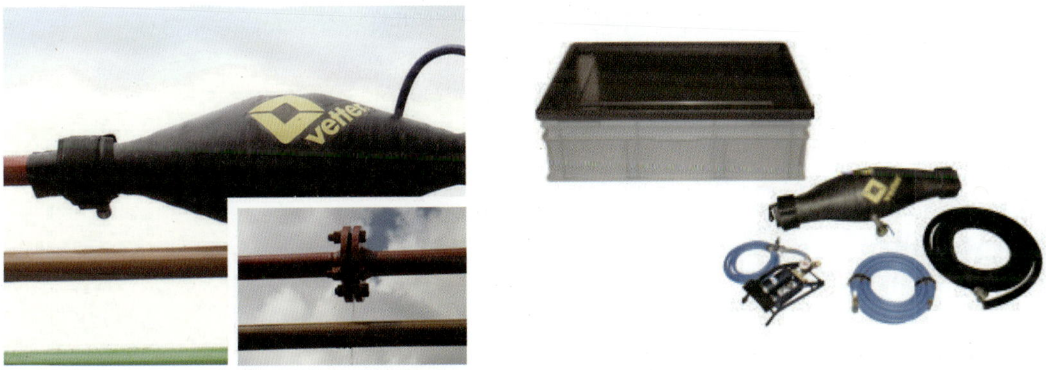


[그림 6-32] 플랜지 배수백

출처 vetter Hazardous Material Program

### (4) 진공 수거기(Permanent Aspirator)

오염물을 흡입함과 동시에 수거용기에 배출하는 장비이다. 흡입호스는 뜨거운 오일(액체)에도 강한 저항력을 지닌 고강도 유연성(flexible) 재질로 되어 있다.

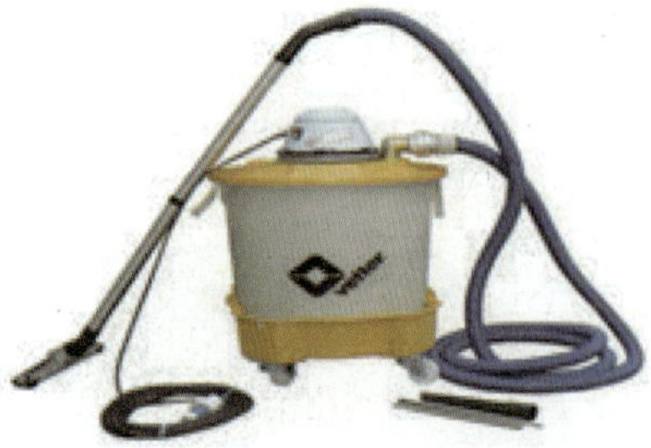

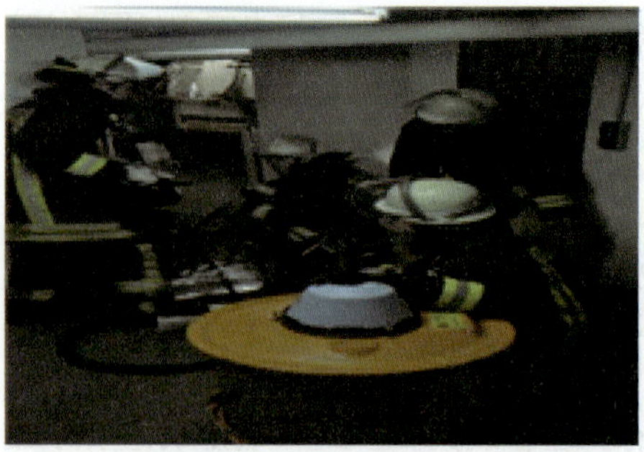

[그림 6-33] 진공 수거기

출처 vetter Hazardous Material Program

### (5) 수거 컨테이너(Collection Container)

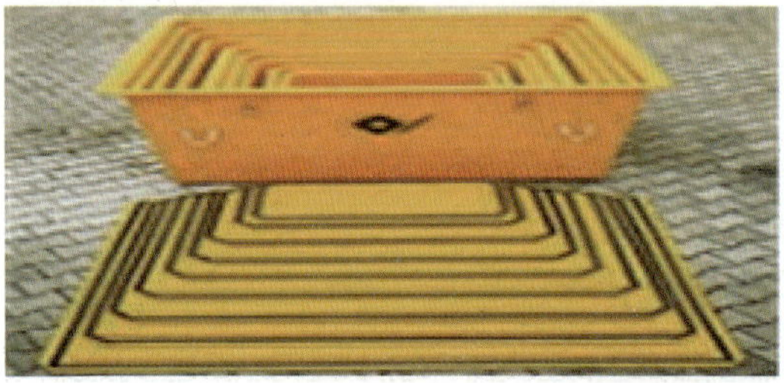

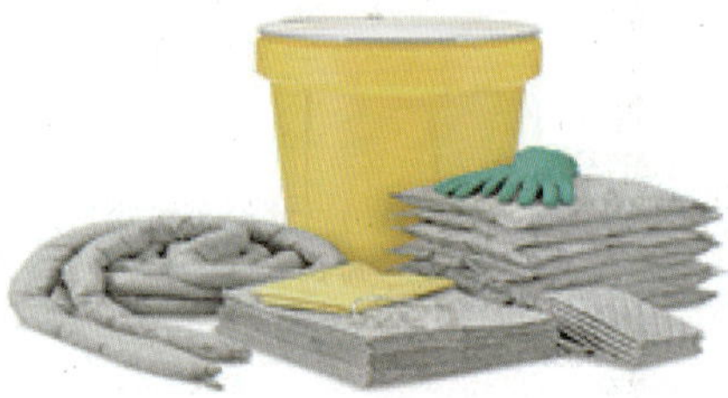

[그림 6-34] 수거 컨테이너

출처 vetter Hazardous Material Program

## 6 오염제독

### 1) 제독 분류

#### (1) 제독 구분

① 물리적 제독(Physical Decon)

실행하기가 쉽고 오염물질의 농도를 희석시킬 수는 있지만, 화학적으로는 바뀌지 않은 채로 존재한다. 일반적으로 오염된 사람이나 사물로부터 오염물질의 물리적 제거를 포함한다.

예) 흡수, 흡착, 브러싱과 스크래핑, 가열과 냉각, 격리와 폐기(건식 오염제거), 압축 공기, 진공 흡입, 세척, 증발

② 화학적 제독(Chemical Decon)

오염물질에 제거를 촉진하는 어떤 형태의 화학적인 변화 방법이다. 일반적으로 어떤 종류의 화학적 공정을 통한 오염물질의 제거를 포함한다.

예) 화학적 분해, 중화, 응고, 소독, 살균

### (2) 제독방식

① 습식방식(Wet Decon)

대개 오염된 표면을 물을 이용해서 씻어 내거나 호스나 안전세척기를 이용해서 씻어내는 것을 말한다.

- 장비 이용 : 소방펌프 · 물탱크차, 일반급수 · 살수차, 선박, 항공기 등
- 수계시설 : 소화전, 상수도설비, 급수 · 살수설비 등

주의) 물 반응성 오염물질, 추운 날씨 등에 제한됨.

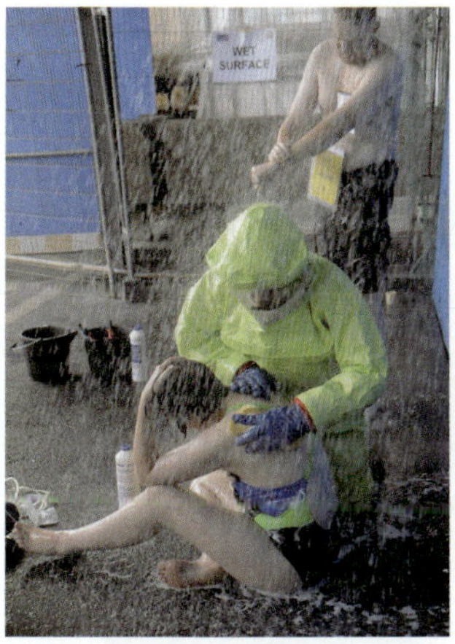

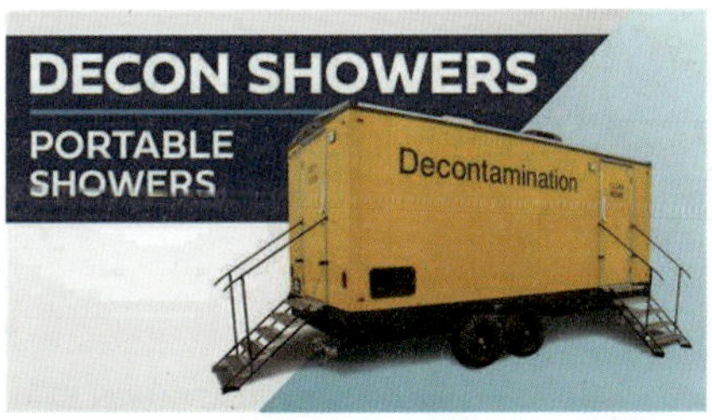


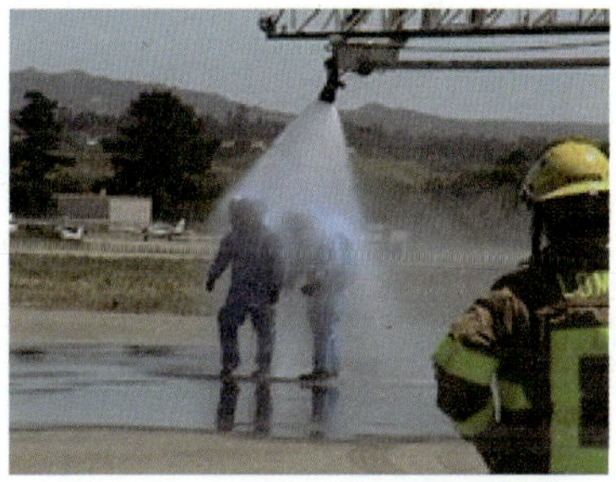

[그림 6-35] 습식방식

② 건식방식(dry Decon)

물 이외의 연기, 미분무(Aerosol) 등 제독장비 또는 재료를 이용하지 않는 세척방법이다.

- 공기 분사 : Air Compressor, Air Showers
- 연무 분사 : 미분무(Aerosol), 연막 · 수증기
- 전자파 조사 : UV 자외선, X-선, 플라즈마
- 찰흙, 톱밥, 종이티슈, 밀가루, 스폰지, 타올 등 흡착제

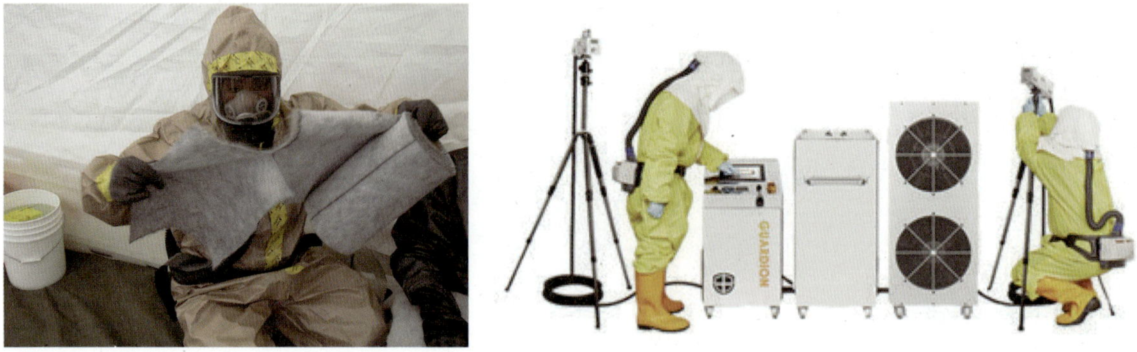


제독표면에 제독제가 끈끈한 성질로 들러붙음(아교), 교질화(Colloid)되지 않는 재료를 선택해야 한다.

[그림 6-36] 건식방식

### (3) 제독대상

① 대인제독(Human Decon)

화학사고 노출자(일반인), 위험구역 출입 대응요원, 애완견 등 그 밖의 생물체를 말한다.

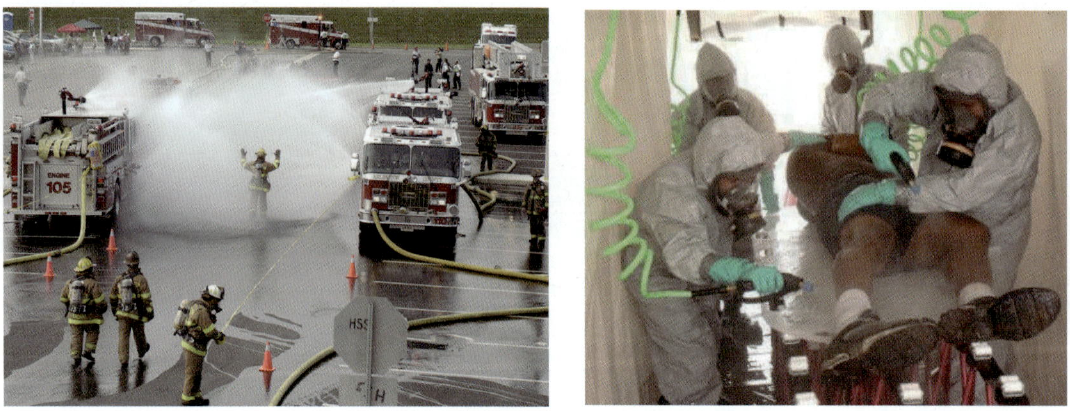


[그림 6-37] 대인제독

② 환경제독(Environment Decon)

장비(Equipment), 건축 · 시설(building · Facility), 차량(Vehicle), 선박(Ship), 항공기(Aircraft), 토양(Surface), 수원(Water), 산림(Forest) 등 대인제독 대상 이외 생물체가 아닌 대상을 말한다.

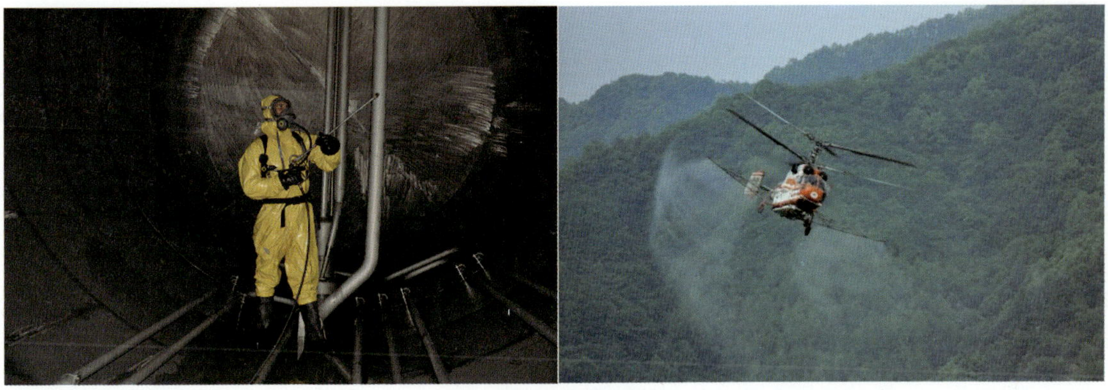

[그림 6-38] 환경제독

## 2) 제독방법

### (1) 물리적 제독(Physical Decon)

① 흡수(Absorption)

- 액체상태의 오염물질의 화학적 변화 없이 오염물질 그대로 흡수제로 빨아들이는 것을 말한다.
  - 자연 흡수제 : 흙, 질석(풍화된 흑운모), 건조된 여과제, 모래 등
  - 화학 흡수제 : 종이류, 천연 · 인공 섬유류 등
- 흡수제의 선택은 오염물질의 특성을 고려해야 하며 불활성이거나 반응성을 갖지 않는 재료를 선택해야 한다.
- 흡수제 보관은 전용건조기에 보관하여 수분(습기)을 세서한다.

② 흡착(Adsorption)

- 고체 또는 액체상태의 오염물질이 흡착물질의 표면(계면)에 화학 · 물리적으로 부착되는 것을 말한다.
- 오염물질이 흡착의 역반응으로 흡착물질의 표면에서 떨어져 나가는 탈착현상이 발생하기도 한다.
- 흡착제의 선택은 오염물질의 화학적 특성을 고려해 유기질 흡착제, 무기질 흡착제를 구분하여 선택해야 한다.

| 유기질 흡착제 | 무기질 흡착제 |
|---|---|
| 비극성 / 포화결합 | 극성 / 불포화결합 |
| • 탄소질 흡착제(활성탄, 골탄 등)<br>• 분자체 탄소 Carbon Molecular Sieve | • 실리카, 알루미나계(실리카겔, 알루미나겔)<br>• 합성 제오라이트 Zeolite Molecular Sieve |

③ 희석·세척

방호복이나 보호 장비로부터 화학물질을 씻어내기 위해서 물과 비누 수용액이 사용된다.

- 세제를 사용한 희석과 세척 작업은 많은 양의 물을 거의 항상 사용할 수 있기 때문에 사람의 오염제거에 가장 일반적으로 사용되는 방법
- 안전 세척기, 엔진 회사 물탱크, 소화전이 일반적인 용수원

④ 격리 폐기

건식 오염제거의 형태는 두 단계의 공정으로서 물이나 오염제거 용액을 사용하지 않는다.

- 오염된 물질은 제거하고 지정된 곳에 격리
- 충분한 양의 오염물질이 모아졌을 때 그 물질은 부대에 넣어 꼬리표를 붙임
- 오염물질을 적당한 용기에 포장을 하여 인증된 위험물 폐기 장소로 옮김
- 소각 또는 매립

⑤ 압축 공기

장비와 구조물의 도달하기 어려운 부분(예, 틈 사이)의 먼지와 액체를 불어서 제거한다.

- 압축 공기가 인간의 피부에 색전을 유발할 수 있으므로 오염제거 대원에게 사용하지 않아야 한다.
- 오염물질이 주변의 대기로 에어로졸이 형성되면서 2차적 문제 발생에 주의한다.

⑥ 진공흡입

진공 수거기 등을 사용하여 오염물질을 수집하는 것을 포함한다.

- 주로 오염제거 건물과 장비에 사용
- 가연성 인화성 액체, 수은, 납, 석면과 다른 위험 먼지와 미세 입자와 같은 광범위한 범위의 오염물질에 사용한다.

### (2) 화학적 제독(Chemical Decon)

① 분해

(2차) 화학물질 또는 다른 물질을 사용하여 오염물질의 화학 구조를 변경하는 공정으로, 주로 오염제거 건물, 차량과 장비에 사용한다.

② 중화

부식제에 사용되는 공정으로 최종 용액의 pH 범위를 5에서 9 사이로 조정하는 것으로, 산을 중화하기 위해 알칼리 용액을 사용하고 알칼리를 중화하기 위해 다량의 물을 사용한다.

## 3) 제독절차

화학사고(테러) 현장의 긴급구조 현장지휘관(Incident commander)은 오염제독을 위해 전담부대를 지

정하고, 오염제거 대상을 위험구역(Hot Zone)에 투입된 대응요원과 오염물질에 노출된 일반인으로 구분하고 오염제거 절차는 (1차) 비상제독, (2차) 완전제독으로 구분하여 시행한다.

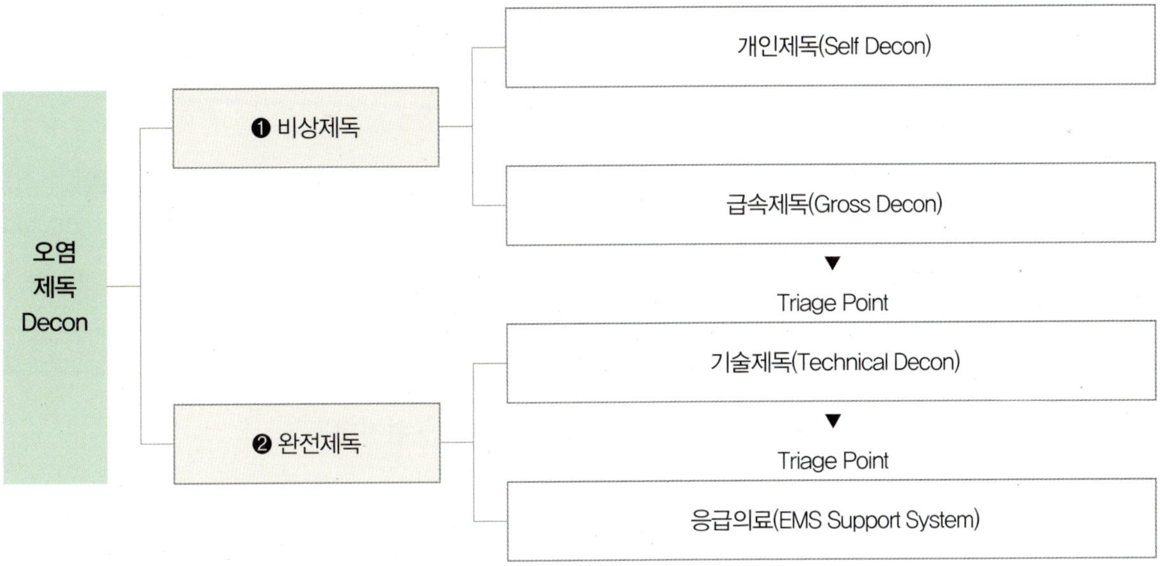


[그림 6-39] 제독 절차

### (1) 위험구역(Hot Zone)에 투입된 대응요원

위험구역(Hot Zone)에 투입된 대응요원을 대상으로 하는 오염제거 절차는 개인제독(Self Decon), 급속제독(Gross Decon), 개인보호복(Level A · Level B)탈이 3단계루 건식 · 습식 오염제거 방법을 사용한다.

① 제독약제를 이용한 화학적 오염제거는 보호복 표면에 부착된 오염물질을 희석, 제거하기 위해 정수(PH6~7) → 약제(Rinse 1~3%) → 정수(PH6~7) 순서로 실행한다.

② 대응요원 제독절차

| | |
|---|---|
| 출구진입<br>Hot Zone | • 입구(Entrance) : 대응요원의 자원 대기<br>• 출구(Exit) : 제독장소 위치표시(Traffic cone), 제독통로(Corridor) |
| ▼ | |
| 오염제독<br>Warm Zone | • 급속 제독(Gross Decon) : 차량을 이용한 제독시스템(Ladder Pipe System)<br>• 개인제독(Self Decon) : 보호복 표면의 제독약제 잔해물 흡수, 건조 등 |
| ▼ | |
| 보호복 제거<br>Warm Zone | • 보호복(Level A) 제거 : 지퍼개방, 내피 안쪽에서 바깥쪽으로 접어 벗긴다.<br>• 공기호흡기(SCBA) 제거 : 헬멧, 면체, 등받이 순서로 제거한다. |
| ▼ | |
| 의복입기<br>Cold Zone | • 위험지역 재투입을 위해 보호복(Level A) 내피(Level D) 착용하는 권장한다.<br>• 가운, 신발 등 새로운 의복을 입는다. |
| ▼ | |
| 건강진료<br>Cold Zone | • 현장응급의료팀에 의해 신체검사를 받는다.<br>• 신체검사결과 심리 · 신체적 이상 징후 발견 시 의료기관으로 이송한다. |

### (2) 오염물질에 노출된 일반인

오염물질에 노출된 일반인을 대상으로 하는 오염제거 절차는 개인제독(Self Decon), 급속제독(Gross Decon), 기술제독(Technical Decon) 3단계로 건식·습식 오염제거 방법을 사용해 화학적 오염 최대 99.9%를 제거할 수 있다.

#### ① 중증분류(Triage Point)

최초 대량사상자 일반인을 대상으로 공공안전을 위한 오염제거 절차 시행에 앞서 노출된 일반인 스스로가 보행·이동·대피 할 수 있는지? 노출된 일반인 스스로 자신의 옷을 탈의 제거 작업할 수 있는지? 의사소통에 문제가 없는지? 여부를 확인하고 개인별 오염제독이력카드(DECON CARD)와 개인의복 보관용 봉투(Bag)를 지급하고 집단(Group)으로 분류한다.

- 자력대피 가능자 : 집결(Assembly Point) → 비상제독 → 완전제독
- 자력대피 불능자 : 격리(Isolation Zone) → 이송 → 비상제독 → 완전제독

| 오염제독 이력카드(DECON CARD) | | | |
|---|---|---|---|
| 날 짜 | 20 . . . | 시 간 | |
| 성 명 | | 성 별 | |
| 생년월일 | | 출생지 | |
| 국 적 | □내국인 □외국인 (국명: 지역: ) | | |
| 주민번호 | | | |
| 현주소 | | | |
| 전화번호 | 집: 사무실: 핸드폰: | | |

| | | | |
|---|---|---|---|
| 소 속 | □일반인 | □초동대응자 | □기타( ) |
| 현장목격 | □예 | ※촬영사진: □있다 □없다 | □아니오 |
| 임신여부 | □예 | ※임신기간: ( 월) | □아니오 |

| | |
|---|---|
| 현장주소 | |
| 현장위치 | |
| 체류시간 | |
| 오염검사 | □실시 □아니오 |
| 측정기 | 종류( ) 모델( ) |
| 검사결과 | □ 〈ph 7 □ 〈ph 7 ※〈ph 7 |
| 제염절차 | 비상제독( □예 □아니오 ) 완전제독( □예 □아니오 ) |

| 환자분류 | (1차) 분 류 □긴급 □응급 □비응급 □지연 |
|---|---|
| | (2차) 분 류 □긴급 □응급 □비응급 □지연 |
| | □응급치료필요 □조기치료필요 □치료대기가능 □치료필요없음 |

| 후속조치 | □있다 □없다 |
|---|---|
| 비　고 | |

성　명 :　　　　　　　　　　　(인)
날　짜 :　20　 .　 .　 .(　 )　 :
기　관 :　소방청 중앙119구조본부
연락처 :

[그림 6-40] 오염제독 이력카드

② 일반인 제독 절차

최초 대량사상자 일반인을 대상으로 공공안전을 위한 오염제거 절차는 벗김(Strip) → 씻음(Wash) → 닦음(Wipe) → 입음(Dress) 순서로 실행한다.

[표 6-3] 일반인 제독 절차

|  |  |
|---|---|
| 중증분류<br>Hot Zone | • 자력대피 가능자 : 집결(Assembly Point)<br>• 자력대피 불능자 : 격리(Isolation Zone) → 대응요원 이송 |
| ▼ | |
| 개인제독<br>Warm Zone | • 오염제독이력카드(DECON CARD)와 개인의복 보관용 봉투(Bag)를 지급<br>• 개인제독(Self Decon) : 개인의복 탈의 · 악세사리 등 보관용 봉투(Bag)밀봉 |
| ▼ | |
| 비상제독<br>Warm Zone | • 개방공간 : 소방차량을 이용한 제독시스템(Ladder Pipe System)<br>• 밀폐공간 : 제독 트레일러, 실내 제독실 이용한 제독시스템 |
| ▼ | |
| 완전제독<br>Warm Zone | • 제독통로(Corridor)를 통한 물리 · 화학적 기술제독(Technical Decon)<br>• 가운, 신발 등 새로운 의복 또는 내피(Level D)를 입는다. |
| ▼ | |
| 환자분류<br>Warm Zone | • 긴급(Immediate), 응급(Delayed), 비응급(Minor), 지연(Morgue)<br>• 집결(Assembly Point), 격리(Isolation Zone) 구분 집단(Group) 분류 |
| ▼ | |
| 응급의료<br>Cold Zone | • 긴급(Immediate), 응급(Delayed) : 의료기관 구급이송<br>• 비응급(Minor) : 현장 응급의료소 신체검사 이후 보호시설 후송<br>• 지연(Morgue) : 현장안치 또는 장례시설 후송 |

## 4) 제독 종류

### (1) 비상제독(Emergency Decontamination)

① 개인제독(Self Decon)

- 대응요원: 제독소 설치 이전의 인명구호를 위해 위험구역 출입한 대응요원 스스로 오염물질 제거를 위한 긴급조치를 말한다.

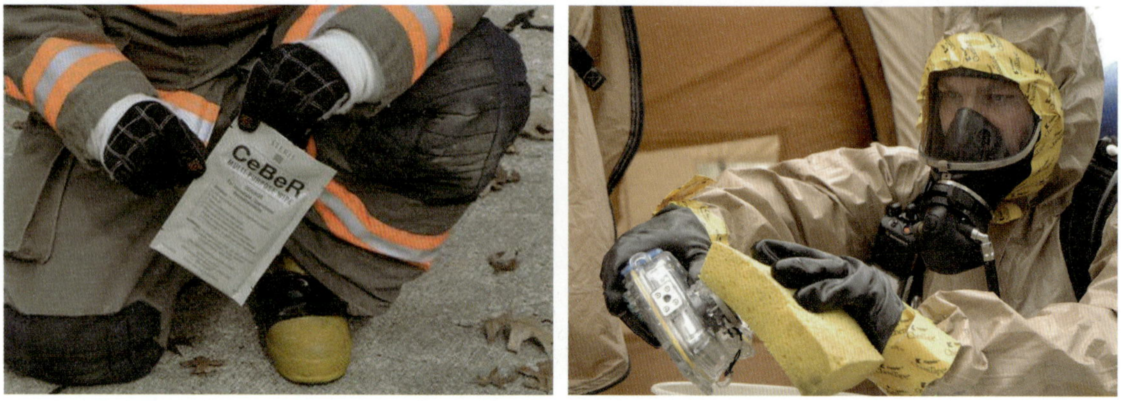


**[그림 6-41]** 개인제독(Self Decon) 예시

- 일반인: CBRNE 물질을 이용한 사고 · 테러 비상사태 경우 일반인 스스로 오염물질 제거를 위한 긴급조치를 말한다.

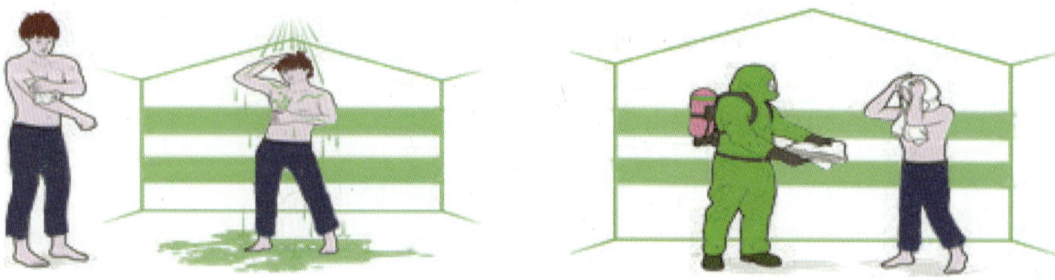

**[그림 6-42]** 일반인 개인제독 예시

② 급속 제독(Gross Decon)

- 완전제독(Technical Decontamination) 이전 단계에서 시행
- 표면오염을 가능한 한 빨리 감소시키는 초기세척(Initial Washing)
- 소화시설, 소방차량, 소방호스 등 이용해 5분 이내 신속한 오염제독소 설치 · 운영한다.

❗ 운영요원 최소 3~5명 필요

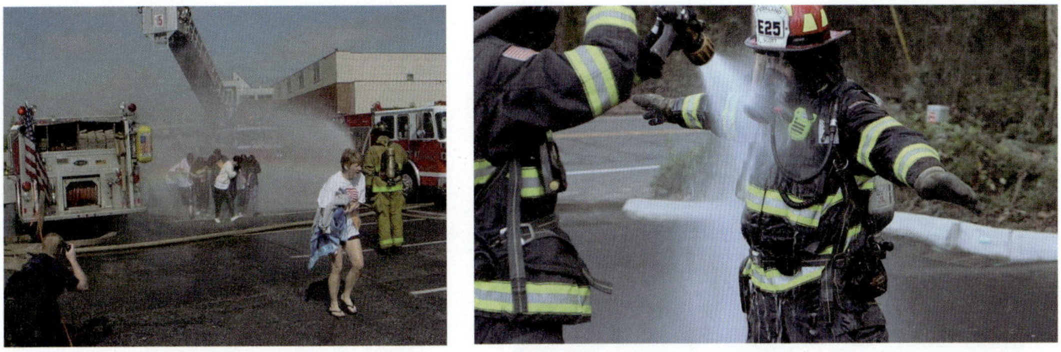

[그림 6-43] 급속 제독

• 소방차량을 이용한 제독시스템(Ladder Pipe System)

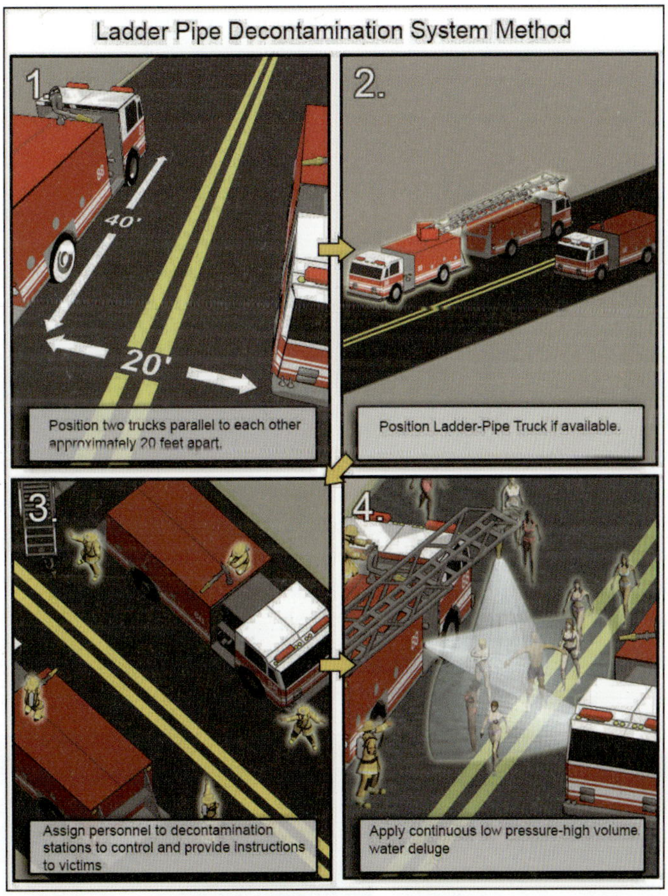
Ladder Pipe Decontamination System Method
1.
40'
20'
Position two trucks parallel to each other approximately 20 feet apart.
2.
Position Ladder-Pipe Truck if available.
3.
Assign personnel to decontamination stations to control and provide instructions to victims
4.
Apply continuous low pressure-high volume water deluge

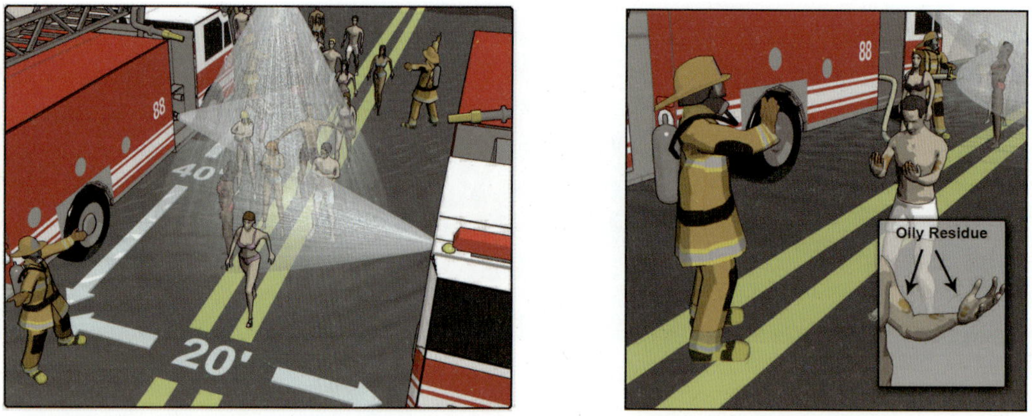


[그림 6-44] 소방차량을 이용한 제독시스템

출처 U.S. Army Chemical Biological, Radiological and Nuclear School and U.S. Army Edgewood Chemical Biological Center

### (2) 완전제독

① 1차 비상제독을 실시한다.

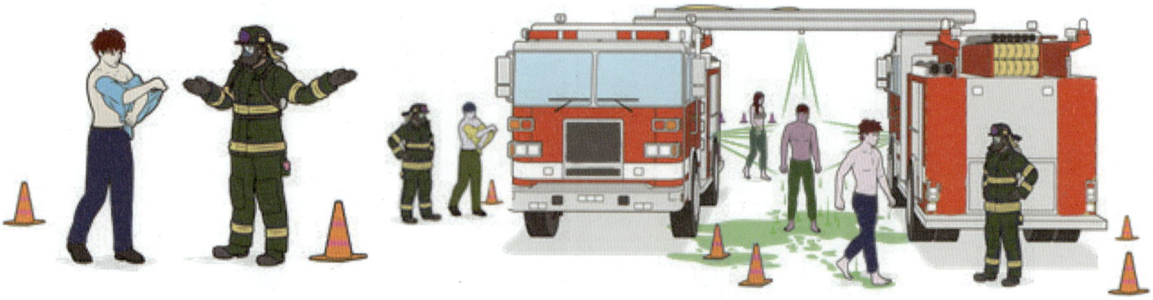

[그림 6-45] 1차 비상제독

② 2차 제독통로(Corridor)를 통한 물리・화학적 기술제독((Technical Deconta mination)을 실시한다.

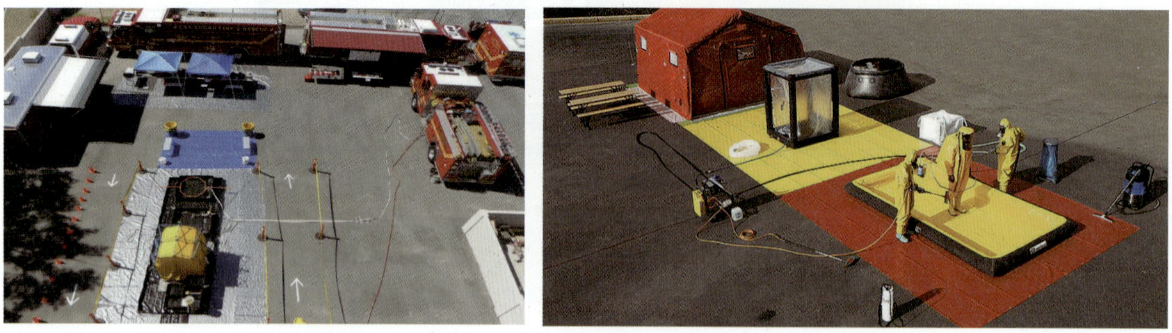

[그림 6-46] 2차 제독통로(Corridor)를 통한 물리・화학적 기술제독

③ 환자분류(Triage)를 통한 응급의료 · 구급이송체계(EMS Support System)와 연계한다.

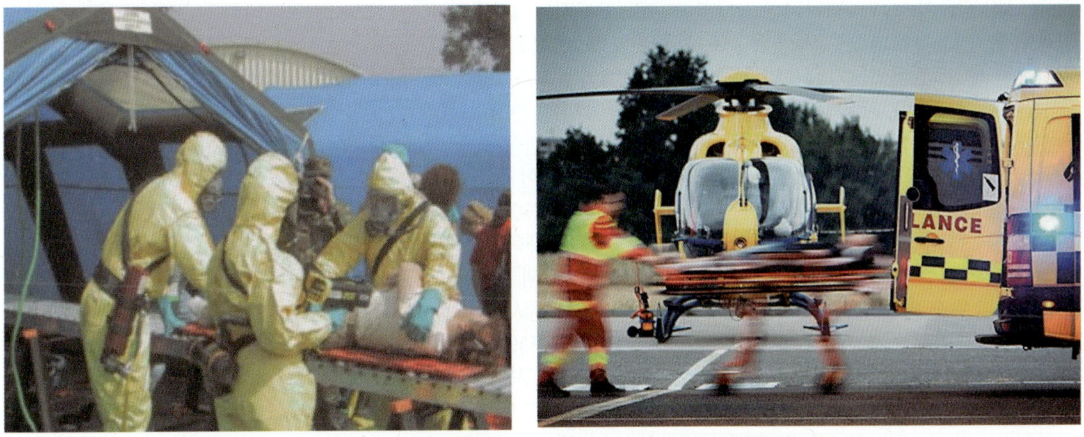

[그림 6-47] 환자분류(Triage)를 통한 응급의료 · 구급이송체계(EMS Support System)와 연계

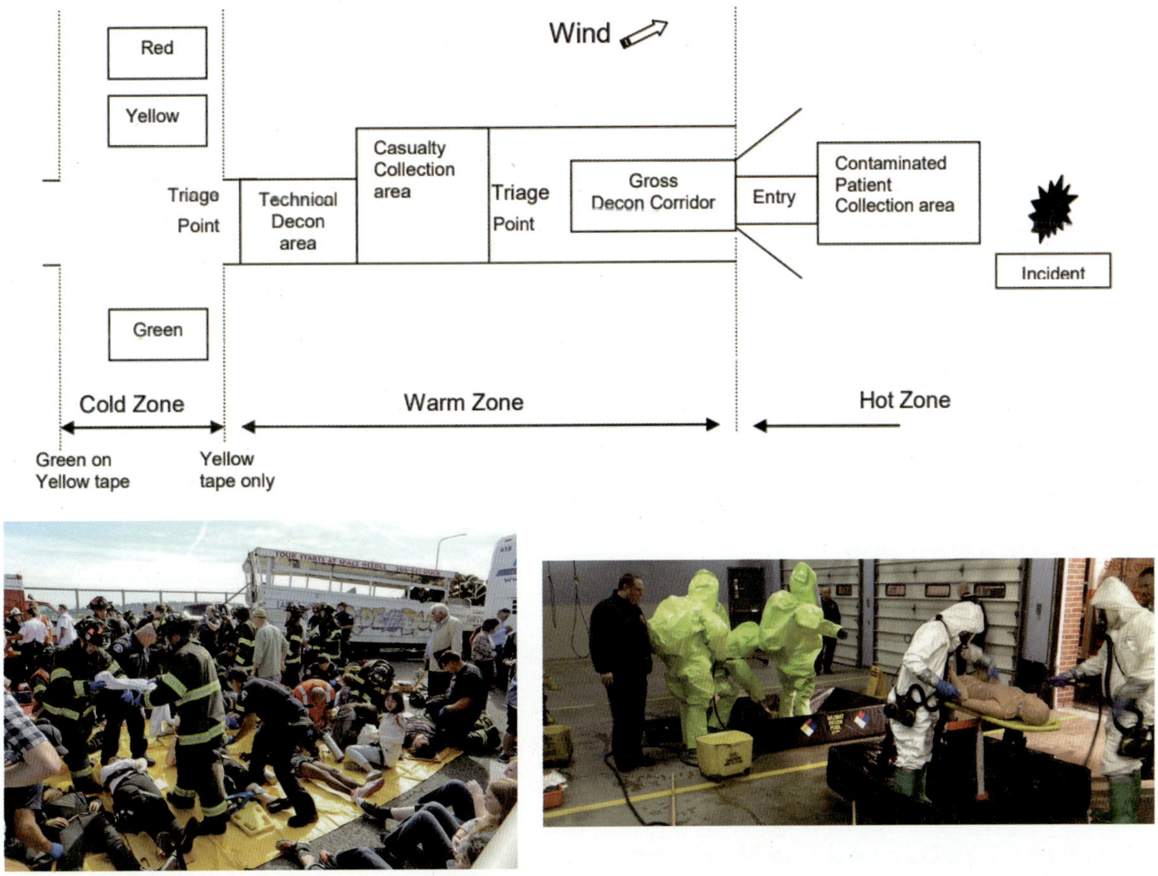


[그림 6-48] 환자분류(Triage)을 통한 응급의료 · 구급이송체계(EMS Support System)와 연계 예시

## 참고문헌


- 강광규, LNG 자동차 보급 예비타당성 조사연구 용역 (LNG자동차보급예비타당성조사연구용역최종보고서.(2007).
- 경상북도, 특수재난사고 대응 교육훈련 프로그램 분석 및 개발 [전자자료].(2018).
- 국민안전처, (2016년 국외단기 글로벌 공동연수과정) 미국 텍사스(TEEX) 국외연수 결과보고서 [전자자료].(2016).
- 국민안전처 중앙소방본부, 테러유형별 현장표준소방활동지침 [전자자료]
- 국민안전처 중앙소방학교, (2016년 국외단기 글로벌 공동연수과정) 미국 텍사스(TEEX) 국외연
- 김숙영, [보고서]소규모사업장 근로자의 건강형평성 제고를 위한 스마트 직업 건강관리 모델 개발.(2021).
- 소방방재청 중앙119구조대, 생화학테러대응:화생방테러 위기대응 실무.(2006).
- 손형곤, 산류 화학물질 누출 시 중화제 선정에 관한 연구, 강원대학교 산업과학대학원.(2018).
- 심희섭, 경찰의 화생방테러 대응역량 강화 및 교육훈련 프로그램 개발 연구. (2017).
- 울산소방본부 특수화학구조대, (2018년도 울산광역시) 유해물질사고 통계 및 사례. (2018).
- 이광희. 화학 및 방사능 재난 예측 및 대응 프로그램 개발, 한국재난정보학회, 10(1); 98~104.(2014).
- 정태헌, 특수재난사고 대응 교육훈련 프로그램 분석 및 개발 연구용역.(2018).
- 한생일, 화학물질관리법의 형사법적 주요 쟁점 연구, 인하대학교 대학원 박사학위 논문.(2020).
- 화학물질안전원 연구개발교육과, (NICS)합동방재센터 역량강화과정.(2014).
- 화학물질안전원, NICS 화학사고 대응과정 [전자자료].(2014).
- 환경부 화학물질안전원 연구개발교육과, 화학사고 대응과정 [전자자료].(2017).
- 환경부 화학물질안전원, 화학사고테러 대응장비 사용자 운영매뉴얼.(2018).
- Canton Lucien G, Emergency Management: Concepts and Strategies for Effective Programs 1st Edition, WILEY-INTERSCIENCE.(2007).
- 소방청. 해외구조기법 및 사례연구를 통한 국내 표준구조모델 개발. 연구보고서. 구조학 총론, 구조학 각론. 2022.


## 관련법령

- 「119 구조 · 구급에 관한 법률」 소방청
- 「고압가스안전관리법」
- 「국가위기관리기본지침」
- 「국민보호와 공공안전을 위한 테러방지법 시행령」 국가정보원
- 「국민보호와 공공안전을 위한 테러방지법」
- 「긴급구조대응 활동 및 현장지휘에 관한 규칙」 소방청
- 「산업안전보건법」
- 「식품의약품안전평가원 실험실 안전관리규정」
- 「소방용 특수보호복 등의 성능과 유지관리기준」 소방청고시 제2020-7호.
- 「위험물안전관리법」
- 「재난 및 안전관리기본법」 소방청
- 「재난현장 표준 작전절차」 소방청
- 「테러대응 구조대 운영규정」 소방청
- 「화학무기 · 생물무기의 금지와 특정화학물질 · 생물작용제 등의 제조 · 수출입 규제 등에 관한 법률」
- 「화학물질관리법」

## 웹사이트

- https://www.cdc.gov(Guidance on Emergency Responder Personal Protective Equipment for Response to CBRN CBRNE 테러사건에 대한 긴급대응을 위한 비상대응요원의 개인보호 장비에 대한 지침)
- https://119.busan.go.kr/(부산소방학교)
- https://asprtracie.hhs.gov(US HHS 보건복지부 2019 Decontamination Guide)
- https://fire.seoul.go.kr/school/(서울특별시소방학교)
- https://gb119.go.kr/gfa/(경상북도 소방학교)
- https://gfsa.gwd.go.kr/school(강원소방학교)

- https://kin.naver.com(네이버 지식)
- https://nfa.go.kr/nfa/(소방청)
- https://nics.me.go.kr/(화학물질안전원)
- https://section.blog.naver.com/(네이버 블로그)
- https://www.acs.org/American Chemical Society 미국화학회
- https://www.cbc.devcom.army.mil/(U.S. Army Chemical Biological, Radiological and Nuclear
- https://www.cdc.gov/(US NFPA 미국 화재방호협회, US NIOSH 미국 산업안전보건청의
- https://www.gsa.gov/ UN 번호(UN Number)
- https://www.kosha.or.kr(한국보건공단)
- https://www.kpetro.or.kr(한국석유관리원)
- https://www.leesiwoo.net(이시우)
- https://www.nfa.go.kr/nfsa/(중앙소방학교)
- https://www.nfpa.org/(미국 화재보험협회)
- https://www.nfsa.go.kr(유해화학물질(HAZMAT) 훈련프로그램, 화재조사요원양성과정 I – 중앙소방학교)
- https://www.rescue.go.kr/(소방청 중앙119구조본부)
- https://www.vetter-pharma.com/(vetter Hazardous Material Program) School and U.S. Army Edgewood
- Chemical Biological Center) Terrorism Incidents의 HAZWOPER Hazardous Waster Operations and Emergency Response Standard)

# STEP 07 생물사고구조

### 학습목표 >

※ 이 장을 마치고 관련된 학습활동을 끝내고 나면 다음과 같은 학습 목표를 이룰 수 있다.

1. 생물사고의 기본개념과 특성을 설명할 수 있다.
2. 생물사고 발생 형태를 파악하고 필요한 사전조치를 취할 수 있다.
3. 생물사고장소 주변의 위험요인을 파악하고 안전하게 조치할 수 있다.
4. 생물사고구조 흐름을 파악하고 구조대상자의 안전한 구조활동을 할 수 있다.

## 1 용어정리

### 1) 일반생물

#### (1) 생물테러

잠재적으로 사회 붕괴를 의도하고 바이러스, 세균, 곰팡이, 독소 등을 사용하여 살상을 하거나, 사람, 동물 혹은 식물에 질병을 일으키는 것을 목적으로 하는 행위를 말한다.

#### (2) 생물테러 감염병

고의 또는 테러 등을 목적으로 이용된 병원체에 의하여 발생된 감염병 중 보건복지부장관이 고시한 감염병을 말한다.

#### (3) 노출자

생물작용제에 노출된 사람을 말한다.

#### (4) 공동 노출자

생물테러감염병으로 확인된 환자와 공동으로 해당 생물학 작용제에 노출되었을 가능성이 있는 사람을 말한다.

### (5) 감염

감염병의 병원체가 사람의 몸에 침입하여 질병을 유발시키는 모든 경우를 통칭한다.

### (6) 전염

병원체를 보유한 감염자가 타인에게 해당 병원체를 전파시키는 경우를 말한다.

### (7) 감염병 의사환자

감염병병원체가 인체에 침입한 것으로 의심이 되나 감염병환자로 확인되기 전 단계에 있는 사람을 말한다.

### (8) 감염병환자

감염병의 병원체가 인체에 침입하여 증상을 나타내는 사람으로서「감염병의 예방 및 관리에 관한 법률」 제11조제6항의 진단 기준에 따른 의사 또는 한의사의 진단이나 보건복지부령으로 정하는 기관의 실험실 검사를 통하여 확인된 사람을 말한다.

### (9) 병원체 보유자

임상적인 증상은 없으나 감염병병원체를 보유하고 있는 사람을 말한다.

### (10) 환자격리

타인의 감염을 막기 위해 감염병환자 등을 일정 기간 감염병관리기관 등에 입원시켜 외부인과의 접촉을 차단하는 조치를 말한다.

### (11) 역학조사

감염병환자, 감염병의심환자 또는 병원체보유자(이하 "감염병환자 등"이라 한다)등이 발생한 경우 감염병의 차단과 확산방지 등을 위하여 감염병환자 등의 발생규모를 파악하고 감염원을 추적하는 등의 활동과 감염병 예방접종 후 이상반응 사례가 발생한 경우 그 원인을 규명하기 위해 하는 활동을 말한다.

### (12) 검역

해외유입 감염병에 대한 예방 및 조기 발견의 수단으로 공항과 항만에서 사람, 항공기, 선박, 자동차, 화물 등을 검사・격리・방역하는 등의 위생조치를 취하는 일련의 활동을 말한다.

### (13) 응급실증후군감시체계

생물테러감염병 발생을 조기감지 하기 위한 수단으로 응급실에 내원하는 생물테러감염병 의심 증후군 환자 발생을 감시하는 것을 말한다.

! 감시증후군 종류: 급성발진증후군, 급성신경증후군, 급성출혈열증후군, 급성호흡기증후군, 급성설사증후군

## 2) 사고대응

### (1) 생물무기

- 생물작용제 또는 독소. 다만, 질병의 예방과 치료, 그 밖의 평화적 목적으로 사용되는 경우는 제외한다.
- 생물작용제 또는 독소의 충전과 사용을 위한 목적으로 설계된 장비와 운반수단을 말한다.

### (2) 독소

「화학무기 · 생물무기의 금지와 특정화학물질 · 생물작용제 등의 제조 · 수출입 규제 등에 관한 법률」 규정의 생물체가 만드는 물질 중 인간이나 동식물에 사망, 고사, 질병, 일시적 무능화나 영구적 상해를 일으키는 물질을 말한다.

- 보튤리눔 독소(Botulinum toxins)
- 웰치균 독소(Clostridium perfringens epsilon toxins)
- 코노 독소(Conotoxin)
- 시가 독소(Shiga toxin)
- 포도상구균 장 독소(Staphylococcus aureus toxins)
- 복어독(Tetrodotoxin)
- 베로톡신(Verotoxin)
- 마이크로시스틴(시안지노신)[Microcystin(Cyanginosin)]
- 아플라톡신(Aflatoxins)
- 아브린(Abrin)
- Diacetoxyscirpenol toxin
- T−2 toxin
- 볼켄신 독소(Volkensin toxin)

### (3) 위기경보

「생물테러 대비 및 대응지침」 규정에 따라 생물테러 위기경보 단계는 관심(Blue), 주의(Yellow), 경계(Orange), 심각(Red)으로 구분하여 위기경보 단계별 관련기관의 수준조치에 다음과 같다.

- 관심(Blue) : 징후감시 활동
- 주의(Yellow) : 협조체계 가동
- 경계(Orange) : 대비계획 점검
- 심각(Red) : 즉응태세 돌입

### (4) 고위험병원체

생물테러의 목적으로 이용되거나 사고 등에 의하여 외부에 유출될 경우 국민 건강에 심각한 위험을 초래할 수 있는 감염병 병원체를 말한다. 질병관리청장이 지정한 고위험병원체는 독소 생성, 병원성, 일부 유전자 결손 여부와 관계없이 국가 안전관리 대상에 포함(의약품으로 제품화된 백신에 포함된 병원체의 경우 제외)한다.

### ① 세균 및 진균

**[표 7-1] 세균 및 진균의 종류**

1. 페스트균 (Yersinia pestis)
2. 탄저균 (Bacillus anthracis)
   다만, 탄저균 중 탄저균 스턴(Bacillus anthracis Sterne)은 제외한다.
3. 브루셀라균 (Brucella melitensis, Brucella suis)
4. 비저균 (Burkholderia mallei)
5. 멜리오이도시스균 (Burkholderia pseudomallei)
6. 보툴리눔균 (Clostridium botulinum)
7. 이질균(Shigella dysenteriae Type 1)
8. 클라미디아 시타시 (Chlamydia psittaci)
9. 큐열균 (Coxiella burnetii)
10. 야토균 (Francisella tularensis)
11. 발진티푸스균 (Rickettsia prowazekii)
12. 홍반열 리케치아균 (Rickettsia rickettsii)
13. 콕시디오이데스균 (Coccidioides immitis, Coccidioides posadasii)
14. 콜레라균 (Vibrio cholerae O1 · O139)

### ② 바이러스 및 프리온

**[표 7-2] 바이러스 및 프리온의 종류**

1. 헤르페스 B 바이러스 (Cercopithecine herpesvirus 1, Herpes B virus)
2. 크리미안 콩고 출혈열 바이러스 (Crimean–Congo haemorrhagic fever virus)
3. 이스턴 이콰인 뇌염 바이러스 (Eastern Equine Encephalitis virus)
4. 에볼라 바이러스 (Ebola virus)
5. 헨드라 바이러스 (Hendra virus)
6. 라싸 바이러스 (Lassa virus)
7. 마버그 바이러스 (Marbug virus)
8. 원숭이폭스 바이러스 (Monkeypox virus)
9. 니파 바이러스 (Nipah virus)
10. 리프트 벨리열 바이러스 (Rift Valley fever virus)
11. 남아메리카 출혈열 바이러스 (South American haemorrhagic fever virus)
12. 황열 바이러스 (Yellow fever virus)
13. 서부 마 뇌염 바이러스 (Western Equine Encephalitis virus)
14. 진드기 매개 뇌염 바이러스 (Tick–borne Encephalitis complex virus)
15. 두창 바이러스 (Variola virus)
16. 소두창 바이러스 (Variola minor virus, Alastrim)
17. 베네주엘라 이콰인 뇌염 바이러스 (Venezuelan Equine Encephalitis virus)
18. 중증급성호흡기증후군 코로나 바이러스 (SARS–CoV)
19. 조류 인플루엔자 인체감염증 바이러스 (인체 유래 H5N1, H7N7, H7N9)
20. 고위험 인플루엔자 바이러스 (1918 influenza virus)
21. 전염성 해면상 뇌병증 병원체 (Transmission of spongiform encephalopathy agent)
22. 중동 호흡기 증후군 코로나 바이러스 (MERS–CoV)

### (5) 감염병 분류기준

#### ① 법정 감염병

- 제1급 감염병
  생물테러 감염병 또는 치명률이 높거나 집단 발생의 우려가 커서 발생 또는 유행 즉시 신고하여야 하고, 음압격리와 같은 높은 수준의 격리가 필요한 감염병을 말한다.
- 제2급 감염병
  전파가능성을 고려하여 발생 또는 유행 시 24시간 이내에 신고하여야 하고, 격리가 필요한 감염병을 말한다.
- 제3급 감염병
  그 발생을 계속 감시할 필요가 있어 발생 또는 유행 시 24시간 이내에 신고하여야 하는 감염병을 말한다.
- 제4급 감염병
  제1급감염병부터 제3급감염병까지의 감염병 외에 유행 여부를 조사하기 위하여 표본감시 활동이 필요한 감염병을 말한다.

#### ② 기타 감염병

- 생물테러 감염병
  고의 또는 테러 등을 목적으로 이용된 병원체에 의하여 발생된 감염병

**[표 7-3] 생물테러 감염병의 종류**

| | | |
|---|---|---|
| 1. 탄저 | 4. 마버그열 | 7. 두창 |
| 2. 보툴리눔독소증 | 5. 에볼라바이러스병 | 8. 야토병 |
| 3. 페스트 | 6. 라싸열 | |

- 세계보건기구 감시대상 감염병
  세계보건기구가 국제공중보건의 비상사태에 대비하기 위하여 감시대상으로 정한 질환

**[표 7-4] 감시대상 감염병의 종류**

| | | |
|---|---|---|
| 1. 두창 | 4. 중증급성호흡기증후군(SARS) | 7. 황열 |
| 2. 폴리오 | 5. 콜레라 | 8. 바이러스성 출혈열 |
| 3. 신종인플루엔자 | 6. 폐렴형 페스트 | 9. 웨스트나일열 |

- 기생충 감염병 : 기생충에 감염되어 발생하는 감염병

[표 7-5] 기생충 감염병의 종류

| | | |
|---|---|---|
| 1. 회충증 | 4. 간흡충증 | 7. 해외유입기생충감염증 |
| 2. 편충증 | 5. 폐흡충증 | |
| 3. 요충증 | 6. 장흡충증 | |

- 성매개 감염병 : 성접촉으로 전파되는 감염병

[표 7-6] 성매개 감염병의 종류

| | | |
|---|---|---|
| 1. 매독 | 4. 연성하감 | 7. 사람유두종바이러스 감염증 |
| 2. 임질 | 5. 성기단순포진 | |
| 3. 클라미디아 감염증 | 6. 첨규콘딜롬 | |

- 인수공통 감염병

동물과 사람 간에 서로 전파되는 병원체에 의하여 발생되는 감염병

[표 7-7] 인수공통 감염병의 종류

| | | |
|---|---|---|
| 1. 장출혈성대장균감염증 | 5. 공수병 | 9. 큐열 |
| 2. 일본뇌염 | 6. 동물인플루엔자 인체감염증 | 10. 결핵 |
| 3. 브루셀라증 | 7. 중증급성호흡기증후군 | 11. 중증열성혈소판감소증후군(SFTS) |
| 4. 탄저 | 8. 변종크로이츠펠트-야콥병 | |

- 의료 관련 감염병

환자나 임신부 등이 의료행위를 적용받는 과정에서 발생한 감염병

[표 7-8] 의료 관련 감염병의 종류

| | |
|---|---|
| 1. 반코마이신내성황색포도알균(VRSA) 감염증 | 4. 다제내성녹농균(MRPA) 감염증 |
| 2. 반코마이신내성장알균(VRE) 감염증 | 5. 다제내성아시네토박터바우마니균(MRAB) 감염증 |
| 3. 메티실린내성황색포도알균(MRSA) 감염증 | 6. 카바페넴내성장내세균속균종(CRE) 감염증 |

- 검역 감염병

외국에서 발생하여 국내로 들어올 우려가 있거나 우리나라에서 발생하여 외국으로 번질 우려가 있어 검역법에서 검역대상 감염병으로 지정한 감염병

[표 7-9] 검역 감염병의 종류

| | |
|---|---|
| 1. 콜레라 | 6. 신종인플루엔자 |
| 2. 페스트 | 7. 중동호흡기증후군(MERS) |
| 3. 황열 | 8. 에볼라바이러스병 |
| 4. 중증급성호흡기증후군(SARS) | 9. 그 외 보건복지부장관이 긴급 검역조치가 필요하다고 인정하여 고시하는 감염병 |
| 5. 동물인플루엔자 인체감염증 | |

## 2 대응이론

### 1) 대응체계

생물테러 위기경보 단계발령에 따라 경찰, 소방, 보건(공항・항만검역소)으로 구성된 초동조치팀의 대응체계는 다음과 같다.

#### (1) 관심(Blue), 주의(Yellow), 경계(Orange) 단계

- 운영시기 : 생물테러 의심상황 발생시
- 운영기관 : 관할 경찰서장
- 협조기관 : 소방, 보건 & 국립검역소
- 주요기능 : 생물테러 신고접수 시 신속하게 현장에 출동하여 초동조치팀장(관할 경찰서장) 지휘하에 소관별 담당업무 수행

[표 7-10] 주요기관의 역할

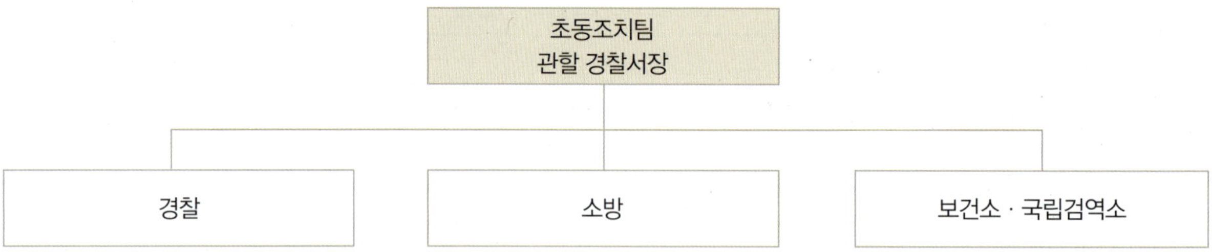


| 구분 | 역할 |
|---|---|
| 경찰<br>(주관기관) | • 유관기관 전파 및 초동조치팀 소집구성<br>• 주민, 차량통제 등 현장보존 및 치안 유지<br>• 경찰통제선(PL)・다중탐지키트 양성 이후 준위험지역, 안전지역 통제선 설정<br>• 노출자 및 비노출자에 대피공가 안내<br>• 정황조사 실시(발생시간, 지역, 상황, 신고자 인적사항, 연락처 등) |
| 소방<br>(협조기관) | • 노출자 구조 및 구급<br>• 보건 요청 시 환경검체에 대한 다중탐지키트 탐지<br>• 환경검체 채취・보건환경연구원으로 이송(서울지역만 소방, 이외 보건담당)<br>• 다중탐지키트 양성 이후 1차 통제선(Hot Zone) 설정<br>• 환경제독, 보건과 함께 노출자 제독(필요시 군에 요청) |
| 보건/국립<br>검역소<br>(협조기관) | • 다중탐지키트 검사<br>• 노출자 파악 및 추후 관리 / 노출자 제독 및 항생제 투여(질병관리청 협의)<br>• 필요 시 임상 검체채취 및 역학조사 실시<br>• 상황접수 및 추진상황에 대한 즉시 보고<br>• 보건환경연구원에 검체 정밀분석의뢰 및 검체이송(서울지역 소방담당) |

### (2) 심각(Red) 단계

국가 생물테러대책반 및 지원본부 결정상황에 따라 지역 생물테러지원팀에 긴급구조 활동 지원

## 2) 현장대응

### (1) 대응목표

- 대응활동은 누출된 독성물질 등으로부터 소방대원의 안전을 확보한다.
- 구조대상자(노출자)에 대한 구조・구급활동을 실시한다.
- 생물테러 감염병으로 인한 피해・재난상황 확대를 방지한다.

### (2) 대응원칙

- 거리 : 대응요원의 오염노출 방지 및 생명보호를 위해 이격거리를 유지한다.
- 시간 : 대응요원의 위험구역 활동시간을 20분으로 제한한다.
- 차폐 : 유출물질을 차단, 제어하여 오염범위 확산을 최소화한다.

### (3) 현장지휘

CBRNE 사고(테러)현장에서 긴급구조 현장지휘관(Incident commander)은 다음과 같은 절차에 따라 사고현장 대응계획(Incident Action Plan)을 수립하여 시행한다.

- step 1 : 전술적 우선순위
- step 2 : 위험성 평가
- step 3 : 위험성 추정
- step 4 : 위험성 감소대책 수립 및 실행

### (4) 보호기준

생물테러 감염병의 전파 특성, 대응장소에 따라 권장하는 신체 및 호흡보호용 개인보호장비는 다음과 같은 원칙을 적용한다.

#### ① 개인보호장비 착용원칙

- 생물테러 감염병 의심병원체 확인을 위한 검체채취 활동을 수행하는 모든 사람들은 보호복 및 보호장비 등의 착용을 원칙으로 한다.
- 노출지역에서 검체를 채취하는 경우 노출지역과 인접한 관찰지역에서 보호복을 착용하고 노출지역으로 이동하여 활동해야 한다.
- 노출지역에서 보호복을 입거나, 벗어서는 금지하며 환경검체 채취활동 이후에는 노출지역과 인접한 관찰지역에서 제독(소독) 완료 후 보호복을 벗는다.
- 초동대응요원은 2인 1조로 보호등급 Level A급 장비를 착용 이후 현장에 진입한다.

– 보호등급 Leve A급 장비는 생물테러 감염병 오염 · 의심장소 및 미확인 물체를 확인하기 위해 착용하는 최고 수준의 호흡기, 피부 등에 대한 보호 필요시 현장 진입 이전 착용하는 것을 원칙으로 한다.
– 보호등급 Leve C급 장비는 다중탐지키트 검사결과에 따라 착용하며, 피부, 호흡기 모두 낮은 수준의 보호 필요시 현장 진입 이전 착용하는 것을 원칙으로 한다.

### ② 생물테러감염병 구분 권장 개인보호장비

[표 7-11] 권장 개인보호장비

<table>
<tr><th colspan="2">생물테러 감염병</th><th>현장 대응용</th><th>의료기관용</th></tr>
<tr><td>1</td><td>탄저</td><td rowspan="7">• 신체 : Level C급 보호복<br>• 호흡 : 생물작용제의 제거능력이 가능한 정화통이 달린 전면형 마스크</td><td rowspan="3">• 신체 : Level D급 보호복<br>• 호흡 : N95, KF94 마스크</td></tr>
<tr><td>2</td><td>페스트</td></tr>
<tr><td>3</td><td>야토병</td></tr>
<tr><td>4</td><td>에볼라바이러스병</td><td rowspan="3">• 신체 : Level C급 보호복 앞치마<br>• 호흡 : N95, KF94 마스크 안면보호구</td></tr>
<tr><td>5</td><td>마버그열</td></tr>
<tr><td>6</td><td>라싸열</td></tr>
<tr><td>7</td><td>보툴리눔독소증</td><td>• 신체 : Level D급 보호복<br>• 호흡 : N95, KF94 마스크</td></tr>
<tr><td>8</td><td>두창</td><td>• 신체 : Level A급 보호복<br>• 호흡 : 생물작용제의 제거능력이 가능한 정화통이 달린 전면형 마스크</td><td>• 신체 : Level C급 보호복<br>• 호흡 : PAPR</td></tr>
</table>

PAPR : Powered Air Purifying Respirator

### ③ 생물테러감염병 관련 개인보호장비 착용 기준

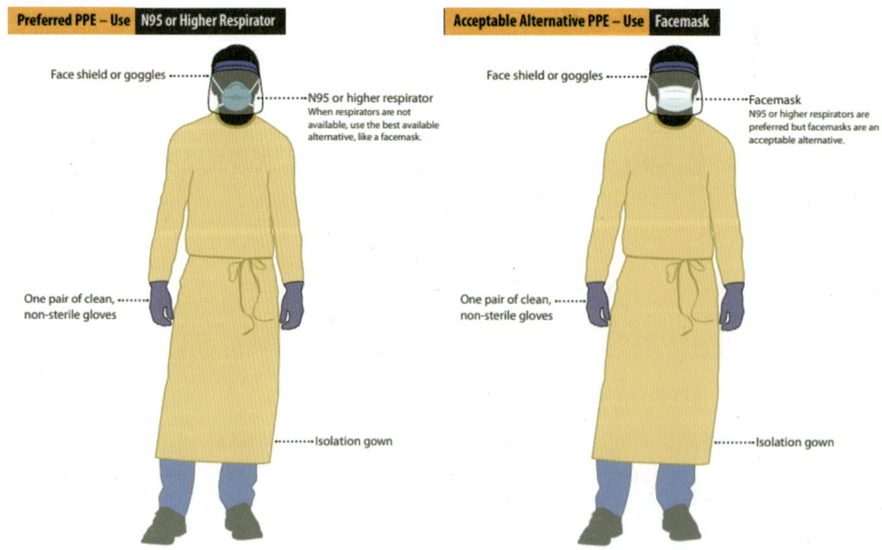


2021. 미국 질병통제예방센터 US CDC (Centers for Disease Control and Prevention)의 코로나바이러스(COVID-19) 감염대비 새로운 개인보호장비 Personal Protective Equipment(PPE) New Guidelines 착용기준

[그림 7-1] 2021 개인보호장비 착용기준

## 3 대응절차

### 1) 부대 편성

CBRNE 사고(테러) 현장의 긴급구조 현장지휘관(Incident commander)은 테러대응구조대를 포함하여 초기대응을 위해 다음과 같이 긴급구조기관(소방서) 단위 출동대의 기능별 임무를 지정한다.

[표 7-12] 주요기관의 역할

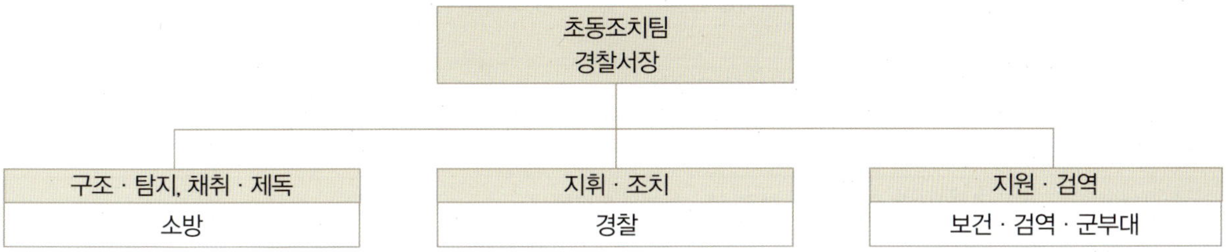


| 구 분 | 역할 |
|---|---|
| 경찰<br>(주관기관) | • 유관기관 전파 및 초동조치팀 소집 구성<br>• 주민, 차량통제 등 현장보존 및 치안 유지<br>• 경찰통제선(PL) · 다중탐지키트 양성 이후 준위험지역, 안선지역 통세선 설정<br>• 노출자 및 비노출자에 대피공간 안내<br>• 정황조사 실시(발생시간, 지역, 상황, 신고자 인적사항, 연락처 등) |
| 소방<br>(협조기관) | • 노출자 구조 및 구급<br>• 보건 요청 시 환경검체에 대한 다중탐지키트 탐지<br>• 환경검체 채취 · 보건환경연구원으로 이송(서울지역만 소방, 이외 보건담당)<br>• 다중탐지키트 양성 이후 1차 통제선(Hot Zone) 설정<br>• 환경제독, 보건과 함께 노출자 제독(필요시 군에 요청) |
| 보건/국립검역소<br>(협조기관) | • 다중탐지키트 검사<br>• 노출자 파악 및 추후 관리 / 노출자 제독 및 항생제 투여(질병관리청 협의)<br>• 필요시 임상 검체채취 및 역학조사 실시<br>• 상황접수 및 추진상황에 대한 즉시 보고<br>• 보건환경연구원에 검체 정밀분석의뢰 및 검체이송(서울지역 소방담당) |

### 2) 대응절차

생물학적 감염사고 형태를 갖는 테러(Terrorism Related Incident)현장 공공안전을 감염노출 확산방지를 위한 표준절차는 다음과 같다.

- 정보분석 및 상황판단(Information & Situation Analysis)
- 통제안전 및 접촉자 격리(handing & Isolation)

- 검체채취 및 검체시험(Sampling & testing)
- 현장제어 및 제염제독(Control & decontamination)
- 환자이송 및 협조관리(Transport & cooperative management)

[표 7-13] 대응절차

|  |  |
|---|---|
| 정보분석<br>상황판단 | • 생물학적 감염병사고 형태, 피해유형, 지역환경, 기상정보 등 현장정보 분석<br>• 노출(의심)자 규모, 개방 · 밀폐 공간형태, 노출예상 지역 등 위험성 평가 |
| ▼ | |
| 통제안전<br>접촉자격리 | • 공공안전을 위한 해당 지역 또는 시설 · 건물을 출입 인원 · 차량통제<br>• 감염노출(의심)자 및 접촉자를 선별하고 집단대피(Group) 이력관리 |
| ▼ | |
| 검체채취<br>검체시험 | • 생물학적 검체채취 : 검사기관 이송용<br>• 생물학적 검체시험 : 간이 병원체 검사키트, 분석장비 ※ 영상기록 |
| ▼ | |
| 현장제어<br>제염제독 | • 공공안전을 위한 창문, 현관, 급 · 환기구 밀봉폐쇄<br>• 개봉공간, 밀폐공간 구분 환경제독 및 폐기물 수집 |
| ▼ | |
| 환자이송<br>협조관리 | • 감염노출(의심)자 및 접촉자를 선별하고 의료기관 집단(Group)이송<br>• 공공안전을 위한 발생장소 및 감염노출(의심)자 잠복기 고려 관찰관리 |

소방은 긴급구조기관으로 생물테러 의심상황 발생하는 경우 대응임무는 초기단계에서 신고접수, 상황전파, 개인보호, 긴급구조, 안전관리를 수행한다.

### (1) 신고접수

- 생물테러 의심사례 발생 시 경찰(112) 또는 소방(119)으로 신고 일원화
- 보건소로 신고된 경우는 신고지역 관할 경찰서로 통보하고, 질병관리청으로 보고(신고)함.
- 경찰은 유관기관에 통보하며, 초동조치팀(경찰, 소방, 보건)을 구성
- 필요시 군 지원 요청함.

### (2) 상황전파

생물테러 발생 시 상황접수 및 출동 단계에서는 상황실 및 신고자로부터 현장정보를 획득하며 적절한 대응장비를 확인 · 점검한다.

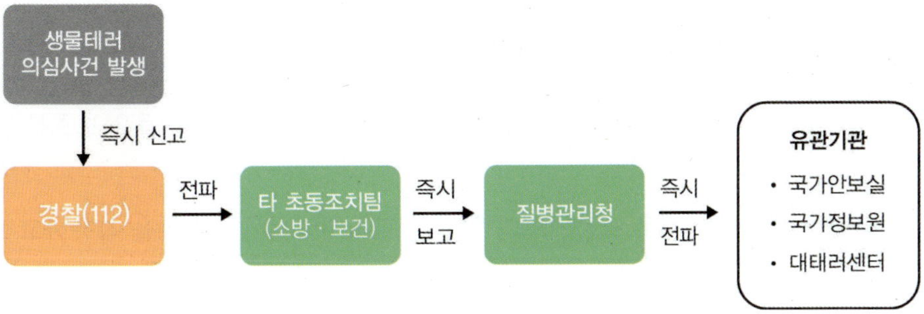


[그림 7-2] 상황전파

### (3) 현장 출동단계

- 생물테러 발생 시 상황접수 및 출동단계에서는 상황실 및 신고자로부터 현장정보를 획득하며 적절한 대응장비를 확인・점검하고 개인보호장비와 건강상태를 확인하여 지휘관에게 보고한다.
- 구조대는 구조대상자 및 사상자 정보를 확인하여 대응계획을 점검・시행한다.
- 구급대는 구급활동 및 환자 이송을 위한 정보를 확인하며 특히 구급차의 감염방지 대책과 노출(의심)자 이송을 위한 관할 전문치료병원 현황을 확인한다.
- 119상황실에서는 현장정보를 지속적으로 확인하여 긴급구조 출동대에게 수집된 정보를 전파한다.
  - 구조대상자 유무(구조 필요 여부) 포함 세부적인 사상자 확인・전파
  - 신고자, 유관기관 등으로부터 위험요인 등 정보 확인・전파
  - 생물테러 확인 시 병원체 및 독소별 대응방법 확인・전파
  - 사고(테러)현장 공간・환경정보 및 기상확인・전파

### (4) 현장 도착단계

- 선착대는 바람을 등지거나 직각 방향으로 접근하여 가상의 안전통제선(300~ 500m) 밖에 차량배치 이후 후착대에 부서 위치를 전달한다.
- 테러 발생 시 현장지휘본부장의 지휘를 받을 것
- 최소한의 소방력 외에 나머지는 가상의 안전구역에 재배치한다.
- 가용범위 내 정확한 구조대상자 수 및 위치 파악한다.
- 추가적인 위험요인 확인(테러, 무장, 폭발 등) 및 안전위해요소 발견・예상시 대응 활동 전 현장지휘본부장의 지휘(허가)를 받는다.
- 개인보호장비 착용 및 구조・구급・진화 활동 준비, 개인건강 확인한다.
  - 예상 노출지역・위험구역(Hot Zone) : Level A
  - 예상 관찰지역・준 위험지역(Warm Zone) : Level A・B
  - 예상 통제지역・안전지역(Cole Zone) : Level C

### (5) 개인보호

생물테러 감염병의 전파 특성, 대응장소에 따라 권장하는 개인보호장비 착용 기본원칙은 다음과 같다.

- 생물테러감염병 의심병원체 확인을 위한 검체채취 활동을 수행하는 모든 사람들은 보호복 및 보호장비 등의 착용을 원칙으로 한다.
- 노출지역에서 검체를 채취하는 경우 노출지역과 인접한 관찰지역에서 보호복을 착용하고 노출지역으로 활동해야 한다.
- 노출지역에서 보호복을 입거나 벗어서는 안 되며, 환경검체 채취 활동 후에는 노출지역과 인접한 관찰지역에서 제독(소독) 완료 이후 보호복을 탈의한다.
- 노출장소에 진입하는 대응요원은 최소 2인 1조로 편성하고, Level A급 착용을 원칙으로 한다.
- 미확인 물체를 확인하기 위해 테러(의심) 장소・지역의 대응요원은 최상의 등급의 개인보호장비(PPE)를 적용한다.

US NFPA 472 Standard for Competence of Responders to Hazardous Materials)

### (6) 긴급구조

- 사고(테러)현장 정보수집한다.
  - 환경여건 및 출동대, 유관기관 현황
  - 위험성 관찰 및 평가 : 생물 오염(인원 · 장비 · 지역) 및 확산예측 등
- 노출(의심)・구조대상자 위치정보 및 현장투입 전 안전요소 확인한다.
- 노출(의심)・감염환자 응급처치와 이송을 위한 장비・물자 등을 준비한다.
- 현장대응 단계에서는 다음과 같은 사항을 확인한다.
  - 현장 상황에 맞는 개인보호장비를 확실히 갖춘 후 진입할 것
  - 오염지역 내 활동, 접촉한 대원에 대한 현황 유지
  - 구조대상자 및 환자, 오염지역활동 소방대원과의 임의 접촉을 통제하며 준오염지역 이탈 시 제염절차 준수 및 오염검사 실시
  - 개인보호장비 착용에 세심한 주의를 요하며 지속적인 확인 실시
  - 사용한 개인보호장비 등은 반드시 의료용 폐기물 봉투에 넣어 의료 폐기물 업자를 통해 소각, 또는 병원・보건소에 인계(협의) 처리
  - 주민대피(협조), 주민통제 요청(경찰), 주민대피 방송・SNS 전파(지자체)

### (7) 안전관리

- 구조대는 노출자 구조활동 및 개인보호장비 훼손 등 감염방지에 관한 사항을 유의하며 오염지역 진입 및 구조대상자 접촉 후 이탈시 제독소독 및 오염(재)확인한다.
- 테러대응구조대는 생물학작용제를 탐지, 검체채취・이송, 제독을 실시한다. 구급대는 개인보호장비(Level C)를 착용하고 응급처치를 실시하여야 하며 실시 전에는 제독을 우선 시행한다. 하지만 위급한

경우에는 응급처치 후 긴급제독을 실시할 수도 있다.

- 환자 이송 시 환자용 보호물자(화생방 들것)를 이용 최소한의 구급대원만 탑승하여 "국가 지정 입원치료병원"으로 이송한다.
- 제독전담(진압)대는 오염지역, 인원 · 장비에 대한 제독활동을 지원하며 필요시 환경제독을 실시한다.
- 제독에 사용된 용수는 하수도 및 하천으로 유출되지 않도록 관계기관과 협의하여 조치한다.
- 철수 및 사후처리단계에서는 초동조치팀장(관할 경찰서장) 및 지자체에게 상황을 인계하며 필요시 기타 사후처리를 지원한다.
- 사고(테러) 현장활동에 참여한 대응요원과 감염의심 대원에 대해서는 기록 유지(잠복기 고려 및 건강상태를 확인한다. 출동 인원 · 장비를 현장지휘관(소방) 최종 확인 이후 철수한다.

## 4 대응기술

긴급구조기관으로 생물테러 의심상황 발생하는 경우 대응기술은 초기단계에서 경찰, 보건기관 협력하여 통제지역, 검채채취, 검체검사, 오염제독을 수행한다.

### 1) 통제지역

생물테러(의심) 통제구역은 공공안전을 위해 출입인원 · 차량통제와 다중탐지키트 검사결과"양성"판정에 따라 구분하여 통제선을 설치한다.

#### (1) 다중탐지키트 검사 이전 사고 초기 통제구역

① 폐쇄공간 : 해당 지역, 공간을 우선 폐쇄

② 개방공간 : 노출 장소의 반경 5~10m 이내 통제선 설정

[표 7-14] 통제선 설정

| 구 분 | 위험지역(Hot Zone)<br>오염 · 제한 · 배타지역 | 준 위험지역(Warm Zone)<br>접근제한 · 오염감소 지역 | 안전지역(Cold Zone)<br>공공안전 · 대중통제 지역 |
|---|---|---|---|
| 폐쇄공간 | 설치 안함 | 해당 지역 · 공간 | 적정거리 |
| 개방공간 | 설치 안함 | 노출장소 반경 5~10m | |
| 통 제 선 | 1차<br>소방통제(Fire Line) | 2차<br>경찰통제(Police Line) | 3차<br>경찰통제(Police Line) |

! 풍향, 풍속, 지형 등의 상황에 따라 고려하여 통제구역 범위를 설정한다.

### (2) 다중탐지키트 검사결과"양정"판정 이후 통제구역

① 폐쇄공간 : 해당 지역이나 공간

② 개방공간 : 노출 장소의 반경 50~100m 이내 통제선 설정

[표 7-15] 통제선 설정

| 구 분 | 위험지역(Hot Zone)<br>오염 · 제한 · 배타지역 | 준 위험지역(Warm Zone)<br>접근제한 · 오염감소 지역 | 안전지역(Cold Zone)<br>공공안전 · 대중통제 지역 |
|---|---|---|---|
| 폐쇄공간 | 해당 지역 · 공간 | 해당 지역 · 공간 | 적정거리 |
| 개방공간 | 노출장소 반경 50~100m | 노출장소 반경 300~500m | |
| 통 제 선 | 1차<br>소방통제(Fire Line) | 2차<br>경찰통제(Police Line) | 3차<br>경찰통제(Police Line) |

풍향, 풍속, 지형 등의 상황에 따라 고려하여 통제구역 범위를 설정한다.

① 위험지역(Hot Zone)

- 병원체 오염지역
- 폐쇄공간인 경우 : 해당 건물 전체로 확대
- 개방공간인 경우 : 노출장소 반경 50~100m

② 준 위험지역(Warm Zone)

- 병원체가 감지될 수 있는 범위(300~500m)
- 제독시설 설치 : Hot Zone ↔ Cold Zone 경계구역
- 현장응급의료소 설치

③ 안전지역(Cold Zone)

- 현장지휘소 설치
- 시민통제 및 초동조치에 필요한 통제선(Police Line) 설치

| 구 분 | 설정 기준 | 통제선 | 부대 |
|---|---|---|---|
| 위험지역<br>(Hot Zone) | • 병원체오염지역<br>• 폐쇄공간 : 해당 건물 전체로 확대<br>• 개방공간 : 노출장소 반경 50~100m | 소방<br>(1통제선) | 노출지점<br>공간폐쇄 |
| 준 위험지역<br>(Warm Zone) | • 노출장소 반경 300~500m<br>• 제독시설 및 대응자원 운영지역 | 경찰<br>(2통제선) | 오염제독<br>자원대기<br>응급의료 |
| 안전지역<br>(Cold Zone) | • 시민통제 및 초동조치에 필요한 통제지역 | 경찰<br>(3통제선) | 현장지휘<br>이송대기<br>자원집결 |

• 다중탐지키트"양성"판정 이후 통제선 설치(예시)

## 2) 검체검사

생물테러(의심) 사건 발생시 신속한 현장검사를 통한 의심검체 확인을 위해 생물테러 병원체 및 독소 다중탐지키트를 활용한다.

### (1) 채취장소

① 개방공간 : 현장 내부 검체채취

② 폐쇄공간 : 현장 반경 5m 이내 장소 및 공조실 검체채취

### (2) 다중탐지키트

① 개방공간 : 노출장소의 반경 50~100m 이내

② 폐쇄공간 : 해당 지역이나 공간, 건물 전체

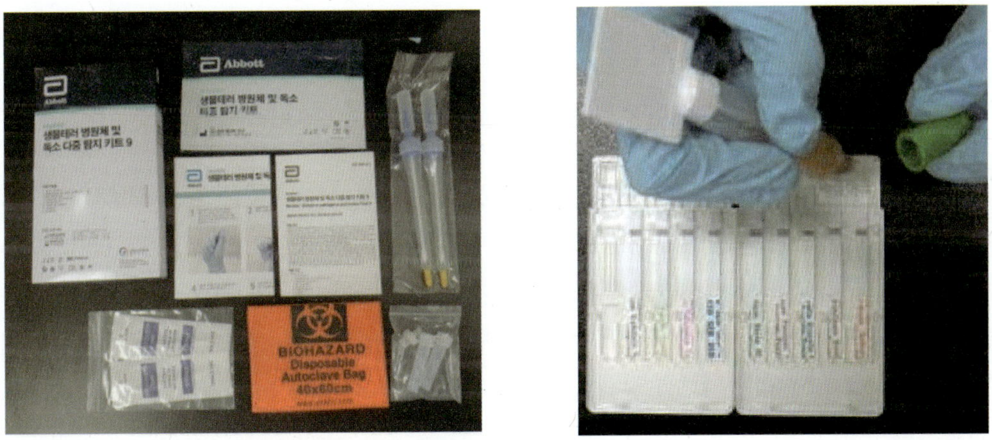


[그림 7-3] 다중탐지키트

### (3) 미생물 수소이온측정(ph)

① 호 산성균(Acidophile) : ph 1.0~ph 5.5

② 호 중성균(Neutrophile) : ph 5.0~ph 9.0

③ 호 염기성균(Alkalophile): ph 8.5~ph 14.0

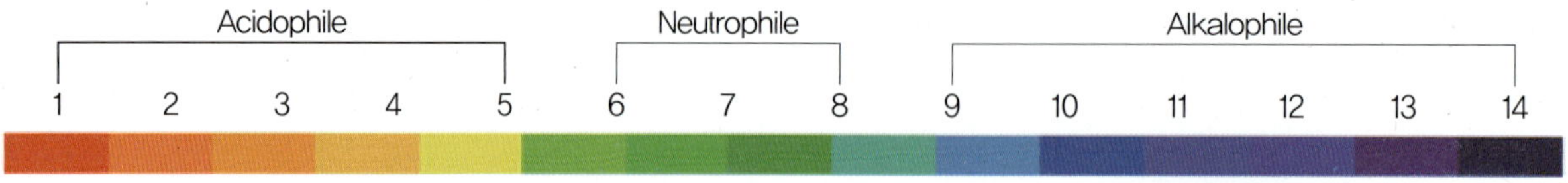


- 신체, 내장증식 세균, 피부공생 세균(ph 6.7 ~ 7.5)
- 일반 세균(ph 6.0 ~ 9.0)
- 곰팡이(ph 3.0 ~ 3.5)
- 젓산균, 낙산균, 초산균(ph 3.5)

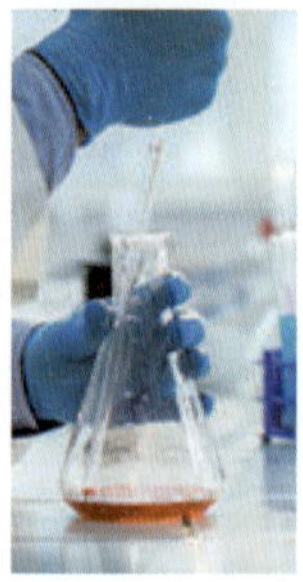

**[그림 7-4]** 미생물 수소이온측정

### (4) 토양시료 수소이온 측정(ph)

① 토양 시료 5g을 탈이온수 25g과 조심스럽게 저으면서 섞는다.

② 혼합물은 10분 동안 액체와 파티클이 분리되도록 10분 동안 놔둔다.

## 3) 검체채취

생물테러(의심) 사건현장의 표본검체 채취는 환경검체, 임상검체로 구분한다.

- 환경검체 : 생물테러 감염병 의심물질 발견 현장에서 보건・소방 대응요원이 검체채취 실시
- 임상검체 : 제1급 생물테러 감염병 의심환자에 대한 국가지정 입원치료 의료기관에서 혈액, 위장관, 호흡기, 피부, 중추신경계 의료전문가 검체채취 실시

# 5 오염제독

긴급구조기관으로 생물테러 의심상황 발생하는 경우 대응기술은 초기단계에서 경찰, 보건기관 협력하여 통제지역, 검채채취, 검체검사, 오염제독을 수행한다.

## 1) 제독계획

생물학적 감염사고 형태를 갖는 테러(Terrorism Related Incident) 현장 공공안전을 감염(의심)노출자

격리와 오염제독 실행계획은 다음과 같다.

- Step 1] 공공안전을 위한 현장 위험성평가를 실시한다.
- Step 2] 건물 내부에서 오염된 구역을 구분·격리한다.
  - 구역을 밀봉 · 포장 등 안정화 작업을 실시한다.
- Step 3] 별도의 멸균처리가 필요한 물건을 구분하고 밀봉·포장한다.
- Step 4] 오염구역 선별 및 지정, 요구되는 개인보호장비 수준을 결정한다.
- Step 5] 오염된 건물에 대한 제독 방법을 결정한다.
  - 환경시료 수집하여 제독성능을 확인하다.
- Step 6] 오염제독 종료 이후 환경시료를 수집하여 제독 결과를 확인한다.
- Step 7] 폐기물 처리를 결정한다.

## 2) 제독제 종류

**[표 7-16] 제독제 종류**

| 구분 | 작용 | 종류 |
|---|---|---|
| 산성 · 알칼리계 | • 단백질을 변성시킨다. | • 수산화나트륨(가성소다)<br>• 산(유기산) |
| 계면활성계 | • 세정작용<br>• 미생물 표면의 투과성을 변성시킨다. | • 양이온계(4급 암모늄계열)<br>• 음이온계(비누)<br>• 비이온계(BKC) |
| 알콜계 | • 지방을 용해시켜 투과성을 변화시킨다.<br>• 단백질 변성을 유발한다. | • 알코올 |
| 할로겐계 | • 미생물 효소계를 교란시킨다.<br>• 단백질을 변성시킨다.<br>• 핵산합성을 억제시킨다. | • 요오드<br>• 요오드포아 |
| 알데히드계 | • 단백질을 응고시킨다.<br>• 단백질 합성을 억제시킨다. | • 포르말린<br>• 글루탈 알데히드 |
| 산화계(염소계) | • 미생물 효소계를 교란시킨다.<br>• 단백질을 변성시킨다.<br>• 핵산합성을 억제시킨다. | • 염소계열<br>Ca염, Na염, 유기염소계 |
| 산화계(산소계) | • 미생물 효소계를 교란시킨다.<br>• 단백질을 변성시킨다.<br>• 핵산합성을 억제시킨다. | • 과산화수소<br>• 과산화설페이트칼륨(삼종염) |
| 페놀계 | • 미생물 벽 및 세포질을 파괴시킨다.<br>• 단백질을 응고시킨다. | • 페놀<br>• 합성페놀 |

## 3) 제독방법

### (1) 멸균(Sterilization)

아포(spore)를 포함한 모든 살아있는 종류의 미생물 · 병원균을 완전히 사멸하는 것을 말한다.

• 멸균온도에 따른 멸균방법

| 고온 멸균 | 저온 멸균 |
|---|---|
| • 습열 : 121~134℃ 포화증기 멸균<br>• 건열 : 160℃ 고열건조 공기 | • 가스멸균 : EO멸균 38~56℃<br>플라즈마 45~50℃<br>• 방 사 선 : R선 대용량 멸균방식 |

• 멸균제 종류

| 포화 증기 | 화학제 | 방사선 전자빔 |
|---|---|---|
| • 고압증기멸균<br>• 고압스팀멸균기(Autoclave) | • 엘틸렌옥사이드(EO 가스)<br>• 과산화수소(플라즈마) | • 대규모장치<br>• 대용량 멸균발식 |

### (2) 소독(Disinfection)

아포(spore)를 제외한 모든 병원성 미생물을 사멸을 말한다.

병원성미생물의 수를 감소시켜 감염성 질환의 발생위험을 줄이는 방법이다.

### (3) 세척(Cleaning)

물과 기계적 마찰, 세제를 이용하여 오염을 제거하는 과정을 말하며, 반드시 소독과 멸균을 시행하기 이전에 실시해야 한다.

병원성미생물의 수를 감소시켜 감염성 질환의 발생위험을 줄이는 방법이다.

### (4) 소독제(Disinfectant)

살균제의 일종으로 무생물의 표면에서 아포를 제외한 모든 병원성 미생물을 감염력을 제거하는 불활성화시키는 물질을 말한다.

### (5) 살균제(Germicide)

미생물 중 병원성 미생물을 사멸시키는 것을 말하며 아포는 사멸시키지 못한다. 특히 피부나 조직에 사용하는 살균제는 피부소독제로 불린다.

### (6) 세제(Detergent)

기구의 오염을 세척(Cleaning)하는 화학물질로 친수성, 음이온, 산성, 효소세척제 등 특성을 갖는 물질을 말한다.

## 4) 적용범위

### (1) 오염제독 적용범위

생물학적 환경제독은 「의료기관에서의 소독과 멸균지침」을 기초로 한다.

[표 7-17] 오염제독 적용범위

<table>
<tr><th colspan="2">구분</th><th>미생물</th><th>사용농도</th><th>반응시간</th></tr>
<tr><td colspan="2" rowspan="2">멸균</td><td rowspan="2">• 세균의 포자를 포함한 모든 형태의 미생물을 완전히 제거한다.<br>• 세균의 포자를 포함한 모든 형태의 미생물을 완전히 제거한다.</td><td>7.5% 과산화수소</td><td>6시간</td></tr>
<tr><td>0.2% 과초산</td><td>50분</td></tr>
<tr><td rowspan="6">소독</td><td rowspan="2">높은 수준</td><td rowspan="2">• 비교적 짧은 시간(30분 이하)에 세균의 포자를 제외한 모든 미생물을 사멸한다.<br>• 비교적 짧은 시간(30분 이하)에 세균의 포자를 제외한 모든 미생물을 사멸한다.</td><td>7.5% 과산화수소</td><td>30분</td></tr>
<tr><td>7.5% 과산화수소<br>+<br>0.23% 과처산 화합물</td><td>15분</td></tr>
<tr><td rowspan="2">중간 수준</td><td rowspan="2">• 대부분의 바이러스(외피가 없는 바이러스)와 진균을 사멸시킨다<br>• 대부분의 바이러스(외피가 없는 바이러스)와 진균을 사멸시킨다.</td><td>1,000ppm 이상의 차아염소산나트륨</td><td>–</td></tr>
<tr><td>70~90%의 알코올계</td><td>–</td></tr>
<tr><td rowspan="2">낮은 수준</td><td rowspan="2">• 대부분의 영향균, 세균, 일부 진균, 외피가 있는 바이러스를 사멸시킨다.<br>• 대부분의 영향균, 세균, 일부 진균, 외피가 있는 바이러스를 사멸시킨다.</td><td>100ppm 이상의 차아염소산나트륨</td><td>–</td></tr>
<tr><td>4급 암모늄계</td><td>–</td></tr>
</table>

### (2) 오염제독 소요시간

미국 생물학적 오염된 건물에 대한 오염제독 소요시간은 평균 3개월로 다음과 같은 사례・기록을 기초로 한다.

[표 7-18] 오염제독 소요시간

| 번호 | 건물명 | 폐쇄일 | 개방일 | 소요시간 | 비고 |
|---|---|---|---|---|---|
| 1 | P. Street Warehouse | – | – | 5개월 | 2002. 4월까지 제독 |
| 2 | Russell Building | 2001.10.20 | – | 5개월 | – |
| 3 | Dirksen Building | 2001.10.20 | 2002.01.08 | 3개월 | – |
| 4 | Hart Building | 2001.10.17 | 2002.01.22 | 3개월 | 탄저균 오염편지 배달 |
| 5 | Supreme Court Building | – | 2001.11.19 | 1개월 | – |

| 번호 | 건물명 | 폐쇄일 | 개방일 | 소요시간 | 비고 |
|---|---|---|---|---|---|
| 6 | Long worth Building | 2001.10.17 | 2002.01.22 | 3개월 | - |
| 7 | Ford Building | 2001.10.20 | 2002.01.22 | 3개월 | - |

2001년 미국의회(United States Congress) 탄저균 백색가루 생물학적 오염제독에 대한 기록임.

## 5) 환경제독

(1) 생물테러 노출장소에 대한 오염제독은 밀폐・개방공간으로 구분하여 생물학 제독제 또는 대체 제독물질을 이용하여 살포하는 훈증제독(Aerosol, Spray, 분무 살균, 소독)을 말한다. 훈증제(Fumigation)는 일정 온도와 압력 이하에서 세균 미생물을 사멸시키기 위해 가스 상태로 개발된 약제로서, 해충의 호흡을 저해하므로 강한 독성을 가지고 있다.

(2) 생물학 제독제 또는 대체 제독물질을 이용해 환경제독을 실시하는 경우에는 다음과 같은 사전조치를 시행해야 한다.

① 접근통제: 일반인 출입을 통제한다.

② 공간밀폐: 외부로 생물테러 물질이 노출되는 것을 방지하기 위해 출입구, 창문, 환기구 등 개구부를 봉쇄・밀폐한다.

③ 위험표시: 생물학적 위험표지를 부착한다.

(3) 환경소독제는 낮은 수준의 소독제로 차아염소산나트륨, 알코올, 페놀화합물(phenolic coum-pounds), 4급 암모늄화합물, 과산화물(perozygen compounds)등이 적절하다. 또한 환경소독제마다 희석배율, 접촉시간, 취급주의 등의 권장사항이 제조사마다 다르므로 식품의약약품처(KFDA)에서 권고하는 바이러스용 제독제를 사용하는 것이 바람직하다.

① 밀폐공간의 환경제독하는 경우 이산화염소($ClO_2$) 사용 시에는 공기 중 10% 이상을 차지하지 않도록 권고하고 있다.

공기 중 10% 이상인 경우 폭발성이 있다.

② 과산화수소 증기멸균 방식은 잔류물이 남지 않아 청소가 필요 없고, 잔류물의 독성을 염려할 필요가 없다.

과산화수소(6%) 증기멸균 30분 처리시 아포(spore) 사멸 가능하다.

**[표 7-19] 아포의 특성**

〈 아포(spore) 〉

- 세균이 강한 열이나 강한 추위나 탈수에 스스로를 보호하며 견딜 수 있게 세균 표면에 강력단백질 막을 형성하는 것, 생식을 위해 곰팡이가 생산하는 세포 또는 저항성 세포라고 한다.
- 파상풍균, 가스괴저균, 보툴리누스균, 탄저균 등이 아포를 가진 대표적인 세균들이다.
- 이러한 세균들은 외부환경이 나빠지면 휴면상태 또는 무활동 상태로 오랜 기간 죽은 척을 하며 살아있다. 세균이 불리한 환경 조건에 반응하여 아포를 형성하여 자신을 보호하다가 환경이 좋아지면 다시 재생되어 활동하게 된다.

- 아포는 내구성이 좋으며, 탈수 상태로 존재하기 때문에 건조, 동결, 화학제재나 방사선 등의 조사에도 강한 내성을 갖기 때문에 쉽게 사멸되지 않는다.
- 사멸시키기 위해서는 적어도 고압증기멸균법(120℃ 20분 이상) 정도는 적용해줘야 효과가 있다.

(4) 소독제의 선택은 「의료기관 사용기구 및 물품 소독지침」과 「소독제별 종류 및 사용방법」의 관련 규정을 참고하여 시행한다.

[표 7-20] 소독제의 선택

| 장소 | 환경 제독 | 제독 약제 |
|---|---|---|
| 밀폐공간<br>(시설 · 건물) | • 노출장소 밀폐조치 · 위험표지 부착 | 과산화수소 증기멸균(6%/30min) |
| | • 연막소독기 등을 이용한 훈증제독(소독) | 고압증기멸균 Autoclave(120℃, 60분) |
| | • 생물학제독제 이용 실내외 표면제독 | 차염소산나트륨(0.5%) |
| | • 대체 제독물질(락스 10%, 비눗물 등) | 표백제(10% 10분) |
| 개방공간<br>(야외 대지) | • 소규모 지역 : 휴대용 제독기 활용하여 제독 | 알코올(70%)소독 |
| | • 대규모 지역 : 제독차에 의한 오염 제독 (생물학 제독제, 대체 제독물질) | |
| 토 양 | • 표면 깊이 20cm까지 제고하여 소각하거나 열처리(121℃, 20분) | |
| | • 제한 시 나목직제독사 등을 활용 토양에 충분히 흡수되도록 살포 | |

① 밀폐장소(시설·건축물)

- 공간밀폐: 모근 창, 문, 기타 환기시설을 봉쇄(테이프 등)한다.
- 위험표시: 생물학적 위험표지를 부착한다.
- 제독방법: 연막소독기를 이용한 훈증제독(소독)

② 개방장소(야외·대지)

- 소규모 지역: 휴대용제독기 활용해 제독한다.
- 대규모 지역: 제독차를 활용하여 생물학 제독제 또는 대체 제독물질을 살포한다.

③ 토양

- 깊이 20cm까지 제거하여 소각하거나 열처리(121℃/20분) 실시
- 다목적제독차 등을 활용 토양에 충분히 흡수되도록 살포한다.
  - 살균용약 및 비눗물 등을 펌프차를 활용하여 오염지역에 살포한다.
  - 환경제독에 사용된 용수가 하수도 및 하천으로 유출되지 않도록 유관기관과 협의할 것.

(5) 환경제독은 물리적 방법과 화학적 방법을 병행하여 결정하고 노출장소에서 활동한 차량, 장비 등 물품 중 재사용을 목적으로 하는 장비의 경우 과산화수소(6%) 증기멸균(30분 = 아포 사멸 가능) 등 훈증작업 이후 고압증기멸균 Autoclave(120℃, 60분) 처리한다.

출처 WHO Anthrax in Humans and Animals, 4th edition

### (6) 생물테러 감염병에 대한 환경제독 조치사항

[표 7-21] 환경 제독

<table>
<tr><th colspan="2" rowspan="2">생물테러 감염병</th><th colspan="2">환경제독</th><th rowspan="2">보호등급</th></tr>
<tr><th>밀폐공간</th><th>토양 · 물품</th></tr>
<tr><td>1</td><td>탄저</td><td>• 훈증제독<br>• 고압증기멸균법<br>(120℃ 20분 이상)</td><td>• 화학적 제독<br>• 표면제거(20cm)<br>• 소각, 열처리(121℃ / 20min)</td><td rowspan="6">Level C</td></tr>
<tr><td>2</td><td>페스트</td><td>• 고압증기멸균법<br>(120℃ 20분 이상)</td><td>• 화학적 제독<br>0.5% 차아염소산나트륨(sodium hypochlorite)<br>• 소각, 열처리(121℃ / 20min)</td></tr>
<tr><td>3</td><td>보툴리눔<br>독소증</td><td>• 고압증기멸균법<br>(120℃ 20분 이상)</td><td>• 화학적 제독<br>0.5% 차아염소산나트륨(sodium hypochlorite)<br>• 소각, 열처리(121℃ / 20min)</td></tr>
<tr><td>4</td><td>야토병</td><td>• 10% 표백제 살포 이후<br>10분 뒤 70% 알코올로 세척</td><td>• 화학적 제독<br>0.5% 차아염소산나트륨(sodium hypochlorite)<br>페놀유도체</td></tr>
<tr><td>5</td><td>에볼라<br>바이러스</td><td>• 소독제 10분 처리<br>0.5% 염소(chlorine solution)<br>70% 알코올(Isopropyl alcohol)</td><td>• 화학적 제독<br>0.5% 차아염소산나트륨(sodium hypochlorite)<br>페놀유도체</td></tr>
<tr><td>6</td><td>마버그열</td><td>• 소독제 10분 처리<br>• 3.0% 아세트산(acetic acid)<br>• 1.0% 차아염소산나트륨<br>(sodium hypochlorite)<br>• 70% 알코올(Isopropyl alcohol)</td><td>• 화학적 제독<br>0.5% 차아염소산나트륨(sodium hypochlorite)<br>페놀유도체</td></tr>
<tr><td>7</td><td>라싸열</td><td>• 소독제 10분 처리<br>• 3.0% 아세트산(acetic acid)<br>• 1.0% 차아염소산나트륨<br>(sodium hypochlorite)<br>• 70% 알코올(Isopropyl alcohol)</td><td>• 화학적 제독<br>0.5% 차아염소산나트륨<br>(sodium hypochlorite)<br>페놀유도체</td><td></td></tr>
<tr><td>8</td><td>두창</td><td>• 고압증기멸균</td><td>• 화학적 제독<br>0.5% 차아염소산나트륨<br>• 소각, 열처리(121℃ / 20min)</td><td>Level A</td></tr>
</table>

## 6) 폐기물 처리

(1) 모근 폐기물은 소각 또는 고압증기멸균(Autoclave)한다.

(2) 우편물, 봉투 등의 오염된 물품은 소각 또는 121℃에서 60분간 고압증기 멸균(Autoclave)한다.

(3) 옷, 신발, 도구 등 1회용이 아닌 제품의 경우에는 붙어있는 먼지는 긁어내 소각하거나 고압증기멸균(Autoclave)한다.

(4) 고압증기멸균. 삶기 어려운 거들은 과산화수소 증기 훈증한다.

출처 WHO Anthrax in Humans and Animals, 4th edition

## 7) 활동종료

### (1) 활동종료

생물테러(의심)사건에 대한 초동조치팀장(관할 경찰서장)과 소방, 보건 등 협력기관의 상황판단 회의 결정에 따른다.

### (2) 사후처리

활동종료 이후 생물테러(의심) 노출지역 및 시설에 재발 방지 등 안전관리를 위해 관할 경찰서장 및 지자제에세 상황을 인계힌디.

[표 7-22] CBRNE 일반테러 현장대응 소방의 초동조치팀 역할

| 테러 대응 소방의 역할 | 소방의 초동조치 세부임무 | 테러 유형 | | |
|---|---|---|---|---|
| | | 화학 | 생물 | 방사능 |
| 구조대피 | • 오염 · 노출(의심)자 구조 | ○ | ○ | ○ |
| | • 일반인 인명대피(피난 · 격리) | ○ | ○ | ○ |
| 구급이송 | • 오염 · 노출(의심)자 환자분류 | ○ | ○ | ○ |
| | • 오염 · 노출(의심)자 구급이송 | ○ | ○ | ○ |
| 오염탐지 | • 오염탐지 분석 : 오염지역 통제를 위함 | ○ | ○ | ○ |
| 통제지역 | • 대피거리(이격거리) | ○ | ○ | ○ |
| | • 방호활동 | ○ | ×<br>경찰 | ○ |
| | • 안전지역(Cold Zone) | ○ | ×<br>경찰 | ○ |
| | • 준 위험지역(Warm Zone) | ○ | ×<br>경찰 | ○ |
| | • 위험지역(Hot Zone) | ○ | ★ | ○ |

| | | | | | |
|---|---|---|---|---|---|
| 표본채취 | • 탐지・분석 가능물질 | | ○ | ○ | ○ |
| | • 탐지・분석 불가능한 미지 물질 | | ○ | ○ | ○ |
| 표본이송 | • 연구분석 지정기관(환경부・질병관리청・원자력안전위) | | ○ | ○ | ○ |
| 오염제독 | • 발생원점 | 테러・오염・노출(의심) 물질 및 발생지점 | ○ | ○ | ○ |
| | • 인체제독 | 소방 대응요원 | ○ | ○ | ○ |
| | | 오염・노출(의심)자 | ○ | ×<br>보건 | ○ |
| | • 환경제독 | 건축・시설・장비・차량・선박・항공기 | ○ | ○<br>보건 | ○ |
| | | 산림・토양・하천 | ○ | ○<br>보건 | ○ |
| 환경평가 | • 발생원점 | 테러・오염・노출(의심) 물질 및 발생지점 | ×<br>환경 | ×<br>보건 | ×<br>원안위 |
| | • 제독지역 | 인체제독 및 환경제독 실시지역 | ○ | ○ | ○ |
| 증거보존 | • 테러・오염・노출(의심) 물질 및 발생지점 | | ○ | ○ | ○ |
| 역학조사 | • 테러・오염・노출(의심) 물질 및 발생지점 | | ×<br>경찰 | ×<br>경찰 | ×<br>경찰 |
| | • 테러・오염・노출(의심)자 | | ×<br>환경 | ×<br>보건 | ×<br>원안위 |

• 생물테러 의심물질(백색가루 등)에 대한 소방의 탐지・검사 양성반응 결과의 경우
  – 위험지역(Hot Zone) 설정, 상황종료 시(경찰 현장지휘) 증거보존 및 위험지역 내부 현장통제 주력
  – 이 경우 생물테러 위기경보가 관심(Blue) 또는 주의(Yellow) 단계에서 경계(Orange)로 상향됨을 명심

**[표 7-23] 생물테러 의심상황 현장대응을 위한 소방, 경찰, 보건의 초동조치팀 역할**

| 경찰 | 소방 | 보건 · 검역 |
|---|---|---|
| • 초동조치팀 소집 및 운영총괄 | • 연락관 파견 | • 연락관 파견 |
| • 협조기관 통합지휘 | • 부상자 구조 | • 현장상황 즉보 |
| • 현장에 있는 주민・차량통제 | • 환경검체 검사(영상기록) | • 환경검체 검사 |
| • 다중탐지키트 검사 이전<br>– 현장보존・치안유지<br>– 경찰통제선 설치<br>▶ 폐쇄공간 : 우선폐쇄<br>▶ 개방공간 : 반경 5~10m | • 환경검체 채취<br>– 개방공간 : 현장 내부<br>– 폐쇄공간 : 현장 내부<br>반경 5m 개소<br>공조실 | |

<table>
<tr><th colspan="3">다중탐지키트 검사“음성”결과</th></tr>
<tr><td>• 정황조사 및 테러위협 평가<br>• 상황종료 결정</td><td>• 현장보존 및 물질이관<br>– 노출원점 차폐조치<br>– 환경검사 기자재</td><td>• 상황보고(질병청)<br>– 발생 경위<br>– 조치내용<br>– 검체의뢰 정보</td></tr>
<tr><th colspan="3">다중탐지키트 검사“양성”결과</th></tr>
<tr><td rowspan="4">• 안전지역(Cold Zone) : 적정거리<br>• 준 위험지역(Warm Zone)<br>노출장소 반경 300~500m</td><td>• 위험지역(Hot Zone) 설정<br>– 폐쇄공간 : 해당 지역, 공간전체<br>– 개방공간 : 노출장소<br>반경 50~100m<br>• 현장 폐쇄</td><td>• 상황보고(질병청)<br>• 노출자 파악, 추적관리<br>• 노출자 항생제 투약<br>• 노출자 제독(소독)<br>• 임상검체 채취<br>• 역학조사</td></tr>
<tr><td>• 제독소 운영<br>– 인체제독 : 노출자, 대응요원<br>– 환경제독 : 원점, 오염지역</td><td>• 검체 정밀분석 의뢰</td></tr>
<tr><td>• 환경검체 이송(서울, 중구본)</td><td>• 환경검체 이송</td></tr>
<tr><td>• 활동대원 건강검진(격리/잠복기)</td><td>• 감염병 의심환자 조치</td></tr>
</table>

## 참고문헌


- 국민안전처 중앙소방본부. 테러유형별 현장표준소방활동지침
- 미국 질병통제예방센터 US CDC (Centers for Disease Control and Prevention). 에볼라바이러스(Ebola virus) 감염 대비 새로운 개인보호장비 Personal Protective Equipment(PPE) New Guidelines 착용기준.(2019)
- 백승우. 용도별 생물안전 연구시설 공용 생물안전프로그램 개발.(2016)
- 보건복지부 질병관리본부. 법정감염병 진단 · 신고 기준 [전자자료].(2020)
- 송영구. 감염병 분류체계 개편방안 연구.(2016)
- 식품의약품안전처. 「감염병 재난」 위기대응 실무매뉴얼.(2018)
- 울산광역시. 감염병 현장조치 행동매뉴얼.(2022)
- 질병관리청. 감염병 관리 사업 안내 [전자자료].(2021)
- 질병관리청. 제1급감염병 두창 · 페스트 · 탄저 · 보툴리눔독소증 · 야토병 대응지침 [전자자료]
- 천병철 [외] 저. 생물테러 대비 및 대응 : Bioterrorism : 공중보건학 관련 전공자용 학습 모듈. 질병관리본부.(2008)
- 천병철. 보건의료인 대상 생물테러 교육내용 개발 연구.(2007)
- 행정안전부 사회재난대응과. 사회재난 핵심용어집 [전자자료]. 국립재난안전연구원, 한국방재협회[편].(2017)
- WHO(세계보건기구). Anthrax in Humans and Animals, 4th edition.(2008)
- 소방청. 해외구조기법 및 사례연구를 통한 국내 표준구조모델 개발. 연구보고서. 구조학 총론, 구조학 각론. 2022.


## 관련법령


- 「119 구조 · 구급에 관한 법률」
- 「감염병의 예방 및 관리에 관한 법률」
- 「국가위기관리기본지침」
- 「국민보호와 공공안전을 위한 테러방지법」 국가정보원
- 「국민보호와 공공안전을 위한 테러방지법 시행령」 국가정보원
- 「긴급구조대응 활동 및 현장지휘에 관한 규칙」
- 「생물테러 대비 및 대응지침」 질병관리청 2021
- 「재난 및 안전관리기본법」
- 「재난현장 표준 작전절차」 SOP 300
- 「테러대응구조대 운영규정」 소방청
- 「화학무기 · 생물무기의 금지와 특정화학물질 · 생물작용제 등의 제조 · 수출입 규제 등에 관한 법률」


## 웹사이트


- https://119.busan.go.kr/(부산소방학교)
- https://fire.seoul.go.kr/school/(서울특별시소방학교)
- https://gb119.go.kr/gfa/(경상북도 소방학교)
- https://gfsa.gwd.go.kr/school(강원소방학교)
- https://kin.naver.com(네이버 지식)
- https://nfa.go.kr/nfa/(소방청)
- https://section.blog.naver.com/(네이버 블로그)
- https://www.blog.naver.com(네이버 블로그)
- https://www.busan.go.kr/(법정감염병 종류 : 부산광역시 건강정보)
- https://www.bwckorea.or.kr/(생물작용제 및 독소 – 생물무기금지협약)
- https://www.kdca.go.kr/(고위험병원체국가안전관리, 질병관리청)
- https://www.korea.kr/(해외 생물무기금지법)

- https://www.kspp.org/(산업자원부)
- https://www.motie.go.kr/(파일명 : 생물작용제란 – 산업통상자원부)
- https://www.nfa.go.kr/nfsa/(중앙소방학교)
- https://www.nfpa.org/(US NFPA 472 Standard for Competence of Responders to Hazardous Materials)
- https://www.rescue.go.kr/(소방청 중앙119구조본부)

# STEP 08 방사선사고구조

**학습목표 >**

※ 이 장을 마치고 관련된 학습활동을 끝내고 나면 다음과 같은 학습 목표를 이룰 수 있다.

1. 방사선사고의 기본개념과 특성을 설명할 수 있다.
2. 방사선사고 발생 형태를 파악하고 필요한 사전조치를 취할 수 있다.
3. 방사선사고 장소 주변의 위험요인을 파악하고 안전하게 조치할 수 있다.
4. 방사선사고구조 흐름을 파악하고 구조대상자의 안전한 구조활동을 할 수 있다.

## 1 기본개념

### 1) 관련 법률

(1)「재난 및 안전관리기본법」

(2)「국가위기관리기본지침」

(3)「119 구조 · 구급에 관한 법률」

(4)「원자력안전법」

(5)「국민보호와 공공안전을 위한 테러방지법」 국가정보원

(6)「원전안전 방사능 누출사고 위기관리 표준매뉴얼」 원자력안전위원회

(7)「긴급구조대응 활동 및 현장지휘에 관한 규칙」

(8)「테러대응 구조대 운영규정」

(9)「재난현장 표준 작전절차」 SOP 300

(10)「방사선방호 등에 관한 기준」

(11)「방사선 사고 · 테러 초동대응 지침」 원자력안전기술원

(12)「방사능 제염절차 지침서」 원자력의학원

(13)「방사성폐기물 관리지침서」 원자력의학원

# 2 용어정리

## 1) 일반용어

### (1) 원자력

원자핵 변화의 과정에 있어서 원자핵으로부터 방출되는 모든 종류의 에너지

### (2) 원자력사고

원자력손해를 일으켰거나 일으킬 수 있는 중대하고도 긴박한 위험이 있는 사건(동일한 원인에 의한 일련의 사건을 포함)

### (3) 핵물질

핵연료물질 및 핵원료 물질을 말한다.

### (4) 핵연료물질

우라늄·토륨 등 원자력을 발생할 수 있는 물질로서「원자력안전법」규정의 대통령령으로 정하는 것을 말한다.

- 우라늄 238에 대한 우라늄 235의 비율이 천연혼합률과 같은 우라늄 및 그 화합물
- 우라늄 238에 대한 우라늄 235의 비율이 천연혼합률에 미달하는 우라늄 및 그 화합물
- 토륨 및 그 화합물
- 우라늄 238, 토륨 및 그 화합물에 해당하는 물질이 하나 이상 함유된 물질로서 원자로의 연료로 사용할 수 있는 물질
- 우라늄 238에 대한 우라늄 235의 비율이 천연혼합률을 초과하는 우라늄 및 그 화합물
- 플루토늄 및 그 화합물
- 우라늄 233 및 그 화합물
- 우라늄, 우라늄 238 및 그 화합물에 해당하는 물질이 하나 이상 함유된 물질

### (5) 핵원료물질

우라늄광·토륨광과 그 밖의 핵연료물질의 원료가 되는 물질로서「원자력안전법」규정의 대통령령으로 정하는 것을 말한다.

- 우라늄·토륨 등 원자력을 발생할 수 있는 핵연료물질
- 우라늄광·토륨광과 그 밖의 핵연료물질의 원료가 되는 물질

### (6) 핵분열성물질

우라늄 233, 우라늄 235, 플루토늄 239, 플루토늄 241 또는 이들의 혼합물을 말한다. 다만, 조사(照射)되지 아니한 천연우라늄 및 감손(減損)우라늄과 열중성자로에서 조사된 천연우라늄 및 감손우라늄은 제외한다.

### (7) 방사성물질

핵연료물질・사용후핵연료・방사성동위원소 및 원자핵분열생성물(原子核分裂生成物)을 말한다.

### (8) 방사성동위원소

동위원소란 동일한 원자번호로 같은 원소이면서 질량수가 서로 다른 핵종을 말하며 이 중에서 방사선을 방출하는 핵종을 방사성 동위원소라 한다. 동위원소의 화학적 성질은 같은 원자번호를 가지고 있어 동일하다.

### (9) 방사선

원자핵은 상태가 불안정해서 에너지를 원자 밖으로 내보내고 안정된 상태로 가려는 성질을 가지고 있다. 이때 원자 밖으로 전자파 또는 입자의 형태로 나오는 에너지를 방사선이라 한다.

- 알파선・중양자선・양자선・베타선 및 그 밖의 중하전입자선
- 중성자
- 감마선 및 엑스선
- 5만 전자볼트 이상의 에너지를 가진 전자선

### (10) 방사선발생장치

하전입자(荷電粒子)를 가속시켜 방사선을 발생시키는 장치로서 「원자력안전법」 규정의 대통령령으로 정하는 것을 말한다.

- 엑스선발생장치
- 반・데 그라프형 가속장치
- 사이클로트론(cyclotron)
- 콕크로프트・왈톤형 가속장치 등

### (11) 표면방사선량률

방사성물질, 방사성물질을 내장한 용기 또는 장치, 방사선발생장치 및 방사선차폐체(放射線遮蔽體) 등 방사선이 나오는 물체의 표면으로부터 10cm의 거리에서 측정한 방사선량률을 말한다.

### (12) 선량한도

내부 및 외부에 피폭하는 방사선량을 합한 피폭방사선량의 상한 값(매년 1월 1일부터 12월 31일까지 1년간 피폭하는 방사선량)을 말한다.

[표 8-1] 선량한도

| 구분 | 유효선량한도(mSv) | 등가선량한도(mSv) | |
|---|---|---|---|
| | | 수정체 | 손, 발 및 피부 |
| 방사선작업종사자 | 연간 50을 넘지 않는 범위에서 5년간 100 | 연간 150 | 연간 500 |

| 수시출입자 / 운반종사자 | 연간 6 | 연간 15 | 연간 50 |
|---|---|---|---|
| 위에 해당되지 않는 사람 | 연간 1 | 연간 15 | 연간 50 |

• 수시출입자 : 방사선관리구역에 청소, 시설관리 등의 업무상 출입하는 사람(방문, 견학 등을 위하여 일시적으로 출입하는 사람은 제외)으로서 방사선작업종사자 외의 사람
• 운반종사자 : 방사선관리구역밖에서 방사성물질 등을 운반하는 사람으로서 방사선작업종사자에 해당하지 않는 사람

### (13) 허용표면오염도

물체 또는 인체 표면의 방사성오염도는 그 오염을 제거할 수 있는 경우로 다음과 같다.

- 알파선을 방출하는 방사성물질에 대하여는 0.4Bq/㎠
- 알파선을 방출하지 아니하는 방사성물질에 대하여는 4Bq/㎠

## 2) 사고대응

### (1) 방사선사고

방사선 또는 방사성 물질에 노출된 경우와 노출이 의심되는 경우를 포함하는 상황으로써, 건강에 심각한 영향을 초래하는 사건으로 정의할 수 있다.

방사선 사고에 대해 REAC/TS에서는 미국방사선방호측정위원회(NCRP)의 지침에 따라 방사선 사고를 다음 중 하나로 구체적으로 정의하고 있다.

① 전신피폭선량, 피부선량이 각각 0.25Sv, 6 Sv 이상인 피폭
② 다른 조직에 대해서는 외부피폭으로 흡수선량이 0.75Sv 이상인 피폭
③ 최대허용 신체부하량(MPBB)의 50% 이상인 내부오염
④ 과실로 인해 위 1)과 4)에 해당하는 피폭이 발생한 의료상 피폭

[표 8-2] 방사선 노출 시 선량대비 인체에 미치는 영향

| 수준 | 선량범위 | 증상 및 인체에 미치는 영향 |
|---|---|---|
| 높음 | 10,000 mSv | • 피부에 궤양이 생긴다. |
| | 8,000 mSv | • 피부에 물집이 생긴다. |
| | 7,000 mSv | • 사망 |
| | 5,000 mSv | • 피부가 붉어진다 |
| | 3,000 mSv | • 모발 탈모<br>• 방사선 암치료시 최대 받을 수 있는 선량수치 |
| 중간 | 3,000 mSv 이상 | • 확실한 구토, 골수 증후군 가능<br>• 전신선량 약 4,000 mSv부터 높은 사망위험(의학적 처치가 없을 경우에 한함)<br>• 암 발생 위험증가 |
| | 500~1,000 mSv | • 오심, 구토, 경미한 골수 및 정자수 감소<br>• 암 발생 위험증가(25% → 30%) 관찰 가능 |

| 중간 | 1,000 mSv | • 구토, 권태감 |
|---|---|---|
| | 500 mSv | • 백혈구의 일시적 감소 |
| 낮은 | 100 mSv 이하 | • 급성 결정적 영향 없음<br>• 암 발생 위험(1% 이하) |
| 매우 낮음 | 10 mSv 이하 | • 급성 결정적 영향 없음<br>• 극히 낮은 추가적인 암 발생위험 있음 |

### (2) 방사선사고 공공안전을 위한 권고사항

일반인들이 방사선으로부터 자신을 보호하기(Protect Yourself from Radiation) 위한 방사선 방호원칙과 방사선 비상사태에 대한 행동원칙은 다음과 같다.

① 방사선 방호원칙

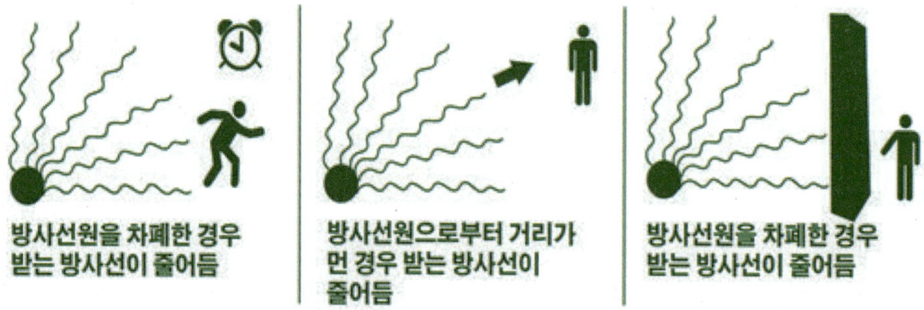


[그림 8-1] 방사선 방호원칙

출처 US EPS : United States Environmental Protection Agency

- 시간: 자연 방사선 이외의 방사선에 피폭된 사람의 경우, 피폭 시간을 제한하거나 최소화하면 방사선원의 선량이 감소한다.
- 거리: 거리가 멀어질수록 화재에서 나오는 열이 더 줄어드는 것처럼 방사선원의 거리가 멀어질수록 방사선의 선량은 급격히 줄어든다.
- 차폐: 인체와 방사선원 사이에 적절한 차폐물을 삽입하면 받는 여러분이 받는 방사선 양이 크게 감소하거나 제거된다.

② 방사선 비상사태

- 안으로 들어가기
- 안에서 머무르기
- 상황을 지켜보기

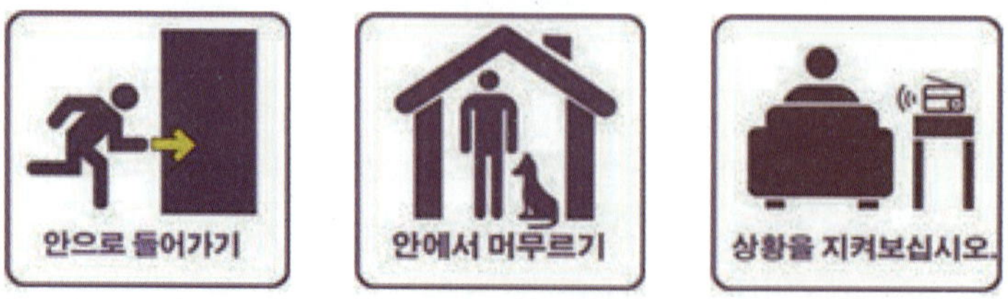


[그림 8-2] 방사선 비상사태

출처 US EPS : United States Environmental Protection Agency

## 3 대응이론

### 1) 방사선 피폭

#### ① 방사선의 피폭과 오염

- 방사선 피폭(Exposure)
  - 어떤 물체가 방사선의 에너지를 흡수하는 현상을 말한다.
  - 방사선의 에너지가 어떠한 물체 내로 입사되어 그중 일부는 물체에 흡수되고 일부는 투과되는 현상을 일으킨다.
- 방사선 오염(contamination)
  - 오염된 방사선원에 의해 지속적으로 영향을 받는 것이다.
  - 방사성물질에 오염된 사람의 경우에는 인체 표면이나 내부에 방사성물질이 존재하게 된다.

#### ② 외부피폭과 내부피폭

- 외부피폭

  사람의 신체 외부에 있는 방사선원에서 방출되는 방사선에 의해 인체가 피폭하는 경우이다.

  ❗ 외부피폭 방호원칙 – 시간, 거리, 차폐
  - 시간: 방사선에 노출되는 시간
  - 거리: 선원으로부터 거리를 멀리하는 수단으로 핀셋, 집게 등 원격 조작 장치를 사용
  - 차폐: 선원과 작업자 사이에 적절한 차폐체를 설치하여 피폭선량을 감소시키는 것
- 내부피폭

  흡입, 섭취 등을 통하여 신체 내부로 들어온 방사성핵종으로부터 방출되는 방사선에 사람이 피폭되는 경우이다.
  - 방사성물질의 인체로의 섭취경로: 호흡기, 소화기, 피부 등 상처부위

#### ② 방사선의 인체영향 및 장애

- 방사선에 의한 인체 영향
  - 유전적 영향(Hereditary effect)
    - ▸ 피폭된 본인이 아닌 자손에 나타나는 영향을 말한다.
    - ▸ 생식선 등에 비치사적인 피폭을 받아 다음 세대로 이어지는 확률적 영향을 유전적 영향이라 한다.
  - 결정적 영향(Somatic effect)
    - ▸ 방사선 피폭으로 인한 DNA 손상은 세포의 사멸이나 기능 마비 또는 돌연변이로 나타나게 된다.
    - ▸ 이러한 특성에 의해 신체적 영향은 결정적 영향과 확률적 영향으로 나눌 수 있다.

[표 8-3] 방사선에 의한 인체 영향

| 영 향 | 결정적 영향 | 확률적 영향 |
|---|---|---|
| 발생기전 | 고선량 피폭으로 인한 세포사 또는 급성반응에서 기인하는 영향 | 세포의 돌연변이와 세포유전의 결과로 발생가능한 영향 |
| 인과관계 | 피폭과 영향 발현의 인과관계 필연적 | 영향의 발현을 우연성이 지배 |
| 선량효과 | 증상의 심각도가 선량에 비례 | 영향의 발생확률이 선량에 비례 |
| 발현시기 | 대체로 급성(비교적 즉시) | 지발성(장기간 소요 가능) |
| 임상적 특성 | 증상의 특이성 있음 | 타원인 영향과 구분 불가 |
| 방호개념 | 선량을 문턱치 이하로 유지시 방지 가능 | 위험을 합리적 범위에서 최소화 |
| 영향의 예 | 홍반, 백내장, 혈액상 변화, 불임 | 암, 백혈병, 유전결함 |

## 4 대응원칙 및 부대편성

### 1) 대응원칙

#### (1) 기본원칙

① 소방활동은 대원의 피폭 및 오염방지 등 안전확보

② 구조대상자(피폭환자)에 대한 구조 구급활동

③ 방사선 사고(테러)에 의한 재난 확대방지

#### (2) 안전관리 원칙

① 선착대는 방사성물질정보 파악 및 보호복 착용 전 현장에 진입하지 말 것

② 방사선 방호원칙을 준수할 것

- 체외 방사선피해의 보호

  투과력이 높은 광자 및 중성자선은 차단능력이 큰 콘크리트 벽 등 밀도가 높은 차단물이나 보유하고 있는 현장의 장비를 활용한다.

- 체내 방사성피해의 보호

  방사성물질을 포함한 공기, 가스, 먼지 등이 호흡을 통해 인체 내부로 유입되거나 오염되지 않도록 위험구역 내에서는 반드시 공기호흡기 및 보호복을 착용한다.

③ 테러리스트, 폭발물질 등 테러 여부 파악한다.

④ 서두르지 말고 관계자 등을 통해 사고물질 및 현장정보 확보한다.

⑤ 사고현장 접근시 풍상 방향에서 진입한다.

⑥ 초기대응은 최악의 시나리오를 가정하여 조치한다.

⑦ 오염이 의심되는 대원은 필요한 의학적 진료 조치(전문병원 등)한다.

### (3) 방사선사고(테러) 의심 가능 징후

① 방사능 표지가 있는 물체가 발견된 때

② 확실한 위협 또는 위협의 메시지가 발견된 때 폭탄 또는 폭탄으로 의심되는 물체가 발견된 때

③ 특정 물체로부터 1m 거리에서의 감마선량률이 100μSv/h 이상 측정되었을 때

④ 이유를 알 수 없는 화상, 홍반 등 의학적 증상이 발현된 때

## 2) 부대편성

CBRNE 사고(테러) 현장의 긴급구조 현장지휘관(Incident commander)은 테러대응구조대를 포함하여 초기대응을 위해 다음과 같이 긴급구조기관(소방서) 단위 출동대의 기능별 임무를 지정한다.

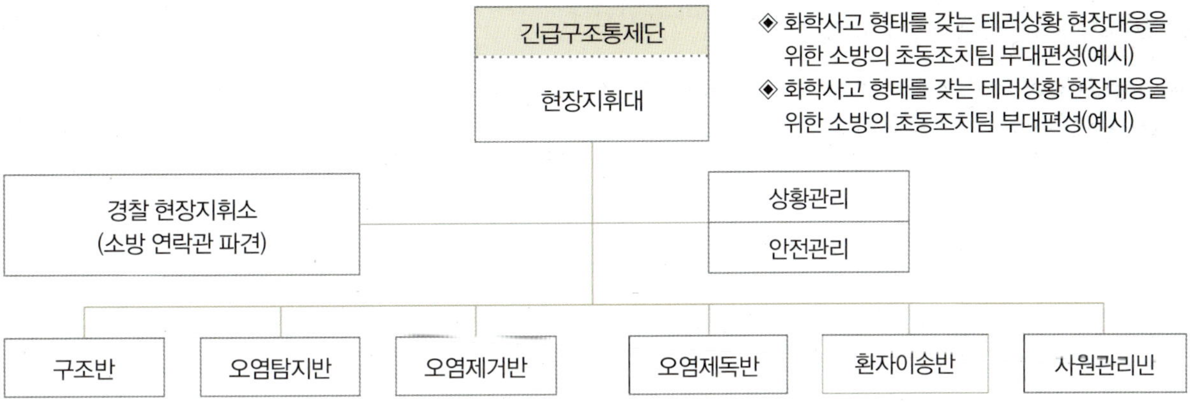


| 임 무 | 주요 임무 | 출동대 |
|---|---|---|
| 현장지휘대 | 현장지휘, 상황관리, 안전관리, 자원관리, 연락관 파견 | 지휘대 |
| 구조반 | 노출자 구조, 노출의심자 대피격리 | 구조 · 진압대 |
| 오염탐지반 | 위험구역 등 경계구역 설정, 위험요인 파악, 원점물질 분석 | 테러대응구조대 |
| 오엄제거반 | 누출물 수거, 누출확산 방지, 시료채취, 증거보존 | 테러대응구조대 |
| 오염제독반 | 인체제독(노출자 · 대원), 환경제독(시설 · 장비, 차량), 현장응급의료소 | 구급 · 진압대 |
| 환자이송반 | 사상자 분류에 따른 의료기관 구급이송 | 구급대 |
| 자원관리반 | 전기, 가스, 통신, 상하수도, 자치구, 보건, 의료, 군부대 등 자원관리 | 진압대 |

**[그림 8-3]** 부대편성

출처 「테러대응구조대 운영규정」 및 지역단위 재난대비 긴급구조대응계획

## 3) 대응절차

### (1) 상황접수 및 현장출동

① 119상황실

- 신고접수 후 현장정보 파악

- 구조대상자 유무 및 구조 필요 여부 확인한다.
- 신고자, 유관기관(KINS 등)으로부터 위험요인 정보파악한다.
- 사고사업장 정보, 현장 기상(풍향, 풍속, 온도 등) 확인한다.

② 구조대

- 방사능테러대응 장비 및 물자 확인한다.
- 방사능테러 대응장비 휴대(필요시 헬기 긴급출동 준비)한다.
- 현장정보 및 위험요인 확인, 개인보호장비 확인한다.

③ 구급대

- 오염환자 응급처치 및 제염, 이송을 위한 장비 물자 휴대한다.
- 현장정보 및 위험요인 확인, 개인보호장비 확인한다.

### (2) 현장 도착

① 현장 도착 차량은 안전통제선 100m 밖에 차량 배치 후 부서 위치 전달한다.
② 준위험지역 이상 출입 시 반드시 개인선량계 휴대한다.
③ 현장안전점검관은 시간대별 누적선량 확인하여 휴식 및 교대 선정한다.
④ 가용범위 내 정확한 구조대상자 위치 파악한다.
⑤ 개인보호장비 착용 및 구조・구급・화재진압 활동 준비한다.

### (3) 현장대응

① 현장 확인은 개인보호장비(방사선보호복 등)를 착용 후 진입한다.
② 위험구역(Hot zone) 내 활동 접촉한 대원에 대한 현황 유지한다.
③ 구조대상자 및 환자, 위험구역 확동 소방대원과의 접촉을 통제한다.
④ 준위험구역(Warm zone) 이탈 시 제염절차 준수 및 오염검사 진행한다.
⑤ 위험구역 출입 등 현장대응은 반드시 현장지휘본부장에게 승인을 받는다.
⑥ 주민대피 방송 및 SNS 전파(지자체), 주민통제(경찰) 등 방사선사고 시 초기단계로서 방사선영향과 비방사선영향(정신적 충격 등)을 최소화하기 위한 합리적 조치를 실시한다.

### (4) 초동조치

[표 8-4] 초동조치

| 기관 | 구성 | 역할 |
|---|---|---|
| 소방 | 화재진압대 | 화재진압 |
| | 구조대 | 오염탐지, 구조, 오염제독 |
| | 구급대 | 응급의료 구급이송 |

| 기관 | 구성 | 역할 |
|---|---|---|
| 경찰 | 출동대 | 인원 · 차량통제 |
| | 과학수사대 | 현장 수사 |
| 병원 의료진 | | 환자 치료 |
| U-rest (방사선사고지원단) | | KINS 도착 전 상황 유지 및 조사 |

## 5 대응기술

### 1) 사고인지

방사선 사고는 비의도적이나 타인에 의해 의도적으로 노출된 경우와 노출이 의심되는 경우를 포함하는 상황이며, 사고가 매우 드물기 때문에 관련 대응 경험 지식이 부족하고 오감으로 인지할 수 없어 방사선 계측기에 의해서만 방사선 사고인지 확인할 수 있는 특성이 있다.

또한 지발적 영향이 있을 수 있어, 방사선 상해자 치료과정을 결정하는 데 있어서 방사선 사고임을 신속, 정확하게 파악하는 것이 중요하다.

나음은 사고현장에서 방사선 사고임을 인지하게 되는 경로에 관한 설명이다.

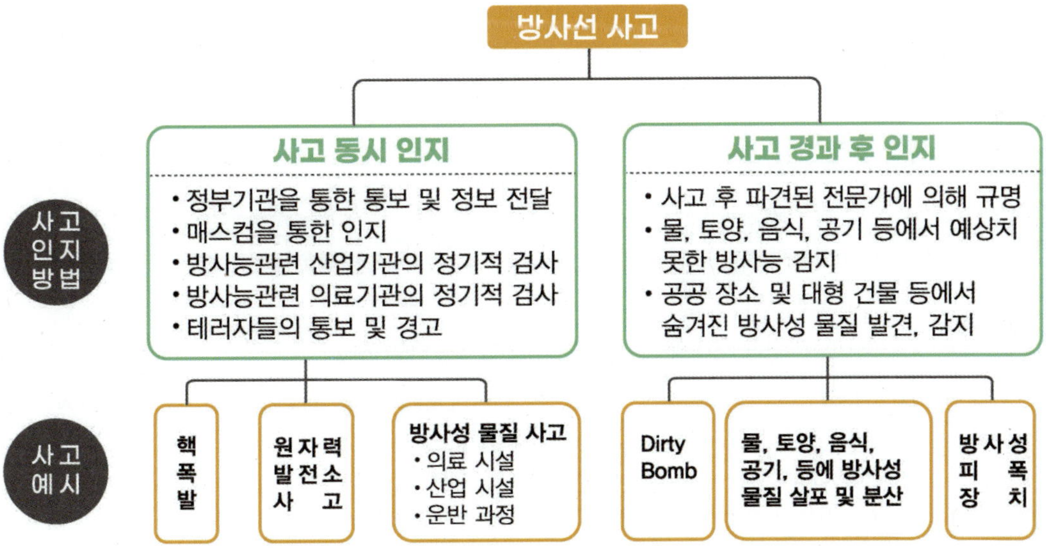


[그림 8-4] 사고현장에서 방사선 사고임을 인지하게 되는 경로

## 2) 개인방호

### (1) 공간 방사선량률을 알지 못할 때

① 방사선관리구역 내에 있을 때 시각적으로 확인 가능하도록 행동한다.

② 방사성물질(폭발 잔해 포함)에 접촉, 수거하는 행동을 금지한다.

③ 구조 활동만 수행한다.

- 의심되는 방사성물질 또는 선원으로부터 1m 이내
- 호흡기 보호장치를 착용하지 않았다면 화재나 폭발로부터 100m 이내

④ 의심되는 방사성물질 또는 선원으로부터 10m 이내에서는 가능한 머무르는 시간을 최소화한다.

### (2) 공간 방사선량률을 알 때

**[표 8-5] 공간 방사선량률을 알때 개인방호**

| 공간방사선량율 | 개인방호 조치사항 |
|---|---|
| 1,000mSv/h | • 진입금지(한국원자력안전기술원) |
| 100mSv/h | • 구조활동만 수행한다.<br>• 체류시간 총 30분 이내로 제한한다. |

### (3) 개인선량계 착용했을 때

① 개인선량계 : 공간방사선량 측정용

② 개인선량계 : 호흡, 섭취 및 피부오염에 의한 방사선량은 측정하지 못한다.

③ 선량지침

**[표 8-6] 개인선량계 착용했을때 선량지침**

<table>
<tr><th rowspan="2">구분</th><th rowspan="2">유효선량 한도<br>(확률적 영향관리를 위한)</th><th colspan="4">등가선량 한도<br>(결정적 영향 방지를 위한)</th></tr>
<tr><th>수정체</th><th>피부</th><th>손</th><th>발</th></tr>
<tr><td>작업자 피폭</td><td>연간 50 mSv(5년간 100 mSv)<br>연간 50 mSv(5년간 100 mSv)</td><td>연간 150 mSv</td><td colspan="3">연간 500 mSv</td></tr>
<tr><td>일반인 피폭</td><td>연간 1 mSv</td><td>연간 15 mSv</td><td colspan="3">연간 50 mSv</td></tr>
<tr><td>특수그룹</td><td colspan="5">• 수시출입자 : 유효선량 12 mSv(수정체 15 mSv / 피부 50 mSv)<br>• 운반종사자 : 유효선량 12 mSv(수정체 15 mSv / 피부 50 mSv)<br>• 긴급작업자 : 유효선량 500 mSv(피부 15 mSv / 피부 5 Sv)<br>• 일 반 인 : 주당 0.1 mSv / 시간당 20 μSv<br>• 임 산 부 : 복부표면 등가선량 2 mSv</td></tr>
</table>

[표 8-7] 방사선 허용선량 대비 주요활동

| 선 량 | 주요내용 |
|---|---|
| 500 mSv | • 긴급구조자에게 한계치로 적용되는 선량 : 구조를 위한 긴급작업 선량한도는 없으나 원자력안전위원회 설정한 전신 유효선량(CT 촬영 10 mSv×50회)<br>• 구조를 위해서는 필요시 mSv를 초과할 수 있음(IAEA GSR Part 7)<br>• 원전 내 노심손상 방지 및 대량 방출을 방지하기 위한 작업 |
| 100 mSv 이하 | • 심각한 상해방지<br>• 대량 집단선량 회피<br>• 사고의 심각한 진행을 방지하기 위한 작업<br>• 원자로 안전계통의 복구<br>• 부지 외부 환경방사선 감시활동 |
| 연간 50 mSv이하<br>5년간 100 mSv | • 작업종사자 피폭선량 한도<br>• 장시간 복구활동<br>• 사고와 직접 관련되지 않는 작업 |
| 50 mSv 이하 | • 단기간 복구활동<br>• 긴급 보호조치 이행<br>• 환경방사능 시료채취 |
| 10 mSv | • CT 촬영 방사선량 수치 |
| 5 mSv | • 구조를 위한 긴급작업 선량한도는 없으나 원자력안전위원회 설정한 피부 등가선량 |
| 1 mSv | • 일반인의 연간 허용선량 |
| 0.05 mSv | • 원자력발전소의 선량 목표치 |
| 0.01 mSv | • 저준위 방사성 폐기물 처분장 주변 |

## 3) 통제구역

사고가 발생한 경우에는 사고 지역에서 신속한 인명 대피, 2차 오염확산, 추가피해가 발생하지 않도록 구역 설정하고 통제해야 하며 아래와 같이 나눌 수 있다.

### (1) 지역통제

방사선사고(테러) 현장의 긴급구조 현장지휘관(Incident commander)은 위험성평가를 통해 공공안전을 위한 대피거리와 방호활동 지역을 선정한다.

① step 1: 일반인 공공안전을 위한 대피거리(Evacuation Distance)

② step 2: 방호활동 지역(Protective Action Zone)

③ step 3: 통제지역(Hazard Control Zones)

### (2) 통제지역(Hazard Control Zones)

① 위험지역(Hot zone): 방사선 오염지역으로 방호조치 구역(방사선관리구역)

② 준위험지역(Warm zone): 비상대응요원만 진입하도록 일반인 및 차량의 출입을 제한하기 위하여 설정한 방사선관리구역과 경찰 통제선 사이의 구역

③ 안전지역(Cold zone): 경찰통제선(Police line) 바깥 지역

### (3) 공간방사선량율 오염탐지에 의한 통제지역

[표 8-8] 공간방사선량율 오염탐지에 의한 통제지역

| 구 분 | 위험구역 (Hot Zone) | | 준 위험구역 (Warm Zone) | 안전구역 (Cold Zone) |
|---|---|---|---|---|
| 구 역 | 방사선관리구역 | 소방통제 | 소방통제 | 경찰통제 |
| 공간 방사선량율 | 100 μSv/h | 20 μSv/h | 0.1~0.3 μSv/h | 0.1~0.2 μSv/h (자연방사선 준위) |
| 보호기준 | – | Level A | Level B · C | Level C |
| 부대운영 (대응기관) | – | – | • 초동대응자 관리구역<br>• 일반인관리구역<br>• 임시시체보관구역<br>• 폐기물보관구역 | • 현장지휘본부<br>• 과학수사구역 |

### (5) 초기 방사선관리구역 안전거리 설정기준「방사선 사고 · 테러 초동대응 지침」

[표 8-9] 초기 방사선관리구역 안전거리 설정기준

| 사고 상황 | | 초기 안전거리 |
|---|---|---|
| 손상되지 않은 | 선원 | 없음 |
| | 방사성 물질 운반 또는 저장용기 | 운반용기 또는 저장용기 인접구역 |
| 차폐되지 않은 모르는 선원 | | • 주변 30m<br>• 측정구역<br>– 공간선량 : 100 μSv/h<br>– 표면오염 : 1,00 bq/cm² 알파<br>1,000 bq/cm² 감마 · 베타 |
| 손상된 방사성물질 운반 또는 저장용기 | | |
| 엎지름 | 소량의 방사성물질 | • 주변 30m |
| | 대량의 방사성물질 | • 주변 100m |
| 화재, RDD 의심, 폭발 · 발연, 사용 후 핵연료, 플로토늄 누출 | | • 주변 300m<br>• 측정구역<br>– 공간선량 : 100 bq/cm²<br>– 표면오염 : 1,00 bq/cm² 알파<br>1,000 bq/cm² 감마 · 베타 |
| 핵무기로 유발된 폭발 또는 화재 | | • 주변 1,000m<br>• 측정구역<br>– 공간선량 : 100 μSv/h<br>– 표면오염 : 1,00 bq/cm² 알파<br>1,000 bq/cm² 감마 · 베타 |

## 4) 측정방법

방사선사고(테러) 현장의 긴급구조 현장지휘관(Incident commander)은 공공안전을 위해 방사선 피폭 오염탐지를 통해 위험성평가(방사선의 많고 적음을 정량적으로 측정)를 실시한다.

### (1) 방사선 검출기

방사선 검출기는 개인 피폭선량 검출기를 비롯하여 공기 중의 방사선 세기나 방사성 오염을 간단하게 측정할 수 있는 GM(Geiger−Muller) 계수관 및 비례계수관 등이 있다.

#### ① 개인선량계

- 방사선 작업시 항시 휴대하여 작업자의 개인 피폭량을 측정
- 소형이며 가볍고, 제작 주로 흉부에 착용하는 것을 원칙, 허리 착용 가능

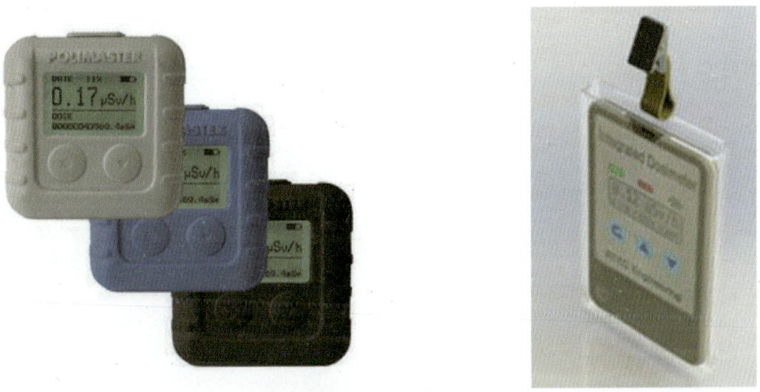


[그림 8-5] 개인선량계

출처 PM1610 Personal dosimeter

#### ② 휴대용 서베이메터

- 휴대용으로 공간감마선량률 및 누적 선량을 측정하는 장비
- 가장 보편적으로 사용하며, 다양한 목적의 probe와 함께 Emergency Kit로 구성될 수 있음
- 방사성오염이 의심되는 지역에서 사용할 경우 랩 등으로 씌워 측정 필요

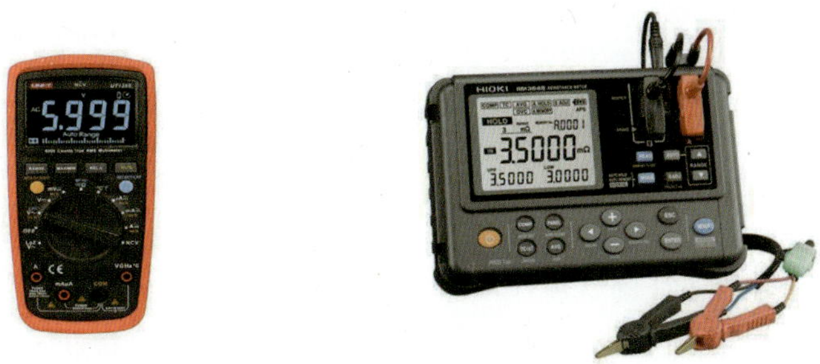


[그림 8-6] 휴대용 서베이메터

출처 Uni-t UT139C True RMS Digital Multimters

### (2) 공간선량률 측정

#### ① 공간선량률계의 선택

일반목적의 보상형 GM 공간선량률계를 이용할 수 있다.

#### ② 공간선량률계 점검

교정 및 배터리 상태 그리고 체크선원이나 백그라운드를 측정하여 공간선량률계가 정상적으로 동작하고 있음을 확인한다.

#### ③ 공간선량률 측정

- 측정 전에 공간선량률계의 스피커를 켠다.
- 선원이 없는 조건에서 백그라운드를 측정하고 기록한다.
- 서베이미터의 지시 바늘이 적합한 위치에 오도록 비례자를 높은 쪽부터 낮은 쪽으로 조정한다. 정상적인 환경이라면 X 0.1 또는 X 1이 적합하다.
- 정해진 위치 또는 일상적으로 작업이 이루어지는 위치를 중심으로 바닥으로부터 1m 높이에서 측정을 수행한다.

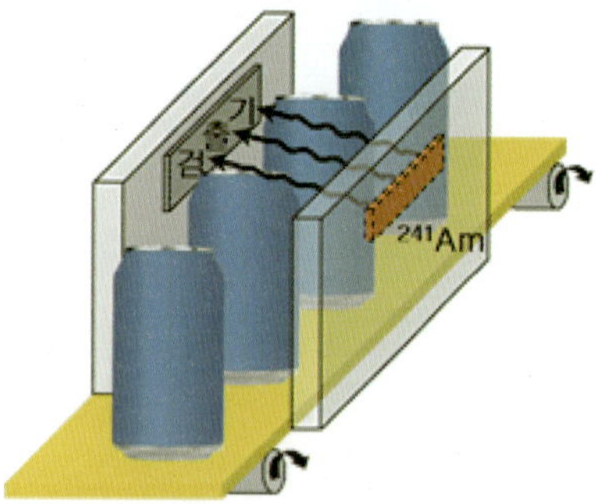

동위원소를 이용한 캔용량 검사시설

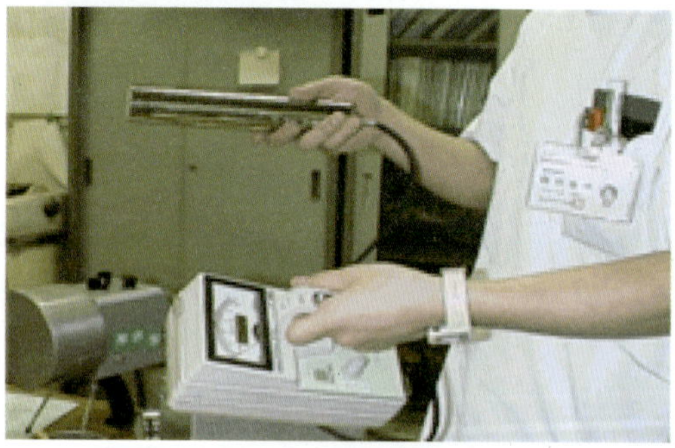
공간선량률 측정

[그림 8-7] 공간선량률 측정

## 6 오염제독

### 1) 상해자 제독 분류

#### (1) 의학적 손상으로 인한 상해자 제독 분류

① 안전경계선 밖 분류구역에서 하는 것을 권고한다.

② 생명을 위협하는 손상의 우선순위를 확인하기 위해서는 상해자 분류체계를 이용해서 상해자의 상태를 평가한다.

③ 초기 사고현장에서 사용되는 상해자 분류 범주는 다음과 같다.

- 1순위: 즉각적인 생명 구조가 필요한 상해자
- 2순위: 병원 처치를 요하는 중증이나 후송 대기시간(10~12시간)을 견딜 수 있는 상해자
- 3순위: 외상 처치가 필요하나 대기 가능한 상해자로 귀가 후 다음 날 통원 치료할 수 있는 상해자 즉, “보행가능한 외상 환자”를 일컫는다.

④ 즉각적인 생명구조가 필요한 1순위 상해자는 즉시 사정하고 치료한다. 비록 오염측정을 하지 않은 상해자라도 생명이 위험하여 병원치료가 필요한 상해자는 즉시 이송할 병원을 중재한 후 후송하며 후송될 병원에 오염측정과 제염이 행해지지 않았음을 알린다.

⑤ 병원 처치를 요하는 2순위 상해자는 병원으로 후송하기 전에 가능하면 사고 현장에서 제염이 이루어지도록 한다. 제염 후 멸균드레싱으로 상처를 덮고 병원으로 후송한다.

⑥ 보행 가능한 3순위 외상 환자는 가능하면 사고현장에서 제염을 하거나 자가제염하는 방법을 교육한다.

⑦ 사망자에 대한 관리는 다음과 같다.

- 다른 상해자나 대중에게 노출되지 않도록“Yellow Zone”안에 마련된 사망자 안치소로 옮긴다.
- 사망자를 다룰 때에도 개인보호조치에 준하여 행동한다.
- 망자낭을 이용하며, 내부오염 여부를 판단하기 위한 시료를 채취한다.
- 망자낭에는 인적 사항을 기록한 라벨을 부착하며, 눈에 보이는 방사선 표지를 한다.
- 법률적 증거를 확보할 때까지 사망자를 둔다.

## 3) 오염제독(방사선 피폭)

방사선사고(테러) 현장의 긴급구조 현장지휘관(Incident commander)은 공공안전을 위해 방사선 피폭 또는 상해자에 대한 오염제독을 실시한다.

### (1) 오염제독(제염) 장소 선정

① 오염제독(제염) 장소 선정은 CBRNE 사고(테러) 현장대응에서 적용하는 공통기준으로 다음과 같은 고려사항을 확인해야 한다.

- 위치(Location)
- 풍향(Wind Direction)
- 접근(Accessibility)
- 시간(Time)
- 지형(Terrain)
- 조명(Lighting)
- 전력(Electric)
- 배수(Drain)
- 수원(Waterway)

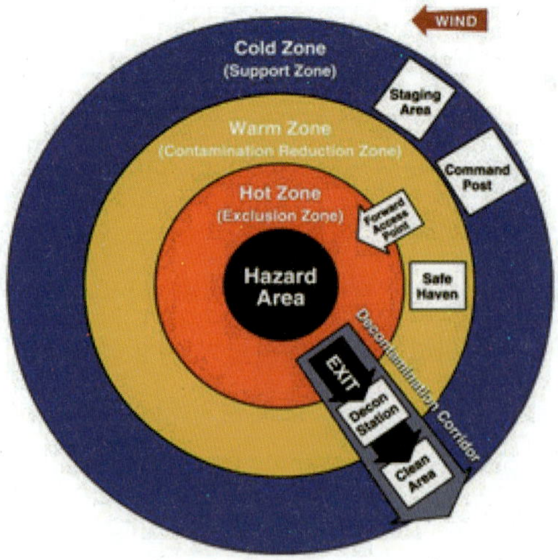


[그림 8-8] 오염제독(제염) 장소 선정

출처 U.S. Army Chemical Biological, Radiological and Nuclear School and U.S. Army Edgewood Chemical Biological Center

② 오염제독 장소는 방사선관리구역(100㎲v/h) 외곽 준위험구역(Warm Zone)의 일반인관리구역(0.3㎲v/h 이하)에 별도로 지정한다.

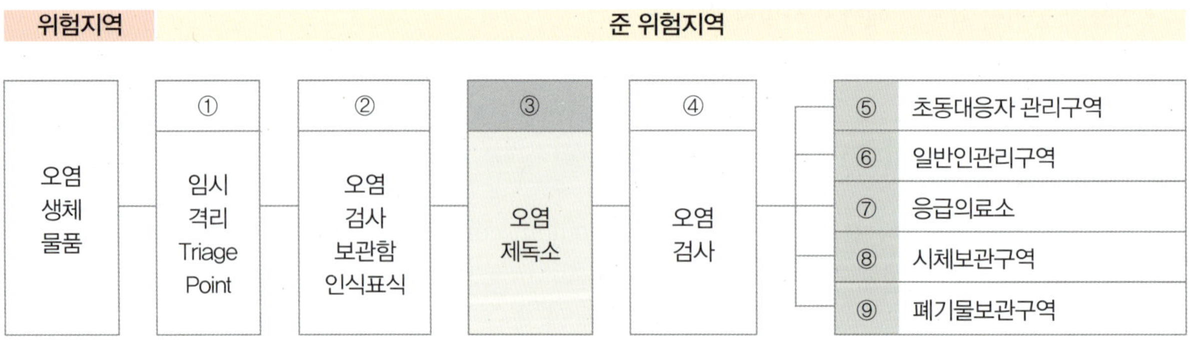


[그림 8-9] 오염제독 장소

### (2) 오염제독(제염) 준비

① 담요, 의복 또는 기타 겉옷을 탈의한 사람들이 착용 가능한 것을 확보한다.

② 오염된 물건 및 의복 또는 그렇지 않은 물건을 담아 보관(팩, 가방)할 것 이에 부착할 인식표를 확보한다.

③ 테러·범죄 사건이 의심되면, 제염 전에 무장 여부를 조사하여 무장한 용의자로부터 초동대응자들을 보호하도록 한다.

④ 오염제독 대상규모, 상해 및 긴급성을 고려해 오염제독(제염)소 지정·설치는 비상제염(Field decontamination) 또는 완전 제염으로 구분하여 운영한다.

[표 8-10] 오염제독 준비

| 비상 제염(Field decontamination) | 완전 제염(Full decontamination) |
|---|---|
| • 대량인원 제염을 위함.<br>• 안전하고 필요하다면 기상상태로부터 보호 받을 수 있는 장소에 설치<br>• 통제되는 출구와 입구가 필요<br>• 부분적인 겉옷 탈의와 간단한 손씻기 및 세수를 수행할 수 있는 정도의 설비를 갖춰야 함. | • 소수인원 제염을 위함.<br>• 안전하고 필요하다면 기상상태로부터 보호 받을 수 있는 장소에 설치<br>• 샤워설비와 즉시 갈아입을 의복이 준비되어야 하며, 남・여 구분되어 설치되어야 함.<br>! 제염을 지연시키지 않는다면 제염에 사용된 물은 반드시 수집되어야 함. |

## (3) 오염제독(제염) 실시

① 오염제독(제염) 전담요원은 보호복(Lever C / 불침투성)을 착용한다.

② 오염검사요원은 제독소 입구・출구에 위치하여 오염제독(제염) 대상의 표면오염 여부를 확인한다.

③ 오염제독(제염) 방법은 CBRNE 사고(테러) 현장대응에서 적용하는 공통기준을 준용한다.

④ 오염제독(제염) 실시기준은 표면오염 공간선량율 0.3 μSv/h 이상으로 검출된 생체・물건을 대상으로 실시한다.

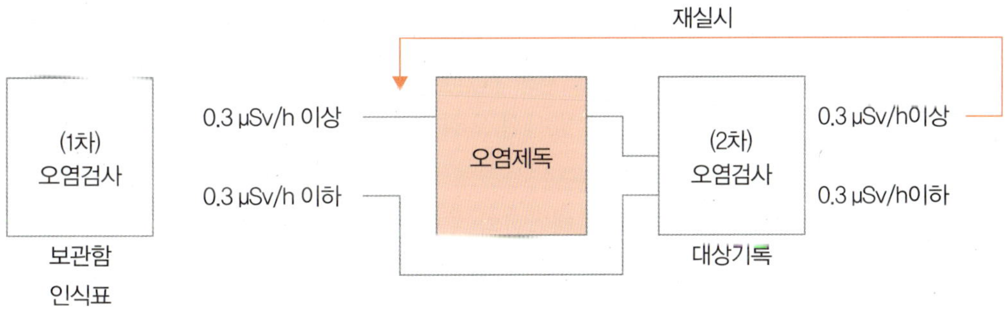


[그림 8-10] 오염제독(제염)

⑤ 오염제독(제염) 격리기준은 표면 1m 거리에서 측정된 공간선량률이 100 μSv/h 이상인 어떠한 물체 또는 사람도 판별하고 격리하여야 한다.

[표 8-11] 오염제독 격리기준

인체(의복) 표면으로부터 10cm 떨어진 위치에서 측정한 공간선량(감마)

| 1 μSv/h 이하 | 1 μSv/h 이상 |
|---|---|
| • 탈의 → 샤워 → 환복<br>• 공식적인 지침만을 따를 것을 상기시키고 귀가조치 | • 제염이 가능한 경우 : 실시<br>• 제염이 불가능한 경우 : 탈의→ 샤워→ 환복<br>• 공식적인 지침만을 따를 것을 상기시키고 귀가조치 |

### (4) 상해자 오염제독

제염에 앞서 상해자의 의학적 안정을 우선으로 하며, 제염으로 인해 상해자의 의학적 안정을 위한 행위가 미뤄지거나 방해되어서는 안 된다. 신발을 포함한 모든 의복의 제거와 샤워로 오염의 95% 이상을 감소시킬 수 있다.

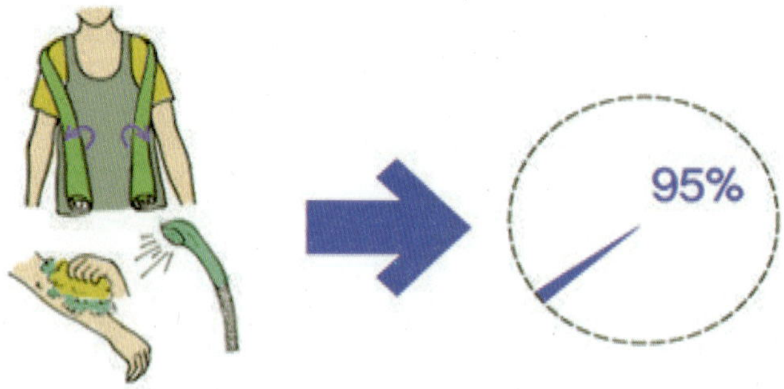


[그림 8-11] 상해자 오염제독

① 상해자의 신발을 포함한 모든 의복은 머리부터 발끝 방향으로, 안에서 바깥으로 말면서 조심스럽게 제거한다.

② 이중 비닐백 또는 플라스틱 용기에 각 상해자 별로 물건을 담는다.
- 이름, 수집 날짜와 시간, 장소를 기록하고 방사성 오염 표지를 부착한다.
- 안전한 위치에 수집백을 저장한다.
- 추후 선량을 평가하여 안정성이 확인되면 폐기한다.

③ 의복 제거 후 전신계측을 시행한다.
- 계측하여 오염도가 높게 측정된 피부 부위를 유성펜으로 표시한다.
- 계측기와 피부 사이의 거리는 계측오류를 최소화하기 위해 일관되게 유지한다.
- 신체기록표에 상해자 별로 초기측정 결과와 나중에 측정한 결과를 기록한다.
- 이름, 초기측정 날짜와 시간, 후기측정 날짜와 시간을 기록한다.
- 각 제염 후 같은 신체기록표에 지속적으로 업데이트하거나 새로운 신체기록표에 기록한다.

④ 제염의 순서는 다음과 같다.
- 전신 제염한다.
- 방사성파편 제거한다.
- 개방상처 제염한다.
- 신체개구부(코, 입, 귀 등) 제염한다.
- 방사선 계측 시 가장 높게 오염이 나타난 국소피부부터 제염

⑤ 일반적 지침을 고려한다.

- 배후선량(Background dose)의 2배 이하로 측정되는 것이 전신 외부제염의 목표이다.
- 가능하다면 두 번 전신제염을 반복하고 각각의 제염 후 선량 측정을 시행한다.
- 미온수를 사용해 제염을 시행한다.
  - 찬물은 피부모공을 닫는 경향이 있어 방사성 오염물질이 빠져나오지 못하게 하며 저체온을 야기할 수 있다.
  - 뜨거운 물은 혈관을 확장시키고 피부혈류흐름을 증가시켜 방사성 오염물질이 흡수되게 하며 화상을 야기할 수 있다.
- 물에 유화시키고 오염을 분해하기 위해 약산성의 일반적인 비누를 사용한다.
- 상해자로부터 직접 오염된 폐수는 방사성 폐기물로 분류하여 처리한다.
- 전신 외부제염은 2번 반복하고 중지한다.
- 피부의 모든 오염을 제거하기 위한 시도는 바람직하지 않을 수 있다.

## 참고문헌


- 강현철. 테러방지법 개정방안 연구. 한국법제연구원.(2017).
- 김광선. 시도 119종합상황실 상황관리 개선. 한국기술교육대학교.(2015).
- 김홍석.'방사선테러 사고 대응 및 지원'사업 결과 보고서. 한국원자력안전기술원.(2014).
- 김홍석. 방사선 사고테러대응체계 구축 사업 결과 보고서. 한국원자력안전기술원. (2015).
- 나성호. 방사선 안전규제기술 개발; 방사능 방재 환경 규제기술개발. 한국원자력안전기술원.(2007).
- 노명현. 재난재해에 대한 원전 사고대응능력평가 규제기술 개발. 원자력안전위원회. (2018).
- 박원재. 국내외 방사능누출 사고 대응 위기관리 매뉴얼 개발. 한국원자력안전기술원. (2011).
- 박원종. 방사능방재 종합대응계획 수립에 관한 연구. 한국원자력안전기술원.(2004).
- 박원종. 현장 방사능 방재지휘센터 운영방안 연구. 한국원자력안전기술원.(2005).
- 송정화. 재난 발생 시 수행되는 표준 매뉴얼 기반 현장 임무 수행 및 환경 정보 통합 모니터링 기술 개발. 미래아이티주식회사.(2020).
- 안진수. 원자력 안전조치 분야의 원자력법령체계 구축. 한국원자력안전기술원. (2005).
- 이상윤. 원자력 법령분석을 통한 최적 안전규제 기법 및 제도 도입방안 연구. 한국법제연구원.(2013).
- 장시영. 원자력 방사선 환경방호 방사선안전관리. 안국원자력연구소.(2001).
- 정규환. 방사선 및 방사성폐기물 안전규제 기술개발. 원자력안전위원회.(2018).
- 정영수. 재난 및 안전관리 기술개발 제2차 종합계획 수립연구. (사)한국방재학회. (2012).
- 정해조. 방사선안전관리운영. 한국원자력의학원.(2010).
- 조해성. 재난현장 긴급대응기술개발 기획연구. 소방방재청.(2013).
- 최호신. 방사선원 사고시 비상대응체계 구축. 한국원자력안전기술원.(2002).
- 한승재. 국가방사능방재대책 인프라 구축에 관한 연구. 한국원자력안전기술원. (2003).
- J. VALENTIN. The 2007 Recommendations of the International Commission on Radiological Protection. Ann ICRP.(2007).

# STEP 09 헬기구조

**학습목표 >**

※ 이 장을 마치고 관련된 학습활동을 끝내고 나면 다음과 같은 학습 목표를 이룰 수 있다.

1. 헬기의 활용 안전수칙을 설명할 수 있다.
2. 인명구조 활동 시 헬기 착륙지점을 선정 및 유도 할 수 있다.
3. 헬기활용 구조 요령을 설명할 수 있다.
4. 헬기유도 수신호 및 안전하게 헬기 접근 등을 할 수 있다.

## 1 헬기의 활용

구조작업에서 헬기가 하는 가장 중요한 역할은 생존자를 즉각적으로 구하고, 구조활동 전반의 통제·지시자로서 역할을 할 수 있다는 점이다. 생존자를 인양할 수도 있고 구조장비를 투하하기도 하며, 생존자에게 필요한 상황을 개선시켜 주면서 필요로 하는 것을 신속히 제공할 수 있다.

또한 공중에서 정지하며 머무를 수 있어 부차적인 작업을 할 필요성이 줄어들게 되며, 따라서 구조작업 시간을 절약할 수 있게 된다. 기상조건이 허락한다면 헬기가 결빙된 호수나 하천을 이용하여 더욱 효과적인 구조작업을 할 수 있다. 그러나 이러한 이점이 많은 반면 상대적으로 위험요인도 많으므로 헬기의 특성을 잘 이해하고 안전수칙을 준수하는 것이 매우 중요하다.

### 1) 헬기 안전수칙

모든 구조대원들은 많은 사람들이 헬기 주위에서 일을 하거나 헬기 내에서 작업을 하다가 희생된다는 것을 숙지하여야 한다. 구조대원들은 지상으로부터 지시를 받고, 탑승자들은 비행 중의 안전수칙을 알아야 한다. 이러한 습관은 안전하고 효과적인 항공운항을 할 수 있게 한다.

#### (1) 잠재적 위험요인

헬기의 주회전익(Main rotor)는 290~330/rpm으로 회전하며 미부회전익(Tail rotor)은 1,500~1,800/rpm의 고속으로 회전하여 회전 여부가 육안으로 관찰되지 않는 경우가 있다. 따라서 이러한 특성을 잘 알고 회전익 부근으로 접근하지 않도록 하여야 한다. 또한 헬기의 특성상 고공과 저공에서의 인양능력에 차이가 있으며, 운항은 일기에 많은 영향을 받는다는 점도 염두에 두어야 한다. 따라서 헬기를 이용할 때에는 운항지휘자(조종사)의 지시에 절대 따라야 한다.

#### (2) 안전수칙

첫째, 항상 조종사의 가시권 내에서 헬기에 타거나 내려야 한다.

둘째, 조종사의 신호가 있기 전까지는 헬기에 다가가서는 안 된다.

셋째, 조종사의 허가 없이는 기체 내로 들어가서는 안 되며, 탑승시에는 머리를 숙인 자세로 올라타고 내려야 한다.

넷째, 꼬리부분의 날개에 위험성이 있기 때문에 뒤쪽으로 접근하는 것은 엄금한다.

다섯째, 이륙하거나 착륙할 때 모든 사람들은 기체로부터 떨어져 있어야 한다.

여섯째, 모자는 손에 들거나 끈을 단단히 조이고 착용하여야 하며 가벼운 자켓이나 조끼를 입어야 한다. 로터의 하향풍에 모자가 날려서 무의식적으로 이를 잡으려다가 사고가 발생할 수도 있다.

일곱째, 들것이나 우산, 스키 등 긴 물체는 날개에 닿지 않도록 수평으로 휴대한다.

### 2) 헬기의 착륙 지점

#### (1) 착륙장소의 선정

적합한 착륙지점을 선택하는 데에는 몇 가지 고려할 사항이 있다. 중요한 고려사항은 바람, 가시도, 야간인 경우에는 표면의 빛, 안전성, 그리고 통신 등이다. 만약 헬리포트나 헬리패드가 없는 장소에서 착륙장을 선정하는 경우 다음 사항을 고려한다.

① 수직 장애물이 없는 평탄한 지역(지면경사도 8°이내)을 선정한다.

② 고압선, 전화선 등 장애물이 없는 곳을 선정한다.

③ 착륙장소와 장애물과의 경사도가 12°이내로 이착륙이 가능한 곳을 선정한다.

④ 이착륙 경로(Flight Path) 30m 이내에 장애물이 없어야 한다.

⑤ 깃발, 연기, 연막탄 등으로 헬기 착륙을 유도한다.

⑥ 헬기의 바람에 날릴 우려가 있는 물체는 고정시키거나 제거하고 가능하면 먼지가 날지 않도록 표면에 물을 뿌려둔다.

⑦ 착륙지점 주변의 출입을 금지하며 경계요원을 배치한다.

#### (2) 헬기유도

헬기의 착륙을 유도하기 위해서는 수신호를 익혀두어야 한다. 현장에서 헬기를 유도하는 요원은 헬멧을 착용하고 보호안경을 착용한다. 주변의 장애물 등을 고려하여 착륙장소로부터 충분히 떨어져 있고 헬기에서 잘 관측할 수 있는 곳을 택한다. 유도 시에는 바람을 등지고 서서 헬기가 정면에서 바람을 맞을 수 있도록 유도한다.

## 3) 공중구조 작업

헬기가 공중에서 구조작업을 펼칠 때에는, 다른 구조작업과 달리 특별히 신경을 써야 할 몇 가지 사항이 있다. 긴급구조 상황에서 헬기는 다음과 같은 사항을 신경 써야 한다.

① 사고에 대하여 올바르게 인식하고 재빠르게 대처한다.
② 올바른 응급처치 방법을 통하여 생명을 구하고 연장시킨다.
③ 다른 재해가 오기 전 가능한 한 신속히 구조, 운반 등 필요한 작업을 실시한다.

### (1) 이송 중의 흔들림

헬기에 의한 이송 중에는 사상자가 어느 정도 요동을 받게 된다. 육상에서의 긴급수송에서 나타나는 요동과 비교할 때 도로의 고도와 굴곡과 같은 다른 요인들을 고려할 필요가 있다. 육상의 긴급수송과 비교하여 헬기는 농촌이나 멀리 떨어진 시설에서는 덜 위험하고 대도시 이동보다는 위험하다.

거친 이동, 갑작스런 진동 등은 환자에는 불편이 가중되며 환자의 상태를 심각하게 악화시킬 수 있다. 가능하다면 이륙 전에 공기튜브를 삽입하고 정맥주사를 실시해야 한다. 이러한 응급처치는 헬기의 교란과 요동 때문에 실시하기 어렵기 때문이다. 또한, 소음과 진동은 상호 의사소통과 신체의 반응 체크를 방해한다. 환자의 머리를 앞으로 하여 의료진이나 구조대원에 의해 환자의 관찰이 항상 가능하도록 해야 한다.

### (2) 의료적인 문제

헬기는 일반 비행기에 비하여 저공비행하기 때문에 고도와 관계된 의료문제는 그리 심각한 편은 아니다. 일반적으로 1,000ft(300m) 이하 고도에서 환자의 산소공급은 육상에서의 긴급 후송에서와 같이 다룬다. 그러나 부상의 종류에 따라 기압의 영향을 받을 수 있으므로 주의하여야 한다.

흉부 통증과 기흉(pneumothorax) 환자는 가능한 한 육상으로 이송하도록 한다. 높은 고도에서는 환자에게 육상에서와 같은 충분한 공기를 공급하지 못한다. 고도가 높아져 기압이 낮아짐에 따라 가슴막 내의 공기가 팽창하여 흉곽용량이 감소하기 때문이다.

순환기 계통에 영향을 주는 심한 출혈, 심장병, 빈혈, 기타 질병으로 고통받는 환자들을 비행기로 이송할 때에는 세심하게 관찰해야 한다. 고도가 높아짐에 따라 공기는 적어지고 산 소의 양도 희박해진다. 5,000ft(1.5km) 상공에서 허파에는 해수면상의 약 80% 정도의 공기만이 공급될 수 있다. 따라서 육상에서 순환기 질병을 가진 환자들은 고도 증가에 따라 추가적인 질병을 얻게 된다.

사상자를 항공편으로 후송해야 하는 경우 조종사들은 가능한 한 지표 가까이 비행하여야 한다. 환자의 고통이 심해지고 호흡곤란, 경련, 의식 저하 등이 나타나면 저공비행을 해야 한다. 산소공급으로 다소 고통을 완화할 수 있다.

### 4) 탐색과 구조작업

헬기는 가장 효과적인 SAR(Search and Rescue) 장비이다. 공중정지와 선회는 구조작업과 탐색에 적합하다. 특히 작은 목표물을 찾을 때나, 자세한 지형과 해수면을 파악할 때 유용하다. 선박으로부터 이륙할 수 있고 제한된 영역에 착륙할 수 있는 능력으로 인하여 접근 불가능한 지역과 거친 해양에서 사상자를 구조할 수 있다. 또한, 헬기에는 기중장치(Hoist)와 케이블이 장착되어 있어 상공에 정지비행하면서 구조작업을 수행할 수 있다.

#### (1) 탐색 절차

실종자를 찾을 때 항공기로부터의 탐색은 일반적으로 300ft(90m) 이하, 시속 60마일 이하에서 실시된다. 공중 관찰은 지루하고 피곤한 일이기 때문에 이러한 임무는 의욕이 큰 사람에게 주어져야 한다. 장시간 주의를 집중하는 동안 특히 기류가 불안할 때 멀미를 일으킬 수 있기 때문에 가능하면 경험이 풍부한 대원이 담당하는 것이 좋다.

#### (2) 사상자 구조

헬기는 착륙하거나 기중장치(Hoist)를 통해 구조활동을 수행하지만 산악과 같이 높은 고도에서는 헬기의 부양 능력이 저하되기 때문에 착륙 가능한 지역이 있으면 착륙하여 구조를 실시한다. 헬기를 공중 선회시키고 생존자를 끌어올리는 것은 많은 엔진 파워를 필요로 할 뿐 아니라 자칫 항공기와 생존자 양쪽에 큰 피해를 줄 수 있다. 상공에서의 대피를 위한 장소를 선택할 때 고려해야 하는 요인은 좁은 지역 거친 지형 그리고 급경사도 허용된다는 점을 제외하고는 일반적으로 헬기착륙장과 같다. 한편 주회전익과 미부회전익을 위한 여유 공간이 충분해야 한다는 점이 매우 중요하다. 왜냐하면, 조종사는 풍향변화가 있을 때 항공기를 돌려야 하기 때문이다. 바람 조건과 공기 밀도는 구조활동에 영향을 미치지만 전적으로 조종사가 판단할 문제이다. 비행 중인 항공기는 정전기를 띠기 때문에 헬리콥터와 지상에 있는 사람이 접촉하기 전에 정전기를 제거해야 한다. 가장 효과적인 접지 방법은 금속제 호이스트 케이블 또는 바스켓을 지표면에 살짝 접촉시키는 것이다.

## 2 헬기활용 구조 요령

소방 구조활동은 화재현장의 구조로 시작되었지만 항공기의 도입에 따라 그 활동 및 행동 범위가 대폭 넓어지고 특히 산악 또는 해상과 같이 구조대원의 접근이 현저하게 곤란한 지역의 사고에서 매우 효과적인 성능을 발휘한다.

## 1) 구조활동의 원칙

### (1) 일반사항

헬기를 활용하여 구조 활동을 전개할 때에는 출동 각대와 유기적 연계에 의한 조직 활동을 원칙으로 하며 다음 사항에 유의한다.

① 항공기의 운항은 항공운항 규정에 따른다.

② 구조활동 현장은 활동상 장애가 많고 항공 범위도 제약이 있으므로 현장지휘관은 현장 통제를 철저히 한다.

③ 관할대는 항공대와 무선통신을 확보한다.

④ 항공구조 활동 방침은 각 지휘자를 통하여 전 대원에게 주지시킨다.

⑤ 구조대상자 및 구조대원에 대한 2차 사고 예방에 주의를 기울인다.

⑥ 구조장비는 점검을 확실히 하여 활동상 안전을 확보한다.

⑦ 헬기는 엔진의 소음이 크므로 수신호를 병행하여 의사전달을 명확히 한다.

⑧ 저공비행이나 선회 비행시 기자재 등이 날아갈 우려가 있으므로 주의한다.

### (2) 정보수집

출동대원은 적극적으로 정보를 수집하여 수집된 정보는 활동 중인 전 대원에게 주지시킨다.

① 운항지휘자는 현장 상공에서 사고실태와 주변상황을 지휘본부장에게 보고한다.

② 지휘본부장은 지상의 사고상황을 운항지휘자에게 연락한다.

③ 운항지휘자는 구조대상자의 위치를 확인하여 현장 부근의 지형, 기상, 구조활동상의 장애 및 활동 위험 등 저해요인을 파악하여 지휘본부장에게 보고한다.

## 2) 기본 구조활동 요령

### (1) 강하

헬기가 착륙하지 못하는 경우 구조대원이 직접 현장으로 강하하게 되는데 이때에는 활동현장에서 가장 가깝고 안전한 장소를 선택하되 다음 사항을 주의한다.

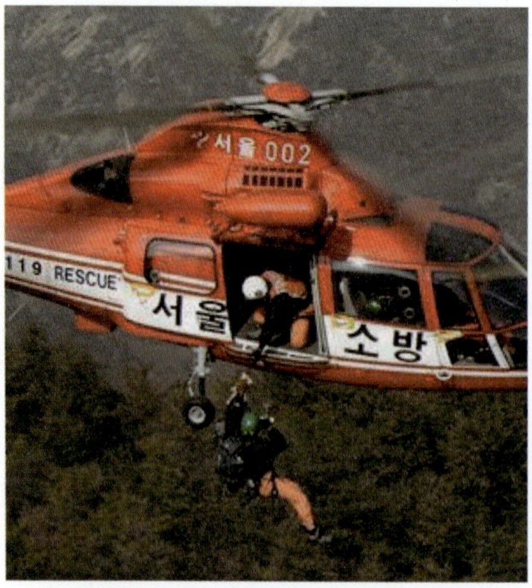


**[그림 9-1]** 호이스트를 이용한 하강

① 강하장소의 지형지물 및 장애물 등을 충분히 확인한다.
② 강하하는 구조대원은 경험이 풍부한 대원 중에서 선발하며 활동에 필요한 최소 인원으로 한다.
③ 강하하기 전에 긴급시 탈출방법을 확보하여 둔다.
④ 강하하는 방법은 레펠이나 호이스트(Hoist)를 이용하는 등 현장 상황에 맞는 방법을 선택한다.

### (2) 구조활동

구조활동은 현장의 위험요인을 제거하고 2차 재해 방지에 필요한 조치를 취한 후 다음 요령으로 한다.

① 구조대원은 구조대상자의 부상 유무와 정도를 파악하여 악화방지에 필요한 조치를 취한다. 특히 추락한 환자의 경우 특별한 외상이 없더라도 경추 및 척추 보호대를 착용시키는 것을 원칙으로 한다.
② 육상에서 구조대상자를 인양할 때 단거리일 경우 안전벨트를 착용시켜 인양하거나 구조낭으로 이송할 수도 있지만 구조대상자가 부상을 입었거나 장거리를 이송해야 하는 경우 바스켓 들것을 이용하여 헬기 내부로 인양하는 것을 원칙으로 한다.
③ 들것이 흔들리지 않도록 지상에서 로프로 잡아주어야 한다. 들것과 호이스트를 연결하는 로프는 가급적 짧게 하는 것이 좋다.
④ 구조대상자를 들것으로 인양할 때에는 들것과 호이스트(Hoist)의 고리를 연결하는 로프의 길이를 가급적 짧게 하는 것이 좋다. 로프가 너무 길면 호이스트를 모두 감아올려도 들것이 헬기 아래에 위치하게 되어 헬기 내부로 들것을 옮길 수 없는 경우가 발생한다. 또한 한 귀퉁이에 로프를 결착하고 지상대원이 들것이 인양되는 속도에 맞추어 서서히 풀어주어 들것의 흔들림이나 회전을 방지하도록 한다.

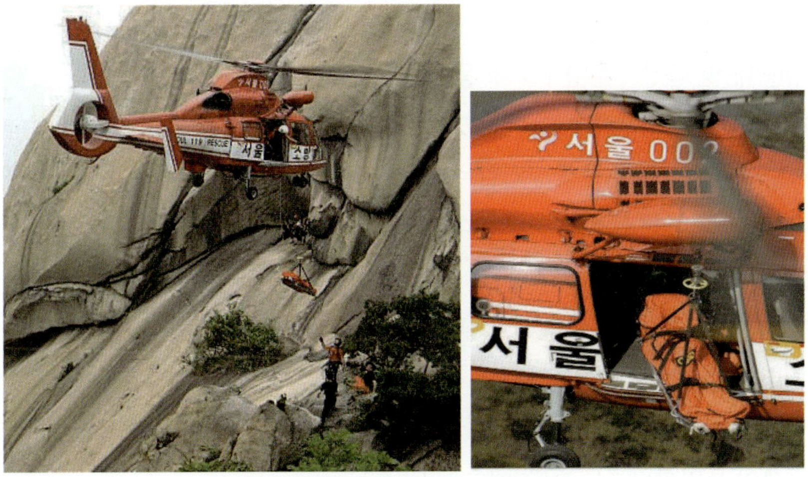


[그림 9-2] 호이스트를 이용한 하강

## 3) 사고 종류별 활동요령

### (1) 고층빌딩 화재

① 운항지휘자는 풍압에 의한 화재의 영향, 구조대상자의 상태 및 주변 상황을 정확히 파악하여 항공구조 활동의 가능 여부를 판단한다.

② 헬기에 의한 구조는 다른 기자재・지물 등의 활용에 의한 구조방법을 검토한 후에 안전을 확보할 수 있는 장소에서 실시한다.

③ 지상의 지휘본부장과 면밀한 연락을 취해 항공구조에 대한 지원과 함께 안전을 저해하는 일체의 활동을 금지한다.

④ 구조대상자가 필사적으로 구조를 요청하고 있는 경우에는 헬기에서 구조로프, 와이어사 다리 등을 직접 강하시키는 것보다는 구조대원을 먼저 진입시켜 현장을 통제한 후에 구조하도록 한다.

### (2) 고속도로

① 운항지휘자는 사고개요 및 고속도로상과 인근 도로의 교통상황 및 외부진입의 가・부에 관한 정보를 수집하여 현장지휘관에게 통보한다.

② 항공구조활동을 전개할 때에는 현장의 2차 사고를 방지하기 위해 반대차선을 포함하여 전체의 통행을 금지하도록 한다.

③ 구조대원은 사고장소 부근의 안전한 장소에 강하하여 현장으로 진입하는 것을 원칙으로 한다.

④ 교통사고 시에는 부상자가 다수 발생할 가능성이 높으므로 현장에 투입하는 구조대원은 응급구조사 등 응급처치 자격을 가진 대원으로 한다.

### (3) 수난구조

① 구조활동은 항공대 및 육상・수상구조대 등의 종합 연계활동을 원칙으로 한다.

② 소방정이 운행할 수 있는 경우에는 수상구조 활동을 우선 고려한다.

③ 해안 또는 하천 공지 등의 구급차가 진입할 수 있는 장소에 신속히 임시 착륙장을 설치한다.

④ 강풍이나 높은 파도 등 악천후의 경우 구조대원의 강하는 2차 사고위험성이 높으므로 충분한 안전확보 후 실시한다.

⑦ 구조대상자에게는 확성기 등을 이용하여 구조활동에 필요한 사항을 알려준다.

⑧ 구조대상자가 별다른 의지물 없이 맨몸으로 물에 떠 있는 경우 헬기가 접근하면 회전 익의 풍압으로 파도가 발생하여 위험에 빠질 수 있다. 가능한 한 신속히 구명부환이나 구명조끼 등 붙잡을 수 있는 것을 구조대상자 가까이 투입한다.

⑦ 구조대원이 강하할 수 없는 경우에는 구조대상자에게 구조기구의 결속요령 등을 알려 주고 안전을 확인하면서 구조한다.

### (4) 산악구조

① 구조활동은 관할 구조대와 연계하여 실시한다.

② 운항지휘자는 기상상태를 확인하고 장시간 운항에 대비한다.

③ 강하한 구조대원은 항공기 비행시간을 고려하여 신속히 활동한다. 구조대상자의 위치, 상태 및 현장 주변 상황을 신속히 파악하여 항공구조 가・부를 신속히 결정한다.

④ 구조대원이 암반 및 급경사에 하강하는 경우 호이스트 사용을 원칙으로 한다.

⑤ 회전익의 풍압에 의한 낙석 위험이 있으므로 저공비행은 피한다.

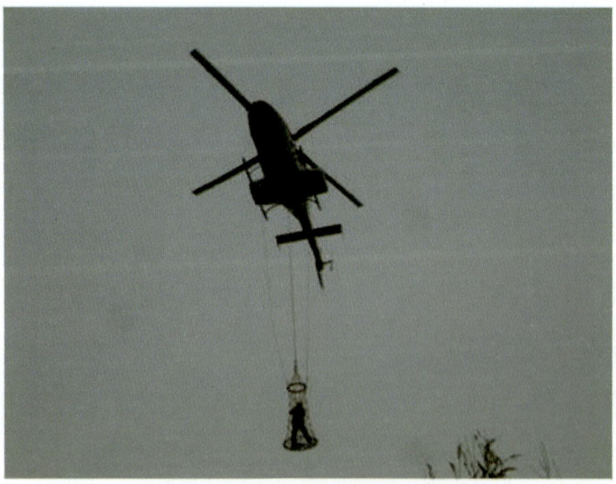

[그림 9-3] 구조낭을 활용한 구조활동

## 4) 헬기유도 수신호

| 엔진시동 | 이륙 | 공중정지 | 상승 |
|---|---|---|---|
| 오른손을 들어 돌린다 | 오른손을 뒤로 하고 왼손가락으로 이륙방향 표시 | 주먹을 쥐고 팔을 머리로 올린다 | 손바닥을 위로 팔을 뻗고 위로 움직임을 반복 |
| 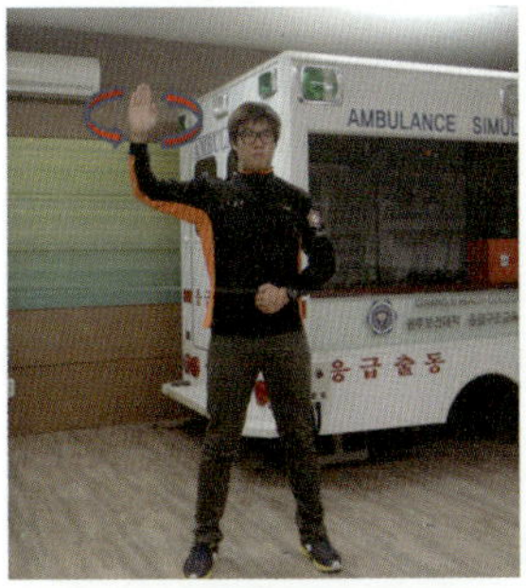 | 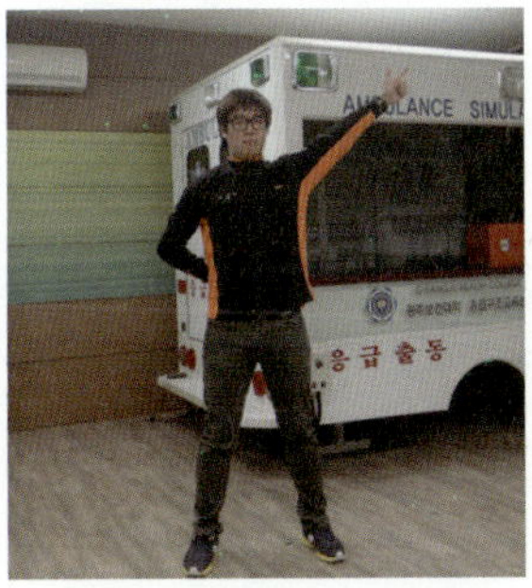 | 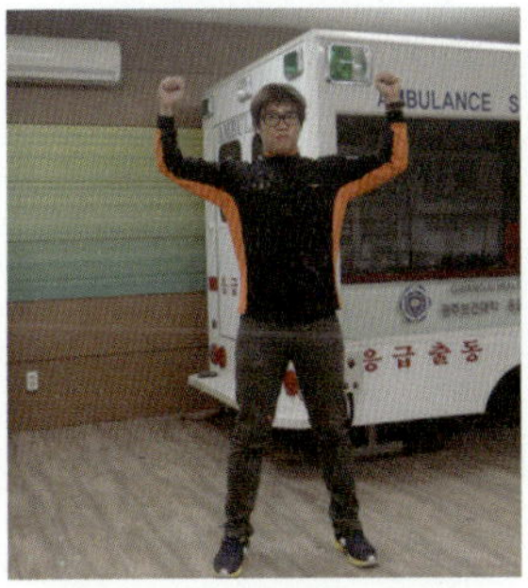 | 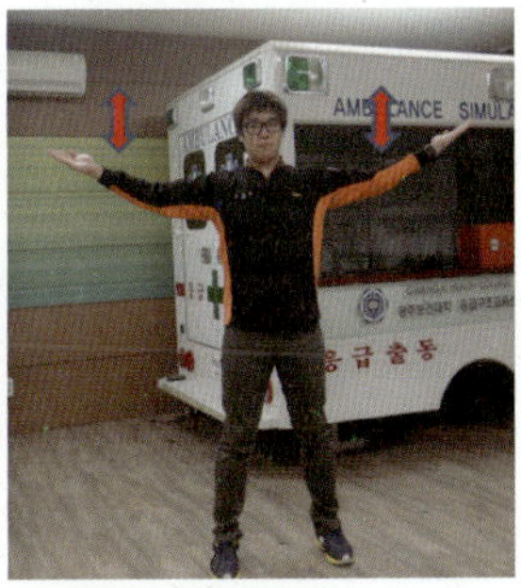 |
| **하강** | **우선회** | **좌선회** | **전진** |
| 손바닥을 아래로 팔을 뻗고 아래로 움직임을 반복 | 왼팔은 수평으로, 오른팔을 머리까지 위로 움직인다. | 오른팔은 수평으로 왼팔을 머리까지 위로 움직인다. | 손바닥은 몸쪽으로 팔로 끌어당기는 동작을 반복 |
| 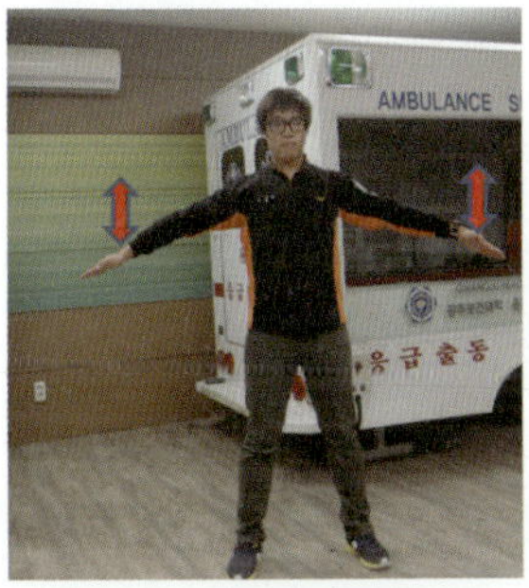 | 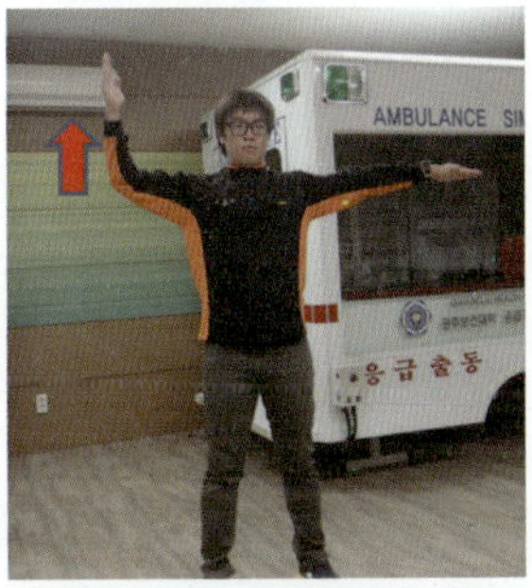 | 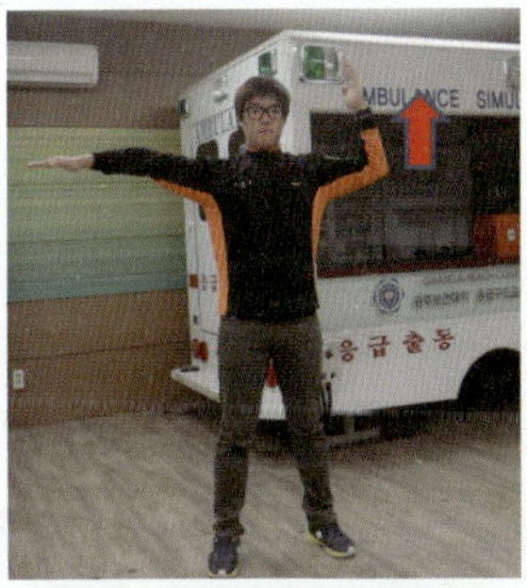 | 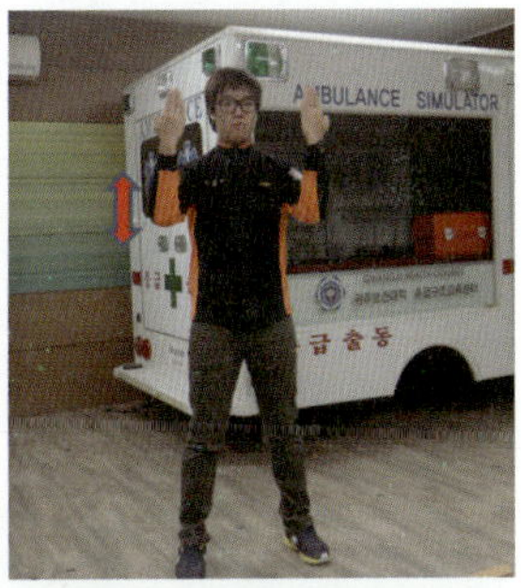 |
| **후진** | **화물투하** | **착륙** | **엔진정지** |
| 손바닥을 바깥쪽으로, 팔로 밀어내는 동작 반복 | 왼손은 밑으로, 오른손을 왼손 쪽으로 자르듯 움직임 | 바람을 등지고 서서 몸 앞에 두 팔을 교차시킴 | 목을 베는 듯한 동작을 반복 |
| 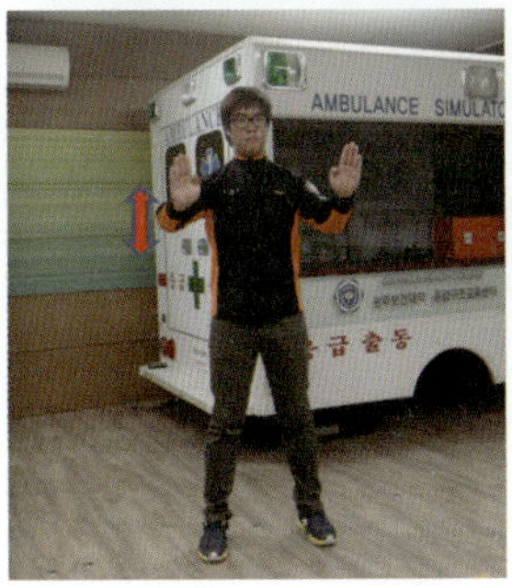 | 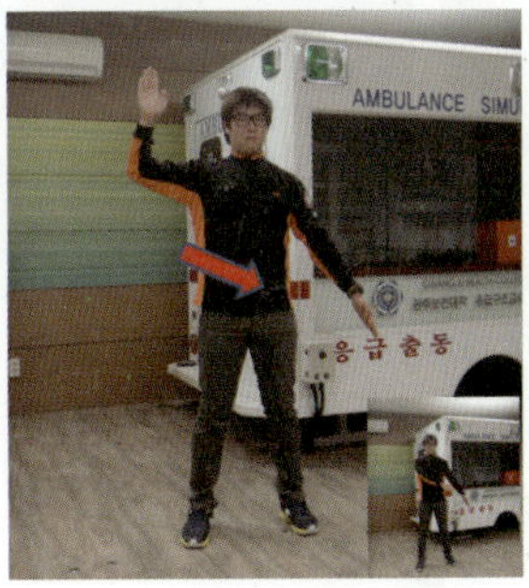 | 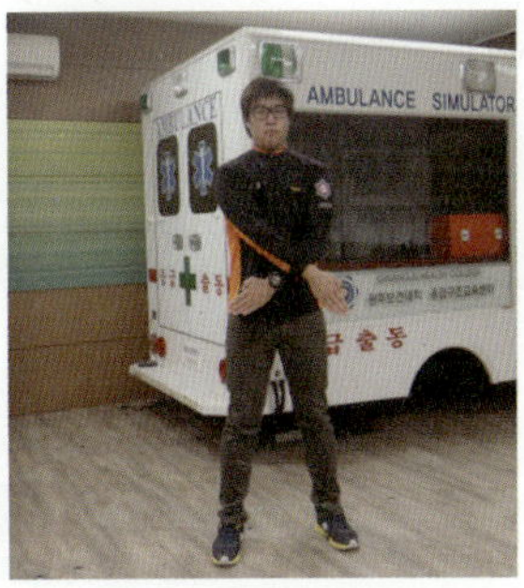 | 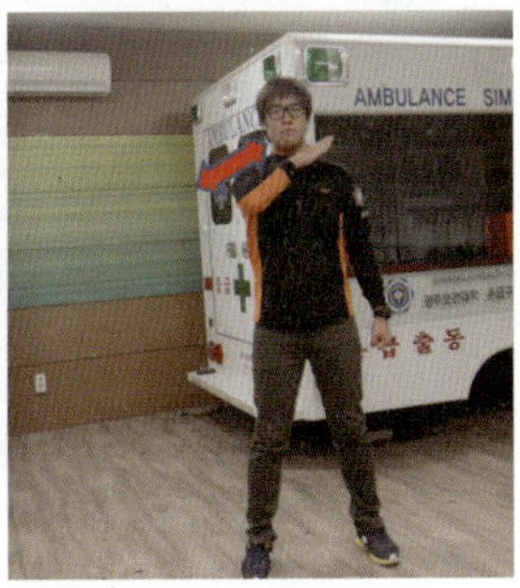 |

**[그림 9-4]** 헬기 수신호 요령

출처 환자구조 및 이송 2판/군자출판사(2022)

## 5) 헬기 접근방법

헬기가 착륙하면 응급구조사 및 구조대원이 헬기까지 환자를 이송하게 되는데, 일반적으로 다음과 같은 방법으로 접근하여야 한다.

(1) 헬기의 회전날개가 작동 중인 경우에는 상체를 숙인 자세로 항공기 앞쪽이나 조정석 측면(앞쪽 측면)으로 접근한다. 바람이 불면 주 회전 날개가 지상으로부터 1.2m까지 위치할 수 있으므로 반드시 상체를 숙인 자세로 접근하여야 한다(그림 9-81).
  - 장비를 어깨 위로 들어 올리지 않는다.

(2) 꼬리 회전날개는 지상으로부터 1~1.8m에 위치하고 회전속도가 빨라서 맨눈으로 식별이 되지 않는 경우가 많으므로, 헬기 뒤쪽이나 뒤쪽 측면으로 접근하면 상당히 위험하다.

(3) 필요한 인원만 헬기에 접근하며, 신체 이상의 높이를 갖는 수액 걸이 등은 절대 사용하지 말아야 한다.

(4) 헬기 한쪽에서 반대편으로 이동할 때도 반드시 헬기 전면을 끼고 이동해야 한다.

(5) 응급구조사는 경사에 있는 헬리콥터에 접근할 때 매우 주의해야 한다.
  - 주 회전 날개가 언덕 쪽에서는 땅에 가까울 것이다. 따라서 응급구조사는 언덕 아래에서 접근해야 한다.

(6) 환자를 헬기에 이송할 때에는 승무원의 지시에 절대적으로 복종해야 한다.

(7) 환자를 탑승시킨 후에 응급구조사 및 구조대원은 안전지대에 위치하도록 한다.

(8) 의복 장식물 또는 모자 등은 손에 들거나 끈을 단단히 조여 착용하여야 한다. 장식물이나 모자 등이 날려 이를 잡으려다 사고가 발생할 수 있다.

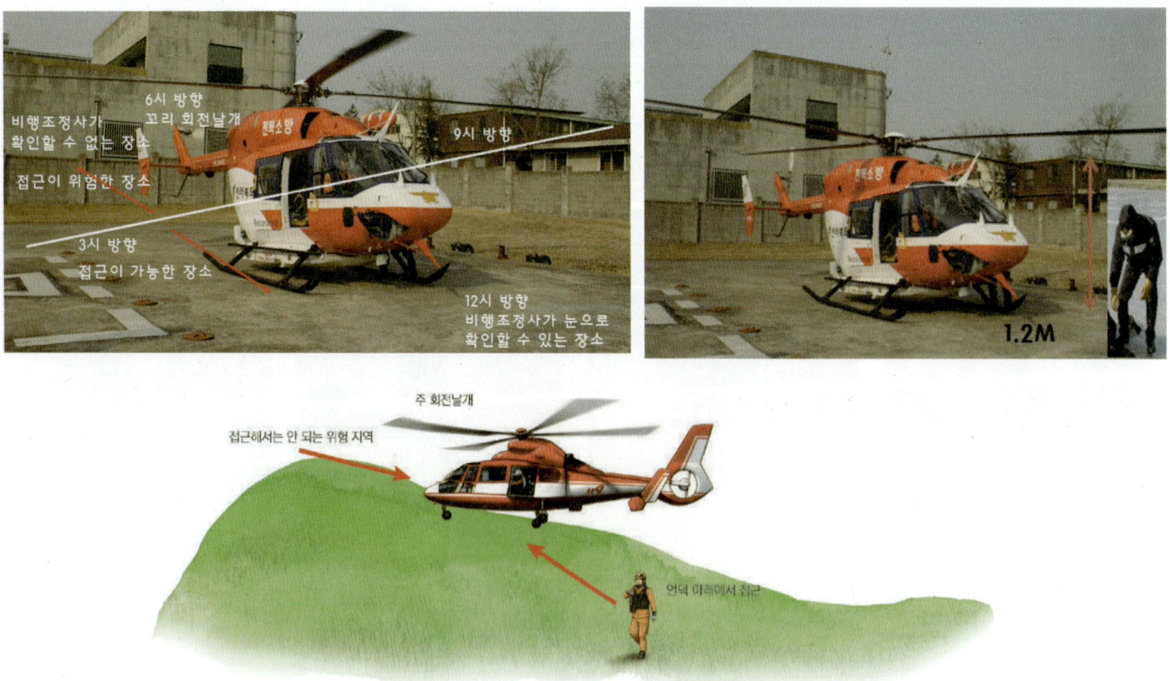


**[그림 9-5] 헬기 접근방법**

출처 환자구조 및 이송 2판/군자출판사(2022)

위의 그림처럼 숙달된 훈련과 경험을 바탕으로 안전수칙을 지키고 정확하게 대처하면 안전하고 효과적인 구조활동을 펼칠 수 있다.

### 6) 헬기의 착륙유도

헬기가 맨눈으로 보이면, 착륙 신호를 보내야 한다. 헬기 착륙을 유도하는 사람은 보안경, 헬멧, 두꺼운 복장 등을 착용하여 소용돌이에 의하여 날리는 각종 이물이나 파편으로부터 보호받을 수 있도록 한다. 착륙을 유도하는 방법은 다음과 같다.

① 착륙을 유도하는 사람은 바람을 등지고 착륙장을 향하도록 위치한다.

② 유도하는 사람은 양팔을 머리 위로 올려서 착륙장소를 지시하도록 한다.

③ 헬기가 착륙장에 접근하면, 조종사의 안면을 주시하면서 양손으로 신호를 보내어 항공기가 안전히 착륙할 수 있도록 유도한다.

- 야간에 운항할 경우에는 착륙이나 이륙, 비행기가 땅에서 움직이는 동안에는 조종사의 눈에 불빛이 비추어지지 않도록 주의한다.
- 강한 불빛을 헬기 진행 방향의 왼쪽으로 비추지 않아야 한다.
- 현장에서 구급차의 헤드라이트를 이용하여 착륙지점을 비추는 것도 좋다.

참고문헌

- 강원소방학교 소방전술 II .(2019).
- 강원소방학교, 화재진화사 2급.(2019).
- 경상북도 소방학교, 인명구조사 II 급.(2017).
- 부산소방학교. 구조실무.(2017).
- 부산소방학교. 소방전술 II .(2017).
- 서울소방재난본부. 소방전술 II .(2019).
- 소방방재청, 항공구조활동지침.(2003).
- 소방청. 해외구조기법 및 사례연구를 통한 국내 표준구조모델 개발. 연구보고서. 구조학 총론, 구조학 각론. 2022.
- 중앙소방학교. 구조론.(2009).
- 중앙소방학교. 긴급대응실무자 II .(2022).
- 중앙소방학교. 소방전술 2. 우리사.(2022).
- 중앙소방학교. 인명구조사(2급) 교재.(2019).
- 최승수. 소방전술. 도서출판 다인. 서울.(2022).
- 최준영. 건물 화재시 헬리콥터 인명구조 규정의 개선 연구. 경기대학교 건설・산업대학원 석사학위논문.(2016).
- Avillo, A. Planning and Managing Technical Rope Rescues. Fire Engineering, 155(12), 57–61.(2002).
- Bloomer, Art. Technical Rescue Response: Awareness First for Safety. FIRE Engineering, 172(4), 125–128.(2019).
- Cooper, Donald C., Patrick(Rick) LaValla, and Robert(Skip) Stoffel. Search and Rescue Fundamentals:Basic and knowledge to perform wilderness, inland, search and rescue, 3rd., revised. Tacoma, WA:ERI International.(1999).
- Csaba HAJDU, Rajmund KUTI, Designing Complex Technical Rescues with a Proprietary Application (Computer Program), AARMS, 17(1), 45–52.(2018).
- David Sweet. 「Vehicle Rescue and Extrication Principles and Practice」, Revised Second Edition, Jones & Bartlett Learning.(2022).
- Eric H. Martin. Introduction to Search and Rescue. National Association for Search and Rescue. NASAR.(2008).
- IFSTA, International Fire Service Training Association 「FIRE SERVICE TECHNICAL SEARCH AND RESCUE」, Fourth Edition, Fire Protection Publications.(2015).
- Intertional Association of Fire Chiefs, 2010; Fundamentals of Technical Rescue. Book, Jones and Bartlett Publishers).(2010).
- International Association of Fire Chiefs; Fundamentals of Technical Rescue, Jones and Bartlett Publishers.(2010).
- Janina. Helicoptor mountain rescue., Wilder.(2018).
- NFPA 1001. National Fire Protection Association. Standard for Fire Fighter Profesional Qualifications. As part of the Emergency Response and Responder Safety Document Consolidation Plan (consolidation plan) as approved by the NFPA Standards Council, this Standard is slipping cycle and being combined into a new consolidated draft, NFPA 1010.(2019).
- NFPA 1006. National Fire Protection Association. Standard for Technical Rescue Personnel Professional Qualifications. This standard identifies the minimum job performance requirements (JPRs) for fire service and other emergency response personnel who perform technical rescue operations.(2021).
- NFPA 1670. National Fire Protection Association. Standard on Operations and Training for Technical Search and Rescue Incidents. This standard identifies and establishes levels of functional capability for efficiently and effectively conducting operations at technical search and rescue incidents while minimizing threats to rescuers. It is intended to help the authority having jurisdiction (AHJ) assess a technical search and rescue hazard within the response area, identify the level of operational capability, and establish operational criteria.(2017).
- NFPA 2500. National Fire Protection Association. Standard for Operations and Training for Technical Search and Rescue Incidents and Life Safety Rope and Equipment for Emergency Services. As part of the Emergency Response and Responder Safety Document Consolidation Plan (consolidation plan) as approved by the NFPA Standards Council, NFPA 2500 is a combination of Standards NFPA 1670, NFPA 1858, and NFPA 1983. For consolidated Standard and revision cycle information.(2022).
- Pendley, Tom, Technical Rescue Field Operations Guide, 5 Edition.(2017)

# STEP 10 드론활용 수색과 탐색(SAR)

**학습목표 >**

※ 이 장을 마치고 관련된 학습활동을 끝내고 나면 다음과 같은 학습 목표를 이룰 수 있다.
1. 드론 활용 준비를 설명할 수 있다.
2. 드론 활용하여 임무 수행에 대해 전반적인 이해와 설명할 수 있다.

## 1 드론정의

2019년 4월 30일「드론 활용의 촉진 및 기반조성에 관한 법률」이 제정되며 "드론"이라는 용어가 법적으로 활용되었다. "드론"이란 조종자가 탑승하지 아니한 상태로 항행할 수 있는 비행체로서 국토교통부령으로 정하는 기준을 충족하는 다음 각 목의 어느 하나에 해당하는 기기를 말한다.

가. 「항공안전법」 제2조제3호에 따른 무인비행장치
나. 「항공안전법」 제2조제6호에 따른 무인항공기
다. 그 밖에 원격·자동·자율 등 국토교통부령으로 정하는 방식에 따라 항행하는 비행체

소방드론은「소방장비 분류 및 내용연수에 관한 규정」별표1에서 공중수색장비(소방드론)로 분류되고 있다. 현재 기준상 필수장비로 포함되어 있지 않으며,(직할 및 테러대응 구조대는 필수) 내용연수는 10년으로 지정되어있다.

## 2 드론의 활용

### 1) 수색전 준비

#### (1) 비행공역확인

해당지역의 관제권 및 비행금지 구역 확인은 비행 전 반드시 선행되어야 함. 스마트폰 어플인 "드론 원스톱 민원서비스" 또는 "Drone Fly" PC에서 "브이월드(www.vworld.kr)"등을 활용하여 확인한다.

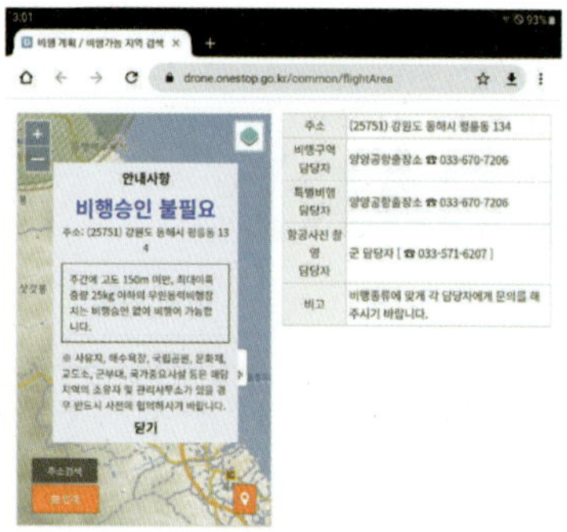


스마트폰 어플
(드론 원스톱 민원서비스)

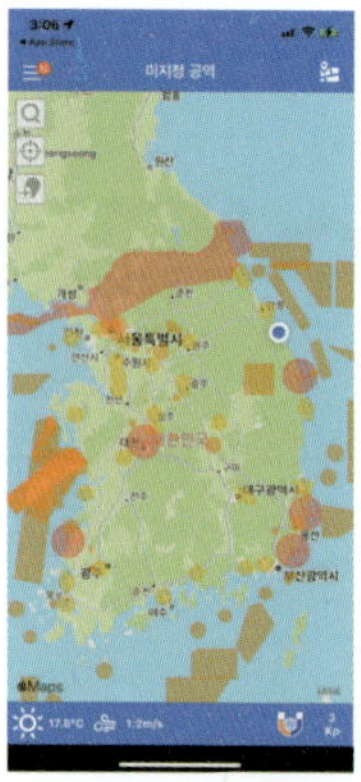

스마트폰 어플
(Drone Fly)

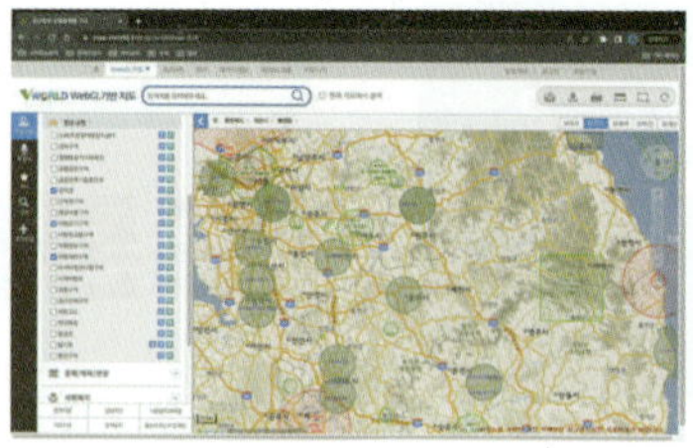

pc
(브이월드)

[그림 10-1] 비행공역확인 "브이월드"

### (2) 풍속 확인

무인멀티콥터의 비행은 풍속의 영향을 많이 받기 때문에 조종자는 비행하는 지역의 풍속을 확인 해야한다. 소방 무인비행장치 운용규정 제14조 1항 1호에는  풍속이 초속 10미터 이상일 때 비행을 제한할 수 있다고 되어 있다.

### (3) 지구자기장 지수(K-index) 확인

지구자기장 지수란(K-index) 기국 NOAA SWPC(Space Weather Prediction Center)에서 위도 44-60도 내 위치한 8곳의 지자기 관측소에서 구한 K지수를 통합하여 산출된 지수로 SWPC는 일분 단위의 지자기 관측자료를 이용하여 kp 지수 값을 실시간으로 모니터링함. 실시간으로 지자기 관측에서 자료를 사용할 수 없는 경우, 사용가능한 자료를 바탕으로 한 지수를 이용해서 가장 적절한 예측값을 산출한다. 국내의 경우 이천, 강릉, 제주 세곳에서 지자기 관측을 하고 있으며, 3시간 단위로 K지수를 계산하고 있음. 태양활동이 심하면 지구자지장도 큰 폭이 되며, 방송, 통신 금융, 전기 및 전력 등의 시스템이 제약받음. 특히 GPS등을 이용한 항법시스템의 경우, 지자기 통신 교란으로 인한 GPS장애가 발생할 가능성이 있어 자기장지수가 5 이상일 경우 비행을 자제하여야 함. 지구자기장 수치는 우주전파센터(HTTPS://SPACE-WEATHER.RRA.GO.KR/)에서 확인 할 수 있다.

소방 무인비행장치 운용규정 제14조 1항 4호에는 지구자기장 지수가 5이상일 때 비행을 제한할 수 있다고 되어있다.

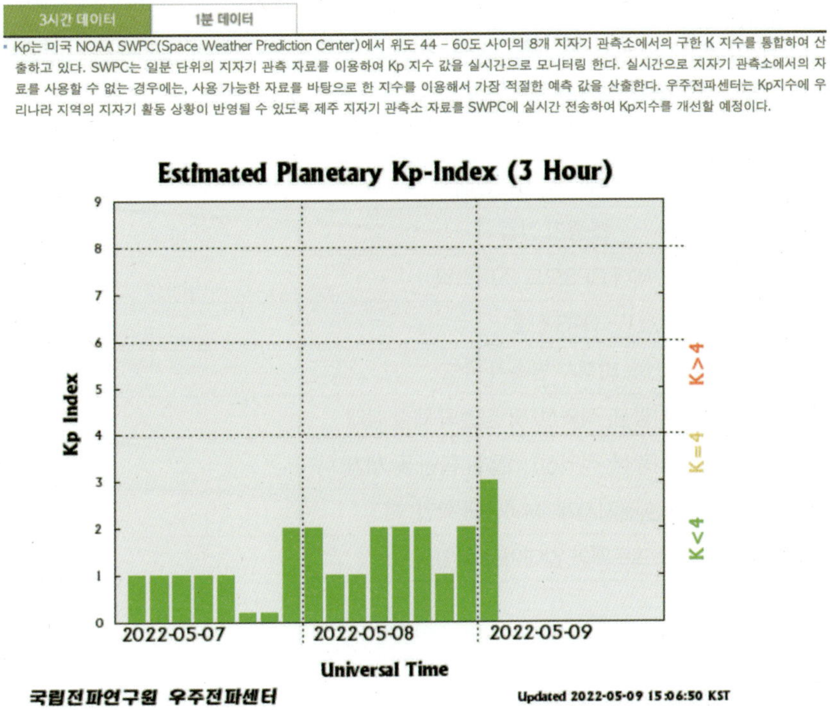


[그림 10-2] 우주전파센터 kp지수 확인, kp=3으로 비행해도 안전함을 나타내고 있다.

## (4) 주위 지형 및 장애물 파악

드론 추락 및 사고 등을 예방하기 위해서는 비행하기 전 조종자와 멀티콥터 주위 및 안전사항 점검은 필수이다. 비행 전 주위 높은 건물, 전선 등의 지형지물을 파악하여 충돌 등의 문제가 발생할 수 있는 위험지역을 예상하여야 함. 또한 이/착륙 장소의 주변 작업자 및 보행자를 확인해 인명피해를 예방해야 함.

## (5) 수색 전 점검

### ① 배터리 관련점검

| 점검사항 | 결과 |
|---|---|
| 비행체 배터리 확인(최소 75% 이상) | |
| 예비 비행체 배터리를 확인(최소 75% 이상) | |
| 배터리 밸런스 체크(셀당 전압차 0.1V 이하) | |
| 비행체 배터리 고정 상태 | |
| 컨트롤러 배터리 확인(최소 75% 이상) | |
| 예비 컨크롤러 배터리 충전(최소 75% 이상) | |
| 컨트롤러 배터리 고정 상태 | |

② 기체점검

| 점검사항 | 결과 |
|---|---|
| 프로펠러/모터/모터베이스/변속기 | |
| 암대/메인프레임/랜딩스키드 | |
| 기체 배터리 충전상태 | |
| 조종기 점검 | |
| 안테나 GPS모드 조이스틱 | |
| GPS 신호 | |
| 연속 비행시 변속기 온도 | |
| 카메라(가시광성, 적외선) 및 짐벌의 체결 상태 | |
| 카메라(가시광성, 적외선) 이물질 확인 및 제거 | |
| 각 센서(지자계, IMU)상태 확인 | |
| 소프트웨어 업데이트 확인 | |

③ 이륙 후 점검

| 점검사항 | 결과 |
|---|---|
| 비행체 및 조종기 페어링 상태 확인 | |
| GPS수신 상태확인 | |
| 프로펠러 회전 상태 확인 | |
| 비정상 소음 확인 | |
| 호버링 상태 확인 | |
| 센서 작동 상태 확안 | |
| 조종기 조작에 따른 움직임 확인 | |

④ 기타 장비확인

| 점검사항 | 결과 |
|---|---|
| 휴대용PC | |
| SD카드 2조 | |
| 배터리 16조[1] | |
| 테더링 장치[2] | |
| 무전기 | |

1) 배터리 16조: 배터리 1조에 비행시간이 20분 내외로 비행준비시간 포함하여 1회 비행에 30분이 소요, 8시간 임무수행을 가정으로 총 16조의 배터리가 필요

2) 테더링 장치: 휴대폰의 통신망을 이용해 PC등 다른 기기와 인터넷을 공유 할 수 있는 기능

## 2) 수색 임무 수행

수색임무의 특성한 일정한 시간이 존재하지 않기 때문에 주간과 야간에 맞는 카메라를 조종자가 적절히 선택해 사용해야 한다. 주간에는 일반적으로 줌(Zoom)기능이 있는 가시광성카메라를 사용하지만 특수한 환경에 따라 열화상(IR)카메라를 사용하기도 한다. 야간에는 가시광성카메라는 시야가 확보되지 않기 때문에 열화상(IR)카메라를 사용해야 하며 이때 사용하는 칼라팔레트[3]는 'White Hot' 가장 효과적이다. 임무수행은 드론이 비행하는 화면을 실시간으로 보며 수색하는 직접수색과 비행 후 데이터를 확이 하여 수색하는 간접수색으로 구분할 수 있다.

가시광선 카메라 : 상공에서 넓은 지역을 수직으로 수색을 할 수 있어 사람이 직접 움직이는 것 보다 훨씬 빠른 시간에 수색이 가능함. 사람이 직접 확인 할 수 없는 절벽아래, 골짜기, 바닷가의 바위섬 주변 등을 수색할 수 있음. 또한 드론이 근접하기 어려운 지형을  카메라의 줌(Zoom)기능으로 확인이 가능하며 사실상 사각지대가 없이 수색이 가능하다. 햇빛이 강한 오후 시간 촬영 시 ND필터, CPL필터를 사용하여 영상의 선명도를 높이는 방법도 있음. 실시간 녹화기능으로 비행 후 영상을 통한 2차 간접수색이 가능함.

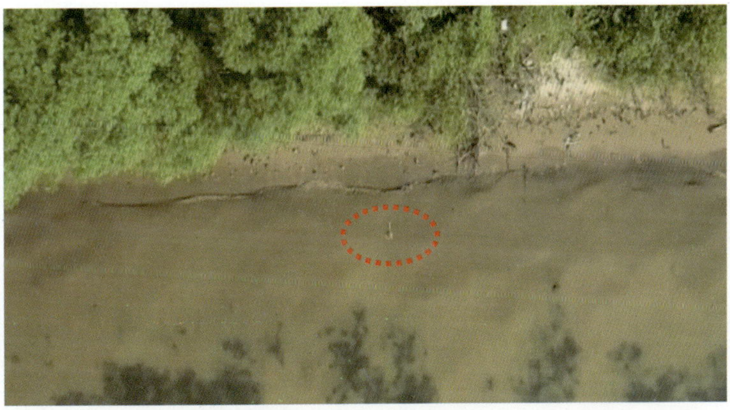

[그림 10-3] 의심물체를 발견하여 드론으로 위치 표시 중,
직접수색은 발견즉시 드론이 대원에게 위치를 알릴 수 있는 장점이 있다.

열화상(IR) 카메라 : 물체에서 발생하는 열(자외선)을 감지하여 영상을 송출 주변보다 온도가 높은 사람과 동물의 열을 감지가 가능하여 특히 주변에 열이 없는 개활지에서 열이 있는 목표물을 감지하는 것이 용이하며, 빛이 없는 야간에도 식별이 가능함. 일반적이진 않지만 시체에서 발생하는 부패작용에 의해 발생되는 열이 감지되기도 한다.

3) 칼라팔레트: 적외선으로 구현된 데이터를 이미지화하기 위해 가상의 색을 입힐 때 원하는 색을 정할 수 있다.

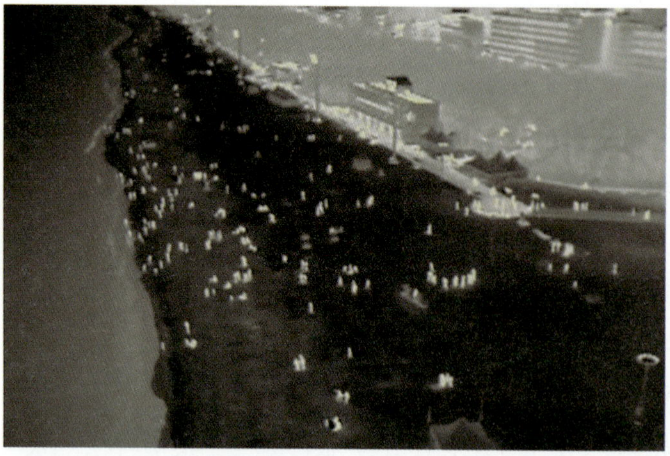

[그림 10-4] 야간의 해수욕장에을 IR카메라로 촬영한 모습, 어두운 야간이지만 흰색의 사람들이 선명히 보인다. (칼라팔레트=White Hot)

### (1) 직접수색

드론으로 촬영되는 실시간 영상을 조종자와 부조종자가 직접 확인 하며 인명검색을 실시, 상황에 따라 조종자는 비행을 부조종자는 실시간 전송된 영상을 식별하기도 함. 1차 수색을 마치고 의심지역을 다시 확인하기 위해 촬영된 SD카드의 영상을 확인하며 2차로 다시 확인한다.

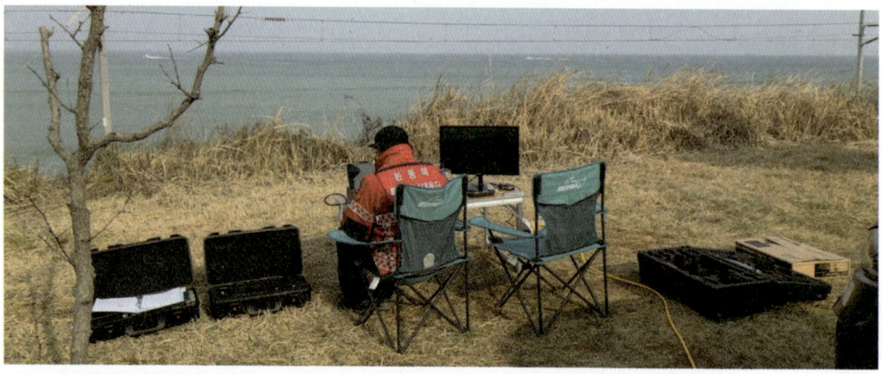

[그림 10-5] 직접수색을 위해 현장과 가까운 위치에서 조종자과 테블릿 화면을 보면서 조종과 수색을 동시에 실시함.

- 수동비행: 조종자가 드론의 고도와 비행방향을 직접 조종해 수색작업을 진행. 실외비행에서는 GPS모드로 비행이 가능해 비행이 수월하지만 실내비행은 GPS가 수신되지 않아 조종자의 숙련도가 필요함. 수색작업 시 조종자는 드론이 송출하는 화면을 보고 비행(계기비행,FPV비행), 부조종자는 드론을 직접 육안으로 확인하여 주변 장애물을 파악하며 조종자에게 알려 줘야함. 조종자의 판단에 따른 상황에 맞는 속도와 고도 조절이 자유로워 원하는 지점을 빠르게 수색이 가능하지만 비행에 집중해야 하기 때문에 오히려 수색의 정밀도가 떨어지는 단점이 있다.

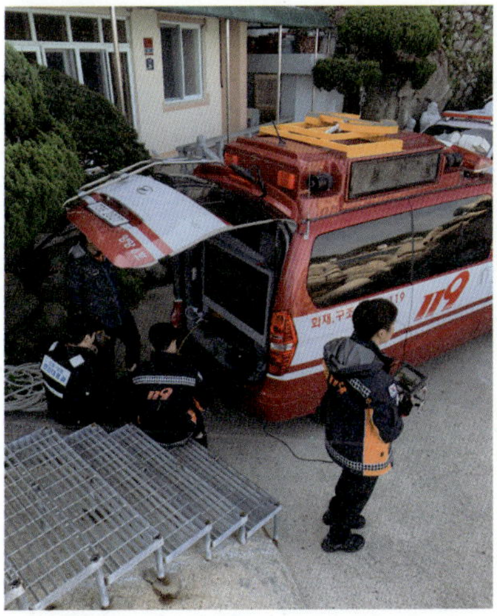


수동비행으로 조종자자 조종하며 부조종자는 송출되는 영상을 큰 화면으로 수색 중.

[그림 10-6]

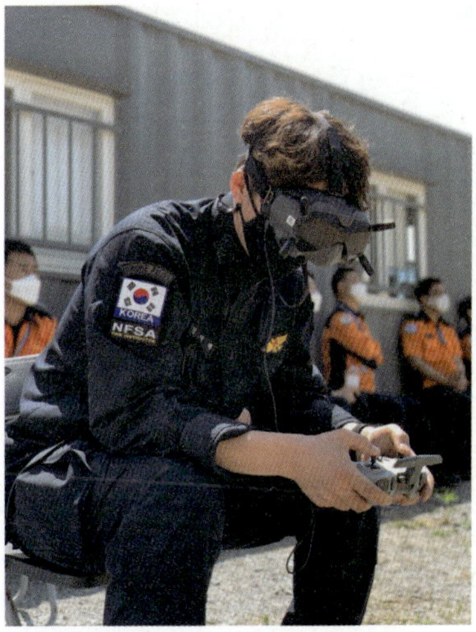


드론을 직접 타고 비행하는 느낌과 비슷하여 좁은 통로나 나무숲 같은 장소도 비행이 가능함.

[그림 10-7]

• FPV[4]비행: 수동비행에 포함되지만 최근에는 정밀한 비행을 하기위해 보다 완벽한 1인칭시험의 환경을 만들어 비행하는 형태를 이야기함. 주로 고글을 사용하여 집중력과 드론의 영상판독력을 높여주며, 마치 드론에 타고서 조종을 하는 느낌과 비슷해 테블릿 화면을 볼때와 다른 정밀한 비행이 가능하다. 드론의 프롭에 가드가 있는 벙커 형태라면 산 위에서 수직으로 수색도 가능하지만 나무 아래에 길을 따라 수색이 가능하며 계곡아래와 심지어 건물내부도 수색이 가능하다.

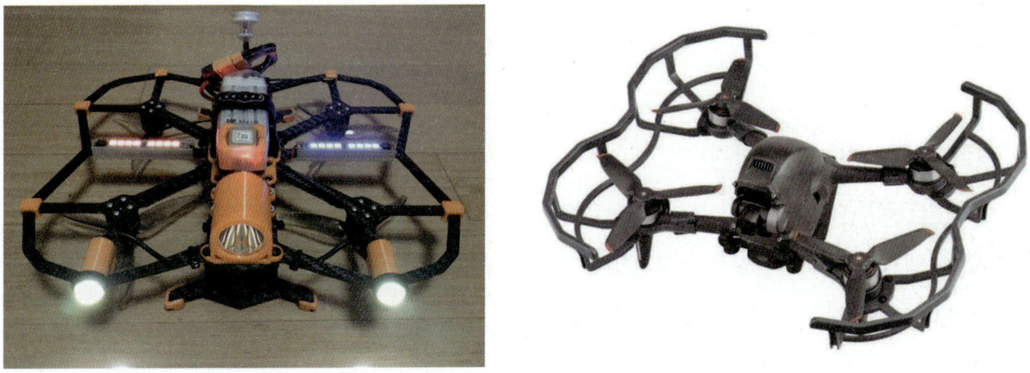

(a) 드론의 가장 취약한 프롭을 보호가기 위해 만든 벙커드론

(b) DJI사 FPV드론에 가드를 부착한 모습

[그림 10-8] 드론의 가장 취약한 프롭을 보호가기 위해 만든 벙커드론(a), DJI사 FPV드론에 가드를 부착한 모습(b)

4) FPV: (First Person View)"1인칭 시점"으로 무인기(UAV)에 실시간 화상 전송 시스템, 1인칭 전방카메라를 도입해 시각 정보 처리를 하는 것을 뜻

자동비행: 비행과 수색을 동시에 진행해야 하는 조종자의 부담을 줄여주기 위해 수색 범위와 비행경로를 설정 후 자동으로 비행하는 드론의 영상을 확인 하여 실종자를 수색한다.

## 자동비행 방법 >

### 1. 프로그램 설치 및 실행

- app store에서 “PIX4DCAPTURE”를 검색 다운로드
- PIX4DCAPTURE란 Pix4D에서 무료로 제공하는 어플리케이션으로 멀티콥터의 자동경로 생성 및 촬영 기능을 제공하며, DJI, Parrot, Yuneec, 3DR 등 다양한 기종들의 자동경로 및 촬영기능을 지원한다.

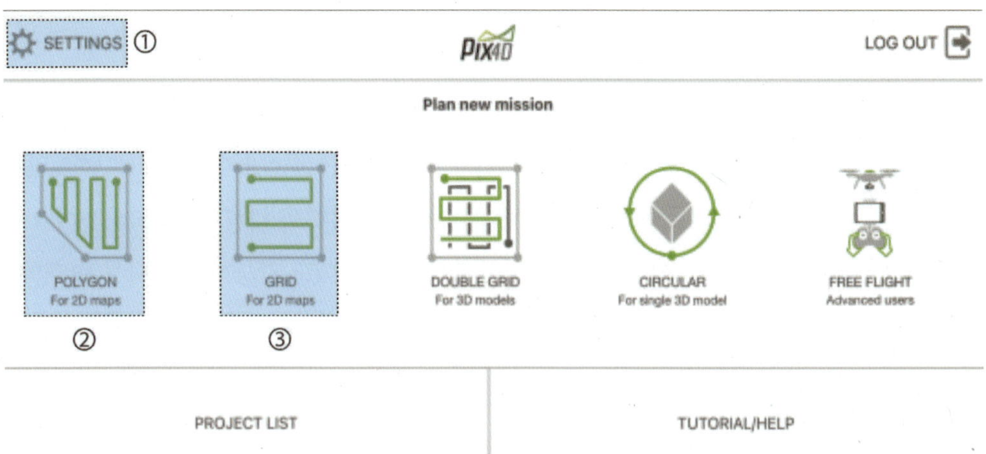


[그림 10-9] 프로그램 설치 및 실행

### 2. 설정 및 경로비행 설정하기

- SETTING ┌에서 사용할 드론과 단위(Metric/Inch)를 설정
- 실종자 수색을 위한 임수수행방법은 ②POLYGON MISSION, ┌GRID MISSION 둘 중 하나를 상황에 맞게 선택한다.
  - POLYGON MISSION: 비행영역을 단순한 사각형이 아닌, 사용자가 원하는 모형대로 비행영역을 설정할 수 있음.
  - GRID MISSION: 일반적으로 많은 경로 비행에서 활용되는 방법으로 가로 또는 세로로 비행체가 이동하며 대상지를 촬영한다.

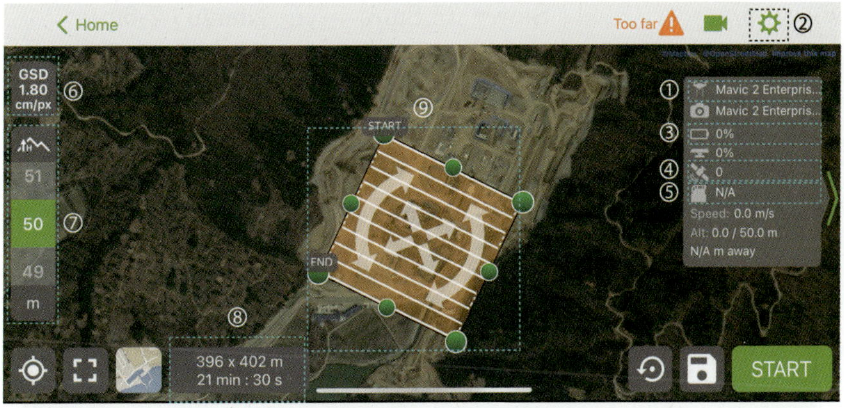


[그림 10-10] 경로비행 설정하기

- ① 사용중인 드론의 종류
- ③ 배터리 상태(기체), ④ GPS수신 상태, ⑤ SD카드 삽입여부 및 용량
- ⑥ GSD(단위픽셀당 크기)로 3cm/px이하로 설정을 권장
- ⑦ 비행고도로 GSD 3cm/px이하로 비행할 수 있도록 주변 장애물에 맞게 설정
- ⑧ 비행범위 가로와 세로길이, 비행시간을 나타냄 약 20분 정도 비행하도록 설정
- ⑨ 자동비행의 범위 및 경로, 시작지점과 끝지점을 표시
- ② 기체의 비행상태를 설정함.

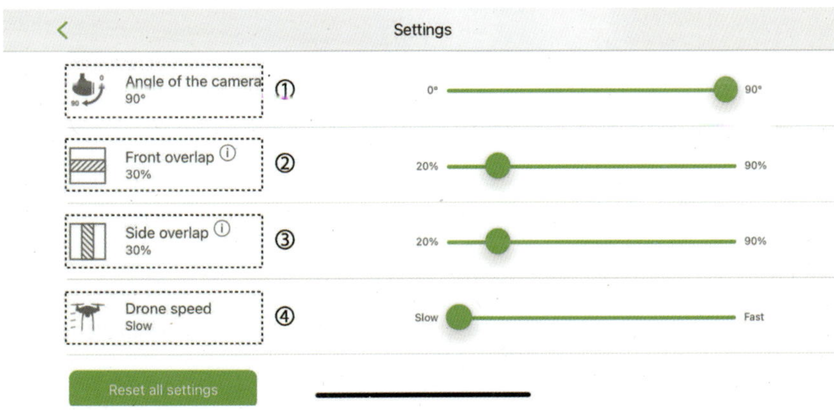


[그림 10-11] 설정 및 경로비행 설정하기

- ① 카메라 짐벌의 앵글 조절하기(90° 로 설정을 권장, 폴리곤/그리드의 경우는 90° 고정)
- ②,③ 종, 횡 중복도로 자동비행으로 수색하는 경우는 30%이상으로 설정 (Mapping 비행일시 70%이상)
- ④ 드론의 속도[5](총 5단계)로 화면을 보며 수색하는 경우 Slow+를 권장함 (Mapping 비행일시 Fast로 설정)

5) 드론의 속도 : DJI Mavic2 Enterprise Dual 기준

Slow : 0.1m/s　　　Slow+ : 3.8m/s　　　Nomal : 7.6m/s

Nomal+ : 11.3m/s　　　Fast : 15m/s

- 설정 완료 후 오른쪽 하단의 START 를 눌러 자동비행 시작

### 3. 비행시작하기

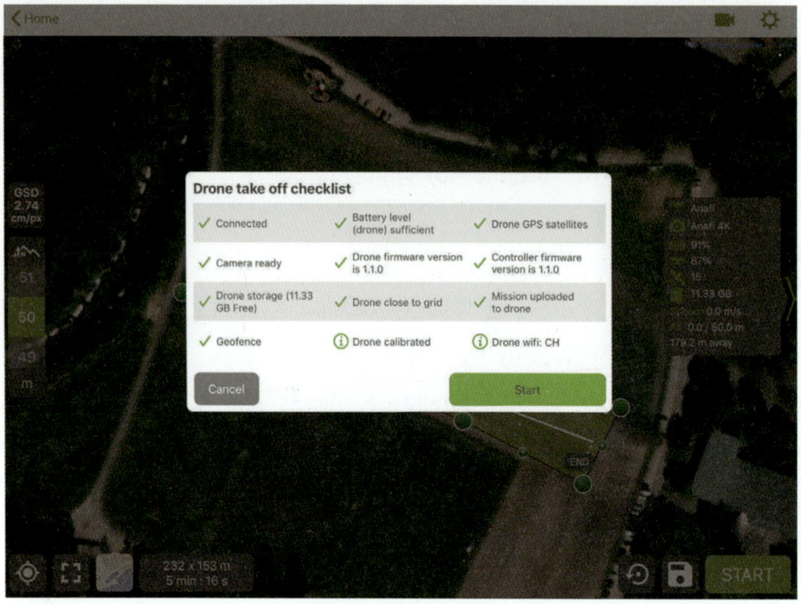


[그림 10-12] 비행시작

- Connection to drone : 어플리케이션이 조종기를 통해 드론과 연결되었는지 확인
- Batttery level : 드론의 배터리 용량확인
- Drone GPS satellites : 드론 GPS수신 상태 향호한지 확인(최소 6개이상 연결되어야함)
- Camera is ready : 카메라 촬영 준비가 되었는지 확인
- Drone fimware version : 드론에 설치된 소프트웨어의 최신여부 확인
- Controller fimware version : 컨트롤러에 설치된 소프트웨어의 최신여부 확인
- Drone storage : 드론 내 SD카드 용량확인
- 위 체크리스를 자동으로 확인 후 이상 없으면 START 활성화 되어 자동비행 시작

### 3) 간접(Mapping)수색

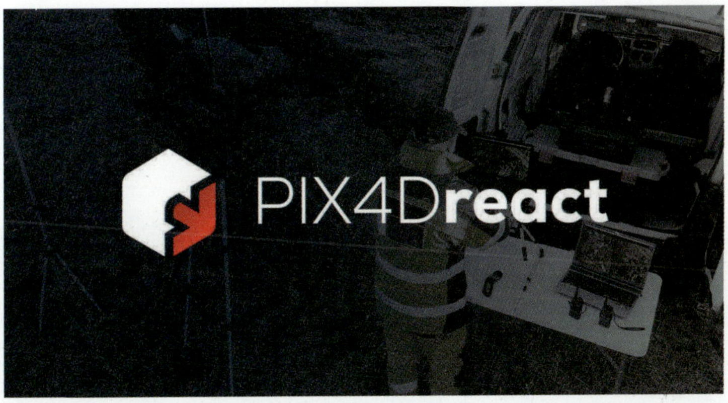


[그림 10-13] PIX4D사에서 긴급대응활동용으로 만든 맵핑 프로그램. 기존 맵핑 프로그램보다 빠르고 간편하게 결과물을 만들 수 있어 재난현장에 사용이 적합니다.

움직임이 없는 고정된 목표물일 경우 실시간 맵핑을 활용하여 수색범위내 이미지를 만들어 그 이미지를 활용해 수색하는 방법. 한번 맵핑을 하면 이미지복사가 자유로워 관련자료로 사용이 가능하며 동시에 여러 사람에게 전달이 가능해 효율적인 수색이 가능함. 필요에 따라 상황판 등 지휘용으로도 활용이 가능. 교제에 사용하고 있는 맵핑프로그램은 "pix4dreact"로 맵핑랜더링 속도와 완성도가 높지만 아쉽게도 유료소프트웨어이다. 하지만 현장에서 상당히 효율적인 프로그램이기도 하며, 아직 다른 대체 프로그램이 없는 실정이다.

## Mapping 방법 >

### 1. Mapping 방법

- 직접수색의 자동비행 방법을 참조하여 자동비행 실시
- SD카드에 자동비행으로 촬영된 사진파일을 "Pix4d react" 프로그램을 불러옴.

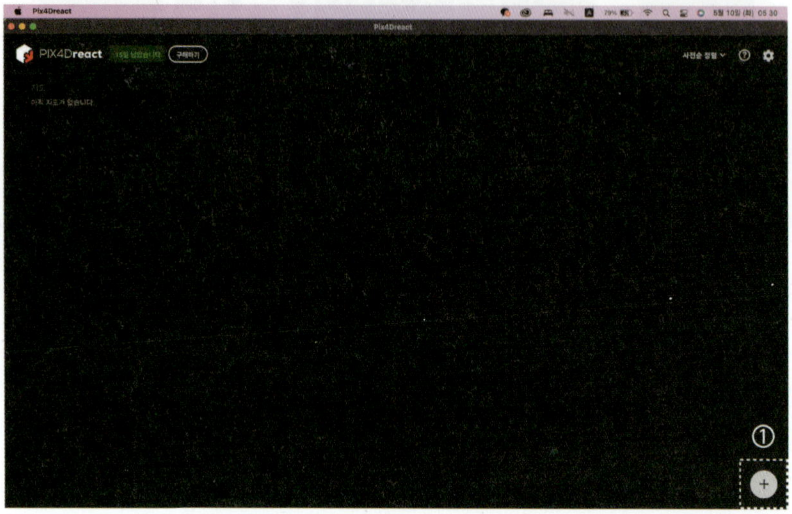


- ① 파일추가 아이콘을 클릭

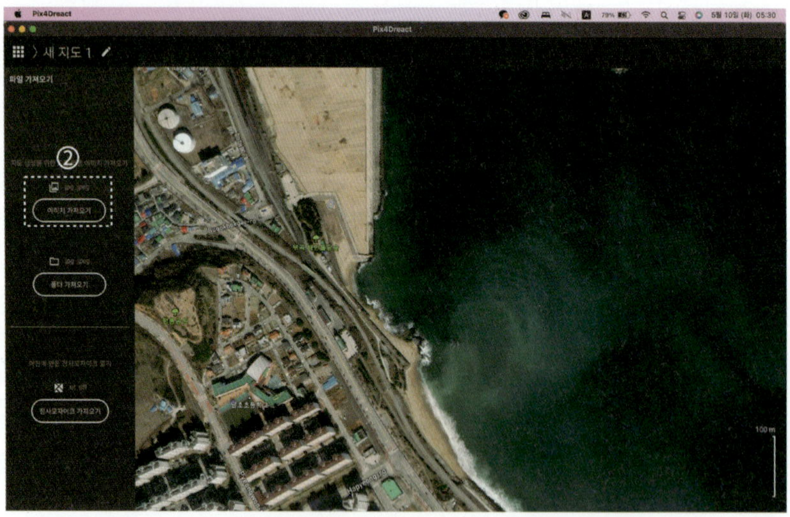


- ② 이미지 가져오기를 눌러 SD카드에 있는 촬영된 사진을 불러옴

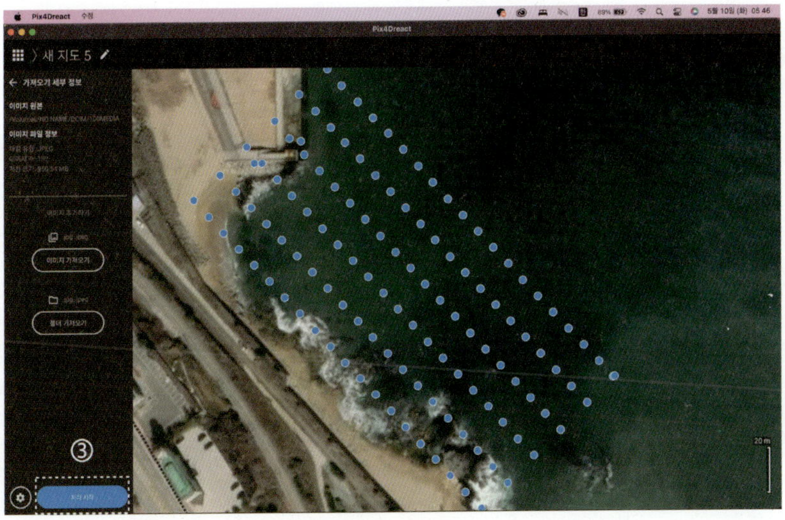


• 불러온 사진파일 위치를 확인 후 ③처리하기를 눌러 맵핑 시작

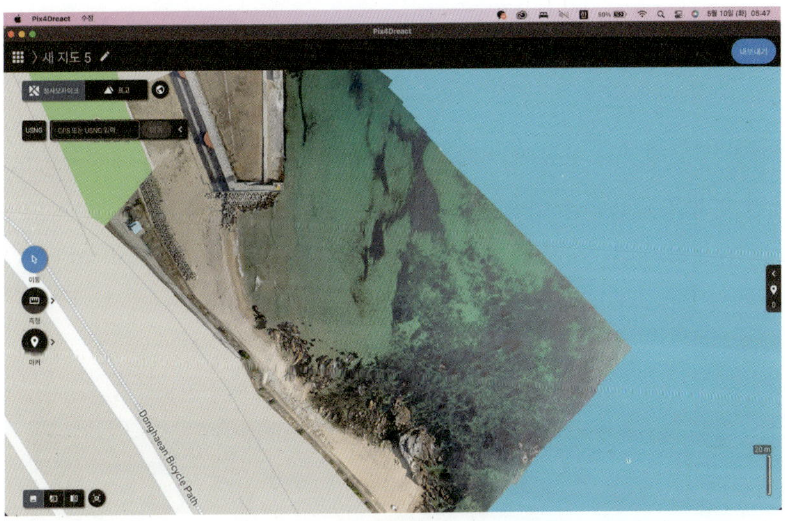


• 완성된 맵핑파일은 .tif[6] 이미지로 저장 할 수 있으며, 이미지파일을 공유하여 자료로 활용이 가능함.

### (1) 모니터 활용 출력

Mapping 된 .tif파일을 실행에 모니터에 출력. 사진이나 녹화된 자료보다 고해상도 자료이기 때문에 확대 및 축소하여 상황에 맞게 자료 판독실시. 파일을 복사하여 전송도 가능하여 여러 사람이 동시에 자료 판독도 가능하며 육상대원들의 수색 지도로도 활용가능.

6) .tif: TIFF형식의 이미지파일에 대한 확장자로 맵핑된 자료를 이미지파일로 추출하면 확장자가 tif인 이미지파일로 만들어 진다.

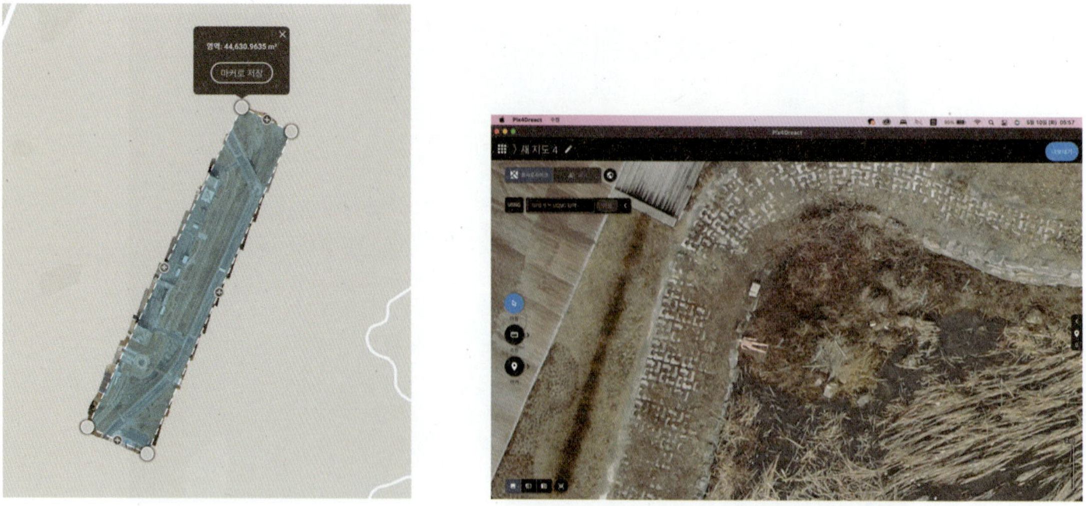


(a) (b)

[그림 10-14] 44,630㎡넓이의 지역을 맵핑핀 이미지파일(a), 왼쪽의 이미지파일을 이용해 발견한 마네킨(b)

### (2) 실사지도 출력

Mapping 된 .tif파일은 고해상도 자료이기 때문에 실사출력장치를 이용해 대형지도로 출력이 가능함. 실사출력장치가 없다면 인쇄프로그램을 이용해 분할인쇄 후 한 장으로 붙여서 대형지도 제작이 가능하지만 작업시간이 걸린다는 단점이 있음. 대형지도로 출력하면 모니터로 판독하는 것 보다 한 눈에 파악 할 수 있어 더 효율적이며 현장의 상황판으로도 사용이 가능하다는 장점이 있다.

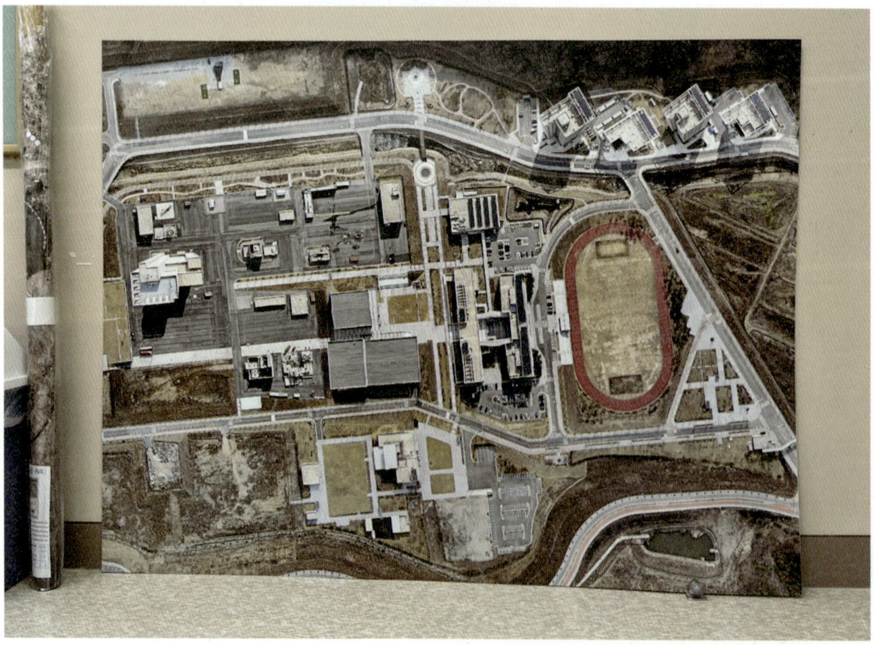

[그림 10-15] 약 400,000㎡의 넓이를 맵핑해 출력한 2m*1.5m 출력물

## 4) 수색유형에 따른 전술

### (1) 전술 일반

- 드론에 탑재된 영상 센서의 성능에 다라 촬영 영상의 품질은 상이함
- 영상에서 사람을 구분할 수 있는 GSD(단위 픽셀당 크기) 수준은 3cm/px 이하임
- 이에 다른 종류의 영상 센서 활용 시 비행 고도를 조정하여 낮은 수준의 GSD확보가 필요
- 비행 경로 계획에 있어, 조종자의 위치는 비행 대상지를 전체적으로 조망할 수 있는 장소로 선정할 것.
- 자동 비행경로 계획 시 촬영 시작 위치는 조종자와 가장 근접한 거리에서 시작할 것.(촬영 끝 위치는 반복 횟수에 따라 상이, 프로그램이 자동 선정)
- 배터리 잔량이 30%도달 시 비행을 멈추고 복귀 비행을 시작할 것.

### (2) 실내수색(건물내부)

- 건물내부에 목표물을 찾기 위해 조종자는 건물외부에서 드론을 실내로 진입시켜 비행하며 전송되는 영상을 이용하여 수색작업을 진행
- GPS신호가 도달하지 않기 때문에 조종자의 실력이 중요하며, 드론의 프롭이 보호된 형태의 드론(벙커드론) 또는 프롭가드를 장착해 비행하는 것을 추천
- 수색방법은 진행가능한 방향으로 한쪽 벽면을 따라 수색을 실시
- 조종자와 드론의 거리가 멀어지거나 밀폐된 공간으로 진입할수록 전파가 끊어져 추락할 수 있으니 전파신호를 확인하며 진행
- 상황에 따라 가시광성 카메라, 열화상카메라를 사용하여 임무수행
- 복귀 후 부조종자는 녹화된 영상으로 2차 수색 실시

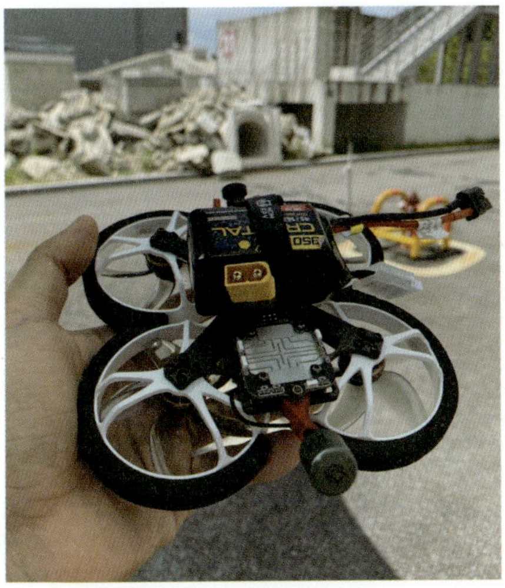

(a)

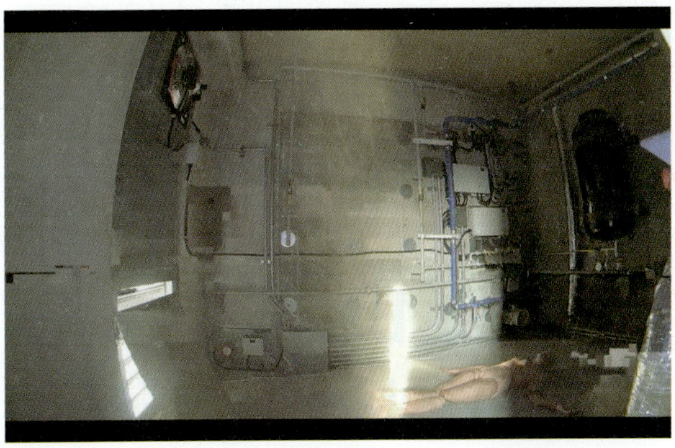

(b)

[그림 10-16] 건물내부 수색이 가능한 FPV드론(a), 드론이 발견한 건물내부의 마네킨(드론고글영상)(b)

### (3) 산악수색

- 산지의 경우, 지상의 등고 변화가 심해 같은 등고를 가진 지역을 1회 비행 지역으로 묶어서 비행경로 계획
- 정상을 기준으로 9개 구역을 1차 촬영함.
- 동서남북을 기준으로 4개 방향으로 하산(또는 능선 사이를 나누어 4개 방향으로 분할)하며 2차 촬영을 진행하며 2차 촬영시 다음과 같은 사항에 주의할 것
  ① 2차 촬영의 조종자 위치는 1차 촬영지 내에 위치할 것.
  ② 2차 촬영의 조종자 위치는 2차 촬영지 전체를 내려다 볼 수 있을 것.
  ③ 산의 면적이 넓은 경우 하산하며 3차~4차 촬영 진행
  ④ 각 촬영지별 권장 비행고도는 다음과 같다.
    - 산 정상 : 50m
    - 산 능선 : 50m
    - 2차 N차 촬영(하산 촬영) : 50m
    - 산의 가장자리 및 골짜기 촬영 : 80m ~ 100m
    - 기타 대상지 전체를 내려다보는 경우 50m, 대상지 전체를 올려다보는 경우 80m ~ 100
- 각 촬영지별 1회 촬영 권장 면적은 다음과 같다.
  ① 50m 고도 : 160,000㎡ 내외
  ② 100m 고도 : 250,000㎡ 내외
- 의심물체 발견 시 수동비행으로 최대한 접근 또는 줌카메라를 이용하여 위치 및 물체 식별

### (4) 하천수색

- 국내 대부분의 하천은 제방이 존재하며, 제방에서는 하천 전체를 조망할 수 있음.
- 이에, 하천 자동경로 비행에서는 제방을 기준으로 비행 경로를 계획할 것.
- 조종자가 위치한 제방을 기준으로 반대편 제방까지를 촬영 범위로 할 것.
- 2차 분석(내려받은 고화질 영상)시 개략적 위치를 파악할 수 있게, 하천을 가로지르는 방향으로 촬영
- 권장고도는 50m이며, 1회 촬영 권장 면적은 160,000㎡ 내외

### (5) 해안가수색

- 해안가 수색에 있어, 인력의 접근이 용이한 경우 해안에 형성된 도로를 따라가며 수색진행
- 절벽 통행금지 등 인력의 접근이 난해한 대상지의 경우 배를 이용한 선상 촬영을 권장함
- 권장고도는 80m이며, 1회 촬영 권장 면적은 250,000㎡ 내외
- 선상 촬영 시 다음과 가은 사항에 주의할 것.
  ① 선상 이륙 시 이륙 직후, 파도에 의한 배의 흔들림으로 드론과 충돌 우려가 있음. 이에 이륙 직후 드론을 배와 이격시킬 것.
  ② 해안 촬영 시 파도에 의해 배가 이동하므로, 이륙 지점의 변화가 자주 발생함. 이에, 착륙 시 수동 착륙을 권장함.

## 5) 비행 후 자료관리

### (1) 촬영자료 검수

임무완료 후 항공촬영 허가 신청자는 지역부대 보안통제관과 직접 만나 검수 절차를 진행. 국가안보시설 및 군사시설이 촬영되었는지 확인 뒤에 현장 검수를 완료해야함.

### (2) 비행기록부 및 비행일지 관리

- 기체에 이상이 없는지 점검하고 점검기록부에 기체 이상 유/무, 기상상황, 비행시간, 배터리 사용 등을 기록
- 비행일지를 기록하고 보관 · 관리

참고문헌

– 강원소방학교 소방전술 II.(2019).
– 경상북도 소방학교, 인명구조사 II급.(2017).
– 공간정보플랫폼V월드,https://map.vworld.kr/map/ws3dmap.do – 항공지도사진사용.
– 국토교통부 서울지방항공청, https://drone.onestop.go.kr/ –드론원스톱민원서비스.
– 권세호 외 3인(2021), 드론Pix4Dmapper 3차원 지형정보 획득 및 분석.
– 서울소방재난본부. 소방전술II.(2019).
– 소방청. 해외구조기법 및 사례연구를 통한 국내 표준구조모델 개발. 연구보고서. 구조학 총론, 구조학 각론. 2022.
– 제이씨현시스템(주), drone fly 프로그램 화면 사진 사용.
– 중앙소방학교, 2020년도 소방드론과정 표준교재② 소방용 드론 전술 · 운용 교재.
– 중앙소방학교. 소방전술 2. 우리사.(2022).
– 중앙소방학교. 인명구조사(2급) 교재.(2019).
– IFSTA, International Fire Service Training Association「FIRE SERVICE TECHNICAL SEARCH AND RESCUE」, Fourth Edition, Fire Protection Publications.(2015).
– Intertional Association of Fire Chiefs, 2010; Fundamentals of Technical Rescue. Book, Jones and Bartlett Publishers).(2010).
– Janina. Helicoptor mountain rescue., Wilder.(2018).
– Loui McCurley, Tom Vines.「Rope Rescue principles and practice」, Fourth Edition, Jones & Bartlett Learning.(2022).
– NFPA 1001. National Fire Protection Association. Standard for Fire Fighter Profesional Qualifications. As part of the Emergency Response and Responder Safety Document Consolidation Plan (consolidation plan) as approved by the NFPA Standards Council, this Standard is slipping cycle and being combined into a new consolidated draft, NFPA 1010.(2019).
– NFPA 1006. National Fire Protection Association. Standard for Technical Rescue Personnel Professional Qualifications. This standard identifies the minimum job performance requirements (JPRs) for fire service and other emergency response personnel who perform technical rescue operations.(2021).
– NFPA 1670. National Fire Protection Association. Standard on Operations and Training for Technical Search and Rescue Incidents. This standard identifies and establishes levels of functional capability for efficiently and effectively conducting operations at technical search and rescue incidents while minimizing threats to rescuers. It is intended to help the authority having jurisdiction (AHJ) assess a technical search and rescue hazard within the response area, identify the level of operational capability, and establish operational criteria.(2017).
– NFPA 2500. National Fire Protection Association. Standard for Operations and Training for Technical Search and Rescue Incidents and Life Safety Rope and Equipment for Emergency Services. As part of the Emergency Response and Responder Safety Document Consolidation Plan (consolidation plan) as approved by the NFPA Standards Council, NFPA 2500 is a combination of Standards NFPA 1670, NFPA 1858, and NFPA 1983. For consolidated Standard and revision cycle information.(2022).
– Pendley, Tom, Technical Rescue Field Operations Guide, 5 Edition.(2017)
– https://front.wemakeprice.com/product/2121371564?utm_source=google_ss&utm_medium=cpc&utm_campaign=r_sa&gclid=Cj0KCQjw4PKTBhD8ARIsAHChzRLjqJZ-6KVQQnKT6QIXNNjzYGT0SDpTArlPyHLoqUFfYK_vXpvHdqQaAryoEALw_wcB
– djifpv 프롭가드사진
– pix4D, pix4Dmapper, pix4Dreact 프로그램 화면 사진 사용
– 우저전파센터,https://spaceweather.rra.go.kr/observation/ground/magnetism/kindex – kpindex 사진사용. 끝

# 구조학개론

2022년 12월 30일 초판 발행

저 자 조병준 · 이재민 · 윤형완 · 박영석 · 이 덕 · 최도식 · 주미진
김진현 · 김수태 · 강보라 · 홍선정 · 추연정 · 고장식 · 김용석
이태현 · 최일순 · 최승철 · 박대성 · 김수일 · 원영덕 · 강광순
정한호 · 박상섭 · 윤병길 · 박종복 · 유지환 · 김영래 · 안남철
안지원 · 이효철 · 김진수 · 유지한 · 이준상 · 김준호 · 박찬석
이상민

발행인 윤진영

발행처 도서출판 대학서림

(03076) 서울시 종로구 혜화로 2길 8
전 화_ 02) 763-1220, 744-2812
팩 스_ 02) 744-1210
번 호_ 제1-88호



정 가 50,000원

ISBN 978-89-6940-300-1 (93510)
www.daihaks.com